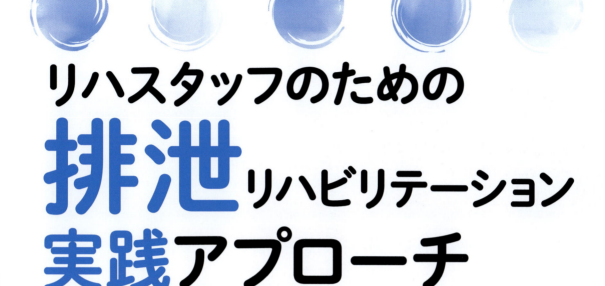

リハスタッフのための
排泄リハビリテーション実践アプローチ

編集 鈴木重行 名古屋大学大学院医学系研究科 リハビリテーション療法学専攻 理学療法学講座 教授
井上倫恵 名古屋大学大学院医学系研究科 リハビリテーション療法学専攻 理学療法学講座

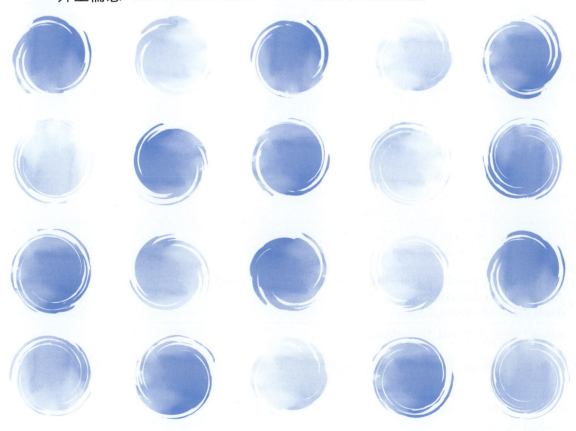

MEDICAL VIEW

Practical Approach to Rehabilitation of Lower Urinary Tract and Anorectal Dysfunctions
(ISBN 978-4-7583-1908-9 C3047)

Editors : Shigeyuki Suzuki, Tomoe Inoue

2018. 2. 10　1st ed

©MEDICAL VIEW, 2018
Printed and Bound in Japan

Medical View Co., Ltd.
2-30 Ichigayahonmuracho, Shinjyukuku, Tokyo, 162-0845, Japan
E-mail　ed@medicalview.co.jp

序　文

　平成28年度(2016年)の診療報酬改定で「排尿自立指導料」が新設されました。算定のための施設基準として，排尿ケアチームを設置して多職種で患者のケアにあたることが明記されています。この排尿ケアチームは，医師，看護師，理学療法士または作業療法士(リハスタッフ)で構成することとなっており，各病院で排尿ケアチームを作る動きが活発になってきています。一方，実際の現場では「具体的にリハスタッフは何をすればいいのか？」「リハスタッフ向けの研修はないのか？」など，どのように下部尿路機能障害に対するリハビリテーションに関わればよいのかわからず困惑することもあるのではないでしょうか。また，2017年には「便失禁診療ガイドライン」や「慢性便秘症診療ガイドライン」など排便障害に関する診療ガイドラインが相次いで出版されていますが，排便障害に対するリハビリテーションに携わっているリハスタッフはごくわずかであるのが現状です。

　そこで，本書ではこの領域に携わっておられる代表的な先生方に，主に臨床に勤務するリハスタッフ向けに，排泄リハビリテーションの基本から実践までを具体的に執筆していただきました。第Ⅰ章では排泄障害の疫学について，第Ⅱ章では排泄リハビリテーションを提供するうえで必要不可欠な解剖生理について，第Ⅲ章ではリハスタッフが対象とすることの多い排泄障害の病態と特徴について，第Ⅳ章ではリハスタッフが理解しておくべき排泄障害のアセスメントについて解説していただいています。そのうえで，第Ⅴ章では排泄障害に対するリハビリテーションについて症例も交えて具体的に概説していただき，最後に第Ⅵ章では「排尿自立指導」の実際についてご紹介していただきました。多くのリハスタッフが本書を参考に排泄リハビリテーションに興味を抱き，臨床での実践に活かされることを願っています。

　排泄障害に関連する診療ガイドラインでは「骨盤底筋訓練」という用語が用いられているなか，近年リハビリテーションの領域においては「訓練」という用語を用いないことが基本方針とされていることから，本書においては「骨盤底筋トレーニング」という用語をあえて用いました。リハスタッフの皆様には，本書で用いた「骨盤底筋トレーニング」は「骨盤底筋訓練」と同義であること，医師や看護師等の他職種が用いる用語を理解することは重要であり，多職種協働の現場では共通言語を用いる必要があることも認識していただきたいと思います。

　最後に，本書の発刊にあたりお忙しい中ご執筆いただきました当領域のエキスパートでいらっしゃる諸先生方，執筆いただく先生方をご推薦くださいました名古屋大学大学院医学系研究科病態外科学講座泌尿器科学教授 後藤百万先生，藤田保健衛生大学病院国際医療センターセンター長／教授 前田耕太郎先生，本書の出版をご提案してくださった名古屋第一赤十字病院女性泌尿器科部長 加藤久美子先生，小牧市民病院排尿ケアセンター部長 吉川羊子先生，さらには出版と編集に多大な労をとっていただいたメジカルビュー社の阿部篤仁氏，榊原優子氏ほか担当各位に感謝いたします。

2017年12月

鈴木重行
井上倫恵

目次

I章　排泄障害の疫学

1 下部尿路機能障害の疫学　後藤百万　…… 2
- ◆下部尿路機能障害と下部尿路症状 …… 2
- ◆下部尿路機能障害の病態と基礎疾患 …… 2
- ◆下部尿路症状の疫学調査 …… 3
- ◆過活動膀胱，前立腺肥大症の疫学調査 …… 4

2 排便機能障害の疫学　前田耕太郎　…… 9
- ◆排便機能障害の種類 …… 9
- ◆排便障害の疫学において留意する点 …… 9
- ◆便秘および下痢の有病率 …… 10
- ◆便失禁，肛門失禁の有病率 …… 12
- ◆尿失禁との合併 …… 14
- ◆おわりに …… 14

II章　解剖と生理

1 下部尿路の解剖　窪田泰江　…… 18
- ◆膀胱の構造 …… 18
- ◆尿道の構造 …… 19

2 消化管の解剖　前田耕太郎　…… 21
- ◆消化管の概要 …… 21
- ◆小腸・大腸の区分と固定 …… 22
- ◆体表面からの腹腔内消化管の位置 …… 23
- ◆小腸・大腸の壁構造 …… 24
- ◆小腸・大腸の脈管系 …… 24
- ◆神経系 …… 26
- ◆骨盤部，肛門部の解剖 …… 27

3 骨盤底の解剖　秋田恵一，室生　暁　…… 29
- ◆ヒトの骨盤底の特徴 …… 29
- ◆肛門挙筋の付着 …… 30
- ◆肛門挙筋の起始 …… 34
- ◆骨盤底筋の構造と機能 …… 35

4 排尿機能の生理　小澤秀夫　…… 36
- ◆排尿量と排尿状態 …… 36
- ◆蓄尿と排尿のメカニズム …… 38

5 排便機能の生理　前田耕太郎　…… 42
- ◆消化管の機能と運動 …… 42
- ◆便の形成と食物の通過 …… 43

- ◆ガスの形成と成分 ……………………………………………………………………………… 44
- ◆正常な排便と便通 ……………………………………………………………………………… 45
- ◆直腸肛門部の排便調節機能と禁制 …………………………………………………………… 45

III章 排泄障害の病態と特徴

A 下部尿路機能障害の症状・病態・診断・治療

① 下部尿路機能障害の概要　澤田智史 …… 50
- ◆はじめに ………………………………………………………………………………………… 50
- ◆蓄尿症状，排尿症状，排尿後症状の定義と概要 …………………………………………… 50
- ◆下部尿路機能障害を示唆する徴候 …………………………………………………………… 54

② 女性に多い下部尿路機能障害：①尿失禁　金城真実 …… 55
- ◆尿失禁の病態と症状 …………………………………………………………………………… 55
- ◆尿失禁の診断 …………………………………………………………………………………… 60
- ◆尿失禁の治療 …………………………………………………………………………………… 64

③ 女性に多い下部尿路機能障害：②骨盤臓器脱　巴ひかる …… 70
- ◆病態 ……………………………………………………………………………………………… 70
- ◆症状と診断 ……………………………………………………………………………………… 71
- ◆治療 ……………………………………………………………………………………………… 73

④ 女性に多い下部尿路機能障害：③瘻孔やその他の疾患　加藤久美子，鈴木省治 …… 78
- ◆膀胱腟瘻 ………………………………………………………………………………………… 78
- ◆尿管腟瘻 ………………………………………………………………………………………… 82
- ◆尿道腟瘻 ………………………………………………………………………………………… 83
- ◆膀胱子宮瘻 ……………………………………………………………………………………… 84
- ◆尿道カルンクル ………………………………………………………………………………… 85
- ◆尿道脱 …………………………………………………………………………………………… 86
- ◆陰唇癒着症 ……………………………………………………………………………………… 87

⑤ 男性に多い下部尿路機能障害：①前立腺全摘出術後の腹圧性尿失禁　長岡 明 …… 89
- ◆はじめに ………………………………………………………………………………………… 89
- ◆男性尿禁制のメカニズム ……………………………………………………………………… 89
- ◆疫学と原因 ……………………………………………………………………………………… 89
- ◆治療前評価および治療方針の決定 …………………………………………………………… 91
- ◆保存的治療 ……………………………………………………………………………………… 91
- ◆外科的治療 ……………………………………………………………………………………… 92
- ◆おわりに ………………………………………………………………………………………… 95

⑥ 男性に多い下部尿路機能障害：②下部尿路閉塞性疾患による排尿障害　馬嶋 剛，後藤百万 …… 97
- ◆はじめに ………………………………………………………………………………………… 97
- ◆症状 ……………………………………………………………………………………………… 97

- ◆病態 ··· 97
- ◆診断 ··· 99
- ◆治療 ··· 102

7 中枢性排尿障害－パーキンソン病を中心に－
榊原隆次，舘野冬樹，小川明宏，寺山圭一郎，治田寛之，秋葉　崇，山本達也，山西友典，内山智之 ······ 108
- ◆はじめに ·· 108
- ◆神経症候からみた神経因性膀胱の見方 ·· 108
- ◆パーキンソン病の排尿症状とその検査 ·· 110
- ◆パーキンソン病による中枢性排尿障害の病態生理 ··· 110
- ◆パーキンソン病による中枢性排尿障害の治療 ··· 111
- ◆おわりに ·· 112

8 脊髄性下部尿路機能障害　亀井　潤，井川靖彦 ·· 116
- ◆はじめに ·· 116
- ◆病態 ··· 116
- ◆症状 ··· 118
- ◆診断 ··· 119
- ◆治療 ··· 122

B 排便機能障害の症状，病態，診断，治療

1 排便機能障害の概要　味村俊樹 ·· 125
- ◆はじめに ·· 125
- ◆正常な排便 ·· 125
- ◆便失禁 ·· 127
- ◆便秘 ··· 130
- ◆下痢 ··· 134
- ◆おわりに ·· 135

2 便失禁　勝野秀稔 ··· 137
- ◆はじめに ·· 137
- ◆症状 ··· 137
- ◆病態 ··· 137
- ◆診断 ··· 138
- ◆治療 ··· 139

3 便排出障害（閉塞性排便障害）　髙野正太 ··· 145
- ◆はじめに ·· 145
- ◆便排出のメカニズム ··· 145
- ◆分類 ··· 145
- ◆症状 ··· 146
- ◆検査 ··· 146
- ◆治療 ··· 147
- ◆疾患別各論 ·· 149
- ◆おわりに ·· 151

④ 大腸癌術後の排便機能障害　小嶋幸一郎, 松岡弘芳 ……………………… 152
- ◆排便機能障害が起こる原因 ……………………………………………… 152
- ◆排便障害に伴う症状 ……………………………………………………… 154
- ◆排便障害に対する治療 …………………………………………………… 155
- ◆おわりに …………………………………………………………………… 156

⑤ 便秘　味村俊樹 …………………………………………………………… 158
- ◆はじめに …………………………………………………………………… 158
- ◆便秘の定義 ………………………………………………………………… 158
- ◆便秘の分類 ………………………………………………………………… 159
- ◆慢性便秘症の診断基準 …………………………………………………… 160
- ◆便秘症の疫学 ……………………………………………………………… 161
- ◆慢性便秘症の診断 ………………………………………………………… 162
- ◆慢性便秘症の治療 ………………………………………………………… 164
- ◆おわりに …………………………………………………………………… 170

Ⅳ章　排泄障害のアセスメント

A　下部尿路機能障害のアセスメント

① 質問票　和田直樹 ………………………………………………………… 174
- ◆代表的な症状質問票 ……………………………………………………… 174
- ◆排尿ケアにおける質問票の活用 ………………………………………… 177

② 排尿日誌　谷口珠実 ……………………………………………………… 179
- ◆排尿日誌の目的と位置づけ ……………………………………………… 179
- ◆排尿日誌の記載方法 ……………………………………………………… 179
- ◆排尿日誌を用いた評価と活用 …………………………………………… 182

③ パッドテスト　渡邊日香里 ……………………………………………… 184
- ◆短時間のパッドテスト …………………………………………………… 184
- ◆長時間のパッドテスト …………………………………………………… 185

④ 尿流動態検査　皆川倫範 ………………………………………………… 187
- ◆はじめに …………………………………………………………………… 187
- ◆残尿測定 …………………………………………………………………… 187
- ◆尿流測定 …………………………………………………………………… 189
- ◆膀胱内圧測定 ……………………………………………………………… 191
- ◆おわりに …………………………………………………………………… 192

B　排便機能障害のアセスメント

① 質問票　角田明良 ………………………………………………………… 194
- ◆はじめに …………………………………………………………………… 194
- ◆便失禁 ……………………………………………………………………… 194

- ◆便秘 …… 194
- ◆おわりに …… 200

② 排便日誌　　積　美保子 …… 202
- ◆排便日誌とは …… 202
- ◆排便記録のつけ方（詳細版） …… 203
- ◆便失禁記録のつけ方（詳細版） …… 205
- ◆排便日誌を活用したアセスメント …… 205
- ◆排便日誌を活用した排便習慣指導 …… 205

③ 排便造影検査　　吉岡和彦，畑　嘉高，徳原克治，權　雅憲 …… 208
- ◆はじめに …… 208
- ◆排便造影検査の対象患者 …… 208
- ◆排便造影検査の方法 …… 208
- ◆排便造影検査結果の評価 …… 211
- ◆考察 …… 212
- ◆おわりに …… 213

④ 経肛門的超音波検査　　山名哲郎 …… 214
- ◆はじめに …… 214
- ◆経肛門的超音波検査装置 …… 214
- ◆肛門管の解剖と正常肛門管超音波像 …… 215
- ◆肛門管超音波検査による排便機能障害のアセスメント …… 217
- ◆おわりに …… 217

⑤ 直腸肛門内圧検査　　高尾良彦，手塚絢子 …… 219
- ◆はじめに …… 219
- ◆直腸肛門内圧検査の概要 …… 219
- ◆何をどのように評価するのか …… 221
- ◆リハビリテーションへの応用 …… 221
- ◆おわりに …… 223

⑥ 腸管運動検査　　川﨑俊一 …… 224
- ◆検査の目的 …… 224
- ◆検査概要 …… 224
- ◆検査方法と評価 …… 224
- ◆おわりに …… 227

V章　排泄障害に対するリハビリテーション

① 排泄障害に対するリハビリテーションの必要性　　鈴木重行 …… 230
- ◆排泄障害に対する理学療法教育の現状 …… 230
- ◆排泄障害における理学療法 …… 230
- ◆ガイドライン情報の共有 …… 231

② 骨盤底筋トレーニング　大内みふか，橘田岳也 …… 233
- ◆尿失禁および便失禁に対するPFMTのエビデンス …… 233
- ◆理学療法：評価・介入・再評価 …… 234
- ◆日常生活に対する指導 …… 241
- ◆おわりに …… 243

③ 尿失禁に対するバイオフィードバック療法　山本綾子 …… 245
- ◆バイオフィードバック療法とは …… 245
- ◆筋電図バイオフィードバック療法の実際 …… 245
- ◆まとめ …… 254

④ 便失禁に対するバイオフィードバック療法と便排出障害に対するバルーン排出トレーニング　槌野正裕 …… 256
- ◆はじめに …… 256
- ◆バイオフィードバック療法 …… 256
- ◆骨盤底筋群について …… 257
- ◆便失禁に対するバイオフィードバック療法 …… 258
- ◆排便困難症例に対するバルーン排出トレーニング …… 265
- ◆おわりに …… 270

⑤ 行動療法　井上倫恵，鈴木重行 …… 271
- ◆排泄障害に対する行動療法 …… 271
- ◆症例紹介 …… 276
- ◆おわりに …… 277

⑥ 尿失禁に対する電気刺激療法　松田陽介 …… 278
- ◆はじめに …… 278
- ◆神経変調療法の作用機序 …… 279
- ◆電気刺激療法（ES） …… 281
- ◆干渉低周波療法（IF） …… 281
- ◆仙骨神経刺激療法（SNM） …… 282
- ◆経皮的脛骨神経刺激療法（PTNS） …… 283
- ◆今後の展望 …… 283
- ◆おわりに …… 284

⑦ 便失禁に対する電気刺激療法　勝野秀稔 …… 287
- ◆仙骨神経刺激療法 …… 287
- ◆脛骨神経刺激療法 …… 292
- ◆肛門管電気刺激療法 …… 292

⑧ 磁気刺激療法　山西友典，加賀勘家，加賀麻祐子，布施美樹，石塚　満 …… 294
- ◆はじめに …… 294
- ◆磁気刺激療法の原理 …… 295
- ◆下部尿路機能障害に対する電気・磁気刺激療法のメカニズム …… 296
- ◆尿失禁に対する磁気刺激療法の効果 …… 296
- ◆おわりに …… 300

⑨ トイレ動作　　岩井 歩　302
- ◆トイレ動作とは　302
- ◆評価　302
- ◆治療・動作練習　303
- ◆環境面の配慮について　310
- ◆虚弱高齢者の排尿自立支援　310
- ◆おわりに　312

⑩ 排泄用具　　渡邉順子　313
- ◆はじめに　313
- ◆排泄用具の選択フローチャート　313
- ◆おむつの絶対適応　313
- ◆おむつ選択のアルゴリズム　317
- ◆おむつの適切な使用例　318
- ◆おむつとポジショニング　323
- ◆おむつのメカニズム　323
- ◆コンチネンスケア用品の国際評価基準　324
- ◆失禁関連皮膚炎（IAD）　324
- ◆おわりに　325

⑪ 清潔間欠自己導尿　　田中純子　326
- ◆清潔間欠自己導尿とは　326
- ◆患者指導のポイント　328
- ◆CIC 指導の実際　331
- ◆CIC の継続的支援　334

⑫ 食事指導　　中野かおる，高橋知子，角田明良，清水幸子　336
- ◆はじめに　336
- ◆適度な便性状の維持　336
- ◆症例紹介　341
- ◆新しい食事療法　344
- ◆おわりに　344

⑬ 外来における排泄リハビリテーション　　重田美和　346
- ◆はじめに　346
- ◆筆者の施設での骨盤底リハビリテーションの流れ　346
- ◆医師との連携について　348
- ◆外来における骨盤底リハビリテーションの実際　348
- ◆症例紹介　355
- ◆おわりに　364

⑭ 在宅における排泄リハビリテーション　　阿部信美　365
- ◆はじめに　365
- ◆排泄機能のアセスメント　365
- ◆生活環境，トイレ環境　368

- ◆症例紹介 ･･･ 371
- ◆おわりに　今後の課題 ･･ 375

⑮ 地域における排泄リハビリテーション　吉田遊子 ･･･････････････ 376
- ◆はじめに ･･ 376
- ◆高齢者尿失禁予防事業の立ち上げ ･･････････････････････････････････････ 376
- ◆「女性のための高齢者尿失禁予防教室」の立ち上げから教室開催まで ･････ 377
- ◆教室の実績と教室開催の成果 ･･ 380
- ◆啓発事業 ･･ 381
- ◆おわりに ･･ 382

⑯ 排泄リハビリテーションにおける多職種連携　吉川羊子 ･･･････ 384
- ◆はじめに ･･ 384
- ◆包括的排泄ケアでなぜリハスタッフによる介入が重要か ･･････････････････ 384
- ◆リハスタッフが共有すべき排泄ケアスキル ── 排尿自立指導から学ぶスキルとは ･･ 387
- ◆多職種連携を深めるための学ぶ場をもつ ････････････････････････････････ 389
- ◆おわりに ･･ 392

Ⅵ章　排尿自立指導

① 排尿自立指導：医師の立場から　亀井　潤，藤村哲也 ･･････････ 394
- ◆排尿自立指導料の概要 ･･ 394
- ◆東京大学医学部附属病院における排尿自立指導の特徴 ･･････････････････ 397
- ◆今後の課題 ･･ 400

② 排尿自立指導：看護師の立場から　小柳礼恵 ･････････････････ 401
- ◆はじめに ･･ 401
- ◆体制作りと活動 ･･ 401
- ◆活動するうえで考慮すべき点と課題 ･････････････････････････････････････ 406

③ 排尿自立指導：理学療法士の立場から　松永明子 ･･･････････ 407
- ◆はじめに ･･ 407
- ◆排尿自立指導料届出まで ･･･ 407
- ◆排尿ケアチームの活動の実際 ･･･ 408
- ◆高度急性期病院ゆえの問題点 ･･･ 411
- ◆今後の課題 ･･ 412

索引 ･･ 414

執筆者一覧

■編集

鈴木重行	名古屋大学大学院医学系研究科 リハビリテーション療法学専攻 理学療法学講座 教授
井上倫恵	名古屋大学大学院医学系研究科 リハビリテーション療法学専攻 理学療法学講座

■執筆者（掲載順）

後藤百万	名古屋大学大学院医学系研究科 病態外科学講座 泌尿器科学 教授
前田耕太郎	藤田保健衛生大学病院 国際医療センター センター長／教授
窪田泰江	名古屋市立大学看護学部 健康科学領域 臨床生理学（泌尿器科学）教授
秋田恵一	東京医科歯科大学 臨床解剖学分野 教授
室生 暁	東京医科歯科大学 臨床解剖学分野
小澤秀夫	水島中央病院 泌尿器科 部長
澤田智史	山梨大学大学院医学工学総合研究部 泌尿器科学・泌尿器科 講師
金城真実	杏林大学医学部付属病院 泌尿器科
巴 ひかる	東京女子医科大学東医療センター 骨盤底機能再建診療部 泌尿器科 教授
加藤久美子	名古屋第一赤十字病院 女性泌尿器科 部長
鈴木省治	名古屋第一赤十字病院 女性泌尿器科 副部長
長岡 明	米沢市立病院 泌尿器科・女性泌尿器科 部長
馬嶋 剛	名古屋大学大学院医学系研究科 泌尿器科学
榊原隆次	東邦大学医療センター佐倉病院 内科学 神経内科 教授
舘野冬樹	東邦大学医療センター佐倉病院 内科学 神経内科
小川明宏	東邦大学医療センター佐倉病院 糖尿病・内分泌・代謝センター リハビリテーション部
寺山圭一郎	東邦大学医療センター佐倉病院 糖尿病・内分泌・代謝センター リハビリテーション部
治田寛之	東邦大学医療センター佐倉病院 内科学 神経内科
秋葉 崇	東邦大学医療センター佐倉病院 糖尿病・内分泌・代謝センター リハビリテーション部
山本達也	千葉大学大学院医学研究院 神経内科学
山西友典	獨協医科大学大学病院 排泄機能センター 教授
内山智之	獨協医科大学大学病院 排泄機能センター 准教授
亀井 潤	東京大学医学部 泌尿器科学教室
井川靖彦	東京大学大学院医学系研究科 コンチネンス医学講座 特任教授
味村俊樹	指扇病院排便機能センター 副院長／センター長
勝野秀稔	藤田保健衛生大学 総合消化器外科 准教授
髙野正太	大腸肛門病センター高野病院 副院長／肛門科大腸肛門機能科 部長／肛門科 部長
小嶋幸一郎	杏林大学 医学部 外科学（消化器・一般外科）
松岡弘芳	杏林大学 医学部 外科学（消化器・一般外科）
和田直樹	旭川医科大学 腎泌尿器外科学講座 外来医長
谷口珠実	山梨大学大学院総合研究部 健康・生活支援看護学講座 准教授
渡邊日香里	名鉄病院 ウロギネセンター

皆川倫範	信州大学 医学部 泌尿器科学教室 講師
角田明良	亀田総合病院 消化器外科 部長
積　美保子	JCHO東京山手メディカルセンター 看護部／副看護師長
吉岡和彦	関西医科大学総合医療センター 消化管外科 教授／外科部長
畑　嘉高	関西医科大学総合医療センター 消化管外科／畑肛門病院　院長
德原克治	関西医科大学総合医療センター 消化器外科 准教授
權　雅憲	関西医科大学附属病院 肝胆膵外科診療部長 副病院長／主任教授
山名哲郎	JCHO東京山手メディカルセンター 大腸肛門病センター 部長
高尾良彦	山王病院 大腸・肛門外科 外科副部長／国際医療福祉大学 教授
手塚絢子	山王病院 リハビリテーションセンター
川﨑俊一	川﨑胃腸科肛門科病院 院長
鈴木重行	名古屋大学大学院医学系研究科 リハビリテーション療法学専攻 理学療法学講座 教授
大内みふか	北海道医療大学 リハビリテーション科学部 理学療法学科
橘田岳也	北海道大学大学院医学研究院 腎泌尿器外科学教室
山本綾子	甲南女子大学 看護リハビリテーション学部 理学療法学科 准教授
槌野正裕	大腸肛門病センター高野病院 リハビリテーション科
井上倫恵	名古屋大学大学院医学系研究科 リハビリテーション療法学専攻 理学療法学講座
松田陽介	福井大学学術研究院医学系部門医学領域 附属病院部泌尿器科 講師
加賀勘家	獨協医科大学 排泄機能センター 医局長／外来医長
加賀麻祐子	獨協医科大学 排泄機能センター
布施美樹	獨協医科大学 排泄機能センター 病棟医長
石塚　満	獨協医科大学 排泄機能センター 准教授
岩井　歩	木沢記念病院
渡邉順子	静岡県立大学大学院 看護学研究科 科長／教授
田中純子	名古屋大学大学院 医学系研究科泌尿器科学
中野かおる	亀田京橋クリニック
高橋知子	亀田総合病院 消化器外科 医長
清水幸子	亀田京橋クリニック 院長
重田美和	女性医療クリニックLUNAグループ LUNA骨盤底トータルサポートクリニック
阿部信美	名古屋医健スポーツ専門学校
吉田遊子	九州栄養福祉大学 リハビリテーション学部 理学療法学科
吉川羊子	小牧市民病院 泌尿器科 排尿ケアセンター 部長
藤村哲也	東京大学 医学部 泌尿器科学教室 准教授
小柳礼恵	東京大学医学部附属病院 看護部教育・研修・研究室 看護師長
松永明子	東京大学医学部附属病院 リハビリテーション科

I章

排泄障害の疫学

1 下部尿路機能障害の疫学

後藤百万

◆ 下部尿路機能障害と下部尿路症状

　下部尿路機能障害は膀胱・尿道機能が障害されるために，蓄尿あるいは排尿（尿排出）機能が障害されるもので，種々の臨床症状，すなわち下部尿路症状（lower urinary tract symptoms：LUTS）を引き起こす。下部尿路症状は，蓄尿症状，排尿症状，排尿後症状に分けられる（**表1**）。

表1　下部尿路症状の分類

分類	症状	具体的な状態
蓄尿症状	昼間頻尿	起きている間，何度も排尿する
	夜間頻尿	夜間就寝後，排尿のために起きる
	尿意切迫感	急に強い尿意が起こり，我慢するのが難しい
	尿失禁	尿が漏れる
排尿症状	尿勢低下	排尿の勢いが弱い
	尿線散乱	尿が飛び散る
	尿線途絶	排尿の途中で尿線が途切れる
	排尿遅延	排尿が終わるまでに時間がかかる
	腹圧排尿	排尿時にりきむ
	終末滴下	排尿の終わりがけに，尿がぽたぽた垂れる
排尿後症状	残尿感	排尿後に，まだ膀胱に尿が残った感じがある
	排尿後尿滴下	排尿が終わってから，尿がぽたぽた出る

◆ 下部尿路機能障害の病態と基礎疾患

　下部尿路機能障害は種々の疾患により引き起こされ，病態も多岐にわたる。**図1**に下部尿路機能障害の病態と代表的な基礎疾患をまとめたが，排尿機能障害の病態は下部尿路閉塞と排尿筋低活動の2つに大別される。下部尿路閉塞の基礎疾患には，前立腺肥大症，膀胱頸部狭窄，尿道狭窄などがある。排尿筋低活動は膀胱の収縮障害で，糖尿病性末梢神経障害，椎間板ヘルニア，二分脊椎，腰部脊椎管狭窄，子宮癌・直腸癌手術による骨盤神経障害などの末梢神経疾患による神経因性膀胱により引き起こされるが，加齢による変化や長期にわたる下部尿路閉塞に引き続いて起こることもある。

　蓄尿機能障害の病態には，知覚亢進，排尿筋過活動，尿道括約筋障害がある。排尿筋過活動は加齢による膀胱機能変化，中枢神経疾患（脳血管障害，パーキンソン病，多系統萎縮症，多発性硬化症），尿路感染や間質性膀胱炎などの炎症疾患により，膀胱蓄尿期に膀胱排尿筋の不随意収縮を起こす。尿道括約筋障害は，骨盤底筋脆弱化に伴う尿道括約筋機能低下により尿道抵抗が弱くなるもので，蓄尿機

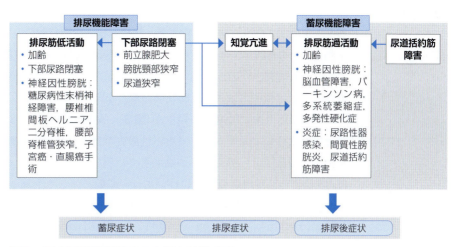

図1 下部尿路機能障害の病態と基礎疾患

能が障害され，腹圧性尿失禁を起こす。

　これらの下部尿路機能障害が複合的に蓄尿症状，排尿症状，排尿後症状を引き起こす。

◆下部尿路症状の疫学調査

　ある疾患の医学的・社会的な位置づけを明確にして診療ストラテジーを構築するためには，その頻度，年齢分布，診療需要などの情報，すなわち疫学的調査が必要となる。前述のように下部尿路機能障害を引き起こす疾患は多岐にわたるが，それぞれの疾患の発生頻度については，必ずしも十分な疫学調査は実施されていない。例えば，神経因性膀胱，間質性膀胱炎，排尿筋低活動などの発生率については不明である。他方，下部尿路機能障害により引き起こされるLUTSについては，欧米やわが国において住民ベースの疫学調査が行われている。

　LUTSの概念は2002年の国際禁制学会により確定されたが，1990年代後半から欧米を中心としていくつかの住民ベースの疫学調査が行われている。2005年にカナダ，ドイツ，イタリア，スウェーデン，イギリスの5カ国において行われたEPIC Studyは，国際禁制学会定義に準拠したLUTSについて調査が行われた初めての報告である[1]。

　わが国における，住民ベースの包括的なLUTSに対する疫学調査は，2002年11月〜2003年3月の期間に日本排尿機能学会により行われたもののみである[2]。標本は全国の40歳以上の成人男女から，世帯/人口に比例したランダムサンプリングで抽出し，郵送調査法により行った。全国75地点から40歳以上の男女を含む一般世帯を無作為に選び，その世帯の40歳以上の男女10,096名を抽出して調査対象とし，解析対象者は4,480名であった。昼間頻尿，夜間頻尿，尿勢低下，残尿感，膀胱痛，尿意切迫感，切迫性尿失禁，腹圧性尿失禁などのLUTSに関して，頻度，

程度，重症度，QOL・生活への影響，医療経済・受診行動について解析を行った。年齢・性別の頻度から症状を有する住民の実数を推定すると（図2），おおむね夜間頻尿，昼間頻尿が頻度の高い症状であり，尿勢低下，残尿感，尿意切迫感，切迫性尿失禁，腹圧性尿失禁，膀胱痛の順となった。いずれのLUTSも男女両性において年齢とともに頻度は上昇する（図3）。頻度の男女差では，尿勢低下，残尿感は男性において頻度が高く，腹圧性尿失禁は女性に頻度が高い。LUTS全般と年齢との関係では，60歳以上の高齢者では約78％がなんらかのLUTSを有する。LUTSによる医療機関受診率については，年齢に伴って上昇するものの，全体では18.0％と低く，男性27.4％，女性9.0％と特に女性で低率であった。

前述のEPIC Studyは，18～70歳代の58,139名（解析：19,165名）を対象にして行われ，なんらかのLUTSを有する割合は，男性で62.5％，女性で66.6％であり，蓄尿症状は女性の59.2％，男性で51.3％と女性に多く，逆に排尿症状は男性25.7％，女性19.5％，排尿後症状は男性16.9％，女性14.2％と男性に多くみられた。男性では，すべてのLUTSが年齢とともに頻度が上昇し，特に60歳以上で顕著となった。女性でも，尿意切迫感，夜間頻尿，尿失禁，尿勢低下，尿線途絶，排尿後尿滴下については，年齢とともに頻度が増加した。男女とも最も頻度の多い症状は夜間頻尿で，男性で48.6％，女性で54.5％にみられ，次いで尿意切迫感であり，男性で10.8％，女性で12.8％にみられた。

男性LUTSにおける危険因子について，いくつかの住民ベースの疫学調査が行われており[3-5]，心疾患，糖尿病，高血圧，高脂血症，肥満〔BMI（body mass index）の増加〕，飲酒，喫煙，運動などの生活習慣病，メタボリック症候群，あるいは生活習慣にかかわる要因とLUTSとの関係が指摘されている。

近年，アメリカ，韓国，ヨーロッパ，日本などの種々の地域から，男性LUTSと勃起障害の関連を示す疫学調査が報告されている[6-8]。また，住民ベースの疫学調査において，糖尿病とLUTSの勃起障害に対するオッズ比を比較した検討では[6-8]，LUTSの勃起障害に対するオッズ比のほうが糖尿病より高いことが示された。その強い関連性が示唆されたことにより，LUTSと勃起障害の病態学的関連性や治療学的意義についての研究が行われている。

◆過活動膀胱，前立腺肥大症の疫学調査

LUTSの原因として頻度の高い疾患である過活動膀胱（overactive bladder；OAB），前立腺肥大症については，疾患としての疫学調査も行われている。過活動膀胱の症状は，フランス，イタリア，ドイツ，イギリス，スウェーデン，スペインの6カ国において行われた無作為抽出による40歳以上の住民調査により16.5％で認められ，症状別の割合は，頻尿14％，尿意切迫感9％，切迫性尿失禁6％であった[9]。また，アメリカで行われた過活動膀胱の疫学調査（National

1 下部尿路機能障害の疫学

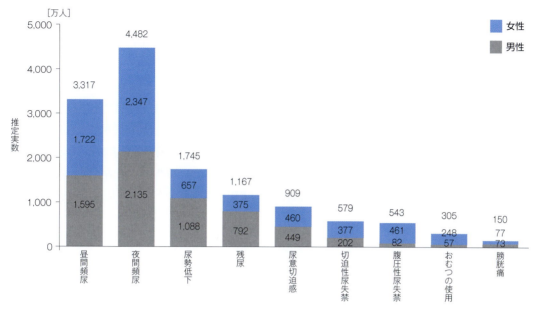

図2　有下部尿路症状者の推定実数

日本排尿機能学会が行った排尿に関する疫学的研究[2]の結果から，種々の下部尿路症状の推定実数を示す．特に，夜間頻尿，昼間頻尿の有症状者は極めて多く，男女とも同程度にみられる

（文献2より引用）

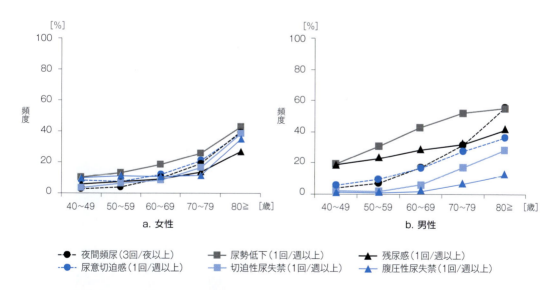

図3　男女別下部尿路症状の年代別頻度

2002年に日本排尿機能学会が行った排尿に関する疫学的研究[2]の結果から，種々の下部尿路症状の年代別頻度を男女別に示す．いずれの症状も年齢とともに増加し，尿勢低下，残尿感は男性に多く，腹圧性尿失禁は女性で頻度が高い

（文献2より引用）

Overactive Bladder Evaluation(NOBLE)研究)[10]では，成人における過活動膀胱の有病率は16.6％で，約3,300万人にみられると報告されている。わが国での2002年の日本排尿機能学会による疫学調査では，過活動膀胱を「週1回以上の尿意切迫感を有し，1日8回以上の頻尿を有するもの」と定義して調査したところ，その有病率は12.4％であり，切迫性尿失禁を伴うものは6.4％，尿失禁を伴わないものは6％であった[2]（図4）。調査当時のわが国における過活動膀胱患者数は840万人と推計されたが，2017年現在の人口状況からは，過活動膀胱患者数は1,040万人と推計される。欧米の調査に比べると頻度は低いが，解析時の過活動膀胱の定義の差による可能性もある。過活動膀胱の罹患率は加齢とともに増加し，50歳以上では

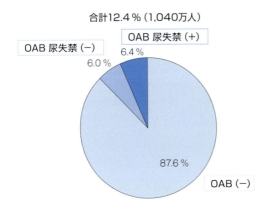

図4 わが国における40歳以上での過活動膀胱罹患率

2002年に日本排尿機能学会が行った排尿に関する疫学的研究の結果から，過活動膀胱（OAB）の頻度を示す。OABの有病率は12.4％であり，切迫性尿失禁を伴うものは6.4％，尿失禁を伴わないものは6％であった。推定罹患者数は1,040万人と推定される

（文献2より引用）

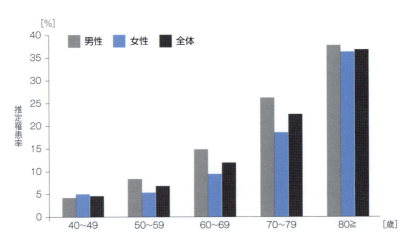

図5 過活動膀胱罹患率と性別・年齢

2002年に日本排尿機能学会が行った排尿に関する疫学的研究の結果から，過活動膀胱の頻度を，男女別，年齢別に示す。年齢とともに頻度は増加し，50歳以上では男性にやや高率である

（文献2より引用）

男性にやや多い（図5）。

　前立腺肥大症については，疫学調査における臨床的前立腺肥大症の定義は明らかではないが，国際前立腺症状スコア（前立腺肥大症の症状評価質問票）に基づく前立腺肥大症の疫学調査では，欧米において中等度～重度の症状を有する頻度が，40歳代で10％前後，70歳以上では40％程度であると報告されている[8, 11]。わが国における住民ベースの調査では[12-14]，国際前立腺症状スコア＞7点（中等度以上），前立腺体積＞20 mL，最大尿流量＜10 mLのすべてを満たす人の割合は，40歳代：2％，50歳代：2％，60歳代：6％，70歳代：12％と，加齢に伴い増加したと報告されている（図6）。前述の欧米の報告に比べて頻度が低いのは，欧米の調査が自覚症状のみに基づいて推計しているのに対し，わが国の調査では前立腺体積と最大尿流率といった他覚所見を加えて推計しており，いわゆる古典的な前立腺肥大症の頻度を示しているためであると考えられる。実際に前述のわが国における調査では，自覚症状のみ，すなわち国際前立腺症状スコア＞7点（中等度以上）のみの頻度は，40歳代：47％，50歳代：44％，60歳代：52％，70歳代：63％と大きく異なる（図6参照）。前立腺肥大症の危険因子としては，肥満，高血圧，高血糖，脂質代謝異常，メタボリック症候群，性機能障害などとの関連が推測されている[14]。

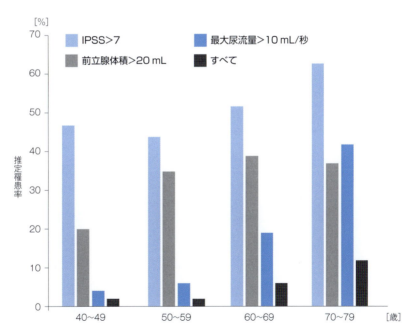

図6　前立腺肥大症の推定罹患率と年齢
前立腺肥大症に関連した自覚症状，前立腺体積，尿の勢い（最大尿流量）に基づく前立腺肥大症の推定罹患率
IPSS：International Prostate Symptom Score（国際前立腺症状スコア，＞7点は中等度以上）

（文献14より引用）

【文 献】

1) Irwin DE, Milsom I, Hunskaar S, et al.: Population-based survey of urinary incontinence, overactive bladder, and other lower urinary tract symptoms in five countries: results of the EPIC study. *Eur Urol* 50(6); 1306-1315, 2006.
2) 本間之夫, 柿崎秀宏, 後藤百万, ほか: 排尿に関する疫学的研究. 日本排尿機能学会誌 14(2); 266-277, 2003.
3) Wong SY, Woo J, Hong A, et al.: Risk factors for lower urinary tract symptoms in southern Chinese men. *Urology* 68(5); 1009-1014, 2006.
4) Ponholzer A, Temml C, Wehrberger C, et al.: The association between vascular risk factors and lower urinary tract symptoms in both sexes. *Eur Urol* 50(3); 581-586, 2006.
5) Joseph MA, Harlow SD, Wei JT, et al.: Risk factors for lower urinary tract symptoms in a population-based sample of African-American men. *Am J Epidemiol* 157(10); 906-914, 2003.
6) Martin-Morales A, Sanchez-Cruz JJ, Saenz de Tejada I, et al.: Prevalence and independent risk factors for erectile dysfunction in Spain: results of the Epidemiologia de la Disfunction Erectil Masculina Study. *J Urol* 166(2); 569-575, 2001.
7) Boyle P, Robertson C, Mazzetta C, et al.: The association between lower urinary tract symptoms and erectile dysfunction in four centers: the UrEpik study. *BJU Int* 92(7); 719-725, 2003.
8) Rosen R, Altwein J, Boyle P, et al.: Lower urinary tract symptoms and male sexual dysfunction: The multinational survey of the aging male (MSAM-7). *Eur Urol* 44(6); 637-649, 2003.
9) Milsom I, Abram P, Cardozo L, et al.: How widespread are the symptoms of an overactive bladder and how are they managed? A population-based prevalence study. *BJU Int* 87(9); 760-766, 2001.
10) Liberman JN, Hunt TL, Stewart WF, et al.: Health-related quality of life among adults with symptoms of overactive bladder: results from a U.S. community-based survey. *Urology* 57(6); 1044-1050, 2001.
11) Andersson SO, Rashidkhani B, Karlberg L, et al.: Prevalence of lower urinary tract symptoms in men aged 45-79 years: a population-based study of 40,000 Swedeish men. *BJU Int* 94(3); 327-331, 2004.
12) Masumori N, Tsukamoto T, Kumamoto Y, et al.: Japanese men have smaller prostate volumes but comparable urinary flow rates relative to American men: results of community based studies in 2 countrues. *J Urol* 155(4); 1324-1327, 1996.
13) Tsukamoto T, Kumamoto Y, Masumori N, et al.: Prevalence of prostatism in Japanese men in a community-based study with comparison to a similar American study. *J Urol* 154(2 Pt1); 391-395, 1995.
14) 日本泌尿器科学会 編: 男性下部尿路症状・前立腺肥大症診療ガイドライン, リッチヒルメディカル, 2017.

2 排便機能障害の疫学

前田耕太郎

◆ 排便機能障害の種類

　排便機能障害には一般に，便秘や便失禁，排便困難，残便感，頻便，下痢など多くの症状がある[1]。リハビリテーションの対象となる脳血管障害後や脊髄損傷など種々の神経系・脊髄の疾患・障害を有する患者では，腸管の機能障害や骨盤底筋群の感覚・運動障害を引き起こし，便秘と便失禁が起こりやすい。

　脊髄は損傷部位によって特徴的な排便機能障害を引き起こす。脊髄円錐より上位の損傷では便秘による溢流性の便失禁となり，それより下位では便秘とともに骨盤底筋群機能低下による漏出性の便失禁を引き起こす[2]。仙骨部腫瘍手術後の脊髄神経根欠落では，欠損する神経根の部位により便意や便とガスの識別能の消失，便意促迫などの症状も出現する[3]。

　リハビリテーション領域の臨床では，これらの排便機能障害に対して種々の薬物の投与や排便管理を行うことによって，便失禁の問題よりはむしろ，便秘や下痢の問題として排便機能障害が認識されることが少なくない。

　本稿では，これらの排便機能障害のうち主に便秘と下痢，便失禁を含む肛門失禁[4]（便失禁とガス失禁を総称したもの）の疫学について述べる。

◆ 排便障害の疫学において留意する点

　便秘や下痢の有病率を検討する場合には，対象とする集団やアンケートを行う病態の定義によって，有病率に大きな差異が出てくる可能性がある。具体的には，便秘は硬便や排便の頻度（3日に1回以下），排便困難などで定義されるが[5]，人によっては毎日排便があっても便量が少ないために便秘と認識したり，2日に1回の排便でも便秘と訴える人もいる。

　また，便秘や便失禁などでは，年齢によって有病率が大きく異なるため，対象とする集団が若年か高齢者かによっても有病率は大きく異なる。便失禁の場合には，1カ月に1回以上の頻度を便失禁と定義しているのか，ガス失禁を含めた失禁をアンケートしているのかなどによって異なるので，注意して有病率をみる必要がある。

◆便秘および下痢の有病率

◇便秘の有病率

　厚生労働省による平成25（2013）年度の国民生活基礎調査[5, 6]によると，わが国の慢性便秘症の有病率は男性2.6％，女性4.9％で女性に多い（**図1**）。男女とも高齢になるに従って頻度は高くなる。これを平成13年度の結果[7, 8]と比較すると（**図2**），男性2％，女性5％と便秘の有病率は年代によってほとんど変化はない。国民生活基礎調査は一般人を対象としたアンケート調査であるため，前述のように便秘の定義の認識がアンケートを受ける人によって異なる可能性がある。

　筆者らが，一般人を対象に便秘を3日に1回以下の排便と定義して行った調査で

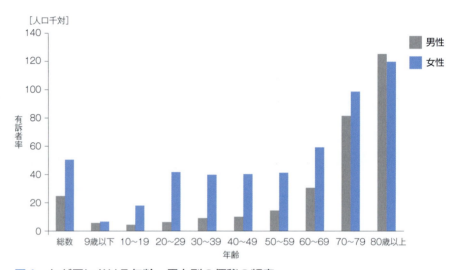

図1　わが国における年齢，男女別の便秘の頻度

（文献5，6より引用）

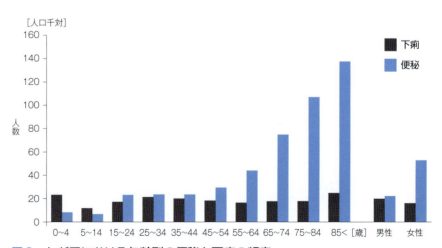

図2　わが国における年齢別の便秘と下痢の頻度

（文献7，8より引用）

は，便秘の有病率は23％と多かった（**図3**）。この調査の対象者の平均年齢は35歳（20〜91歳）と，全体としては若い年齢層であるにもかかわらず，国民生活基礎調査よりも便秘の有病率が高かった。実際，一般には便秘に対する市販薬が多く使用されていることからも，現状は国民生活基礎調査の結果よりも，若年者の便秘有病率は高いと推察される。

脳血管障害後や脊髄損傷など，種々の神経系や脊髄の疾患・障害を有する患者では，前述のような機序で腸管の運動機能が低下し，さらには運動障害によって可動性が制限されるため，腸管運動の低下がみられる。そのため，ほとんどの患者が便秘になっていると考えられる。リハビリテーションの対象となる患者での疫学は少ないが，脊髄損傷の患者のうち，45〜95％が便秘であるとの報告もある[9]。

◇下痢の有病率

厚生労働省による平成13（2001）年度の国民生活基礎調査[7]では，下痢の有病率は男女とも2％弱であり，男女差，年齢による差は認められない（**図2**）。筆者らの調査でも下痢の有病率は2.4％と，国民生活基礎調査とほぼ同様の結果であった（**図3**）。これは，下痢に関する認識は個人によって大きな差がないという結果だと考えられる。

脳血管障害後や脊髄損傷など，種々の神経系や脊髄の疾患・障害を有する患者では前述のように便秘にはなるが，臨床の現場で便秘に対する下剤の使用で下痢になるケースはあるとしても，一般人と比較して下痢の頻度が高くなる要素はない。

なお，感染性の疾患による下痢は一過性の病態であるため，下痢の有病率としては集計されない。

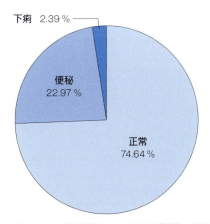

図3 一般健常人における便秘と下痢の頻度

◆ 便失禁，肛門失禁の有病率

肛門失禁は便失禁とガス失禁を含有した用語であり，ガス失禁は便失禁より軽度な失禁と考えてよい[4]。

◇ 便失禁，肛門失禁の各国の有病率

表1に，これまでに報告されている各国の便失禁の有病率を示す[10]。各報告における有病率は0.7〜56％と，頻度は大きく異なる。これは主に，対象とする集団や年齢層による影響であると考えられる。なお，台湾における女性の便失禁有病率は2.8％，肛門失禁は8.6％である[11]。

わが国における65歳以上の便失禁の有病率は，男性8.7％，女性6.6％と報告されている[4]。筆者らの調査では，若い年代であるが，ガス失禁が29.4％，便失禁は2.5％にみられている（**図4**）。

表1 便失禁の各国の有病率

調査国	報告年	調査対象	調査数	有病率 [%]
米国	1995	地域住民	6,959	2.2
米国	1998	Nursing home	18,170	56
日本	1997	65歳以上，在宅	1,405	6.6〜8.7
日本	2003	20〜65歳	274	0.7
英国	2002	40歳以上	10,116	1.4
英国	2001	65歳以上，在宅	2,818	3
ドイツ	1998	18歳以上	500	4.3〜6.7
オーストリア	2000	15歳以上	3,010	男性6.8, 女性10.9
フランス	1992	45歳以上	1,100	11
カナダ	1992	Nursing home	447	46

（文献8，9より引用）

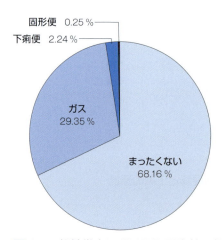

図4 一般健常人における肛門失禁の頻度

◇便失禁,肛門失禁に影響する因子

便失禁は女性に多くみられるとする報告が多いが[12],頻度に差がないとする報告もある[4]。また,便失禁は高齢になるに従い頻度が増加する。筆者らの調査でも,ガス・便失禁は女性に多くみられ(図5),高齢になるに従い有病率が増加する傾向がみられている(図6)。

肛門失禁の有病率は,身体抑制,全身状態不良の人に多いとする報告もある[10]。肛門失禁の程度による有病率は,ガス失禁が最も多く,次いで下痢便,硬便による便失禁は最も少ない(図4～6参照)。

◇神経系や脊髄の疾患・障害を有する患者の便失禁

前述のように,神経系,脊髄の損傷部位により便失禁のタイプは異なる。ほとんどの例で,適切な排便管理をしない限り,便失禁を引き起こす病態である。しかし,実際の臨床では,適切な排便管理を行えば便失禁で困惑する例は少ない。

疾患別の便失禁の頻度は,脊髄損傷,多発性硬化症で70％以上[9,13],二分脊椎で34％以上[14],パーキンソン病で24％[15]との報告がある。近年のわが国の調査では,脊髄損傷患者で55％,二分脊椎患者で52％の患者が重度の大腸機能障害を有しているとの報告もある[16]。

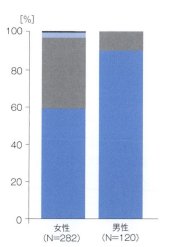

図5 一般健常人における男女別肛門失禁の頻度

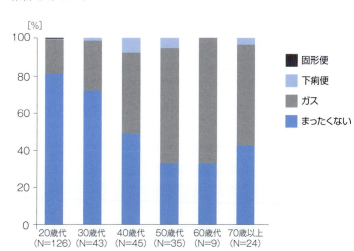

図6 一般健常人における年齢別肛門失禁の頻度

◆尿失禁との合併

便失禁に関与する神経支配は仙髄のS2-4であり（p.21, Ⅱ章-2「消化管の解剖」参照），排尿をコントロールする神経と同じ高さである。尿失禁と便失禁の併存はこれまでも報告されており[11]，便失禁と尿失禁の疫学調査は同時に行う必要がある。筆者らの一般人を対象とした調査でも，約21％の人に尿失禁がみられている（図7）。さらに，尿失禁がある人では肛門失禁の頻度が高い（図8）。

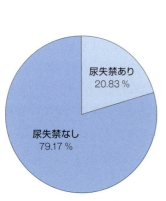

図7 一般健常人における尿失禁の頻度

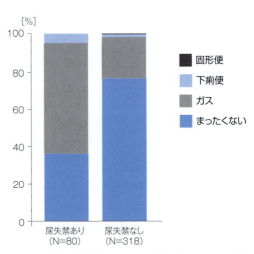

図8 一般健常人における尿失禁と肛門失禁の関連

◆おわりに

排便機能障害の疫学について解説した。わが国における排便機能障害に関する疫学的な調査は少なく[17, 18]，特にリハビリテーション領域の患者を対象としたまとまった疫学調査はほとんどないため，今後の検討が望まれる。

【文献】

1) 前田耕太郎, 花井恒一, 佐藤美信, ほか：慢性便秘の理論的治療. 消化器内科 52(3)；285-290, 2011.
2) Stiens SA, Bergman SB, Goetz LL: Neurogenic bowel dysfunction after spinal cord injury: clinical evaluation and rehabilitative management. *Arch Phys Med Rehabil* 78(3 Suppl); S86-S102, 1997.
3) 松本昌久, 丸田守人, 前田耕太郎, ほか：仙骨部腫瘍手術による脊髄神経根欠落の排便機能への影響. 日本大腸肛門病会誌 53(2)；70-75, 2000.
4) 日本大腸肛門病学会 編：便失禁診療ガイドライン2017年版. 南江堂, 2017.
5) 日本消化器病学会 編：慢性便秘症診療ガイドライン. 南江堂, 2017.
6) 厚生労働省大臣官房統計情報部人口動態・保健社会統計課世帯統計室：平成25年 国民生活基礎調査の概状. 厚生労働省, 2014.
7) 厚生労働省大臣官房統計情報部人口動態・保健社会統計課世帯統計室：平成13年 国民生活基礎調査の概状. 厚生労働省, 2001.
8) 前田耕太郎：排泄障害の疫学 排便. 排泄リハビリテーション 理論と臨床（穴澤貞夫, 後藤百万, 高尾良彦, ほか 編）, 中山書店, 2009.
9) Krogh K, Nielsen J, Djurhuus JC, et al.: Colorectal function in patients with spinal cord lesions. *Dis Colon Rectum* 40(10); 1233-1239, 1997.
10) Nelson RL: Epidemiology of fecal incontinence. *Gastroenterology* 126(1 Suppl 1); S3-S7, 2004.
11) Chen GD, Hu SW, Chen YC, et al.: Prevalence and correlations of anal incontinence and constipation in Taiwanese women. *Neurourol Urodyn* 22(7); 664-669, 2003.
12) Roberts RO, Jacobsen SJ, Reilly WT, et al.: Prevalence of combined fecal and urinary incontinence: a community-based study. *J Am Geriatr Soc* 47(7); 837-841, 1999.
13) Glickman S, Kamm MA: Bowel dysfunction in spinal-cord-injury patients. *Lancet* 347 (9016); 1651-1653, 1996.
14) Verhoef M, Lurvink M, Barf HA, et al.: High prevalence of incontinence among young adults with spinal bifida: description, prediction and problem perception. *Spinal Cord* 43; 331-340, 2005.
15) Sakakibara R, Fowler C, Hattori T: Chapter 12 Parkinson's disease. In: Fowler C, Panicker J, Emmanuel A, ed. Pelvic Organ Dysfunction in Neurological Disease: Clinical Management and Rehabilitation, Cambridge University Press; 187-205, 2010.
16) 加藤真介, 千石 淳, 乃美昌司, ほか：ウェブベース調査による日本での神経因性大腸機能障害の実態調査. 日本脊髄障害医学会誌 130；2-6, 2017.
17) Nakanishi N, Tatara K, Naramura H, et al.: Urinary and fecal incontinence in a community-residing older population in Japan. *J Am Geriatr Soc* 45(2); 215-219, 1997.
18) 味村俊樹, 大見琢磨, 矢後尋志, ほか：本邦の労働人口における便失禁の頻度に関する検討. 日外会誌 104（臨増）；538, 2003.

II 章

解剖と生理

II章 解剖と生理

1 下部尿路の解剖

窪田泰江

◆ 膀胱の構造

　下部尿路とは，膀胱から尿道の出口までのことを指す．膀胱は解剖学的に性差が少ない．膀胱は腹膜外にあり，膀胱上方は腹膜に覆われている．両側の尿管は，膀胱底部の後方で，膀胱筋層を斜めに貫いて膀胱に入ることにより尿の逆流防止機構を有し，その開口部を尿管口という．尿管口は正中からやや外側に存在し，左右尿管口を結ぶ線は隆起して尿管口隆起を形成する．左右の尿管口と内尿道口で囲まれた部位を，膀胱三角部あるいは底部とよぶ（図1）．膀胱の血流は，内腸骨動脈から分枝した上膀胱動脈，下膀胱動脈から供給されている．下部尿路症状（lower urinary tract symptoms：LUTS）を有する高齢男性では，健康男性に比べ膀胱頸部や前立腺の血管抵抗が有意に高く，血流が低下していることが報告されており[1]，膀胱の血流障害と排尿機能障害との関連についても示唆されている．

　膀胱は，神経支配により蓄尿期には尿が充満して拡張し，排尿期には収縮する．膀胱粘膜は移行上皮で被われており，筋層は縦走，輪層，縦走の3層構造になっている．長期にわたり排尿困難が続くと，膀胱筋層が発達して肉柱を形成し，膀胱の変形や内腔の不整などの所見がみられる．こうなると膀胱の伸縮性が低下し，蓄尿障害や排尿障害が起きることが多い．正常であれば，膀胱の蓄尿量は約300～500 mLであり，大体30秒以内に排尿を終えることができる．

　膀胱に隣接する臓器は性差が著しく，男性では膀胱の後面で精嚢，精管に接し，膀胱頸部は前立腺と密着している（図2）．女性では膀胱底部は腟前壁に接しており，膀胱上面は子宮体部の前面に接している（図3）．

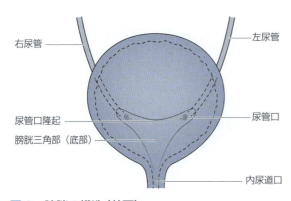

図1　膀胱の構造（前面）

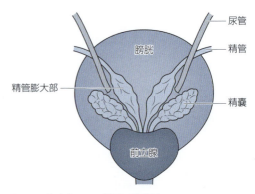

図2　膀胱後面の構造（男性）

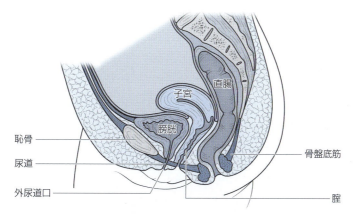

図3 女性の下部尿路と周辺器官

◆ 尿道の構造

　尿道とは膀胱と体外をつなぐ管で，尿が排出される際の通り道であり，内尿道口から始まり外尿道口に終わる。男女で構造が大きく異なり，男性の尿道は，内尿道口を出ると前立腺部尿道となる。ここには精丘（精阜）とよばれる小隆起があり，その頂上の左右に射精管が開口している。したがって，男性の尿道は精液の通り道にもなっている。精丘の遠位側はすぐ外尿道括約筋となる。尿道の筋層は，膀胱から続く縦走筋とその外側にある輪状筋からなり，特に外尿道括約筋部では外層に存在する厚い横紋筋が尿禁制に重要な役割を果たしている（**図4**）。

◇ 男性の尿道

　男性の尿道は約20 cmの長さがあり，後部尿道と前部尿道に分けられる。後部尿道は，前立腺部尿道と尿生殖隔膜（主に深会陰横筋）を貫く膜様部尿道からなり，外尿道括約筋部も膜様部尿道に含まれる。前部尿道は尿道海綿体に包まれ，陰茎の中を走るので海綿体部ともよばれ，尿道球部と振子部に分けられる（**図5**）。
　男性尿道は，膀胱の近くでは移行上皮，その後，前立腺内を通るときは前立腺の上皮と同様の多列円柱上皮となり，陰茎内では重層円柱上皮，亀頭部で重層扁平上皮と，さまざまに形を変える。

◇ 女性の尿道

　女性の尿道は全長が3〜4 cmと短く，外尿道口は腟前庭に開口している。外尿道口がわかりにくい場合は，まれに腟近傍に開口していることもある。
　骨盤支持組織が加齢や出産などで脆弱化したり，外尿道括約筋の機能が低下したりすると，腹圧性尿失禁が起こりやすい。腹圧性尿失禁とは，咳，くしゃみ，大笑いをしたときや重い物を持ったときなど，腹圧がかかる動作をしたときに尿

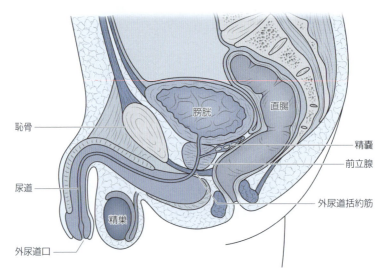

図4 男性の下部尿路と周辺器官

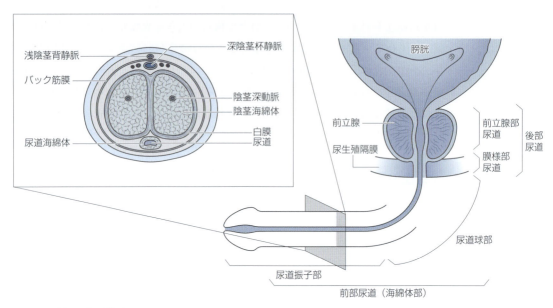

図5 男性尿道の構造

が漏れてしまう状態であり，中高年女性で頻度が増える。

女性の尿道の粘膜は，膀胱のごく近くでは，膀胱と同じ移行上皮であるが，それ以外の遠位側は重層扁平上皮からなる。

【文献】

1) Pinggera GM, Mitterberger M, Steiner E, et al.: Association of lower urinary tract symptoms and chronic ischaemia of the lower urinary tract in elderly women and men: assessment using colour Doppler ultrasonography. *BJU Int* 102(4); 470-474, 2008.

2 消化管の解剖

前田耕太郎

◆ 消化管の概要

　消化管は口腔に始まり，食道，胃，小腸，大腸，肛門に達する連続した管状の臓器である[1]（図1）。小腸は胃に連続する約5〜7mの臓器で，十二指腸，空腸，回腸に区分される。大腸は小腸より太い全長約1.5mの臓器で，盲腸，結腸（上行・横行・下行・S状），直腸S状部，直腸に区分される[2,3]。
　これらの連続した管状の臓器の途中には，いくつかの狭窄部や移行部が存在す

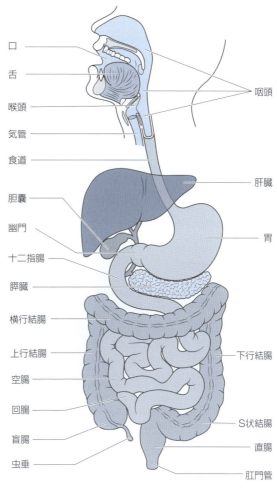

図1 消化管の概要

（文献1より一部改変引用）

る。口腔から食道に移行する食道入口部，食道と胃の接合部である噴門，胃と十二指腸の境である幽門は，この経過中の狭窄部である。十二指腸と空腸の境はTreitz靱帯とよばれ，回腸と大腸の境にはBauhin弁とよばれる狭窄部がある。また，排泄口である肛門部は通常閉鎖しており，排便時に開口する。

食道は両側の胸腔の間の縦郭を通過し，胸腔との境である横隔膜を突き抜けて腹腔内に到達して胃に移行する。

胃は可動性のある臓器であるが，十二指腸は後腹膜に固定されており，さらに背側に走行して後腹膜を経由してTreitz靱帯の部位で再度腹腔内に出てくる[4]（**図2**）。十二指腸が横行結腸の背側を走行するのは，発生途中の腸回転のためである[4]。

◆ 小腸・大腸の区分と固定

Treitz靱帯を過ぎると，小腸は空腸，回腸に移行する。空腸と回腸には明確な区分はないが，口側の約2/5を空腸，残りの約3/5を回腸とする[2]。空腸と回腸には可動性のある小腸間膜があるため，回腸，空腸は腹腔内で移動しやすい[4]（**図2**）。Bauhin弁を境として，小腸は大腸に移行する。

大腸は，盲腸，結腸（上行・横行・下行・S状），直腸S状結腸，直腸に区分される[2,4]が，欧米の癌の統計では直腸S状結腸はしばしば結腸として扱われる。直腸

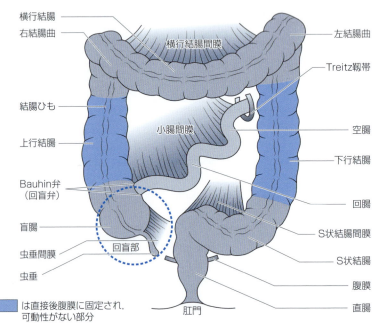

図2 消化管の区分と固定

（文献4より一部改変引用）

S状結腸と直腸全体を直腸として扱うこともある[3]。直腸S状結腸部は，岬角から第二仙骨下縁の高さの腸管である[3]。

直腸は腹膜反転部を境として，腹腔内にある上部直腸と後腹膜の下部直腸に区分される[3]。

大腸は腸間膜を有し，腸間膜内には動脈，静脈，神経を含む脂肪組織があり，腹膜で被われている。大腸のうち盲腸，上行・下行結腸と直腸は，後腹膜に固定されており可動性がない。横行・S状結腸は長い腸間膜を有し，可動性がある[4]（図2）。これらの解剖学的特性により，ストーマはしばしば可動性のある回腸，横行・S状結腸に造設される。

◆ 体表面からの腹腔内消化管の位置

体表面からは，前述の消化管の位置は同定できない。体表腹部面からの指標となる部位と腹腔内腸管の部位をシェーマ（図3）で示す。

指標となり触知できる部位は，上腹部では左右の肋骨弓であり，下腹部は鼠径部および両側の腸骨稜である。その正中に臍がある。臍は両側の腸骨稜の頂点を結んだ線上にあることが多い。

これらの消化管の走行や部位は，体形や疾患，立位・臥位などの体位によっても変化する。

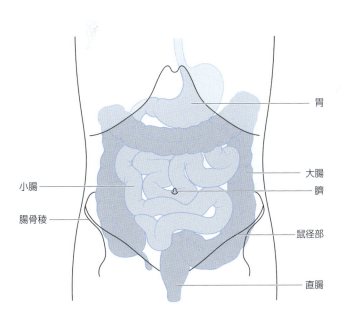

図3　体表面からの腹腔内消化管の位置

◆ 小腸・大腸の壁構造

　腸管壁は内腔面より外側に向かい，粘膜，粘膜下層，固有筋層，漿膜（下部直腸では外膜）という層構造を示す[5]（**図4**）。粘膜の最深層には粘膜筋板があり，粘膜下層と分けられる。漿膜の内側には漿膜下層も認められる。

　小腸では，粘膜が内腔に向かって突出する輪状襞がみられ，粘膜の表面には無数の絨毛が存在し，栄養物の消化吸収を行う。小腸の粘膜内には多数のリンパ小節が存在する[2]。

　筋層は内側にあり，腸管を輪状に取り囲む輪状筋と外側で腸管の長軸方向に走行する縦走筋よりなる。この2層の走行が異なる筋肉の層構造が，腸管の運動に深く関連している。

　大腸では縦走筋が不均等で，3本のひも状に肥厚した結腸ひもを形成し，大腸は特異的な半球状に膨出した形態を示す。

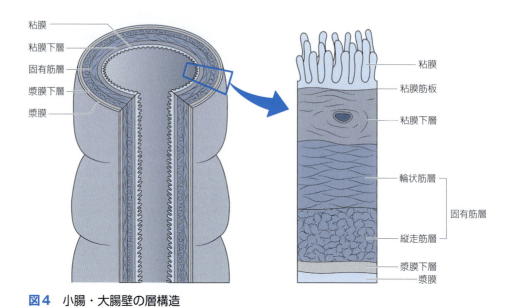

図4　小腸・大腸壁の層構造

（文献5より一部改変引用）

◆ 小腸・大腸の脈管系

◇ 動脈系

　小腸と右側結腸は大動脈より分岐する上腸間膜動脈で，左側結腸と直腸は下腸間膜動脈で栄養されている。さらに直腸は，内腸骨動脈の分岐である中・下直腸動脈によっても栄養されている[4]（**図5**）。

2 消化管の解剖

◇静脈系

　消化管の静脈は動脈と伴走し，上・下腸間膜静脈を形成する。しかし，中枢部では走行が異なり，最終的には門脈に流入する[1]（**図6**）。

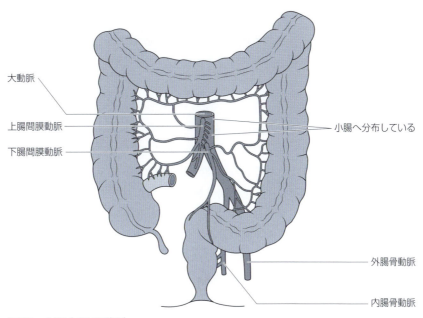

図5　小腸大腸の動脈

（文献4より一部改変引用）

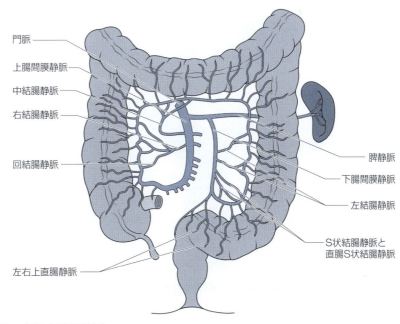

図6　小腸大腸の静脈

（文献1より一部改変引用）

直腸ではこの流れとともに，中・下直腸静脈，内腸骨静脈を経由して下大静脈に流入するルートもある。このルートは，門脈圧亢進症の状態では重要な静脈還流の通路となる。

◇リンパ系

　リンパ管は基本的に，腸管壁より動脈に沿って腸間膜内を走行して大動脈根部に至り，その後，上行して胸管に流入する。

◆神経系

　腸管は，自律神経である交感神経と副交感神経の拮抗的な二重支配によってコントロールされている。神経叢は腸管を栄養する動脈の根部に存在し，腹腔神経叢，上腸間膜神経叢，下腸間膜神経叢として存在する。

　さらに，腸管壁にはAuerbach神経叢（アウエルバッハ）やMeissner神経叢（マイスナー）などの特有な自律神経があり，腸管の運動や消化・吸収に関与している[2]。

　消化管をコントロールする神経ではないが，直腸間膜周囲には排尿・性機能をコントロールする自律神経も存在している[6]（図7）。

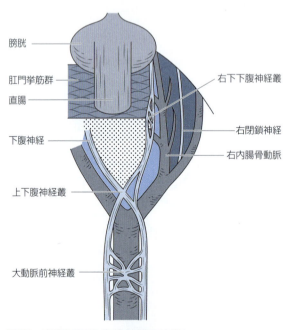

図7　直腸周囲の自律神経の走行

（文献6より一部改変引用）

◆骨盤部,肛門部の解剖

◇骨盤部での消化管の走行と位置関係

骨盤内では,直腸は仙骨前面に沿って下行し,肛門に連続する。直腸腹側面には,女性では腟・子宮,男性では前立腺・膀胱がある[7]（図8）。これらの泌尿生殖器とは,Denonvillier's筋膜によって境されている。

◇肛門部の筋肉群の構成と神経支配

便排出に関与する肛門部の筋肉群には,直腸の内輪筋より連続する内肛門括約筋,直腸の外縦筋より連続する連合縦走筋,その外側の外肛門括約筋がある[8]（図9）。また,外肛門括約筋と連続するように,内・外肛門括約筋を骨盤部の骨に吊り上げている形の肛門挙筋群が存在している。

内・外肛門括約筋は,輪状に肛門を形成している。内肛門括約筋と連合縦走筋は前述のように直腸の筋肉と連続しているため,自律神経支配の不随意筋である（表1）。一方,外肛門括約筋と肛門挙筋は,第2～4仙髄の体性神経によって支配される随意筋である。すなわち,自分の意思で肛門を締める際に収縮するのは,外肛門括約筋と肛門挙筋である。内肛門括約筋は,咳をしたり立ち上がったりするときなどに無意識で反射的に収縮し,肛門の禁制を保持している。

◇肛門と肛門周囲の組織間隙

肛門管の粘膜直下には,口側に内痔静脈叢,肛門側に外痔静脈叢がある。この部位のうっ滞で痔核が発生する。

また,肛門の筋肉の周囲には種々の間隙があり[8]（図10）,この部位に肛門周囲膿瘍や痔瘻が発生する。

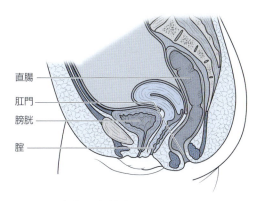

図8 骨盤部の矢状断

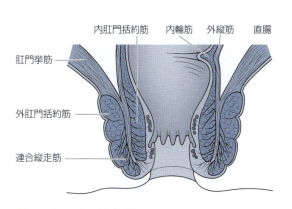

図9 肛門部の筋肉群
内肛門括約筋と外肛門括約筋は,肛門を輪状に取り囲んでいる

表1 肛門部の筋肉群と神経支配

筋肉	筋肉の性質	支配神経
内肛門括約筋	不随意筋	自律神経
連合縦走筋	不随意筋	自律神経
外肛門括約筋	随意筋	S2-4（体性神経）
肛門挙筋	随意筋	S2-4（体性神経）

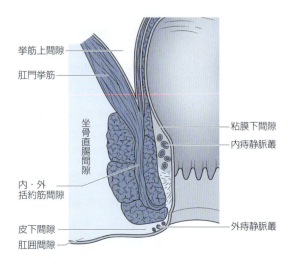

図10 肛門と肛門周囲の組織間隙

（文献8より一部改変引用）

【文献】
1）佐藤達夫，坂井　建　監訳：臨床のための解剖学 第2版，MEDSi，2016.
2）前田耕太郎：小腸および結腸 総論，標準外科学 第12版（北島政樹 監）；528-529，医学書院，2010.
3）大腸癌研究会 編：大腸癌取扱い規約 第8版，金原出版，2013.
4）後藤友彦：消化管の解剖，排泄リハビリテーション 理論と臨床（穴澤貞夫，後藤百万，髙尾良彦，ほか 編）；33-36，中山書店，2009.
5）大腸癌研究会 編：大腸癌治療ガイドラインの解説 2009年版，金原出版，2009.
6）Maeda K, Marua M, Utsumi T, et al.: Bladder and male sexual functions after autonomic nerve-sparing TME with or without lateral node dissection for rectal cancer. *Tech Coloproctol* 7(1); 29-33, 2003.
7）前田耕太郎，小出欣和，松岡　宏 ほか：直腸癌に対する経肛門アプローチ ISR, ESR に必要な局所解剖．手術 67(4)；397-400，2013.
8）前田耕太郎，小出欣和：肛門部の解剖と生理．肛門部疾患診療最前線（寺本龍生 編）；2-11，診断と治療社，2007.

3 骨盤底の解剖

秋田恵一, 室生　暁

◆ヒトの骨盤底の特徴

　骨盤の底は, ヒトが直立二足歩行をするようになったために, 特殊な構造となった。四足動物一般では, また霊長類であってもヒト以外では, 重力によって腹部内臓は腹側に下がり, 骨盤臓器の重さが直接骨盤の出口にかかることはない。骨盤内臓と骨盤の出口部の筋, つまり骨盤出口筋（ヒトでは特に骨盤底筋）と内臓との間には, 特に密着した構造はみられない。しかし, ヒトにおいては骨盤腔が下方に開くようになったため, 腹筋力による通常の腹部内圧, 腹部内臓の重量, 骨盤内臓の重量がそのまま骨盤の出口にかかるようになる。さらに, 排泄時にいきむようなことになると, 腹部の圧がそのまま骨盤底へと伝わることになる（図1）。

　このような力がかかるのは, ヒトの特徴である。しかも, 骨盤底の領域は, 腹部ならびに骨盤内臓を筋性の成分のみで支えることになるため, それほど強固であるとは考えられない。骨盤底に持続的な力がかかることで, 骨盤内臓全体の下降がみられると考えられる。それも, 骨盤底の中央部のほうが下降する可能性が高いことは理解しうる。骨盤底にかかる力を支える構造のなかでは, 肛門挙筋がその中心的な役割を果たしていると考えられる（図2）。

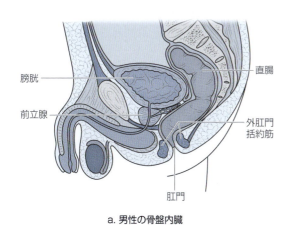

a. 男性の骨盤内臓

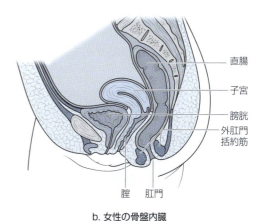

b. 女性の骨盤内臓

図1　男女の骨盤内臓

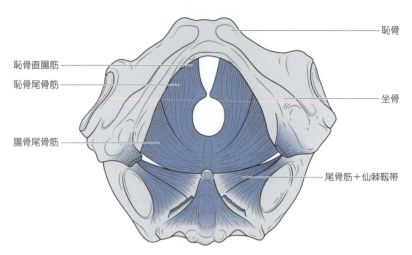

図2 骨盤隔膜：会陰側から見た図

◆肛門挙筋の付着

　骨盤出口筋（骨盤底筋）は，排泄腔の周囲に位置する，総排泄腔括約筋に由来する横紋筋と骨盤隔膜の総称である．前者は会陰筋より，後者は主に肛門三角の閉鎖に働く肛門挙筋と尾骨筋よりなる．

◇会陰筋

　会陰筋群には，前方の尿生殖洞周囲に関係する前会陰筋群（球海綿体筋，坐骨海綿体筋，浅会陰横筋，深会陰横筋）の4つの筋と，後方の肛門周囲に取り巻く外肛門括約筋があるとされる．

　しかし，横紋筋としての深会陰横筋の存在は，現在では明確ではない．前会陰筋群の各筋は小さく細いため，骨盤底を支えるための大きな役割を担っているとは考えにくい．また，外肛門括約筋は肛門周囲に位置するだけで骨性の支えをもつわけではないため，同様に骨盤底の支持の機能は考えにくい．

◇骨盤隔膜

　骨盤隔膜は，肛門挙筋（恥骨直腸筋，恥骨尾骨筋，腸骨尾骨筋）と尾骨筋（坐骨尾骨筋）からなるとされる．

　恥骨直腸筋以外の名称は，四足動物のものを流用している．これらの筋は，哺乳類一般においては寛骨の部分である恥骨・腸骨・坐骨と尾骨とを結んでいたもので，「尾を動かす」ことがその主な役割であった．これらの筋は哺乳類一般では骨盤内臓との結びつきはみられない[1]．ヒトは，尾の退縮と直立二足歩行という特徴を有しているが，「尾を動かす」という機能を失ったこれらの筋は，その停止部を骨盤底に求めることになった（図3）．

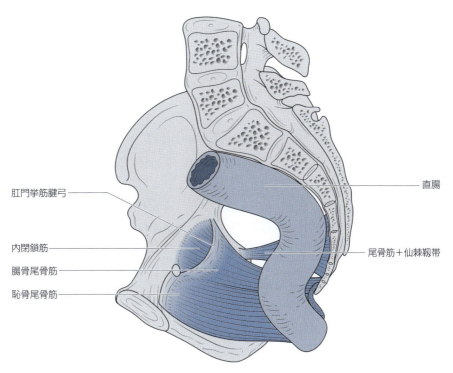

図3 骨盤隔膜と直腸との関係：内側から見た図

　恥骨尾骨筋ならびに腸骨尾骨筋は，尾骨の退縮により停止すべき場所が失われ，尾骨に続く領域に左右の筋が合して中央の縫線（肛門尾骨縫線）という結合組織性停止部を形成したと考えられている。さらに，恥骨に起始する一部は直腸の周りを回って左右が合して肛門管を挙上させる恥骨直腸筋を形成するとされる。この，恥骨直腸筋は，ヒトになって初めて現れた筋である。坐骨尾骨筋は，尾骨筋として坐骨棘と仙骨の間を結ぶようになり，両端の可動性がほとんどないために筋成分のかなりの部分が失われ，仙棘靱帯となったと考えられている。すなわち，坐骨尾骨筋の骨盤底を支える役割は，その靱帯部分が行っているため，加齢などによる変化は少ないものと思われる。

◇肛門挙筋についての新たな知見

　解剖学の教科書では肛門挙筋について，一般に前述のように記載されている。しかし，骨盤底を支える肛門挙筋について近年，新たな知見が報告されている。これまでは，恥骨直腸筋が肛門管を支える中心であると考えられていたが，肛門管の縦走平滑筋の一部が恥骨直腸筋の下方にある外肛門括約筋を貫き，肛門管の長さの変化が外肛門括約筋の厚さや強さを調節している可能性があることがわかってきた[2]。特に肛門管の後方では，外肛門括約筋を貫いた縦走平滑筋が結合組織性線維に連続し，その線維が尾骨に付着していた。これは肛門尾骨靱帯と考えられ，肛門を骨盤の後下方に吊り下げる役割を果たしていると考えられる[2]。肛門管の側

方においては，外肛門括約筋を貫いた平滑筋は結合組織には続くが，直腸肛門窩の脂肪層のなかに終わっているようにみられ，骨性の付着をもっていることは確認できなかった。すなわち，肛門挙筋そのものも肛門管に直接的に付着することがわかってきた[2-4]。

◆ 肛門挙筋と肛門管の付着の関係

　肛門挙筋の浅層の筋線維は，肛門管の最前方部を除いて，肛門管の壁の縦走平滑筋層と，腱などの結合組織を介することなく直接付着する（図4）。さらに，肛門管に直接付着する肛門挙筋の浅層線維以外の深層線維が，肛門管と外肛門括約筋の間に入り込んでいるのが観察された。肛門管への直接付着部の厚さについて観察したところ，肛門管の前外側部では直接の付着部が非常に厚く，後方に行くほど薄くなっていることが明らかになった[3]。一方，「すだれ」のように垂れさがる肛門挙筋の深層は，肛門管の前外側部ではあまり長くないのに対して，外側部ならびに後部では外肛門括約筋に長く入りこんでおり，またその厚さは前外側部と後部では非常に薄く，外側部では厚くなっているのがわかった。また，肛門管に付着している肛門挙筋の上面には，肛門管の縦走平滑筋の平滑筋が外側に延び

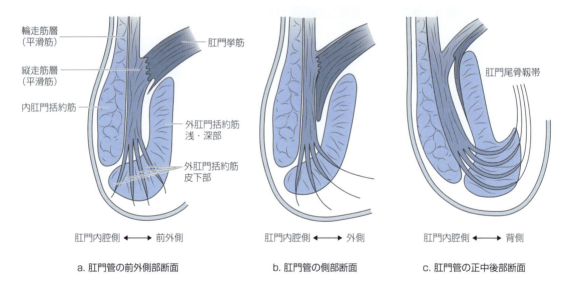

a. 肛門管の前外側部断面　　　b. 肛門管の側部断面　　　c. 肛門管の正中後部断面

図4　肛門管と肛門挙筋の関係

肛門挙筋は直腸の縦走筋層に直接付着する。肛門挙筋の深層は，直腸の縦走筋層と外肛門括約筋の間に筋束を下降させる。直腸縦走筋の遠位端は，外肛門括約筋の皮下部を貫き，後方では膠原線維に連続し，肛門尾骨靱帯となり，尾骨の背側面に付着する（c）

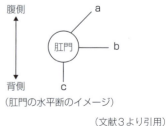

（文献3より引用）

出し，肛門挙筋と骨盤内臓との間隙を埋めている。これはhiatal ligament[5]とよばれるものに相当し，特にその後方の強い部分はM. rectococcygeus[6]とよばれている。この平滑筋が厚いところでは肛門挙筋の肛門管への付着が薄く，平滑筋が薄いところでは付着が厚くなるというような関係がみられ，肛門挙筋の腹・骨盤内圧に対する圧力隔壁としての機能を高めるのに貢献していると考えられる[2-4]。

　肛門管の前方部の構造は，さらに複雑である。これは，尿生殖洞由来の泌尿生殖器があるためである。これまでは，会陰小体という構造が会陰筋群の付着の要として，また直腸と尿道または腟とをつなぐものとして想定されてきた[7]。また，この領域に，直腸尿道筋が会陰小体と同等のものとして存在するとされてきた[8]。

　しかし，男性におけるこの領域の解剖学的ならびに超音波検査装置を使った解析により，直腸尿道筋は肛門管の縦走平滑筋組織に連続した組織であり，さらにその下方に外肛門括約筋の前面を覆う細長い平滑筋組織を延ばすことが明らかになり，これは前束とよばれている[9]（**図5**）。この前束の周囲に会陰筋群が集まっている。一般にいわれる会陰小体という組織は，独立した構造があるわけではなく，肛門管の縦走平滑筋から延びたこの組織と関連が深いと考えられる。女性においては，腟の下端が直腸と接する部分に同様の組織があると考えられる[10]。

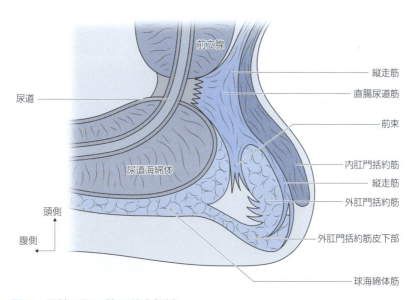

図5　男性の肛門管の前方領域

（文献9より引用）

◆肛門挙筋の起始

　四足動物において，恥骨尾骨筋および腸骨尾骨筋は，恥骨の前内側上方から腸骨にかけて，分界線に沿って強い起始をもつ．しかし，ヒトでは多少異なり，骨盤内臓に付着をもつ恥骨尾骨筋は恥骨体の内面にしっかりと起始しているが，それより外側の領域では骨から直接起始するだけではなく，肛門挙筋腱弓という腱膜性の内閉鎖筋の筋膜から起始している[10]（**図4**）．

　この肛門挙筋腱弓の内閉鎖筋筋膜への付着をみると，個人差が非常に大きいことがわかった．直腸に付着する肛門挙筋の部分が，恥骨体の後面にのみ起始している者が半数以上を占めていた．さらに，肛門尾骨縫線に付着する領域は，それより後方の肛門挙筋腱弓から起始している例がみられた．起始部の安定性を考えると，骨から起始している部分よりも，肛門挙筋腱弓から起始している領域は骨盤腔内の圧力によって下降しやすいと考えられる．長期にわたる持続的な圧力がかかると仮定すると，この領域に加齢性変化が現れることが予想される．

　さらに，肛門挙筋腱弓を支える内閉鎖筋の強さや大きさも，尿失禁に影響を及ぼすと考えられる（**図6**）．股関節の可動性または内閉鎖筋の動きと尿失禁との間に，関連がある可能性が示唆されている[11-13]．内閉鎖筋と肛門挙筋は密接な位置関係にあるにもかかわらず，これまであまり解析が行われてこなかった．肛門挙筋の土台としての内閉鎖筋の形態について，その重要性が明らかになることが期待される．

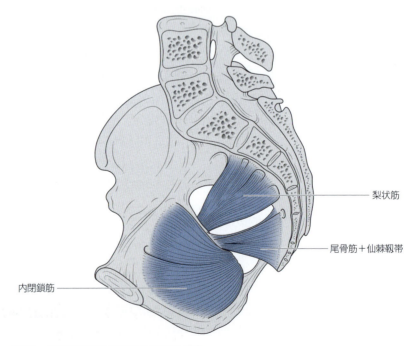

図6　寛骨内の筋（内側から見た図）

◆ 骨盤底筋の構造と機能

　骨盤底筋，特に肛門挙筋の構造について述べた。
　肛門挙筋は骨盤底を支えるだけではなく，外肛門括約筋や肛門管の縦走筋などとともに機能的連関をもち，肛門管そのものにも直接的に働きかけている。特に，肛門管に付着する部分の起始が骨性であり，肛門挙筋にとって最も強い起始となることから，肛門管をしっかりと安定させることで，それより前方に位置する膀胱にも働きかけていると考えられる。また，肛門管だけではなく，腟や膀胱にも肛門挙筋の付着があることが考えられ，骨盤内臓の支持機構として重要な意義があることが示唆される。
　これまで肛門挙筋の変異や加齢性変化についての研究はあまり行われてこなかった。骨盤臓器脱や尿失禁，便失禁など骨盤の加齢に伴う現象を構造的側面からとらえることによって，予防的指標ならびに早期診断の指標の作成にもつながるのではないかと考えている。

【文 献】

1) Akita K, Sakamoto H, Sato T: Muscles of the pelvic outlet in the rhesus monkey (Macaca mulatta) with special reference to nerve supply. *Anat Rec* 241; 273-283, 1995.
2) Muro S, Yamaguchi K, Nakajima Y, et al.: Dynamic intersection of the longitudinal muscle and external anal sphincter in the layered structure of the anal canal posterior wall. *Surg Radiol Anat* 36; 551-559, 2014.
3) Tsukada Y, Ito M, Watanabe K, et al.: Topographic anatomy of the anal sphincter complex and levator ani muscle as it relates to intersphincteric resection for very low rectal disease. *Dis Colon Rectum* 59; 426-433, 2016.
4) 秋田恵一，塚田祐一郎，室生　暁，ほか：直腸癌手術に必要な肛門管の臨床解剖．消化器外科 39；1027-1033，2016．
5) Shafik A: New concept of the anatomy of the anal sphincter mechanism and the physiology of defecation. II. Anatomy of the levator ani muscle with special reference to puborectalis. *Inv Urol* 13; 175-182, 1975.
6) Roux C: Beiträge zur Kenntniss der Aftermuskulatur des Menschen. *Archiv für Mikroskop Anat* 19; 721-733, 1881.
7) Oh C, Kark AE: Anatomy of the perineal body. *Dis Colon Rectum* 16(6); 444-454, 1973.
8) Zhai LD, Liu J, Li YS, et al.: The male rectourethralis and deep transverse perineal muscles and their relationship to adjacent structures examined with successive slices of celloidin-embedded pelvic viscera. *Eur Urol* 59; 415-421, 2011.
9) Nakajima Y, Muro S, Nasu H, et al.: Morphology of the region anterior to the anal canal in males: visualization of the anterior bundle of the longitudinal muscle by transanal ultrasonography. *Surg Radiol Anat* 39: 967-973, 2017.
10) 山口久美子，室生　暁，藪内朝紀，ほか：骨盤隔膜の形態の多様性と加齢性変化の指標を考える．アンチ・エイジング医学 13；58-64，2017．
11) Tamaki T, Oinuma K, Shiratsuchi H, et al.: Hip dysfunction-related urinary incontinence: a prospective analysis of 189 female patients undergoing total hip arthroplasty. *Int J Urol* 21; 729-731, 2014.
12) Baba T, Homma Y, Takazawa N, et al.: Is urinary incontinence the hidden secret complications after total hip arthroplasty? *Eur J Orthop Surg Traumatol* 24; 1455-1460, 2014.
13) Okumura K, Yamaguchi K, Tamaki T, et al.: Prospective analyses of female urinary incontinence symptoms following total hip arthroplasty. *Int Urogynecol J* 28; 561-568, 2017.

4 排尿機能の生理

小澤秀夫

◆ 排尿量と排尿状態

◇ 排尿量の評価

排尿障害全般，特に排尿障害の初期評価では「排尿日誌」への記載が推奨される（詳細はp.179，Ⅳ章 A-2「排尿日誌」を参照）。

なお，健常成人の24時間の排尿量は一般に，1,000〜2,000 mLが妥当といわれている。

◇ 乏尿，無尿

腎での尿産生の減少あるいは尿管の閉塞により，尿量が極端に減少した状態で，1日尿量400 mL以下を乏尿，100 mL以下を無尿とよぶ。いずれも，腎不全の重要な症候である。

乏尿・無尿は，その原因によって，①腎前性，②腎性，③腎後性に大別される[1]。

◇ 尿閉

膀胱内に尿が貯留しているにもかかわらず，排尿ができない状態を尿閉とよぶ。下腹部は，尿を貯留した膀胱により膨隆した状態となる。

突然発生する急性尿閉では，尿意が強く，患者は強い苦痛を訴える。恥骨上部の疼痛，強度の不安感が生じ，冷や汗をみることが多い。前立腺肥大症を有する患者が飲酒した場合や，総合感冒薬などの抗コリン作用を有する薬剤を服用した場合に急性尿閉となることが多い。

一方，大腸や子宮など骨盤内の手術後，糖尿病などによる神経因性膀胱，抗コリン作用を有する薬剤の内服継続などにより，残尿が徐々に増加して尿閉となった慢性尿閉では，苦痛は少ないが尿意はあまり感じなくなっており，尿が少しずつ漏れる溢流性尿失禁や両側水腎症をきたしている場合が多い。

尿閉と無尿の鑑別は重要である。下腹部の膀胱部のエコー検査によって，尿閉では膀胱内に多量の尿の貯留がみられ，通常は下腹部膨満や疼痛を訴えることが多いが，無尿では尿があまり貯留しておらず，通常は下腹部の自覚症状がないため，容易に鑑別できる。

◇ 多尿

1日尿量2,500〜3,000 mL以上が持続する状態を多尿とよぶ。原因の1つとして，一部の一般内科医などに「脱水予防のため」として排尿量の確認もなく過剰な水分

摂取を勧められ，多飲多尿となっている症例も少なくない。また，腎性因子による多尿（尿細管障害），尿崩症，糖尿病，高カルシウム血症，低カリウム血症などによる場合もある。

　腎性因子は，高齢や腎機能悪化の初期に尿濃縮力が低下することで，多尿をきたすものである。基礎疾患として，慢性腎炎，慢性腎盂腎炎などがある。

　尿崩症では，脳下垂体後葉から分泌される抗利尿ホルモン（antidiuretic hormone：ADH）の産生低下により，腎での尿の濃縮が不十分で尿量が増加し，多尿をきたす。リチウム製剤などADHの働きを阻害する薬剤でも同様の病態となる。

　糖尿病では，尿糖が多量に排出されることで，尿中浸透圧が上昇して多尿をきたす。

　高カルシウム血症は，原発性副甲状腺機能亢進症，悪性腫瘍などでも起こることがあり，多尿の原因となる。低カリウム血症は，原発性アルドステロン症などが原因となることがある。

◇ **頻尿**

　頻尿は24時間あたりの排尿回数の増加であり，尿量の増加または1回排尿量の減少により生じる。国際禁制学会（International Continence Society：ICS）では，昼8回，夜1回以上を頻尿と定義している[2]。

　原因は，尿量の産生増加か膀胱容量の低下である。そのうち，膀胱容量の低下は，器質的膀胱容量の減少と，機能的膀胱容量の減少に分けられる。

◆ 器質的膀胱容量の減少

　放射線治療後や膀胱結石，膀胱腫瘍，萎縮膀胱などによる膀胱容量の減少が原因となる。

◆ 機能的膀胱容量の減少

- 過活動膀胱：急に起こる尿意で我慢することが困難であり，尿失禁（切迫性）を生じることがある。尿意切迫感と頻尿があり，感染症や結石，腫瘍など器質的疾患を否定できるものをいう。脳血管障害，糖尿病，パーキンソン病は過活動膀胱を伴いやすい。
- 膀胱刺激症状：下部尿路（膀胱，前立腺，尿道）の炎症あるいは下部尿管の結石で頻尿となる。また，膀胱の上皮内癌も頻尿になりやすい。
- 神経性頻尿：昼間の頻尿のみで，睡眠時に頻尿を訴えないものの多くは，不安やうつ病など交感神経の緊張による。
- Hinmann症候群：小児では，親のしつけが厳しいときなどに，排尿を途中で無理に中断する排尿パターンが習慣となり，排尿ごとに尿道括約筋が収縮するよ

うになる。このような小児では，尿意切迫，頻尿，尿失禁，再発性尿路感染症などを呈し，排便も不定期となることがある。

◇夜間頻尿

ICSでは，夜間就眠中に1回以上排尿に起きるという愁訴とされている。夜間排尿回数がたとえ1回であっても，QOLを損なうものであれば夜間頻尿となる[3]。

不眠症，うつ病，睡眠時無呼吸症候群などでも夜間頻尿となることがある。また，夜間のみ尿量が多く頻尿を訴える場合は，心不全や低アルブミン血症，浮腫による夜間多尿を考える必要がある。

◇1回排尿量の減少

個人の体型を考慮して，1回排尿量は250〜400 mLが一般的とされる。最大1回排尿量を体重で除した値が4 mL/kg以下のときは，低膀胱容量として過活動膀胱や神経因性排尿筋過活動などの存在を疑う。

◇夜間尿量

ICSでは，若年者では夜間尿量が24時間尿量の20％以上，高齢者では夜間尿量が24時間尿量の33％以上のときに夜間多尿ありと定義している[3]。

相対的に夜間尿量が増えている状態は，心不全による昼間の時間帯における過剰な下半身への水分貯留の存在を疑う。

◆蓄尿と排尿のメカニズム

◇下部尿路の神経支配

下部尿路は，副交感神経，交感神経，体性神経の3種類の神経支配を受けている。排尿に関する下位中枢は，仙髄（S2-4）の前角に存在するオヌフ核であり，末梢神経として骨盤神経，下腹神経，陰部神経になり，各支配領域に分布する。また，交感神経の一部は排尿筋にも分布する。膀胱求心神経末端は膀胱壁の伸展の程度を感知し，蓄尿に伴う情報を骨盤神経から経由して中枢に伝える（**図1**）。

排尿筋を支配する副交感神経末端からはアセチルコリン（Ach）が放出され，ムスカリン様アセチルコリン受容体（ムスカリン受容体：M）に結合すると膀胱収縮が起こる。

また，排尿筋に分布する交感神経の受容体サブタイプはβ_3受容体が極めて多く，交感神経からノルアドレナリン（NA）が放出されるとβ_3受容体を介して膀胱は弛緩する。

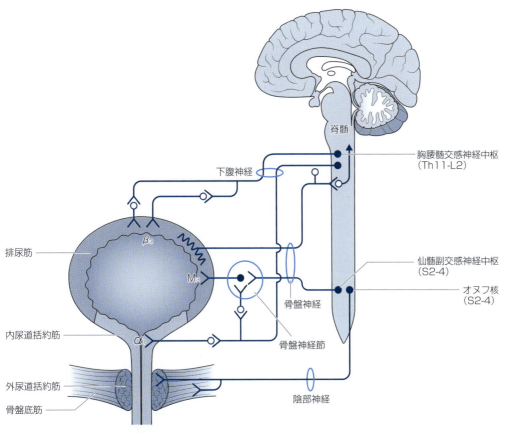

図1 下部尿路の末梢神経機構

(文献1より一部改変引用)

◇蓄尿のメカニズム

　膀胱に尿が溜まっていく蓄尿期には，膀胱（排尿筋）が弛緩し，尿道括約筋が収縮する．どんなに激しい運動をしても尿が漏れることはなく，多量の尿を（300～500 mL）を膀胱に保持することができる．

　蓄尿に伴う膀胱壁の伸展は，求心神経末端の伸展センサーによって感知され，求心性刺激として骨盤神経を介し，仙髄オヌフ核，胸腰髄交感神経中枢へと伝わり，それぞれの中枢を興奮させる．この結果，交感神経の興奮は遠心路の交感神経を介し，β作用によって膀胱を弛緩させるとともに，α作用で内尿道括約筋を収縮させる．また，仙髄オヌフ核の興奮は陰部神経を介して外尿道括約筋を収縮させるとともに，α作用によって内尿道括約筋を収縮させる．この蓄尿反射により，膀胱への尿充満に伴い，膀胱の弛緩と尿道括約筋の収縮が起こる．

　一方，膀胱求心性神経からの刺激は脊髄を上行し，上位中枢である脳幹部の橋排尿中枢 (pontine micturition center：PMC) へ伝わる．さらに，大脳皮質まで刺激が到達して尿意を感知するが，蓄尿中は排尿反射が起こらないように，大脳皮質はPMCを意識的に抑制している（**図2**）．

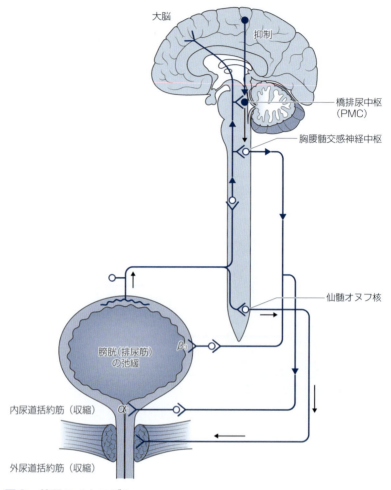

図2 蓄尿のメカニズム
蓄尿反射と大脳から橋排尿中枢への抑制を示す

(文献1より一部改変引用)

◇**排尿のメカニズム**

　排尿期には，膀胱（排尿筋）が収縮すると同時に，内・外尿道括約筋が弛緩する。これにより，膀胱が空になるまで尿排出を遂行できる。排尿期における膀胱収縮と括約筋弛緩は，排尿反射によって実現される。

　膀胱充満に伴う求心性刺激は，脊髄を上行してPMCへ伝わる。PMCからは，排尿に関与する遠心性神経が脊髄を下降している。膀胱に最大容量に近い尿が溜まると，膀胱からの求心性入力を受けて排尿反射が作動可能な状態になるが，通常は意識的に排尿を開始するまで大脳皮質がPMCを抑制している。自分の意思で排尿を始めようとするとこの抑制が解除され，PMCからの遠心性刺激が仙髄の副交感神経中枢を興奮させると同時に，交感神経中枢と仙髄のオヌフ核を抑制する。この結果，膀胱収縮に協調して尿道括約筋が弛緩し，排尿が円滑に遂行される（**図3**）。

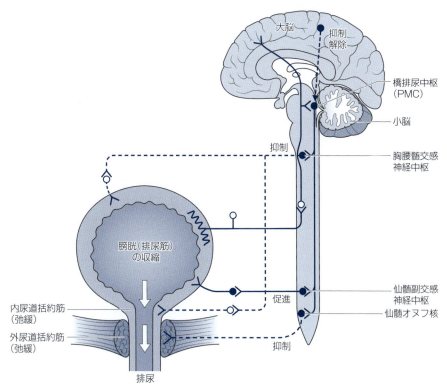

図3 排尿のメカニズム

大脳によるPMCの抑制解除から始まり，排尿反射によって排尿筋収縮と同時に尿道括約筋の弛緩が起こることを示している

（文献1より一部改変引用）

◇排尿症状とその治療の落とし穴

「排尿に関する障害のなかには，蓄尿に関する障害と尿排出に関する障害という相反する事象の症状が混在して含まれている」ことを認識しておくことが重要である。患者の症状だけに頼って診断しようとすると，どちらか一方のみの問題であると誤認したり，ほかの疾患が原因で下部尿路症状を呈している状態を尿路のみの障害と思い込み，原因疾患を見逃す可能性がある。

【文献】

1) 香川　征, 赤座英之, 並木幹夫：泌尿器科の症候. 標準泌尿器科学 第8版（香川　征 監）；34-44, 医学書院, 2010.
2) 本間之夫, 西沢　理, 山口　脩：下部尿路機能に関する用語基準：国際尿禁制学会標準化部会報告. 日本排尿機能学会誌 14(2)；278-289, 2003.
3) Abrams P, Cardozo L, Griffiths D, et al.: The standardization of terminology of lower urinary tract function: report from the standardization subcommittee of the International Continence Society. *Neurourol Urodyn* 21; 167-178, 2002.
4) 後藤百万：下部尿路障害とは. 薬局 57(11)；3041-3049, 2006.

5 排便機能の生理

前田耕太郎

◆消化管の機能と運動

ヒトは通常，1日に約1kgの食物と，約2Lの水分を摂取している[1]。摂取された食物は，口腔内で咀嚼されて食道に入り，食道の輪状筋の働きによる蠕動波で胃に向かう。食道胃接合部は通常，下部食道括約筋の働きにより収縮しているが，嚥下運動が始まると弛緩する。

胃で食物は，胃酸やペプシンなどの消化酵素と胃蠕動により消化され，小腸に運ばれる。

小腸に到達した食物は種々の分泌液や消化液と混ざりあい，さらに消化が進む。小腸では，振り子運動や分節運動により腸内容が繰り返し前後に動き，さらに蠕動運動によって大腸側に送られる[2]。食物は，小腸内を通過する間にほとんどが消化・吸収され，胆汁酸，ビタミンB_{12}の吸収は主に小腸末端の回腸で行われる[2,3]（図1）。

大腸では主に，水分・電解質の吸収と腸液の分泌のみが行われる。大腸でも小腸と同様に分節運動と蠕動運動が行われ，便が肛門側に送られ，直腸肛門部の排便調節機能によって排便される[3]（図1，表1）。

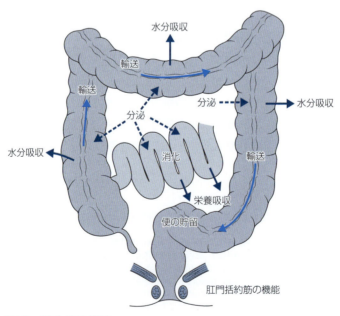

図1 消化管の機能

（文献3より引用）

表1 排便に関与する因子

1. 小腸・結腸の機能
   - 腸管運動：収縮，弛緩を繰り返し便を輸送
     1) 腸管の自発的な電気的活動
     2) 壁内神経叢による制御
     3) 外因性神経による制御：副交感神経で刺激，交感神経で抑制
     4) 体液性因子による調節：モチリン，ドパミンなど多種
   - 吸収・分泌：栄養分，水分，電解質など
2. 直腸肛門機能（排便調節機構）
   - 便貯留（蓄便）
   - 便排泄調節（排便）
3. 腹圧（腹筋）
4. 脳，脊髄

　小腸・結腸の運動によって便は肛門側に送られるが，この運動には腸管の自律運動能のほかに，壁内神経叢や外因性神経による制御，モチリンやドパミンなど体液性因子による調節も関与している（**表1**）。

◆ 便の形成と食物の通過

　口から摂取した食物は，口腔内から食道の間は数秒，胃では1〜4時間，小腸で2〜8時間，大腸は10〜40時間かけて通過し，便として肛門より排泄される[1]。食物は最終的に，食後約24〜72時間後に便として排泄されることになる[4]（**図2**）。

　便は，小腸および上行結腸では流動状であるが，大腸で水分吸収が行われるため，

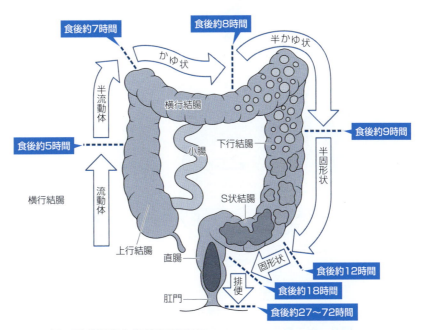

図2 便の形成過程と腸管通過時間

（文献4より一部改変引用）

上行結腸から横行結腸にかけて半流動体となっていく。横行結腸から下行結腸の間で，かゆ状から半かゆ状へ，下行結腸で半固形状となり，S状結腸から直腸にかけて固形状の便となる[4]（**図2**）。

◆ ガスの形成と成分

ガスは1日に平均705 mL（範囲：476～1,491 mL）排泄される[5]。回数は平均10回／日で，年齢，性別の差はないと報告されている[6]。

ガスの大部分は口から飲み込んだ空気で，約8割の窒素（N_2）と2割の酸素（O_2）が胃に入り，"げっぷ"で口から出た空気の残りが十二指腸に入る。十二指腸では二酸化炭素（CO_2）が生成されるが，その多くは腸管壁から吸収される。大腸の腸内細菌の作用により，水素（H_2），二酸化炭素，メタン（CH_4），その他の微量ガスが産生される[7]（**図3**）。最終的にこれらのガスが混合されて，肛門から"おなら"として排泄される。

表2に示したように，ガスの成分の99％以上は無臭性であり，悪臭の元である硫化系のガスは少ない[7]。

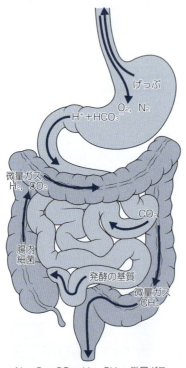

N_2, O_2, CO_2, H_2, CH_4, 微量ガス

図3 ガス発生のメカニズム
（文献7より一部改変引用）

表2 肛門から出るガスの成分

ガ ス	割 合 [%]
窒素（N_2）	11～92
酸素（O_2）	0～11
二酸化炭素（CO_2）	3～54
水素（H_2）	0～86
メタン（CH_4）	0～56
その他	1％未満

（文献7より引用）

◆ 正常な排便と便通

　正常な排便とは，適切な時間と場所で，随意的に適切な便を適切な頻度で排出することである（**表3**）。前述のように，食物は消化・吸収されてS状結腸に運搬されてくるが，最終的に直腸肛門部の排便調節機能によって肛門より排泄される（**表1，図1**）。これらには，前項「便の形成と食物の通過」で述べたこと以外に，社会性を保つための随意的な排便行為がかかわってくる。適切にこれらの機構が働いた場合には，正常な便通として3回/週〜3回/日の排便回数で，1日当たり80〜200gの便が排泄される（**表4**）。

　随意的かつ適切な排便には，直腸肛門部の排便調整機構と同時に，脳や脊髄，腹圧も深く関与している（**表1**）。

表3　正常な排便

- 適切な時間に
- 適切な場所で
- 随意的に
- 適切な頻度で
- 適切な便を排便する

表4　正常な便通

頻度	3回/週〜3回/日
便重量	80〜200g/日（水分量：60〜100mL）

◆ 直腸肛門部の排便調節機能と禁制

◇ 肛門部の筋肉群と神経支配，禁制

　Ⅱ章-2「消化管の解剖」の項目で述べたように（p.21参照），便排出に関与する肛門部の筋肉群には，直腸の内輪筋より連続する内肛門括約筋，直腸の外縦筋より連続する連合縦走筋，その外側の外肛門括約筋がある。また，外肛門括約筋と連続するようにして内・外肛門括約筋を骨盤部の骨に吊り上げている形の肛門挙筋が存在している。肛門挙筋群の1つに恥骨直腸筋がある（後述，p.46参照）。

　内・外肛門括約筋は輪状に肛門を形成している。内肛門括約筋と連合縦走筋は直腸の筋肉と連続しているため，自律神経支配の不随意筋であり，外肛門括約筋と肛門挙筋は随意筋である。すなわち，自分の意思で肛門を締める際に収縮するのは，外肛門括約筋と肛門挙筋である。内肛門括約筋は，咳をしたり立ち上がったりするときなどに，無意識に反射的に収縮して肛門の禁制を保持している。

◇ 正常な排便時の直腸肛門部の筋肉の働き

　肛門管は内・外肛門括約筋で囲まれ，その口側の直腸に連続しており，安静時には肛門は閉鎖している[8]（**図4**）。直腸と肛門管の境界部では，肛門挙筋の1つである恥骨直腸筋によって恥骨側に直腸が牽引され，直腸と肛門の境界部にはある角度が形成される[9]（**図5**）。この角度は直腸肛門角とよばれ，禁制にも関与してい

ると考えられている[9]。恥骨直腸筋は，恥骨から直腸を囲むように走行し，直腸を恥骨側に牽引している[9]（図4a画像，図5）。

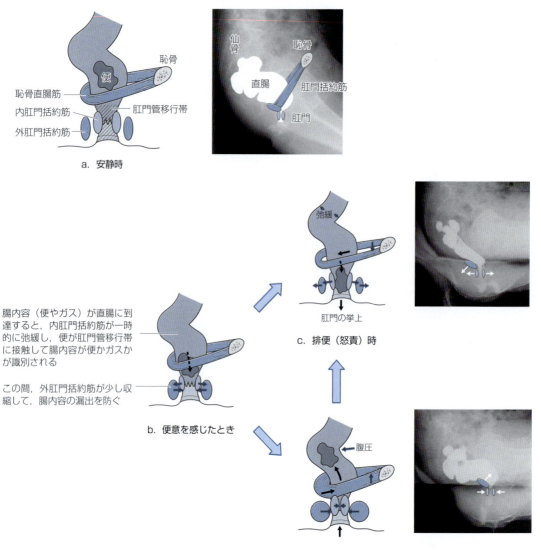

図4　排便調整の直腸肛門部の筋肉の動き

c：腸内容を排泄できる状況では，恥骨直腸筋や外肛門括約筋が弛緩し，腹圧によって直腸内圧がさらに上昇し，腸内容が排泄される。排泄が完了すると，dの状態になる
d：腸内容の排泄が不適切な状況では，恥骨直腸筋や外肛門括約筋が収縮し，腸内容は上部直腸からS状結腸に押し戻される。直腸には弛緩反応が生じて内圧が低下する

（文献8より一部改変引用）

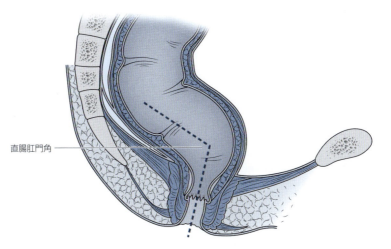

図5　直腸肛門角

(文献9より一部改変引用)

◆ 安静時〜便意を感じたとき

　通常，便意を感じてないときには，直腸は空虚で糞便はなく，便はS状結腸より口側に存在するが，大蠕動により便が直腸に降りてくると，直腸壁が伸展されて便意が生じる[10]。そうすると外肛門括約筋の反射的収縮（直腸肛門興奮反射）が起こり，同時に起こる直腸肛門抑制反射により内肛門括約筋が弛緩し，肛門上部で便であるかガスであるかのサンプリングが行われる[10]。この際には，外肛門括約筋の興奮反射による収縮で便の保持が行われることになる（**図4b**）。

◆ 排便時〜排泄終了

　排便が可能な状況で腹圧がかかると，内外肛門括約筋と恥骨直腸筋が反射的に弛緩し，直腸肛門角も鈍化することで直腸が直線化し，排便がスムーズに行われる[8]（**図4c**）。排便の終了時には，外肛門括約筋と恥骨直腸筋が収縮し便を切り排便が終了する[8]（**図4d**）。

◆ 禁制時

　排便できる状況でないときや，我慢しなければならないときには，直腸肛門の筋群は便を切る動作と同様の動きをし，外肛門括約筋と恥骨直腸筋が収縮するため直腸肛門角は鋭角化し，禁制を保つ[8]（**図4d**）。

【文献】

1) 照井隆広, 福土 審：便のでき方と性状. 排泄リハビリテーション 理論と臨床（穴澤貞夫, 後藤百万, 高尾良彦, 本間之夫, 前田耕太郎 編）；51-53, 中山書店, 2009.
2) 前田耕太郎：小腸および結腸 総論. 標準外科学 第12版（北島政樹 監）；528-529, 医学書院, 2010.
3) 大矢雅敏：排便にはどのようなことが関与しているの？ 徹底ガイド 排便ケア Q&A（前田耕太郎 編）；4-5, 総合医学社, 2006.
4) 鳥居 明：便秘ってどういうのをいうの？ 徹底ガイド 排便ケア Q&A（前田耕太郎 編）；12-13, 総合医学社, 2006.
5) Tomlin J, Lowis C, Read NW: Investigation of normal flatus production in healthy volunteers. *Gut* 32(6); 665-669, 1991.
6) Levitt MD, Furne J, Olsson S: The relation of passage of gas an abdominal bloating to colonic gas production. *Ann Intern Med* 124(4); 422-424, 1996.
7) 大毛宏喜：ガスのでき方・成分・臭い. 排泄リハビリテーション 理論と臨床（穴澤貞夫, 後藤百万, 高尾良彦, 本間之夫, 前田耕太郎 編）；53-55, 中山書店, 2009.
8) 大矢雅敏：排便するときは, 直腸や肛門はどういうふうに働いているの？ 徹底ガイド 排便ケア Q&A（前田耕太郎 編）；8-9, 総合医学社, 2006.
9) Corman ML: Anatomy of the colon. In: Corman ML ed. Colon and Rectal Surgery; 1-29, Lippincott Williams & Wilkins, 2005.
10) 黒水丈次：直腸肛門部の排便機構. 排泄リハビリテーション 理論と臨床（穴澤貞夫, 後藤百万, 高尾良彦, ほか 編）；55-59, 中山書店, 2009.

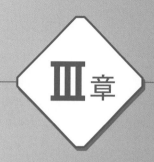

排泄障害の病態と特徴

III章 排泄障害の病態と特徴　A 下部尿路機能障害の症状・病態・診断・治療

1 下部尿路機能障害の概要

澤田智史

◆はじめに

"知恵の始まりは言葉の定義である"（ソクラテス）といわれるように，何事もまずは言葉を知らなければディスカッションができない。知識がないと理解することもできないし，発展もない。そこではじめに，排尿障害の基本を知る必要があると思われる。本稿では国際禁制学会（International Continence Society：ICS）という排尿障害の国際会議で決められた下部尿路障害の世界共通語，そのなかの蓄尿症状，排尿症状，排尿後症状について紹介する。

ICSには排尿障害にかかわる用語の標準化に関する委員会があり，1973年に設立されて以来，下部尿路症状の用語標準化を推進している。ここで決められた用語（言葉）を基に，下部尿路症状の診断・治療の理解が進むと思われる。

また，この共通語を理解することによって，排尿障害への理解と発展への一助になることを祈念しつつ解説する。

◆蓄尿症状，排尿症状，排尿後症状の定義と概要

symptoms（自覚症状）とは，ある疾患に対して患者が自分で訴えるものであるが，患者だけではなく，家族または関連する介護者によっても認知されることがある。それによって医療機関を受診することが多い。

症状は問診中に患者から聞いたりするが，大抵は「トイレが近い」「残尿感がある」などの症状として医療者側に認知される。下部尿路症状は，膀胱炎などの尿路感染症や膀胱腫瘍による血尿などによっても生じることがあるため注意が必要である。

◇蓄尿症状（storage symptoms）

基本的には，尿を溜められるかどうかということである。

- 昼間頻尿（increased daytime frequency）：日中にトイレに行く回数が多いと思っている人の訴え（図1a）。
- 夜間頻尿（nocturia）：夜中に1回でもトイレに行く人の訴え（図1b）。
- 尿意切迫感（urgency）：突然，急に膀胱が尿でいっぱいになったと感じることで，こらえることができない感覚のことである（図1c）。
- 尿失禁（urinary incontinence）：自分が意図していないのに尿が出てしまうこと。頻度や重症度については把握しておくべきであり，社会的，衛生的あるいは自覚的に問題であれば，治療すべきであるものと考えられる（図1d）。

- 腹圧性尿失禁（stress urinary incontinence：SUI）：くしゃみをしたときや咳込んだときに腹部に力が入り，尿が漏れることである。女性では出産による骨盤底筋の損傷が関連しているとされており，男性では前立腺癌に対する前立腺全摘除術に際して尿道括約筋を損傷することで発症すると考えられている（図1e）
- 切迫性尿失禁（urge urinary incontinence：UUI）：尿意切迫感が出現してから，我慢できずに尿が漏れることである（図1f）。
- 混合性尿失禁（mixed urinary incontinence：MUI）：くしゃみや咳などの際に，

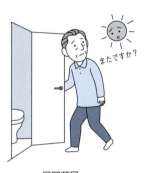

a. 昼間頻尿

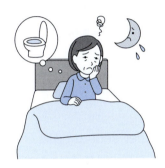

b. 夜間頻尿

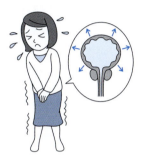

c. 尿意切迫感

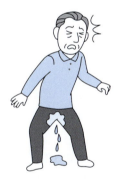

d. 尿失禁

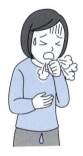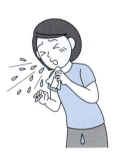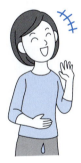

e. 腹圧性尿失禁

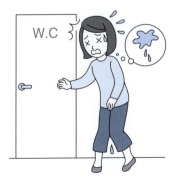

f. 切迫性尿失禁

図1　蓄尿症状

または尿意切迫感が出てきてから尿が漏れたもの。腹圧性尿失禁と切迫性尿失禁を含む。
- 遺尿症(eneuresis)：意図せずに尿が出てしまうもの。いわゆる"おねしょ"を含む。
- 夜間遺尿症(nocturnal eneuresis)：2014年に国際小児尿禁制学会で，"the symptoms of incontinence requires a minimum age of 5 years, a minimum of one episode per month and a minimum duration of 3 months to be termed a condition"（5歳以降で1カ月に1回以上の夜尿が3カ月以上続くもの）が追記された。さらに，「1週間に4日以上の夜尿を頻回，3日以下の夜尿を非頻回」と定義されている。わが国の『夜尿症診療ガイドライン2016』でも，この基準を遵守するものとしている。
- 持続性尿失禁(continuous urinary incontinence)：いつも尿がもれている状態。
- その他：性交中の尿失禁や，くすぐられたときの尿失禁など。

◆ 膀胱知覚(bladder sensation)
- 正常(normal)：膀胱に尿が溜まったことがわかり，尿意が強くなるまで我慢することができる状態。
- 亢進(increased)：少ししか尿が溜まっていないにもかかわらず，尿意が生じる状態。
- 低下(reduced)：膀胱に尿が溜まることはわかるが，排尿したいという尿意が生じない状態。
- 欠如(absent)：膀胱に尿が溜まった感じもわからず，尿意もない状態。

◇ 排尿症状 (voiding symptoms)
患者が排尿しているときに感じる，または経験する症状のことである。
- 尿勢低下(slow stream)：尿の勢いが弱いという患者自身の症状。しばしば「若いころに比べるとシャーッとは出ない」「トイレでほかの人より勢いが弱い感じがする」などの訴えとなる（図2a）。
- 尿線分割，尿線散乱(splitting or spraying)：尿の流れが割れたり，スプレーのように広がったりする症状（図2b, c）。英語のスプリッティング，スプレーイングという表現のほうが理解しやすいかもしれない。
- 尿線途絶(intermittent stream, intermittency)：1回尿が止まってから，また尿が出始めること。
- 排尿遅延(hesitancy)：排尿しようと思ってから尿が出始めるまでに時間がかかること。ためらっている様子から，この言葉が使用されているものと思われる。
- 腹圧排尿(straining)：排尿開始時や排尿を維持する際，排尿の勢いを強くするために腹部に力を入れること。

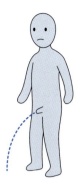
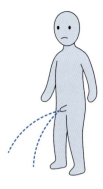
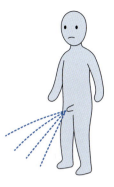

a. 尿勢低下　　　　　　　b. 尿線分割　　　　　　　c. 尿線散乱

図2　排尿症状

- 終末滴下 (terminal dribble)：排尿の最後で，尿がちょろちょろと出てくること。

◇排尿後症状 (post micturition symptoms)
排尿直後に出てくる症状である。
- 残尿感 (feeling of incomplete emptying)：排尿後，膀胱の中が空になっていないと感じられる症状のこと。
- 排尿後尿滴下 (post micturition dribble)：排尿後，男性なら便器から離れた後に，女性なら立ち上がったときに尿が出てくること。

◇その他の排尿に関連した症状

◆性交に伴う症状 (symptoms associated with sexual intercourse)
- 性交疼痛 (dyspareunia)，腟乾燥感 (vaginal dryness) および尿失禁は，性交中または性交後に女性が訴える症状。これらの症状は可能な限り詳細に記録されるべきである。尿失禁については，ペニス挿入時，性交中，オルガズム時など，どの段階で生じるかを明確にしておくとよい。

◆骨盤臓器脱に伴う症状 (symptoms associated with pelvic organ prolapse)
骨盤臓器脱を伴う女性は，排尿または排便するために，会陰部にある塊（"なすび"といわれることがある）を手で押し戻したりすることがある。腰背部痛，重さ，何かをひきずっているような感じなどが生じる。

◆生殖器痛，下部尿路痛
- 膀胱痛 (bladder pain)：恥骨の下に感じる痛み。膀胱に尿が溜まるとともに増強する。
- 尿道痛 (urethral pain)：尿道に感じる痛み。

- 外陰部痛（vulval pain）：外性器の周囲に感じる痛み。vulvaは女性の外陰部で，大陰唇，小陰唇，恥丘，陰核，会陰，腟前庭を含む部分の総称である。
- 腟痛（vaginal pain）：腟口より内部に感じる痛み。
- 陰嚢痛（scrotal pain）：精巣や精巣上体，精索や陰嚢皮膚に感じる痛み。
- 会陰痛（perineal pain）：女性では肛門と腟の下端の間に感じる痛みで，男性では陰嚢と肛門の間に感じる痛み。
- 骨盤痛（pelvic pain）：膀胱痛や尿道痛，会陰部痛のようには場所が特定できず，排尿にも関連しておらず，特定のある1つの骨盤内臓器の痛みとはとらえられない痛み。

◆下部尿路機能障害を示唆する徴候

　基本的に医学の分野では，疾患はsymptom（自覚症状）を問診で確かめ，sign（客観的徴候）をみて判断し，この時点で確定診断とするための検査（signification）を行い，治療（therapy）に入る。したがって，徴候（sign）は，症状を確かめてどの程度重症であるかを医療者が診断するための客観的症状といえる。

　例えば，腹圧性尿失禁の古典的なsymptomは「くしゃみをすると尿が漏れる」であるが，パッドテスト（p.184参照）や排尿記録，QOL質問票などは疾患を確かめて重症度を測定するためのsignといえる。

【文　献】

1) Abrams P, Blaivas JG, Stanton S, et al.：The standardization of terminology of lower urinary tract function. *Neurourol Urodyn* 7; 403-426, 1988.
2) 日本泌尿器科学会／日本排尿機能学会／日本老年泌尿器科学会 排尿機能検査士制度委員会 編：実践研修 排尿機能検査，ブラックウェルパブリッシング，2007.
3) 日本夜尿症学会 編：夜尿症診療ガイドライン2016，診断と治療社，2016.

Ⅲ章 排泄障害の病態と特徴　A 下部尿路機能障害の症状・病態・診断・治療

2 女性に多い下部尿路機能障害：①尿失禁

金城真実

◆尿失禁の病態と症状

　尿失禁とは，尿が不随意に（自分の意思とは関係なく）漏れるという訴えである[1]。わが国の疫学調査において，40歳以上の女性の44％はなんらかの尿失禁を有する[2]とされる。ありふれた疾患であるが，治療対象となるのは尿失禁のために生活の質（quality of life：QOL）の低下があり，患者自身や家族・介護者などがQOLの改善を望んでいる場合である。また，尿失禁という訴えでも，汗や分泌物（帯下など）との鑑別を要するときもあり，注意を要する。

　国際禁制学会（International Continence Society：ICS）による下部尿路症状（lower urinary tract symptom：LUTS）の分類によると，尿失禁は**表1**に示すように分類されるが，わが国では古くから腹圧性尿失禁（stress urinary incontinence：SUI），切迫性尿失禁（urgency urinary incontinence：UUI），混合性尿失禁（mixed urinary incontinence：MUI），溢流性尿失禁（overflow incontinence），機能性尿失禁（functional incontinence）に分類することが多い。ICSでは溢流性尿失禁という用語を推奨していないが，一般臨床では遭遇することも少なくないため，機能性尿失禁とともに本稿には加えた。

　『女性下部尿路症状診療ガイドライン』[3]（以下，『FLUTSガイドライン』）では，女性の尿失禁を問診と初期検査でSUI，UUI，MUIの3つに分ける形でアルゴリズムを示している（**図1**）。さらに，UUIに関しては，『過活動膀胱診療ガイドライン第2版』[4]でアルゴリズムが示されている（**図2**）。

　一般的に女性に多い尿失禁は，若年女性ではSUI，高齢女性では腹圧性と切迫性と両方の症状を有するMUIの頻度が高く，全体としてはSUIが49％，MUIが29％，UUIが21％とされる[5]。

　女性の尿失禁の多くは，骨盤底筋群の脆弱化が原因となる。骨盤底筋群とは骨盤腔を塞ぐように存在するハンモック状の筋肉群の総称であり，骨盤内臓器（膀胱，子宮，直腸，小腸など）を支持する働きと，排尿・排便といった排泄機能や性機能

表1 国際禁制学会による尿失禁の分類

①腹圧性尿失禁（stress urinary incontinence：SUI）
②切迫性尿失禁（urgency urinary incontinence：UUI）
③混合性尿失禁（mixed urinary incontinence：MUI）
④夜尿症（nocturnal enuresis）
⑤持続性尿失禁（continuous urinary incontinence）
⑥その他の尿失禁

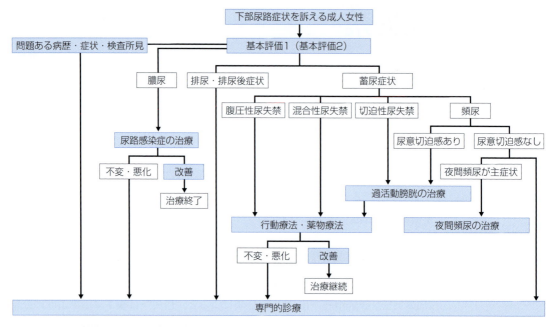

図1 女性下部尿路症状 初期診療のアルゴリズム

(文献3より許可を得て一部改変引用)

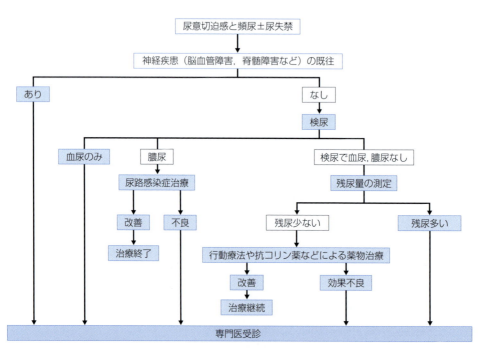

図2 過活動膀胱診療ガイドライン：一般医向けアルゴリズム

(文献4より許可を得て一部改変引用)

を調節する働きがある。この骨盤底筋群が, 分娩, 加齢, 過剰な腹圧などで緩むと, 尿失禁に代表される骨盤底機能障害が生じる(詳細はp.29, Ⅱ章-3「骨盤底の解剖」を参照)。また, 骨盤底機能障害は, 尿失禁だけではなく骨盤臓器脱(pelvic organ prolapse：POP, 詳細はp.70, Ⅲ章 A-3「女性に多い下部尿路機能障害：②骨盤臓器脱」を参照)を合併することも多く, この場合は蓄尿症状だけではなく排出症状も生じることがあり, 注意が必要である。

尿失禁の根本的な病態は, 膀胱内圧が尿道内圧を上回り, 尿禁制を保てなくなることである。

◇腹圧性尿失禁(SUI)

労作時や運動時, 咳やくしゃみなど, 腹圧が上昇した際に不随意に尿が漏れるという愁訴である[1]。骨盤底筋群(尿道括約筋も含む)の脆弱化により尿道内圧が低下し, 腹圧時に膀胱内圧が尿道内圧を上回ってしまうため, 尿禁制が保たれず漏れてしまう状態である(図3)。

解剖学的に前腟壁の正常な尿道支持が障害されてしまった尿道過可動(urethral hypermobility)と, 尿道括約筋障害による内因性括約筋不全(intrinsic sphincter deficiency：ISD)に分類されるが, 多くは単独ではなく両者がさまざまな割合で併存していると考えられている[6]。

重症化すると, 坂道や階段の下り, さらには歩行でも漏れてしまうようになり, QOLを大きく障害する。

◇切迫性尿失禁(UUI)

急に起こる我慢できないような強い尿意(尿意切迫感：urgency)と同時または

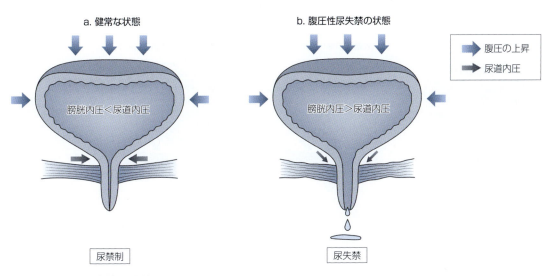

図3 腹圧性尿失禁の病態

直後に，不随意に尿が漏れてしまうという愁訴である[1]。UUIがあってもなくても，必須症状である尿意切迫感に加えて頻尿または夜間頻尿を認める場合を過活動膀胱（overactive bladder：OAB）という[1, 4]（図4）。UUIを伴わない場合をOAB dry，伴う場合をOAB wetと便宜上分類し，両者の比率は半々とされる。

図5にOABの病態を示す。OABでは膀胱に突然，異常収縮（＝排尿筋過活動）が起こるため，尿意切迫感を感じ，その異常収縮力が尿道内圧より低く尿禁制が保たれていればOAB dry，尿道内圧より高くなり尿禁制が保たれない状態がOAB wet（＝UUI）となる。

OABの有病率は40歳以上の日本人の約12.4％で，年齢とともに上昇する（図6）。OAB症状が生活全般に対して影響があると回答した率は53％にも上り，OABがQOLを大きく低下させることが明らかとなっている[2]。また，女性では解剖学的な特徴から男性よりもUUIをきたしやすく，OAB wetの割合は男性が43％であ

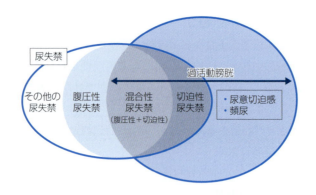

図4 尿失禁と過活動膀胱の関係

（文献6より一部改変引用）

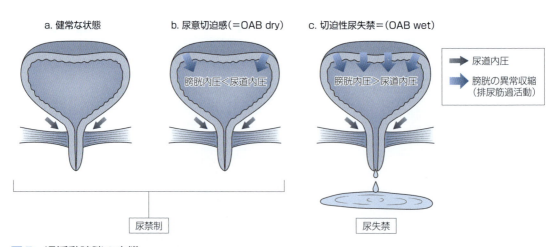

図5 過活動膀胱の病態

るのに対し,女性では64％であった[2]。

OABの必須症状である尿意切迫感は,通常の膀胱充満時に徐々に強まる尿意(urge)とは違い,突然に起こる病的な尿意であることが重要である。そのため,「トイレまで,または下着を下ろすまで間に合わない」といった特徴的な症状を呈し,この突然の膀胱の異常収縮(症状としては,尿意切迫感やUUI)は,玄関やトイレのドアを開けたときや,水仕事などで誘発されることが多い。

OABの原因は,排尿機能に関連する神経学的異常に起因する神経因性OABと,明らかな神経疾患が特定できない非神経因性OABに大別でき,約80％が非神経因性とされる。**表2**にOABの主な原因を示す。

◇混合性尿失禁（MUI）

SUIとUUIが共存するものをいい,高齢女性に多いという特徴がある。どちらの要素がより大きいのか,困窮度の高い症状は何かを把握することが重要である。

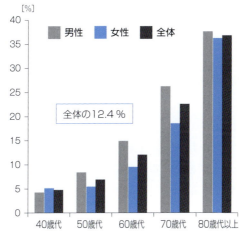

図6 過活動膀胱の有病率

（文献6より引用）

表2 過活動膀胱の原因

神経因性（20％）	脳疾患	脳血管障害（脳出血・脳梗塞），パーキンソン病，多系統萎縮症，正常圧水頭症，進行性核上性麻痺，大脳白質病変，脳腫瘍など
	脊髄疾患	脊髄損傷，多発性硬化症，脊椎変性疾患（変形性脊椎症・椎間板ヘルニア），急性脳脊髄炎，HTLV-1関連脊髄症など
	馬尾・末梢神経疾患	腰部脊柱管狭窄症，糖尿病性末梢神経障害など
非神経因性（80％）	下部尿路閉塞	骨盤臓器脱，前立腺肥大症，尿道狭窄
	加齢，メタボリック症候群など	―
	性ホルモンの変化	エストロゲンの低下？，テストステロン低下？

（文献6より引用）

◇夜間遺尿，夜尿症

睡眠中に不随意に尿が出るという愁訴である[1]。多くは小児における身体の生理的な発達遅延による睡眠時の尿漏れであるが，成人でも夜間多尿やOABに代表される膀胱蓄尿障害などで認めることがある。

◇持続性尿失禁

持続的に尿が漏れるという愁訴である[1]。尿管異所開口などの先天奇形や，膀胱（尿道）腟瘻の存在を示唆する。

◇その他の尿失禁

特有の状況で起こるもの，例えば性交中や笑ったときに起こるものなどがある[1]。

◇溢流性尿失禁

低活動膀胱や下部尿路閉塞（男性では前立腺肥大症，女性では骨盤臓器脱など）による排出障害のために膀胱内に多量の残尿があり，さらに尿が溜まったり腹圧がかかったりすることで膀胱内圧が尿道内圧を超えて尿禁制が保たれず，尿が溢れ出る状態である。症状がSUIやUUIと混同される場合もあり，原因が排出障害であることに注意が必要である。

◇機能性尿失禁

排尿機能は正常にもかかわらず，身体機能の低下（歩行困難や麻痺など）や認知機能の低下のために尿失禁を生じる場合をいう。生活環境・習慣を見直し，対処を検討することが重要である。

◆尿失禁の診断

尿失禁の種類（または原因）により治療方法が異なる場合もあり，正しく診断することが重要である。『FLUTSガイドライン』[3]における初期診療のアルゴリズム（図1）では，必須の評価（基本評価1）として，病歴・症状の聴取，身体所見，尿検査を，また症例を選択して行う評価（基本評価2）として，症状・QOL質問票による評価，排尿記録，残尿測定，尿細胞診，尿培養，血清クレアチニン，超音波検査などを推奨している。

◇病歴・症状の聴取
◆現病歴

いつから，どのような状況で漏れるかを詳細に聴取することで，多くの場合，尿失禁の種類を判断できる。また，困窮度も確認し，尿失禁症状以外のLUTSが

ないかも確認する。

◆ 既往歴・合併症

　脳血管障害，神経疾患，脊椎疾患，糖尿病，骨盤内手術の既往などは，神経因性膀胱やOABの原因となりうる。また，LUTSを起こす可能性がある薬物の服用の有無の確認も重要である。当該薬物を**表3**に示す。

◇ 身体所見

　LUTSに関連する所見がないか，全身を観察する。下腹部正中の膨隆は多量の残尿による拡張した膀胱を，また殿部正中のくぼみ，脂肪沈着，発毛は二分脊椎症の可能性を示唆する。

◆ 砕石位での診察

　女性の尿失禁の診断には骨盤底の診察が重要であるため，可能な限り砕石位での視診・内診を行う。

外尿道口の異常ほか

　尿道憩室，尿道カルンクル，尿道狭窄など外尿道口の異常や，腟萎縮，陰唇癒着などの有無を確認する。

ストレステスト

　膀胱充満時に咳またはいきみを行わせた際，腹圧と同時に尿失禁を認めればSUIと客観的に診断でき，手術適応の判断ともなる。

　注意を要するのが，腹圧と同時に漏れた場合はSUIと判断されるが，腹圧後に少し時間をおいて反射のように尿失禁を認めた場合は，腹圧によって尿道に流入した尿により排尿筋過活動が誘発されたUUIである場合が多い。

表3　下部尿路症状を起こす可能性のある薬剤

排尿症状を起こす可能性のある薬剤	・オピオイド ・筋弛緩薬 ・ビンアルカロイド系薬剤 ・頻尿・尿失禁，過活動膀胱治療薬 ・鎮痙薬 ・消化性潰瘍薬 ・抗不整脈薬 ・抗アレルギー薬 ・抗精神病薬	・抗不安薬 ・三環系抗うつ薬 ・抗パーキンソン病薬 ・抗めまい薬・メニエール病薬 ・中枢性筋弛緩薬 ・気管支拡張薬 ・総合感冒薬 ・低血圧治療薬 ・抗肥満薬
蓄尿症状を起こす可能性のある薬剤	・抗不安薬 ・中枢性筋弛緩薬 ・抗癌剤 ・アルツハイマー病治療薬 ・抗アレルギー薬	・交感神経α受容体遮断薬 ・勃起障害治療薬 ・狭心症治療薬 ・コリン作動薬 ・抗男性ホルモン薬

（文献3より許可を得て一部改変引用）

Qチップテスト

尿道過可動の有無の判定方法である。尿道に綿棒を挿入して腹圧をかけた際，綿棒の移動が30°以上あれば過可動と判断する。慣れれば視診でも尿道過可動の有無は判断できる。

骨盤臓器脱の有無

尿失禁とPOPは合併することが多いため，注意が必要である（詳細はp.70，Ⅲ章 A-3「女性に多い下部尿路機能障害：②骨盤臓器脱」を参照）。

骨盤底筋群の収縮の可否

骨盤底筋トレーニング（pelvic floor muscle training：PFMT）が可能かどうかを評価する。分娩時の損傷や神経疾患の合併などで，骨盤底筋群を収縮できない患者も存在する。

各種神経反射の有無

肛門反射[*1]，球海綿体筋反射[*2]の異常（低下・消失・亢進）は仙髄領域の神経障害が疑われ，神経因性膀胱の存在が示唆される。尿失禁の病態がより複雑な可能性があるため注意が必要であり，より専門的な診断・治療を要する場合がある。

さらに，持続的な尿失禁では，膀胱（尿道・尿管）腟瘻（p.78，Ⅲ章 A-4「女性に多い下部尿路機能障害：③瘻孔」を参照），尿管異所開口[*3]なども念頭に入れて診察を行う。

◇尿検査

初期診断として必須である。尿路感染症が尿失禁の原因となることは決してまれではなく，高齢者では典型的な排尿時痛を自覚しなくても発症している場合がある。

膿尿を認める場合，まずは尿路感染症の治療を先行する。一方，尿路感染症の症状を呈さずに治療抵抗性の場合，女性では採尿時の混入により偽陽性の可能性もあり，正確な導尿での採尿を要する場合もある。

潜血を認める場合は，専門医にて尿路腫瘍や尿路結石の鑑別を行う。腎臓病，糖尿病の鑑別にも有用である。

◇残尿検査

排尿直後に膀胱内に存在する尿のことで，50 mL以上では専門的診察を推奨している。

OABの診断にも必須で，溢流性尿失禁がUUIと同様の症状を呈することもあり，両者の鑑別にも有用な必須の検査の1つである。

詳細はp.187，Ⅳ章 A-4「尿流動態検査」を参照。

[*1] 肛門反射：肛門に挿入した示指で肛門粘膜を刺激すると，肛門括約筋が収縮する。
[*2] 球海綿体筋反射：男性では亀頭部，女性では陰核を刺激すると，肛門括約筋が収縮する。
[*3] 尿管異所開口：先天奇形のため，若年で診断される場合がほとんどである。

◇ 症状・QOLの評価

尿失禁は基本的にQOL疾患であり，妥当性の検証された質問票を用いることにより，簡便で正確な診断とQOLの評価が可能である。詳細はp.174，Ⅳ章 A-1「質問票」を参照。

女性の尿失禁診療で有用な症状・QOL質問票を次に示す。

◆ International Consultation on Incontinence questionnaire-short form (ICIQ-SF)

尿失禁に特異的な症状・QOL質問票であり，国際的にも汎用される。症状・QOL，また尿失禁の種類も評価できるため有用である。

◆ overactive bladder symptom score (OABSS)

わが国で開発されたOAB症状質問票で，尿意切迫感スコアが2点以上かつOABSS合計スコアが3点以上でOABと診断する。

◆ international prostate symptom score (IPSS)

元来は男性の前立腺肥大症の症状スコアであるが，女性の尿失禁以外の下部尿路症状の評価に対する妥当性も検証されており，簡便に評価できる。

尿失禁が排出障害から生じている場合もあり（溢流性尿失禁），蓄尿症状だけではなく排出症状を把握することも重要である。

◆ キング健康質問票 (King's health questionnaire : KHQ)

尿失禁に特異的なQOL質問票であるが，OABに対してもその妥当性が検証されている。

◇ 排尿記録

最低24時間にわたり排尿時刻のみを記録する排尿時刻記録，排尿時刻と排尿量を記録する頻度・尿量記録と，尿失禁や水分摂取量などの情報も記載する排尿日誌があるが，尿失禁を評価するには排尿日誌の記載が望ましい。

記載者にとってはやや煩雑となるが，行動療法の一環にもなり，簡便な尿流動態検査にも匹敵するため可能な限り記載することが望ましい。記録期間は最低2日，可能なら3日〜1週間とされる。

詳細はp.179，Ⅳ章 A-2「排尿日誌」を参照。

◇ 超音波検査

経腹的検査は簡便で低侵襲のため，汎用される。残尿測定や，一般的には尿を溜めた状態で膀胱・腎臓の形態，腫瘍・結石の有無，水腎症の有無を評価できる。

経会陰的超音波は骨盤臓器の下垂や膀胱頸部，尿道の観察に有用で，経腟的超音波検査は子宮・卵巣など生殖器の評価に有用である。

◇パッドテスト（尿失禁定量テスト）

尿失禁の重症度を判断する客観的な目安となる。1時間パッドテストと24時間パッドテストがある。

詳細はp.184，Ⅳ章 A-3「パッドテスト」を参照。

◇尿流動態検査

初期治療としては必須ではないが，治療抵抗性やSUIにおいて手術治療を考慮する際には行うことが望ましい。女性尿失禁の診断には，尿流量測定，膀胱内圧測定，尿道内圧検査，腹圧時漏出時圧測定が有用である。

詳細はp.187，Ⅳ章 A-4「尿流動態検査」を参照。

◇鎖膀胱尿道造影

膀胱内に造影剤を注入し，さらに尿道を描出するための専用の鎖を挿入したうえで，通常は立位で安静時と腹圧時を正面および側面から撮影する。

SUIの患者では，正面で膀胱頸部の開大，側面で後部膀胱尿道角の開大所見がみられやすい。また，膀胱瘤がある場合は，膀胱が骨盤外に下垂する様子が観察される。

◆尿失禁の治療

尿失禁の種類，重症度，困窮度を加味し，インフォームド・コンセントを基に治療を行うことが基盤になる。行動療法，薬物療法，手術治療に分けられる。

◇行動療法（保存的治療）

SUI，UUIいずれの尿失禁にも有効で副作用もなく，まず行われるべき治療である[3]。

詳細はp.271，Ⅴ章-5「行動療法」を参照。

◆生活指導

減量

肥満女性に対してエビデンスレベルの高い効果が示されており，SUI，UUIともに有効性が示されている。

激しい運動や重労働の回避

腹圧がかかる動作は，骨盤底機能障害であるSUIやPOPのリスクファクターである。

禁煙
　喫煙が尿失禁を引き起こすとの報告がある。
飲食に対してのアドバイス
　過剰な飲水量，アルコール，炭酸飲料，カフェインと，OABとの関連性が報告されている。特に，1日尿量40 mL/kgは多尿であり，比較的小柄な日本人女性では多尿をきたしやすいことに注意が必要である。
　多尿になれば当然頻尿になり，また尿失禁を生じる機会も増えることを理解してもらい，適切な水分量の摂取を指導する。
便秘の改善
　いきむことは，SUI，尿意切迫感のリスクになりうる。

◆ 理学療法
骨盤底筋トレーニング（pelvic floor muscle training：PFMT）
　非侵襲性でレベルの高いエビデンスが多数示されている。SUIに対しては古くから有効性が報告されているが，近年ではUUI，MUIまたPOPへの有効性も示されている。
　訓練の最も重要な点は，患者自身が骨盤底筋群の正しい収縮方法を習得することである。口頭，パンフレットを渡すのみの指導では正しい骨盤底筋の収縮を行えていないことが多く，内診による指導が望ましい。PFMTと称して腹圧をかけているだけでは，逆に骨盤底機能障害を悪化させる可能性もあり，注意が必要である。また，出産時の損傷や神経疾患などの合併で骨盤底筋群を収縮できない症例も存在するため，漫然と骨盤底筋トレーニングのみを指示するのでは治療として無意味な場合もある。
　正しく行えれば1～3カ月で効果を認めるが，トレーニングを中止すると再燃するため，継続の必要性を伝えることも重要である。
　詳細はp.233，Ⅴ章-2「骨盤底筋トレーニング」を参照。
膀胱訓練（bladder training）
　尿を我慢させることにより膀胱容量を増大させ，蓄尿症状を改善させる方法である。通常OAB（UUI）で行われ，薬物治療と併用することによりさらに有効とされる。
　広義の膀胱訓練として定時排尿，習慣排尿法，排尿促進法とあわせて計画療法という[7]。
　詳細はp.271，Ⅴ章-5「行動療法」を参照。
電気・磁気刺激療法
　刺激療法は単独，PFMTとの併用ともに行われる。随意的に骨盤底筋群を収縮させられない患者にも有効とされている。電気または磁気刺激により骨盤底筋群や神経を刺激し，SUIでは骨盤底筋の収縮性を高め，UUIでは排尿筋過活動を抑

制する。詳細はp.278〜p.301，Ⅴ章-6〜8を参照。

- 電気刺激療法：干渉低周波療法のみが保険適用であり，治癒30〜50％，改善60〜70％と報告されている[7]。保存治療が無効な難治性のUUIに対し，体内植え込み式の仙髄神経電気刺激法が2017年9月に保険適用となり，新たな治療の選択肢が期待される。
- 磁気刺激療法：筋や神経を磁気により刺激する方法で，磁気は衣服・皮膚，骨などを貫通するため着衣のまま，また電極を挿入することなく非侵襲的に座位のままで行える治療である。内服薬治療が奏効しない，または使用できない成人女性OABに対して保険適応がある。

◇薬物療法[3]

尿失禁の種類によって治療薬剤が異なるため，正しく診断し，治療薬を選択することが重要である。SUIとUUIに分けて解説するが，薬物治療が治療の根幹となるのはUUI(OAB)である。

◆腹圧性尿失禁の薬物療法

$β_2$アドレナリン受容体作動薬：クレンブテロール

$β_2$アドレナリン作動薬により尿道内圧が上昇し，SUI症状を軽減させるとして保険適用となっている。副作用として，動悸，震戦を認めることがあるため，開始の際は少量からが望ましい。

その他，保険適用はないが，漢方薬(補中益気湯)や三環系抗うつ薬が有効との報告がある。

◆切迫性尿失禁(OAB)の薬物療法

その病態から，薬物治療はOAB治療の根幹となり，現在数多くの薬物が使用可能である。

抗コリン薬(抗ムスカリン薬)

副交感神経をブロックすることで排尿筋の不随意収縮を抑制し，膀胱容量増大効果を発揮する。有効性・安全性が確立されているが，ムスカリン受容体は全身に存在するため，一定の率で副作用を認める。

副作用としては，口内乾燥，便秘，霧視・眼圧上昇(閉塞性緑内障患者では禁忌)，中枢神経系の障害(認知障害)，排出障害(残尿増加・尿閉)が知られており高齢者，中高年の男性，神経因性膀胱を合併している患者では特に注意が必要である。

現在わが国でOABに使用可能な抗コリン薬には，オキシブチニン，プロピベリン，トルテロジン，ソリフェナシン，イミダフェナシン，フェソテロジン，オキシブチニン経皮吸収型製剤(貼付剤)の7種類があり，使用に際しては個々の特徴(作用時間や投与量など)を生かした処方が可能である。

β_3アドレナリン受容体作動薬

膀胱平滑筋に多く存在する交感神経受容体であるβ_3受容体を刺激し，膀胱弛緩作用によりその効果を発揮する。

抗コリン薬に特徴的な口内乾燥や便秘といった副作用が少なく，効果も抗コリン薬に劣らないという報告から近年使用頻度が増えている。現在使用可能なものは，ミラベグロンのみである。

フラボキサート

カルシウム拮抗作用により効果を発揮すると考えられている。副作用がほとんどないことから，一般医で処方されることが多い。

その他の薬剤

閉経後の女性OAB患者への女性ホルモン剤の局所投与（腟剤・軟膏）に関しては，その有効性についてエビデンスレベルの高い報告がある。三環系抗うつ薬（イミプラミン），漢方薬（牛車腎気丸）でも有効との報告がある。

また現在，ボツリヌス毒素の膀胱内注入療法（欧米ではすでにOABのセカンドライン治療として推奨されている）の治験が行われており，近い将来保険適用となる予定である。

◇ 手術治療

尿失禁のうち手術治療が適応・有効となるのは，SUIと，SUIが優位なMUIである[3]。行動療法や薬物療法の効果が不十分で，患者が手術治療を希望した際に適応となる。尿失禁はQOL疾患であるため，診断が確実であれば，手術適応の判断においては重症度よりも患者の希望のほうが重要である。

また行動療法は，実施が不可能な場合や，患者の向き不向きもあり，必ずしもすべての患者が行えるわけではないことも理解しておくことが必要である。

◆ 中部尿道スリング術

現在わが国において，女性のSUI手術におけるゴールドスタンダードの術式である。中部尿道の後面にテープを張力なく（tension free）留置すると，腹圧時に膀胱尿道が後下方に移動してもテープが尿道を支持し，受動的尿道屈曲により尿道内圧が上昇して尿禁制が保たれるとされる。

テープを恥骨後面～恥骨上皮下に通す術式をTVT（tension-free vaginal tape）手術，閉鎖孔に通す術式をTOT（transobturator tape）手術という（図7）。どちらの手術成績も成功率80～90％と良好で，患者満足度も高い。TOT手術はテープが後腹膜腔を通過しないためTVT手術より安全性が高いが，重症とされる尿道括約不全ではTVT手術より効果が劣ると報告され[9]，長期的な再手術率もTOT手術のほうが高いとの報告がなされた。

SUIが有意なMUI患者では，中部尿道スリング術により尿意切迫感やUUIも半

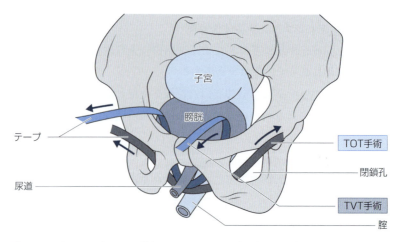

図7 TVTおよびTOT手術におけるテープの留置方法

(文献8より引用)

数以上で消失または改善するため，MUIでもSUIが優位な場合は適応となる。ただし，挙児希望の場合は禁忌である。

中部尿道スリング術後に，尿閉・排出障害といった排尿症状だけではなく，頻尿・尿意切迫感といった蓄尿症状を呈することがあり，その出現頻度は5〜20％とされる。尿閉・排出障害はTVT手術に多い[9]とされるが，術中のテープの張力調整に最も依存する。術直後であれば手術操作や浮腫による影響もあるが，数日導尿で改善が認められない場合は自己導尿指導を行い，1〜3カ月後も残尿が多い場合はテープカットが必要となる場合もある。

◆ 筋膜スリング手術

腹直筋膜や大腿筋膜などを用いて膀胱頸部または尿道を支えることにより，尿禁制を得る術式である。手術成績は中部尿道スリング術と同等であるが，侵襲性が高いため，適応は中部尿道スリング術が無効な例や同術式を行えない（メッシュアレルギーなど）場合に限られている。尿道括約筋不全にも適応がある。

◆ 恥骨後式膀胱頸部挙上術(Burch法)

経腹式と腹腔鏡下で膀胱前腔に入り，傍尿道・膀胱頸部周囲組織と腟前壁をクーパー靱帯に縫い付けて膀胱頸部を挙上することにより，尿道過可動を防ぎ，尿禁制を保つ術式である。

中部尿道スリング術の導入により，現在ではあまり行われていない。

【文　献】

1) Abrams P, Cardozo L, Fall M, et al.: The standardisation of terminology of lower urinary tract function: report from the Standardisation Sub-committee of the International Continence Society. *Neurourol Urodyn* 21(2); 167-178. 2002.
2) 本間之夫,柿崎秀宏,後藤百万 ほか：排尿に関する疫学的研究．日排尿機能会誌 14(2)；266-277, 2003.
3) 日本排尿機能学会女性下部尿路症状診療ガイドライン作成委員会 編：女性下部尿路症状診療ガイドライン，リッチヒルメデイカル，2013.
4) 日本排尿機能学会過活動膀胱診療ガイドライン作成委員会 編：過活動膀胱診療ガイドライン 第2版．ブラックウェルパブリッシング，2015.
5) Hunskaar S, Burgio K, Diokno A, et al.: Epidemiology and natural history of urinary incontinence in women. *Urology* 62(4 Suppl 1); 16-23, 2003.
6) Haab F, Zimmern PE, Leach GE: Female stress urinary incontinence due to intrinsic sphincteric deficiency: recognition and management. *J Urol* 156(1); 3-17, 1996.
7) Yamanishi T, Kamai T, Yoshida K: Neuromodulation for the treatment of urinary incontinence. *Int J Urol* 15(8); 665-672. 2008.
8) 竹山政美 編著：新・女性泌尿器科テキスト．29，メデイカ出版，2014.
9) Ford AA, Rogerson L, Cody JD, et al.: Mid-urethral sling operations for stress urinary incontinence in women. *Cochrane Database Syst Rev*. 7, Art. No.: CD006375. 2017.

3 女性に多い下部尿路機能障害：②骨盤臓器脱

巴ひかる

◆ 病態

　骨盤臓器脱（pelvic organ prolapse：POP）とは，腟前壁，腟後壁，腟円蓋（子宮頸部/子宮），または子宮摘出後の腟断端の下垂と定義される[1]。つまり，膀胱，子宮，直腸，小腸や，それらすべてが腟口から脱出する状態（図1）であり，膀胱瘤（図2）・子宮脱（子宮下垂，図3）・直腸瘤・小腸瘤・腟断端脱（図4）と称される。
　病因は骨盤底脆弱化であり，リスクファクターとしては，加齢，出産，子宮摘

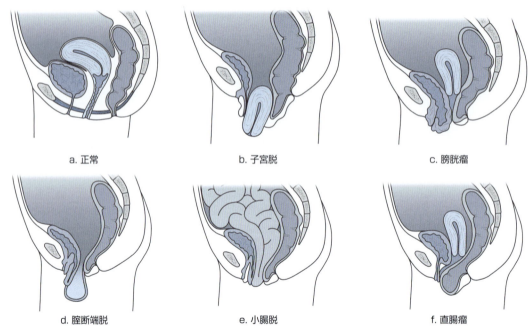

a. 正常　　　　　　　　　　b. 子宮脱　　　　　　　　　　c. 膀胱瘤

d. 腟断端脱　　　　　　　　e. 小腸脱　　　　　　　　　　f. 直腸瘤

図1 骨盤臓器脱の種類

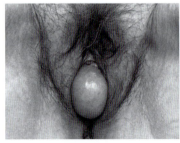

図2 膀胱瘤

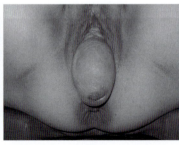

図3 完全子宮脱

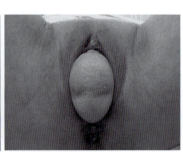

図4 腟断端脱

出術，肥満，荷重労働，便秘，コラーゲンやエラスチンの変性などが挙げられる。DeLancey[2]は，傍腟結合組織（paracolpium）が連続する骨盤底を支える構造を3つのレベルに分け，損傷部位とそれによって発生するPOPを解剖学的に説明した（図5）。

POPの有病率は，症状とわずらわしさの程度に基づいた質問票を用いた疫学調査によると，25～84歳の女性の6％[3]，ホルモン補充療法研究前の内診では50～79歳の閉経後女性の39.7％[4]との報告がある。本報告では，子宮がある女性の41.1％でなんらかのPOPを有し，その内訳は子宮14.2％，膀胱34.3％，直腸18.6％，子宮がない女性では38％がPOPを有し，内訳は膀胱32.9％，直腸18.3％であった。このほか，クリニックにおいては経産婦の50％以上になんらかのPOPがあり，一般人口では約30％にPOPがあるとされるが，多くの症例において無症状である[5]ことから，調査方法によってPOPの有病率が異なると思われる。

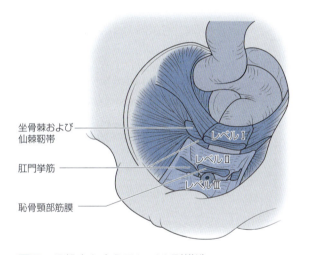

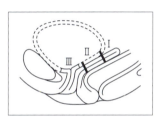

	構造	支持方法	発生する疾患
レベルⅠ	基靱帯，仙骨子宮靱帯	吊る	・子宮脱 ・腟断端脱
レベルⅡ	骨盤筋膜腱弓，直腸腟筋膜	付着	・膀胱瘤 ・直腸瘤
レベルⅢ	肛門挙筋，会陰体	癒合	・遠位の直腸瘤 ・腹圧性尿失禁

図5 骨盤底を支えるレベル別構造

◆症状と診断

POPの患者の主訴は，風呂で何かが触れる（ピンポン球様なら膀胱瘤，コリッと硬ければ子宮），椅子に座ると何かが引っ込む感じで不快，脱出臓器が股に挟まって歩きにくい，排尿困難，排便困難，下着に血液が付く，腰痛などがある。また，下部尿路症状としては，約半数の症例で頻尿，尿意切迫感を主症状とする過活動膀胱症状を有するとの報告もある[6,7]。

POP疾患特異的QOL質問票として，pelvic floor distress inventory-20（PFDI-20），骨盤臓器脱症状質問票（prolapse quality of life：P-QOL），骨盤臓器脱・尿失禁・便失禁を伴う女性の性機能質問票（prolapse/urinary incontinence sexual questionnaire IUGA-revised：PISQ-IR）がある。

骨盤臓器脱の診断には，砕石位での台上での視診，内診が必須である[8]。脱出は起床直後にはなく，夕方や長時間の立位，活動後や排便後に悪化することが多いため，午後に立位での内診が有用となる。ステージ分類では，POP-Qシステムを使用して評価記載する（図6a）。簡易的には国際禁制学会が提唱するPOP-Q stage分類を使用してもよい。脱出がない場合をstage 0とし，ある場合をstage I～IVとする。最も下垂した部位が処女膜位置から±1 cm以内にあれば，stage IIとなる（図6b）。

膀胱造影（図7）やMRI（図8）は脱出を客観的に表すことが可能で，患者への説明にも有用である。

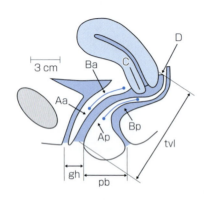

Anterior wall Aa	Anterior wall Ba	Cervix cuff C
Genital hiatus gh	Perineal body pb	Total vaginal length tvl
Posterior wall Ap	Posterior wall Bp	Posterior fornix D

Aa：前腟壁の正中で外尿道口から3 cmの部分
Bb：Aa～Cの間で最も突出した部分
C：子宮口
D：後腟円蓋（子宮摘出後の場合，記載しない）
Ap：処女膜痕から3 cmの後腟壁正中部分
Bp：Ap～Cの間で最も突出した部分
gh：外尿道口の中心から後腟壁の処女膜痕の中央までの距離
pb：ghの下端から肛門中央部までの距離
tvl：正常の位置における腟の奥行き

a. POP-Qシステム

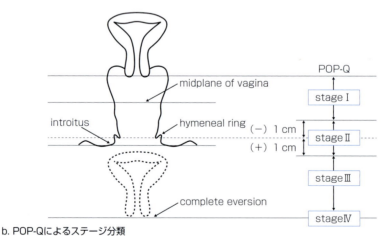

b. POP-Qによるステージ分類

図6 骨盤臓器脱のステージ分類

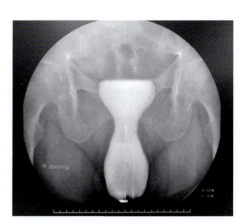
図7 膀胱瘤の膀胱造影像

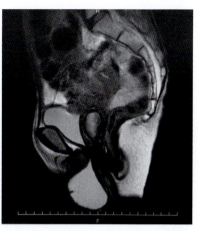
図8 膀胱瘤および子宮脱のMRI像

治療

POPのstageや患者の希望に応じて，骨盤底筋トレーニング（pelvic floor muscle training：PFMT）やペッサリーによる保存的治療，または手術治療を行う（図9）。

◇保存療法

PFMTは軽度stageのPOPの症状改善に有用[9]で，無治療群に比べて症状，POP-Q stageともに改善するとの報告がある。しかし，現実的にはstageⅢ以上ではペッサリーまたは手術的治療が必要となるケースが多い。なお，PFMTの予防的効果についての研究はない。

ペッサリーも症状改善に有用である。排尿・排便困難だけではなく，約半数で過活動膀胱症状も改善する。一部の症例では，腹圧負荷時にペッサリーが滑落し，継続することができない。一方，約20％の症例で腟びらんが起きる。ペッサリーは3〜6カ月の間隔で交換する必要があり，びらんの形成を防ぐためにも自己着脱を行うことが望ましいが，自己着脱を行っている患者は極めて少ない。ペッサリーを装着していても脱出を完全には抑えられなかったり，びらんのために使用を継続できない症例では手術療法を選択する。

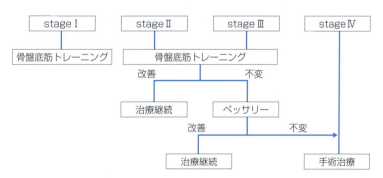
図9 骨盤臓器脱の治療法のフローチャート

◇薬物療法

　補中益気湯（2.5 gを1回1包，1日3回）は，その適応に子宮下垂の記載がある。成分である柴胡と升麻が升提作用，すなわち気の低下によって生じた「落ちている状態を引き上げる作用」を有するため，子宮下垂，胃下垂，脱肛などに有効とされる。自覚症状の改善を示す論文はあるが，他覚所見の改善は期待できない。

◇手術療法

　骨盤臓器脱はQOL疾患であるため，患者のニーズに応じて治療を行う必要がある。しかし，POPが原因で水腎症をきたしている，排尿・排便症状が強い，残尿が多い，脱出が重度で下着に血液が付く，ペッサリーによって中等度以上の腟びらんを生じている，脱出臓器が直腸瘤であるなどの症例では手術が勧められる。

　手術術式は，患者の年齢，活動度，性生活の有無などに応じて選択するが，各手術によって起きうる合併症が異なるため，膀胱・尿管・直腸損傷やメッシュびらんなど，十分な説明が必要である[10]。

◆ 従来法（native tissue repair：NTR，表1）

前腟壁縫縮術・後腟壁縫縮術

　前腟壁縫縮術は，経腟的に左右の恥頸筋膜を二層に重ねたり，ローリングして正中で縫縮する手術で，central defect typeの膀胱瘤に有効である。paravaginal defect typeには前腟壁縫縮術は適さず，腟式または腹式傍腟欠損修復術（paravaginal repair）を行うとされるが，central defect typeとparavaginal defect typeが独立して存在するわけではなく，また術前に100％診断できるわけではない。メッシュを多用しない米国では，初発例に好んで施行される。

　後腟壁縫縮術は，経腟的に断裂した直腸腟中隔を正中縫縮する手術で，直腸瘤に対して行われる。直腸腟中隔は前腟壁縫縮術における恥頸筋膜より薄く，十分な補強にならないことも多く，再発しやすい。直腸腟中隔の断裂が広範囲なときには，腟管両側の直腸腟筋膜腱弓近傍の側々縫合を行う。

表1 従来法（native tissue repair）

	部　位	術　式
子宮温存	前後腟壁	腟閉鎖術，LeFort法（1825）
	恥骨頸部筋膜	前腟壁縫縮術
	直腸腟筋膜	後腟壁縫縮術
	基靱帯	Manchester手術
	仙棘靱帯	子宮頸部仙棘靱帯固定術
子宮摘出	仙骨子宮靱帯	McCall法（1957） McCall変法（Nichols法 1982） Shull変法（2000）
	腸骨尾骨筋膜	Inmon法（1963）
	仙棘靱帯	仙棘靱帯固定術（Richter 1967, Randall 1971, Nichols 1971）
	仙骨前縦靱帯	腹式腟仙骨固定術（Lane 1962）

子宮摘出術

子宮脱に対する手術で，術後の腟断端下垂防止法とともに行われる。腟断端の固定法にMcCall変法・Shull法（腟尖部仙骨子宮靱帯固定術），Inmon法（腸骨尾骨筋膜固定術），仙棘靱帯固定術などがある。いずれも術中尿管損傷や尿管屈曲が起こることがある。

子宮摘出が骨盤臓器脱のリスクファクターでもあることから，ある一定の割合で膀胱瘤，直腸瘤，小腸瘤，腟断端脱などの術後再発が起こりうる。

腟閉鎖術（子宮がある場合はLeFort術）

前腟壁および後腟壁を薄く剥離切除し，前後腟壁および外膜を縫い合わせる。腟を閉鎖するため性交はできなくなることから，今後性交を行うことがない症例に施行する。活動性が低い，重症合併症を有している，超高齢者などに行われる。

手術時間が短時間で，軽度の出血を除き合併症がほとんどないことが利点である。術後は子宮癌検診が不可能になるため，その旨を患者にもインフォームし，術前に子宮癌がないことを確認する必要がある。

◆ 経腟メッシュ手術

経腟メッシュ手術（tension-free vaginal mesh：TVM手術）は，フランスのグループが開発して2004年に報告した手術で，海外では複数のkitがあるが，わが国にはない。

anterior（A）-TVM（**図10a**）は，膀胱瘤に対して行われる。メッシュの支点は，膀胱頸部腟壁，子宮頸部および閉鎖孔，坐骨棘近傍組織で，膀胱脇の結合組織と骨盤筋膜腱弓との分離の補強を目的とする。posterior（P）-TVM（**図10b**）は直腸瘤に対して行われる。支点は子宮頸部と仙棘靱帯である。子宮脱に対してはAP-TVM，腟断端脱に対してはcomplete-TVMを施行する。最近では，疼痛や膀胱誤

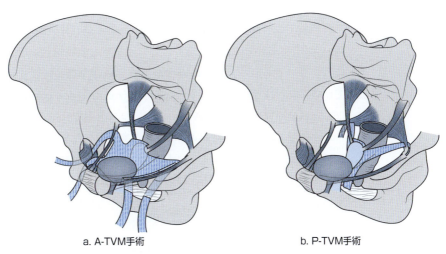

a. A-TVM手術　　　　　b. P-TVM手術

図10　経腟メッシュ手術

穿刺を避けるために経閉鎖孔穿刺を行わない方法（uphold型）や，臀部から仙棘靱帯穿刺を行う代わりに仙棘靱帯に直接アンカーを打ち込むElevate kitを用いた方法の代わりに，わが国でも2015年8月より使用可能となったCapio™ SLIM suture capturing deviceを用いて仙棘靱帯に直接メッシュを固定する方法も行われる。

合併症には，膀胱損傷，尿管損傷，直腸損傷，出血，骨盤内血腫，メッシュ感染，腟壁メッシュ露出，殿部痛，腟の痛み，などがある。

TVM手術中，膀胱鏡は必須であり，術中に膀胱内メッシュ露出が生じた場合はNTRに変更するか，メッシュを留置し直す。術後に生じた場合は，TURisでメッシュ除去術を行う。直腸損傷が起きた場合はメッシュ手術を中止し，NTRに切り替える。外科医に直腸損傷修復を依頼し，人工肛門造設が必要となることもある。穿刺部からの出血は大抵，圧迫止血が可能であるが，仙棘靱帯より頭側で起きた血管損傷は出血点を確実に圧迫できないことから，速やかな開腹手術や血管造影による塞栓術が必要となる。また，腟壁メッシュ露出に対しては，直径1cm以下であれば外来で切除し，女性ホルモン腟坐薬の投与で治療可能である。それ以上の露出の場合は，メッシュ除去とともに腟壁をトリミングして縫合が必要となる。

2008年と2011年に米国食品医薬品局（Food and Drug Administration：FDA）が，経腟メッシュ手術では腟びらん，感染，疼痛，下部尿路症状，POPや尿失禁の再発，腸管・膀胱・血管損傷があることを警告して以来，訴訟数の増加もあって，欧米では経腟メッシュ手術が激減し，再発膀胱瘤のみ適応が許容されている状況である。

◆経腹手術

腹式仙骨腟（子宮）固定術（abdominal sacrocolpopexy：ASC）は，1953年にAmelineらによって報告され，欧米ではゴールドスタンダードな術式の1つである。前後腟壁にメッシュを固定し，Y字のメッシュの片端を仙骨の前縦靱帯に固定し，腟断端または子宮を仙骨方向に挙上する。

腹腔鏡下仙骨腟（子宮）固定術（laparoscopic sacrocolpopexy：LSC，図11）は，1994年にNezhatらによって紹介された。腹式と腹腔鏡式sacrocolpopexyでは成績に差がないとされ[11]，LSCのほうが術後疼痛は少なく回復も早い。諸外国ではすでにロボット支援下でのsacrocolpopexy（robotic sacrocolpopexy：RSC）が行われ，LSCと同等の成績が報告されているが，コスト面でRSCが劣るとの報告が多い。

わが国でもLSCは2014年4月に保険収載され，比較的若年で極度の肥満がなく，大きな腹部手術の既往がなく，緑内障がなく，性的活動を有する50〜60歳代のPOPが最もよい適応である。術中出血が少なく，術後疼痛が少なく，術後回復が早い。術後の性交痛がほとんどなく，再発率も低い。TVMに比べ手術時間がやや長いことと，learning curveが長い点が難点である。

合併症としては，尿管損傷，膀胱損傷，直腸損傷，血管損傷が起こる可能性があり，またメッシュ感染やそれに伴う仙骨骨髄炎を起こすこともある。ほかに，

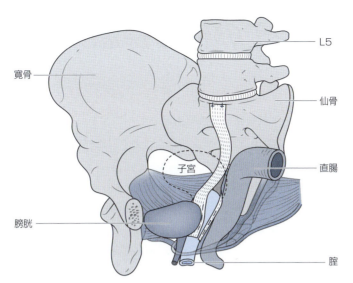

図11 仙骨腟（子宮）固定術

上下腹部神経叢損傷による術後新規の便秘，ポートサイトヘルニアなどがあり，術後も注意が必要である。

【文 献】

1) 本間之夫，西沢 理，山口 修：下部尿路機能に関する用語基準：国際禁制学会標準化部会報告．日本排尿機能学会誌 14(2)；278-289，2003.
2) DeLancey JO: Anatomic aspects of vaginal eversion after hysterectomy. *Am J Obstet Gynecol* 166(6 Pt 1); 1717-1724; discussion 1724-1728, 1992.
3) Lawrence JM, Lukacz ES, Nager CW, et al.: Prevalence and co-occurrence of pelvic floor disorders in community-dwelling women. *Obstet Gynecol* 111(3); 678-685, 2008.
4) Hendrix SL, Clark A, Nygaard I, et al.: Pelvic organ prolapse in the Women's Health Initiative: gravity and gravidity. *Am J Obstet Gynecol* 186(6); 1160-1166, 2002.
5) Samuelsson EC, Victor FT, Tibblin G, et al.: Signs of genital prolapse in a Swedish population of women 20 to 59 years of age and possible related factors. *Am J Obstet Gynecol* 180(2 Pt 1); 299-305, 1999.
6) de Boer TA, Slieker-ten Hove MC, Burger CW, et al.: The prevalence and risk factors of overactive bladder symptoms and its relation to pelvic organ prolapse symptoms in a general female population. *Int Urogynecol J* 22(5); 569-75, 2011.
7) Tomoe H: Improvement of overactive bladder symptoms after tension-free vaginal mesh operation in women with pelvic organ prolapse: Correlation with preoperative urodynamic findings. *Int J Urol* 22(6); 577-580, 2015.
8) 日本排尿機能学会女性下部尿路症状診療ガイドライン作成委員会 編：女性下部尿路症状診療ガイドライン，リッチヒルメディカル，2013.
9) Wiegersma M, Panman CM, Kollen BJ, et al.: Effect of pelvic floor muscle training compared with watchful waiting in older women with symptomatic mild pelvic organ prolapse: randomised controlled trial in primary care. *BMJ* 349:g7378. doi: 10.1136/bmj.g7378, 2014.
10) Dwyer PL: Choice of pelvic organ prolapse surgery: vaginal or abdominal, native tissue or synthetic grafts, open abdominal versus laparoscopic or robotic. *Int Urogynecol J* 25(9); 1151-1152, 2014.
11) Ganatra AM, Rozet F, Sanchez-Salas R, et al.: The current status of laparoscopic sacrocolpopexy: a review. *Eur Urol* 55(5); 1089-1103, 2009.

4 女性に多い下部尿路機能障害: ③瘻孔やその他の疾患

加藤久美子, 鈴木省治

　女性に多い下部尿路症状の原因として, ここまでに尿失禁(腹圧性尿失禁, 切迫性尿失禁), 骨盤臓器脱が解説された. それに比べ数は少ないものの, 女性特有の大切な疾患がいくつかある.

　臓器と臓器の間にできる瘻孔(fistula, フィスチュラ)は, 深刻な疾患である. 尿路にかかわる膀胱腟瘻, 尿管腟瘻, 尿道腟瘻, 膀胱子宮瘻のなかで膀胱腟瘻が最も数が多く尿失禁が高度になりがちで, 発展途上国では分娩後の膀胱腟瘻が社会問題となっている[1]. 先進国はわが国を含めて産科的瘻孔は少なく, 大半が産婦人科手術後の医原性瘻孔である. これはこれで医原性であるため患者と医師の関係にひびが入り, 扱いが難しい. 排尿自立指導料の新設を機にリハスタッフが排尿管理にかかわることが今後増えると思われるが, 術後の尿失禁には瘻孔の可能性があることを頭に入れておきたい.

　尿道カルンクル, 尿道脱, 陰唇癒着症といった外尿道口の疾患は, 女性ホルモン低下を背景に更年期以降に増加する. 尿道カルンクルや陰唇癒着症があると, 尿道カテーテル挿入時に看護スタッフがとまどうことがある. 尿道脱は, 尿道カテーテル留置をきっかけとした発症が知られている.

　女性の尿路瘻孔や, その他の下部尿路症状にかかわる疾患について述べる.

◆ 膀胱腟瘻

◇ 成因と疫学

　膀胱腟瘻は, 膀胱と腟の間に交通路が生じたもので, 尿路の瘻孔のなかで最も多い. 持続的な腟性尿失禁を引き起こし, 生活への支障は甚大となる.

　発展途上国では, 産科的瘻孔が離婚, 貧困, 社会的孤立を招く社会問題となっている[1]. 若年分娩と産科的介入の不備のために停止分娩を起こし, 長時間にわたって腟壁, 膀胱が嵌頓した児頭と恥骨の間に挟まれ血流障害(虚血)を起こすことが成因となる. 発展途上国で産科的瘻孔になると, 適切なパッド・おむつも入手できず, 垂れ流しのまま婚家にも実家にも居場所を失い, 物乞い, アウトカーストになる状況がある.

　発展途上国の論文を集計した解析(メタアナリシス)では, 妊娠女性1,000人につき0.09〜0.66人の発生率で[2], WHOは200万人以上の罹患を示唆している. わが国を含めて先進国では産科的瘻孔は少ないが, 皆無ではない.

　先進国の膀胱腟瘻の大半を占めるのは, 産婦人科手術後の医原性瘻孔である. 原因手術は, 良性疾患に対する子宮摘除術が60〜75%, 悪性疾患に対する子宮摘

除術が30％，帝王切開が6％とされる[1]。

　子宮摘除術のルート，良性疾患・悪性疾患の別で発生率は異なる。良性疾患では，フィンランドでは腹腔鏡下子宮摘除術で455人に1人，腹式子宮摘除術で1,000人に1人，腟式子宮摘除術で5,000人に1人と報告されている[3]。英国のデータでは，悪性疾患に対する広汎子宮全摘後の瘻孔は95人に1人で，良性疾患に対する腹式子宮摘除術の540人に1人，腟式子宮摘除術（骨盤臓器脱など）の2,041人に1人より多かった[4]。国や施設による差はあるが，子宮頸癌の広汎子宮全摘術による瘻孔リスクが最も高く，良性疾患では腹式子宮摘除術が腟式より高率といえる。

　骨盤内の放射線療法は，単独あるいは手術との併用で膀胱腟瘻を引き起こし，難治性であることが知られている。悪性腫瘍自体も瘻孔の成因となる。

　腟内異物は腟壁・膀胱を圧迫し，虚血から瘻孔を起こすリスクがある。骨盤臓器脱に対するリングペッサリー長期留置，特に適切な定期受診がないまま放置された例での発生に警鐘が鳴らされている[5]。性的悪戯で入れられた腟内異物で，羞恥心から受診が遅れ，瘻孔をきたした報告が散見される[6]。

◇診断

◆症状と病歴の確認

　腟性尿失禁，すなわち尿意の自覚なく腟からだらだら漏れる持続的な尿失禁が特徴である。産婦人科手術後，特に子宮摘除術後が大半であり，これらの術後に発生した尿失禁では，膀胱腟瘻，尿管腟瘻の可能性を考える。他の病歴では，経腟分娩後，リングペッサリー長期留置，異物（本人が挿入されたと記憶していないこともある）に注意を払う。

　持続的な腟性尿失禁が特徴というものの，瘻孔が小さかったり腟口がタイトだと腹圧が加わったときだけ漏れ，腹圧性尿失禁と紛らわしいことがある。排尿自立指導料のもと，看護師，理学療法士，医師が尿道カテーテル抜去前後の下部尿路症状に多職種で介入するなかで，産婦人科術後の尿失禁では，瘻孔の可能性を頭の片隅に置く必要がある。

◆内診と膀胱鏡，ダイテスト

　瘻孔の大きさ，位置により，内診で観察しにくいものがある。腟鏡を適切に使い，明るい視野で観察したい（図1）。

　膀胱鏡で見る膀胱腟瘻は，小さな凹み状のものから，腟内から指が入るものまである（図2）。腟内に入れた指で挙上したり，腟内の瘻孔疑いの部位からゾンデやカテーテルを入れて確認する。

　ダイテスト（ダイ（dye）は染料の意）といって，膀胱鏡の注入口またはカテーテルから膀胱内にインジゴカルミンを注入し，腟への染み出しを見ると，小さな膀胱腟瘻を確認しやすい。膀胱腟瘻が否定的なときは，インジゴカルミンを静脈注

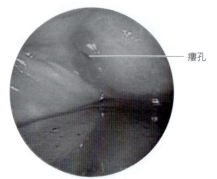

図1 膀胱腟瘻の腟内所見

子宮頸癌に対する広汎子宮全摘後の膀胱腟瘻。吾妻腟鏡を使って瘻孔を確認できた

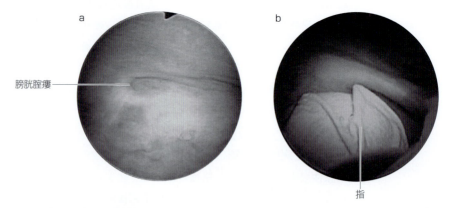

図2 膀胱腟瘻の膀胱鏡所見
a：経腟分娩後に発症した膀胱腟瘻
すり鉢状の凹みとして観察された
b：性的悪戯で挿入された腟内異物によって起こった大きな膀胱腟瘻
腟内に挿入した指が瘻孔から見える

射した後の腟からの漏出で尿管腟瘻を判断する。

◆ 膀胱造影，MRI，CT

　膀胱造影を透視下に行い，膀胱から腟への造影剤の流入で瘻孔を確認する（図3）。MRI，CTも診断に用いられる。

◇治療

　産婦人科手術後に膀胱腟瘻が起こると，医原性の問題だけに，患者にとっても術者にとっても大きなストレスになる。尿道カテーテル長期留置で自然閉鎖を期待する例がみられるが，生活が制限されるうえに膀胱腟瘻では自然閉鎖はまれである。尿道カテーテル留置で炎症が起こり，膀胱壁の状態が悪くなる可能性もある。閉鎖手術まで3カ月程度空けることが多いが，その間はパッド，おむつでの対応が勧められる。高度の尿失禁では皮膚炎が悪化しがちで，皮膚・排泄ケア認定看護師に相談できる体制があるとよい。

膀胱腟瘻の手術は，経腟手術と経腹手術に大別され，経腟手術は，①回復が早い，②入院期間が短い，③美容的に優れているという利点がある[7]。一方で，経腹手術は，①経腟手術で到達できない，②瘻孔が尿管口に近い，③複合瘻孔（他の瘻孔が合併），④膀胱拡大が必要といった症例に有用である。共通して，テンションのかからない複数層（膀胱・腟壁それぞれ）での縫合が基本となる（**図4**）[7]。膀胱と腟壁の間に血流のよい組織を挟む考えから，経腟手術ではマルティウス・フラップ（Martius flap，大陰唇皮下の脂肪組織を有茎で持ってくる），経腹手術では大網を使うことがある。

膀胱腟瘻の手術は難易度が高く，経験のある術者に集約することが勧められる[7]。多職種連携により高度の尿失禁による諸問題に対応し，手術までの患者の苦痛，不安を軽減することが望まれる。

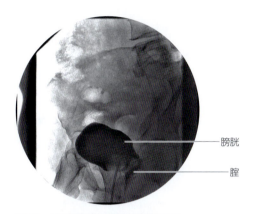

図3 膀胱腟瘻の膀胱造影所見
子宮頸癌の広汎子宮全摘後。膀胱から腟へ造影剤の漏出が認められる。尿管損傷で尿管ステントを留置している

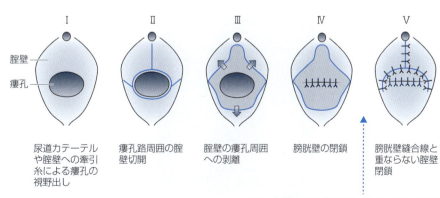

図4 経腟膀胱腟瘻閉鎖術の基本ステップ

（嘉村康邦先生のご厚意による，文献7より改変）

◆尿管腟瘻

◇成因と疫学
　尿管と腟の間にできる瘻孔で，大半が産婦人科の子宮摘除術後である[1]。手術時の尿管損傷，引きつれ，虚血が原因となる。

◇診断
　膀胱腟瘻より腟性尿失禁の程度が軽く，腹圧性尿失禁と紛らわしいことがある。筆者らは子宮摘除術後の腹圧性尿失禁悪化と考えて筋電図利用バイオフィードバック療法を行っていたところ，腟内プローブを抜いた際の尿漏れで誤診に気づいたという恥ずかしい経験がある。腟内からの瘻孔の観察も膀胱腟瘻に比べて難しく，膀胱腟瘻の項で述べたダイテストを用いても漏出が確認しづらいことがある。
　瘻孔が大きい場合は，排泄性腎盂造影（intravenous pyelogram：IVP），点滴静注腎盂造影（drip infusion pyelography：DIP）で尿管から腟への造影剤の漏出がわかる場合がある（図5）。漏出がわからなくても，尿管腟瘻は尿管狭窄や水腎症，尿管の走行異常を伴うことが多く，IVP，DIPは参考になる。MRI，CTでも検討される。瘻孔が小さい場合は，逆行性腎盂造影（retrograde pyelography：RP）で尿管に挿入したカテーテルから圧力をかけて造影剤を注入して確認する。

◇治療
　尿管腟瘻では，尿管ステント（ダブルJカテーテル）を数カ月留置することで改善

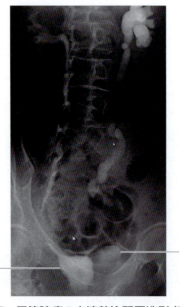

卵巣癌で子宮全摘・両側附属器摘除・リンパ節郭清後の症例。両側水腎症を呈する。左腎から流れた造影剤で淡く写っているのが膀胱，右尿管腟瘻で濃く写っているのが腟である。尿管腟瘻の下で尿管狭窄をきたしていた

腟　　　膀胱

図5　尿管腟瘻の点滴静注腎盂造影（DIP）所見

（後藤百万先生のご厚意による）

する場合があり，試みる価値がある。手術療法では，尿管腟瘻より上の部位の尿管を膀胱に吻合する手術が行われ（尿管膀胱新吻合），治療成績はおおむね良好である。

◆ 尿道腟瘻

◇ 成因と疫学

尿道と腟の間に瘻孔ができる病態で，腹圧性尿失禁の尿道スリング手術で尿道の下を人工材料で支える形にした場合や尿道周囲注入療法を行った後に多い[1]。骨盤臓器脱に対するリングペッサリー長期留置も，尿道腟瘻を引き起こす。いずれも圧迫による虚血が原因と考えられる。

◇ 症状と診断

腟性尿失禁より腹圧負荷時の尿失禁の形となることが多く，腹圧性尿失禁との鑑別が重要である。尿失禁手術などの既往，リングペッサリーの留置歴に注意し，内診で前腟壁をよく観察する（図6）。ストレステストで咳，いきみを行わせて尿漏出を見る際は，外尿道口からでなく，その奥から尿漏出が起きていないかをよく観察する。膀胱尿道鏡，排尿時膀胱造影，MRI，CTも診断に用いられる。

◇ 治療

経腟閉鎖手術が中心となる。テンションのかからない複数層での縫合が基本という点は，膀胱腟瘻の場合と同様である。症例によりマルティウス・フラップを用いる。

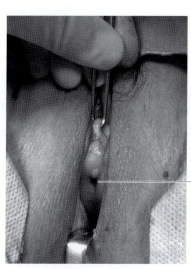

尿道腟瘻

腹圧性尿失禁に対する尿道スリング手術（Vesica）後の尿道腟瘻

図6 尿道腟瘻の腟内所見（手術時）

◆ 膀胱子宮瘻

◇ 成因と疫学

膀胱子宮瘻は比較的まれな疾患で，産科的要因，特に反復帝王切開後の発症が大半である[8,9]。帝王切開率の上昇によって，今後増加が考えられる。帝王切開後に膀胱・子宮間に強固な癒着が起こり，次の帝王切開時の癒着部剥離の際に膀胱・子宮に損傷や虚血が生じることが成因と考えられる。

◇ 症状と診断

膀胱子宮瘻の症状で最も多いのは腟性尿失禁であるが，瘻孔の位置によって，ユーセフ（Youssef）症候群として知られる月経に一致した周期性血尿が起こる。図7に膀胱子宮瘻の位置の違いで，腟性尿失禁，周期性血尿が起こる機序を示した[9]。

診断には，膀胱造影（図8）や子宮造影，MRIなどが用いられる。反復帝王切開などの病歴，症状からまず疑いをもつ必要がある。

◇ 治療

治療は大半の症例で経腹閉鎖術が行われ，その治療成績は良好である。LH-RHアナログによる治癒の報告があり[9]，低侵襲性から試みる価値がある。膀胱子宮瘻の瘻孔内の腺上皮・間質には子宮内膜と同様に女性ホルモン受容体が存在し，子宮内膜症治療と同様の機序で瘻孔閉鎖が期待される。

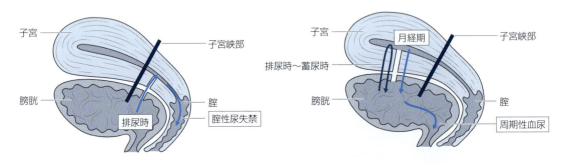

a. 子宮頸部（子宮峡部より遠位）の瘻孔　　　　b. 子宮体部（子宮峡部より近位）の瘻孔

図7　膀胱子宮瘻の位置と症状
a. 排尿時に膀胱内圧＞子宮内圧となり尿が子宮内に流入，括約作用のある子宮峡部より遠位なので，腟性尿失禁が起こる。蓄尿時は子宮内圧＞膀胱内圧で，尿の子宮内への流入は起こらない。尿失禁は排尿後だけ少量となる
b. 排尿時に膀胱内圧＞子宮内圧となり尿が子宮内に流入するが，括約作用のある子宮峡部より近位のため，尿は蓄尿時に膀胱内に戻る。月経期は子宮内圧＞膀胱内圧のため，経血が膀胱に流入することで周期性血尿が起こる

（文献9より引用）

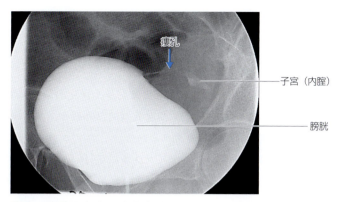

図8　膀胱子宮瘻の膀胱造影所見
反復帝王切開（3回）後の膀胱子宮瘻。腟性尿失禁を示した
（文献9より引用）

◆ 尿道カルンクル

◇ 成因と疫学

　外尿道口の後壁（6時方向）の粘膜が脱出し，鮮紅色の小腫瘤として観察される。慢性炎症に対する良性の反応性病変と考えられており，低エストロゲン状態を背景に更年期以降に多発する。尿道脱との相互移行も一部で考えられている。尿道カテーテル挿入時に，看護スタッフや泌尿器科以外の診療科の医師がとまどうことが多い。

◇ 症状と診断

　無症状のことも多いが，更年期以降の女性で，肉眼的血尿でなく，下着に血がつく，排尿後に紙で拭く際に血がつくときにまず考える疾患である。尿道6時方向の粘膜の脱出，鮮紅色（ラディッシュ色）の小腫瘤として観察される（図9）。
　通常は視診で十分診断できるが，まれに悪性腫瘍との鑑別が問題となる。

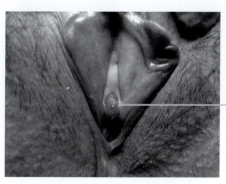

図9　尿道カルンクルの外陰所見
外尿道口6時方向の鮮紅色の腫瘤。更年期以降の女性では頻度が高い。
尿道カテーテルを入れるときは，腫瘤の上を狙う

◇治療

　無症状のものは経過観察，出血や異和感があるものではエストロゲン軟膏，ステロイド軟膏による保存療法が勧められる[10]。

　サイズが母指頭大以上と大きく，出血が多く保存的治療に反応しない例では，切除術が行われる。サイズの増大や非典型的な外観を呈する場合は悪性腫瘍との鑑別が問題となり，病理診断が勧められる。

　尿道カテーテル挿入時に尿道カルンクルに気付いた場合は，カルンクルが通常外尿道口の6時方向にできることを考え，カルンクルの上をすべらせるように入れるとよい。

◆ 尿道脱

◇成因と疫学

　尿道脱は尿道粘膜が外尿道口から全周性に脱出した病態で，好発年齢は初潮前と閉経後である[11, 12]。主な要因には，エストロゲン低値による尿道周囲組織の脆弱性，腹圧上昇，炎症，尿道カテーテル留置（図10）が指摘される。尿道カテーテル留置の弊害の1つとして起こることを知っておく。

◇症状と診断

　出血，疼痛を伴う外陰部腫瘤で，排尿困難，頻尿などの下部尿路症状を示す。発症は比較的急である。骨盤臓器脱などに誤診されることがあり[11]，外尿道口と腫瘤の位置関係に注意して観察する。尿道カテーテルや膀胱鏡を挿入することも，診断を助ける。

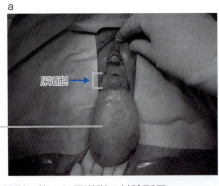
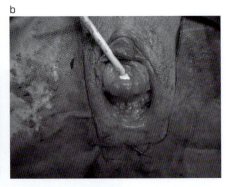

図10　骨盤臓器脱に伴った尿道脱の外陰所見

骨盤臓器脱による尿閉で尿道カテーテルを数カ月留置し，外尿道口からの全周性の粘膜脱出と尿道拡張（→）を認めた
a：術前の所見
b：全腟閉鎖術後の所見
この後に会陰形成術を追加した。術後の経過観察で尿道脱と尿道拡張は改善した

◇治療

保存的治療にはエストロゲン軟膏，抗生物質，坐浴などがあるが，有効率は約3割である[12]。わが国ではエストロゲン軟膏が病院薬になく，ステロイド軟膏も用いられる。著効例もあり，手術待ち期間に試みてよいと考える。

手術療法では，結紮術より切除術のほうが再発率が低く，病理検査が行える利点がある。4分円切除法では，尿道カテーテルを入れて，尿道粘膜の四方に支持糸を掛け，尿道粘膜を1/4周ずつ切除する。尿道粘膜が奥に引っ込まず確実に縫合できる。

◆陰唇癒着症

◇成因と疫学

陰唇癒着症は，低エストロゲン状態を背景に，小陰唇の表皮が剥脱し炎症性に癒着して起きる[13]。一部癒着すると尿が停滞し，さらに炎症，癒着が悪化する悪循環が考えられる[14]。低エストロゲン状態を背景とする点で尿道カルンクル，尿道脱と共通項があり，好発年齢は乳幼児期と閉経後である。局所の不衛生，糖尿病[14]なども関与しうる。成人例は笹尾らが2008年にわが国86例目の報告と述べたが[13]，報告は一部で実数は高齢社会で増加している印象がある。排尿困難や尿失禁の訴えで受診することもあれば，羞恥心から受診せず，尿道カテーテル挿入時に偶然に見つかることもある。

◇症状と診断

成人例は尿勢低下，尿線細小，尿線中絶といった尿排出障害が多い。尿がいったん腔内にたまって小孔から出るので，低い台形の尿流測定になる。腔内に残った尿が腹圧で漏れ，腹圧性尿失禁や排尿後尿滴下の形になることもある。

診断は，外陰部視診さえすれば容易である（図11）。下部尿路症状のある女性

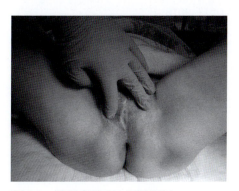

図11　陰唇癒着症の外陰所見
高齢女性が排尿困難を訴え，膀胱鏡をしようとしたら「入れる穴がなかった」。ピンホール状の小孔を残して，両側の小陰唇が癒着している

では，初診で行うかは別として，治療に反応しなければどこかの段階で内診を行う意義がある[15]。

◇**治療**

乳幼児は軽度の癒着が多く，エストロゲン軟膏で過半数が治癒するとされる。成人例で癒着が高度な場合は，鋭的切開を行う。再発予防にエストロゲン軟膏，ステロイド軟膏などが用いられる。

【文　献】

1) De Ridder D, Browning A, Mourad S,et al.: Fistula. In Incontinence, 6th ed, 2143-2202, International Continence Society, 2017.
2) Adler AJ, Ronsmans C, Calvert C, et al.: Estimating the prevalence of obstetric fistula: a systematic review and meta-analysis. BMC pregnancy and childbirth 13; 246-259, 2013.
3) Harkki-Siren P, Sjoberg J, Tiitinen A : Urinary tract injuries after hysterectomy. Obstetrics and Gynecology 92; 113-118, 1998.
4) Hilton P: Urogenital fistula in the UK - a personal case series managed over 25 years 2011 [(early view)]. Available from: http://dx.doi.org/10.1111/j.1464-410X.2011.10630.x.
5) 村川裕希，明円真吾，相馬文彦：長期間ペッサリー装着により生じた膀胱腟瘻の1例. 産科と婦人科 83；589-592, 2016.
6) 杉山奈王美，須江英子，兵藤博恵，ほか：腟内異物による膀胱腟瘻をきたした1例. 東京産科婦人科学会会誌 66；164-167, 2017.
7) 嘉村康邦，下稲葉美佐，藤汗章子：膀胱腟瘻閉鎖術. Urology Today 24；26-31, 2017.
8) 寺内文人，池田　仁，小林　裕，ほか：無治療にて20年経過した膀胱子宮瘻の1例. 泌尿器外科 18；1263-1265, 2005.
9) 永山　洵，加藤久美子，松井宏考，ほか：帝王切開後の膀胱子宮瘻に対しLH-RHアゴニストが奏功した1例. 日泌会誌 108；114-117, 2017.
10) 山下かおり，巴ひかる：はじめてのFemale urology 尿道疾患（尿道憩室，尿道カルンクル，尿道脱）. 泌尿器外科 30；741-743, 2017.
11) Anveden-Hertzberg L, Gauderer MW, Elder JS: Urethral prolapse: an often misdiagnosed cause of urogenital bleeding in girls. Pediatr Emerg Care 11; 212-214, 1995.
12) 皆川倫範，井川靖彦：小児尿道脱の一例. 日小児泌会誌 16；237-238, 2008.
13) 笹尾拓己，松崎智哉，横尾彰文，ほか：閉経後高齢女性に発症した陰唇癒着症. 臨泌 62；907-909, 2008.
14) Kato K, Kondo A, Takita T, et al.: Labial adhesions in a diabetic woman. Urol Int 41; 455-456, 1986.
15) 日本排尿機能学会 女性下部尿路症状診療ガイドライン作成委員会　編：女性下部尿路症状診療ガイドライン. リッチヒルメディカル, 2013.

III章 排泄障害の病態と特徴　A 下部尿路機能障害の症状・病態・診断・治療

5 男性に多い下部尿路機能障害：①前立腺全摘出術後の腹圧性尿失禁

長岡　明

◆はじめに

　前立腺全摘除術は臓器限局性前立腺癌に対する根治療法のうち最も有効な治療法の1つである。前立腺全摘術は従来開放手術の恥骨後式前立腺全摘除術（retropubic radical prostatectomy：RRP）が行われてきたが，近年腹腔鏡下前立腺全摘除術（laparoscopic radical prostatectomy：LRP），ロボット支援腹腔鏡下前立腺全摘除術（robot-assisted laparoscopic prostatectomy：RALP）などが広く行われ，術後長期生存も期待できるようになっている。

　前立腺全摘出後の尿失禁は，術後合併症として長期にわたり患者の生活の質（quality of life：QOL）を著しく低下させる[1]。ここでは，前立腺全摘出術後の腹圧性尿失禁の疫学と原因，診断と治療について述べる。

◆男性尿禁制のメカニズム

　男性の尿禁制に関する解剖学的および生理学的メカニズムは必ずしもすべて解明されてはいないが，解剖学的に排尿筋，内尿道括約筋，膀胱三角部，肛門挙筋，横紋筋性括約筋が調節に関与する[2]。後部尿道に存在する平滑筋には尿道を輪状に取り囲む輪状筋とそれに覆われる縦走筋が存在し，輪状筋の収縮は尿道を閉鎖し尿禁制に，縦走筋の収縮は尿道を拡張し排尿にかかわる。横紋筋性括約筋は前立腺尖部〜膜様部尿道を囲むように存在し，膜様部尿道の閉鎖とともに肛門挙筋群と協調し尿禁制にかかわる[3]。

◆疫学と原因

◇疫学

　前立腺全摘出術後の腹圧性尿失禁の有病率は，報告によりその定義や評価時期が統一されていないために2〜65.5％と幅広く報告されている[4]。真の有病率の検討のためには，統一の評価基準が必要である。前立腺全摘出術後の腹圧性尿失禁の経時的な回復に関しては，手術アプローチや評価法により術後1〜6カ月にかけての術後早期の禁制の回復の割合に幅広い差を認めるが，術後1年を経過するに従い90％以上の症例で尿禁制が回復し，術後1年以降では回復する症例はわずかである[5]。

◇ 原因

前立腺全摘出術後の尿失禁の原因は，術前からの患者因子と手術操作に伴う原因に分けられる。

◆ 術前からの患者因子

年齢[6]，BMI[7]，下部尿路症状[5]，前立腺容積の増大[8]や経尿道的手術既往[9]などが報告されている。

◆ 手術操作に伴う原因

尿道括約筋不全，膜様部尿道長の短縮，術後吻合部狭窄が挙げられ，このうち尿道括約筋不全が前立腺全摘術後の腹圧性尿失禁に最も関与すると考えられている。尿流動態検査において術後1年の時点で88％の症例に内因性括約筋不全（intrinsic sphincter deficiency：ISD）を認めたという報告や[10]，術前ならびに術後6カ月の最大尿道閉鎖圧（maximal urethral closure pressure：MUCP）が尿失禁症例と比較し尿失禁のない症例で有意に高いという報告がある[11]。

膜様部尿道の短縮は，尿道括約筋の機能を傷害することにより尿失禁を起こすと考えられ，MRIを用いた研究で膜様部尿道長が長いほうが術後の尿禁制の回復が有意に早く，術前，術後の尿道長が尿禁制に相関するとの報告がある[12]。

術後吻合部の狭窄は，狭窄ならびに線維化が尿道括約筋に波及することにより，弾力性を低下させて尿道の閉鎖を妨げることにより尿失禁をきたすと考えられ，括約筋障害をきたした症例のうち67％の症例で尿道の瘢痕形成や狭窄を認めたとの報告がある[13]。

◇ 術後尿失禁予防の試み

近年RALPが広く行われ，3Dの拡大視野で手術を行うことが可能になり，神経血管束の温存[14]，吻合部尿道後壁補強[15]，前壁再建（恥骨前立腺靭帯温存）＋後壁再建など[16]，手術操作に伴う術後尿失禁予防の試みが行われ，術後12カ月後の尿禁制はRALPが他の術式よりも成績が良いとの報告がある[16]。しかし術後早期の尿禁制の回復効果を認める報告の一方で，術後1年以降では有意な差は認められないとする報告もあり長期成績に関してはいまだ一定の見解をみない。

◇ 複合的な原因による腹圧性尿失禁

前立腺全摘出術後の尿失禁は腹圧性尿失禁が一般的であり95％が腹圧性尿失禁であったとの報告がある一方で[17]，前立腺全摘出術後の尿失禁症例において，尿流動態検査上排尿筋過活動を認めた症例が57％であったのに対して尿失禁のない症例では38％であったとの報告がある[18]。また，前立腺全摘出術後の変化として，8～38.9％の症例で膀胱の低コンプライアンスが報告され，加えて術後排尿筋低活

動の出現が術後8カ月の時点で10％の症例で認められたとの報告がある[19]。これらは術前からの下部尿路閉塞に加えて，手術操作に伴う膀胱に対する血流障害，膀胱の神経障害，炎症の波及などが原因と考えられ，前述の尿道括約筋不全と相まって尿失禁の発症にかかわると考えられている。

◆治療前評価および治療方針の決定

術前評価としては，手術からの期間，尿失禁のタイプの聴取，放射線治療の有無，既治療の有無，排尿に影響を及ぼすと思われる神経疾患の有無を含めた問診を始めとして，International Consultation on Incontinence questionnaire short form (ICIQ-SF) などの質問票で自覚所見を評価する。他覚所見としては，排尿日誌，パッドテスト，超音波検査（上部尿路の評価，膀胱壁の肥厚の有無，残尿など），膀胱尿道内視鏡検査（尿道狭窄の有無，括約筋の異常の有無，膀胱頸部狭窄，憩室や肉柱形成など），尿流動態検査（尿流量測定，膀胱内圧測定，尿道内圧測定）などの下部尿路機能に関する検査とともに，検尿や腎機能検査も行う。

◆保存的治療

前立腺全摘出術後の腹圧性尿失禁の保存的治療は，術後早期から初期治療として行われ，生活指導・行動療法，骨盤底筋トレーニング，バイオフィードバック療法，電気・磁気刺激療法，薬物療法があげられる。外部ペニス圧迫装置も用いられることもある。このうち生活指導・行動療法は腹圧性尿失禁に合併する過活動膀胱に用いられるものであり，本疾患特異的なものではない。また，男性の腹圧性尿失禁に対しては膀胱トレーニングや時間排尿の有効性は示されていない。

◇骨盤底筋トレーニング（pelvic floor muscle training）

尿道括約筋を含む骨盤底筋の断続的収縮を行うことによる尿禁制の獲得を目的としており，収縮持続時間，1日あたりの収縮回数，施行期間，開始時期についての明確な基準はないが，一般的に数カ月単位で毎日複数回行うことが必要であると考えられている。

前立腺全摘出術後の300症例を対象に，術後入院中から骨盤底筋トレーニングを施行した150例と対照群150例に無作為割付し，1時間または24時間パッドテストで評価した無作為化臨床試験では，術後3カ月時点で骨盤底筋トレーニングを実施した群では74％の尿禁制が得られたのに対して，対照群では30％と有意な治療効果が認められたが，術後1年では有意差が認められなかった（98.7％ vs 88％）[20]。また，前立腺全摘後1年以上経過して尿失禁が持続している208例を対象とした無作為化比較対照試験では，症例を行動療法（行動療法＋骨盤底筋トレー

ニング）群，行動療法＋バイオフィードバック療法＋骨盤底電気刺激群，対照群の3群に無作為割付し，治療開始8週後に主要評価項目として7日間の排尿日誌による失禁回数で評価した。その結果行動療法群で55％，行動療法にバイオフィードバックと骨盤底筋電気刺激を追加した群では51％の失禁回数の減少を認め，バイオフィードバックと骨盤底電気刺激の追加効果は有意でなかったが，対照群の30％と有意差を認めた[21]。骨盤底筋トレーニングは，前立腺全摘後早期の腹圧性尿失禁に有効であるだけでなく，術後1年以上経過した症例においても有効である可能性がある。

◇バイオフィードバック療法

バイオフィードバック療法の前立腺全摘出術後の腹圧性尿失禁治療に対する上乗せ効果は否定的な報告が多いが[21]，バイオフィードバック療法による骨盤底収縮の体得が尿禁制の獲得に有効である可能性がある[22]。明確なエビデンスはないが直腸指診で肛門括約筋の収縮を確認し，骨盤底筋トレーニングを行うことは特別な器具を必要とせず有用であると考える。

◇電気・磁気刺激療法

電気刺激および磁気刺激療法は，骨盤底筋群への刺激のみならず陰部神経を刺激することによる尿道閉鎖や手術操作にかかわる尿道や膀胱，骨盤底筋群の部分的除神経の神経再生を促進すると考えられているが，刺激方法，頻度，時間などは標準化されていない。

◇薬物療法

男性の腹圧性尿失禁に対して有効性の認められた薬剤はない。セロトニン・ノルアドレナリン再取り込み阻害薬であるデュロキセチンは欧米で女性の腹圧性尿失禁に対する有効性が示されているが，男性での有効性のエビデンスは限定的である。βアドレナリン受容体刺激薬であるクレンブテロールや三環系抗うつ薬のイミプラミンも女性腹圧性尿失禁で用いられることがあるが，男性での効果は不定である。尿道括約筋収縮にかかわるαアドレナリン受容体刺激薬は，血圧上昇，不整脈などの副作用があり注意を要する。

外部ペニス圧迫装置は古くから用いられているが，尿道の圧迫閉鎖のためには必要最小限の陰茎の血管系へ圧迫は不可避である。

◆外科的治療

前立腺全摘出術後の腹圧性尿失禁に対する外科的治療の時期は，症状がほぼ固定すると考えられる術後1年以降において，保存的治療の効果不十分な症例が適

応となる。手術方法は大別し尿道スリング手術と人工尿道括約筋の2つが行われている。軽度尿失禁（24時間パッドテストで100 g以下）は尿道スリング手術の適応と考えられ，中等度尿失禁（24時間パッドテストで100〜400 g）は両者の適応となり，中等度以上の尿失禁では人工尿道括約筋の適応と考えられている。両者の普及以前にはコラーゲンを用いた内視鏡下尿道周囲注入療法が行われてきたが，有効性の面から現在はあまり行われていない。

◇尿道スリング手術

筋膜スリング[23]，恥骨固定スリング（InVance[TM]）[24]，経閉鎖孔スリング（AdVance[TM]）[25]，調節型スリング（REMEEX system, Argus system）[26]，恥骨前経閉鎖孔スリング（Virtue）がこれまで報告されている（図1）（括弧内は国外で発売されているキットの名称）。治療成績は諸家の報告があり対象症例や評価法が統一されていないが，成功率はおおむね60〜70％と報告されている。メッシュを用いた尿道スリング手術は，いずれのキットもわが国では販売されていないこと，術後膀胱損傷を避ける意味で恥骨後部の操作を伴わないことが望ましいこと，比較的簡便に施行可能であることなどにより，わが国では主に経閉鎖孔スリングが行われてきた。ほかには少数例の恥骨固定スリングの報告もなされている[27]。尿道スリング手術の尿禁制メカニズムは必ずしも解明されていないが，恥骨固定スリングは球部尿道の圧迫による流出抵抗の増加が機序と考えられるのに対し，閉

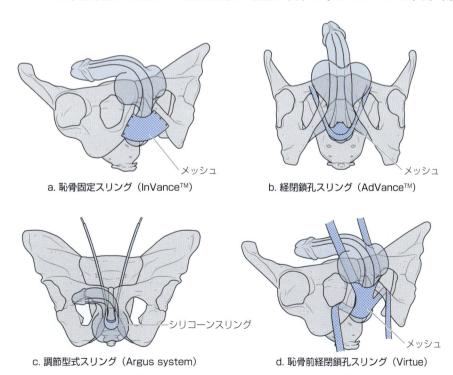

図1　尿道スリング手術

鎖孔スリングと調節型スリングでは球海綿体筋を温存し尿道後方から尿道全体を支持挙上することにより，球部尿道長の機能的延長ならびに角度を補正し尿道括約筋周囲の構造を術前の状態に戻すことで，括約筋機能を補助することが機序と考えられている[28]。このため，括約筋機能が障害されている症例，放射線治療後線維化を伴う症例などでは治療成績が不良である。これら閉鎖孔スリングと調節型スリング手術では尿道球部を持ち上げるために張力を必要とするが，原則的には尿道の圧迫を伴わない。

◇人工尿道括約筋

1978年に発売以来，前立腺全摘出術後の腹圧性尿失禁に対する外科的治療のゴールドスタンダードであり，わが国においても2012年に保険適用になって以来症例数が増えている。デバイスとしてはAMS800が広く用いられており，ポンプ，加圧リザーバー，尿道カフから構成される。尿道萎縮やびらん，感染などによる再手術時には，尿道カフの抜去交換のほかに尿道カフを並べて留置する方法も報告されている（**図2**）。わが国での人工尿道括約筋の治療成績は91.4％と報告され，10年間正常動作継続した割合が70.1％，合併症にて装置を抜去した割合が20.3％であった[29]。合併症の内訳としては，器械トラブルが6.2％，感染が14％，尿道びらんが4.7％であった。人工尿道括約筋は尿道スリング手術や内視鏡下尿道周囲注入療法後の再手術例や放射線治療後の線維化や尿道括約筋機能不全例においても有効であるが，前述の合併症や認知症や陰嚢内のポンプ操作が困難な場合は不適応である。

◇内視鏡下尿道周囲注入療法

1993年にコラーゲンが米国食品医薬品局（Food and Drug Administration：FDA）で認可され，女性の腹圧性尿失禁のみならず前立腺全摘出術後の腹圧性尿失禁に対しても治療に用いられてきた。しかしながら治療成績に関しては17％と必

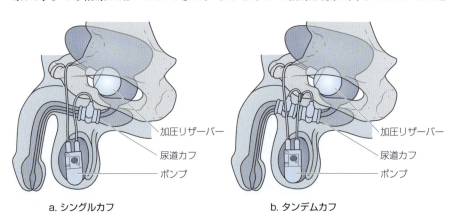

a. シングルカフ　　　　　b. タンデムカフ

図2 人工括約筋（AMS800）

ずしも良好とはいえず[30]，不適切な注入は注入部位への線維化を惹起し括約筋機能を阻害する可能性もあり，現在行われることは少ない．最近では，尿道括約筋損傷に対する再生医療として筋肉[31]または脂肪由来[32]の幹細胞治療が報告され，今後が期待されている．

その他，海外で膀胱頸部にバルーンを埋め込むことにより尿禁制をはかる調整型尿禁制バルーン（ProACT）が報告されているがわが国での報告はない．

◆おわりに

前立腺全摘出術後の腹圧性尿失禁は手術操作に伴う原因以外に種々の合併症が関与するため，きちんとした治療前評価を行うことが重要であり，最初に保存的治療を開始する．そのうえで術後1年を経過しても残存するものに対して外科的治療が考慮される．種々の治療法に関して統一された評価基準はなく治療法の選択や評価には注意を要する．

【文 献】

1) Ruth K-H, Gerhard J: Quality of life following radical prostatectomy. *Crit Rev in Oncol Hemato* 43; 141-151, 2002.
2) Golomb J, Chertin B, Mor Y: Anatomy of urinary continence and neurogenic incontinence. *Therapy* 6; 151-155, 2009.
3) Koraitim MM: The male urethral sphincter complex revisited: an anatomical concept and its physiological correlate. *J Urol* 179; 1683-1689, 2008.
4) Chen YC, Lin PH, Jou YH, et al.: Surgical treatment for urinary incontinence after prostatectomy: A meta-analysis and systematic review. *PLoS ONE* 12(5) 2007, e0130867.
5) Wei JT, Dunn RL, Marcovich R, et al.: Postoperative assessment of patient reported urinary continence fter radical prostatectomy. *J Urol* 164; 744-748, 2000.
6) Walsh PC, Partin AW, Epstein JI: Cancer control and quality of life following anatomical radical retropubic prostatectomy: results at 10 years. *J Urol* 152(5 Pt 2); 1831-1836, 1994.
7) Anast JW, Sadetsky N, Pasta DJ, et al.: The impact of obesity on health related quality of life before and after radical prostatectomy (data from CaPSURE) *J Urol* 173; 1132-1138, 2005.
8) Konety BR, Sadetsky N, Carroll PR CaPSURE Investigators, authors.: Recovery of urinary continence following radical prostatectomy: the impact of prostate volume-analysis of data from the CaPSURE Database. *J Urol.* 177; 1423-1425, discussion 1425-1426, 2007.
9) Cambio AJ, Evans CP: Minimising postoperative incontinence following radical prostatectomy: considerations and evidence. *Eur Urol* 50; 903-913, 2006.
10) Groutz A, Blaivas JG, Chaikin DC, et al.: The pathophysiology of post-radical prostatectomy incontinence: a clinical and video urodynamic study. *J Urol* 63; 1767-1770, 2000.
11) Dubbelman YD, Groen J, Wildhagen MF, et al.: Urodynamic quantification of decrease in sphincter function after radical prostatectomy: relation to postoperative continence status and the effect of intensive pelvic floor muscle exercises. *Neurourol Urodyn* 31; 646-651, 2012.
12) Paparel P, Akin O, Sandhu JS, et al.: Recovery of urinary continence after radical prostatectomy: association with urethral length and urethral fibrosis measured by preoperative and postoperative endorectal magnetic resonance imaging. *Eur Urol* 55; 629-637, 2009.

13) Desautel MG, Kapoor R, Badlani GH: Sphincteric incontinence: the primary cause of post-prostatectomy incontinence in patients with prostate cancer. *Neurourol Urodyn* 16; 153-160, 1997.
14) Ko YH, Coelho RF, Chauhan S, et al.: Factors affecting return of continence 3 months after robotic-assisted radical prostatectomy: analysis from a large prospective data by a single surgeon. *J Urol* 187; 190-194, 2012.
15) Rocco B, Cozzi G, Spinelli MG, et al.: Posterior musculofacial reconstruction after radical prostatectomy: A Systemic review of the literature. *Eur Urol* 62; 779-790, 2012.
16) Ficarra V, Novara G, Rosen RC, et al.: Systemic Review and Meta-analysis of Studies Reporting Urinary Continebce Recovery After Robot assisted Radical Prostatectomy. *Eur Urol* 62; 405-417, 2012.
17) Saranchuk JW, Kattan MW, Elkin E, et al.: Achieving optimal outcomes after radical prostatectomy. *J Clin Oncol* 23; 4146-4151, 2005.
18) Hammerer P, Huland H: Urodynamic evaluation of changes in urinary control after radical retropubic prostatectomy. *J Urol* 157; 233-236, 1997.
19) Gomha MA, Bonne IB: Voiding patterns in patients with post-prostatectomy incontinence: urodynamic and demographic analysis. *J Urol* 169; 1766-1769, 2003.
20) Filocamo MT, Li Marzi V, Del Popolo G, et al.: Effectiveness of early pelvic floor rehabilitation treatment for post-prostatectomy incontinence. *Eur Urol* 48; 734-738, 2005.
21) Goode PS, Burgio KL, Johnson TM, 2nd, et al.: Behavioral therapy with or without biofeedback and pelvic floor electrical stimulation for persistent postprostatectomy incontinence: a randomized controlled trial. *JAMA* 305; 151-159, 2011.
22) Burgio KL, Goode PS, Urban DA, et al.: Preoperative biofeedback assisted behavioral training to decrease post-prostatectomy incontinence: a randomized, controlled trial. *J Urol* 175; 196-201, 2006.
23) Yamada T, Hayashi T, Kamata S: New hammock hypothesis-based method for the treatment of stress urinary incontinence: the first 29 urethral supports with a small fascial patch. *Int J Urol* 12; 806-809, 2005.
24) Carmel M, Hage B, Hanna S, et al.: Long-term efficacy of the bone-anchored male sling for moderate and severe stress urinary incontinence, *BJU Int* 106; 1012-1016, 2010.
25) Cornel EB, Elzevier HW, Putter H: Can advancetran-sobturator sling suspension cure male urinary postoperative stress incontinence? *J Urol* 183; 1459-1463, 2010.
26) Hübner WA, Gallistl H, Rutkowski M, et al.: Adjustable bulbourethral male sling: experience after 101 cases of moderate-to-severe male stress urinary incontinence. *BJU Int* 107(5): 777-782, 2011.
27) Suzuki Y, Saito Y, Ogushi S, et al.: Bone-anchored sling using the Mini Quick Anchor Plus and polypropylene mesh to treat post-radical prostatectomy incontinence: early experience. *Int J Urol* 19; 957-960, 2012.
28) Gozzi C, Bauer RM, Becker AJ, et al.: Functional retrourethral sling. A change of paradigm in the treatment of stress incontinence after radical prostatectomy. *Urologe A* 47; 1224-1228, 2008.
29) Arai Y, Takei M, Nonomura K, et al.: "Current use of the artificial urinary sphincter and its long-term durability: a nationwide survey in Japan," *Int J Urol* 16; 101-104, 2009.
30) Westney OL, Bevan-Thomas R, et al.: Transurethral collagen injections for male intrinsic sphincter deficiency: the University of Texas-Houston experience. *J Urol* 174; 994-997, 2005.
31) Smaldone MC, Chancellor MB: Muscle derived stem cell therapy for stress urinary incontinence. *World J Urol* 26; 327-332, 2008.
32) Yamamoto T, Gotoh M, Hattori R, et al.: Periurethral injection of autologous adipose-derived stem cells for the treatment of stress urinary incontinence in patients undergoing radical prostatectomy: report of two initial cases. *Int J Urol* 17; 75-82, 2010.

III章 排泄障害の病態と特徴　A 下部尿路機能障害の症状・病態・診断・治療

6 男性に多い下部尿路機能障害：②下部尿路閉塞性疾患による排尿障害

馬嶋　剛，後藤百万

◆ はじめに

　前立腺肥大症は，加齢とともにその有病率が増加することが知られており，超高齢社会を迎えたわが国において，重要な疾患の1つである．本稿では，前立腺肥大症を含めた下部尿路閉塞性疾患による排尿障害の症状，病態，診断，治療について概説する．

◆ 症状

　前立腺肥大症や尿道狭窄などの下部尿路に閉塞をきたす疾患は，さまざまな下部尿路症状をもたらすことが知られている．主に，①排尿症状，②蓄尿症状，③排尿後症状の3つに大別される（p.2, I章-1「下部尿路機能障害の疫学」，**表1**を参照）．

　また，高度の下部尿路閉塞により排尿がまったくできず，膀胱が尿で充満し腹痛を訴える状況（急性尿閉）や，慢性的な尿閉状態の患者において尿で充満した膀胱から少しずつ尿が漏れ出てくる状況（溢流性尿失禁）なども，日常診療で遭遇することがある．溢流性尿失禁では，排尿ができていると誤解され，適切な対応がなされないこともあるので注意が必要である．

　以上のように，下部尿路閉塞性疾患はさまざまな下部尿路症状を呈し，生活の質を低下させる疾患である．

◆ 病態

　下部尿路に閉塞をきたす疾患は，前立腺肥大症，尿道狭窄，膀胱頸部硬化症など多岐に渡る．ここでは，臨床的に最も遭遇しやすい前立腺肥大症の病態を中心に概説する．

◇ 前立腺肥大症

　前立腺肥大症は，病理学的には前立腺内腺の良性過形成である．その発生機序はいまだ十分に解明されていないが，①ホルモン，②炎症，③酸化ストレスなどのさまざまな因子が影響しているといわれている[1-3]．腫大した前立腺により，膀胱出口部において機械的閉塞が生じる．また，前立腺内の平滑筋が収縮することによって生じる機能的閉塞も，尿の通過障害の一因とされる．これは，交感神経

の活性化が影響していると考えられている。

　下部尿路閉塞が存在する場合，膀胱内の尿を円滑に排出できなくなる。この状況を代償するため，膀胱の平滑筋は肥大化し，収縮力を増加させる（**図1**）。したがって，排尿時の膀胱内圧は著しく上昇する。

　蓄尿時に膀胱の壁は引き延ばされ，排尿時に高圧で尿を排出するため，膀胱壁内の血管は押しつぶされて血流障害（虚血）が生じる。排尿後には押しつぶされた血管が拡張することにより，血液が再度流れるようになる（再灌流）。このいわゆる「虚血・再灌流障害」が蓄尿・排尿のサイクルのたびに生じることでフリーラジカルが発生し，尿路上皮，平滑筋，神経などさまざまな部位で障害を生じる。これらの障害は，膀胱の知覚を司る求心性神経を刺激し，蓄尿障害が生じる。下部尿路閉塞性疾患において，頻尿や尿意切迫感などの蓄尿症状が出る理由としてこのような病態が考えられている[4-7]（**図2**）。

　前立腺肥大症以外の下部尿路閉塞性疾患を**表1**に示す。

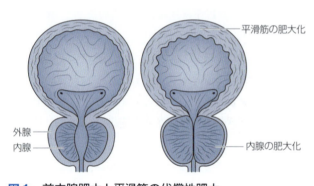

図1 前立腺肥大と平滑筋の代償性肥大

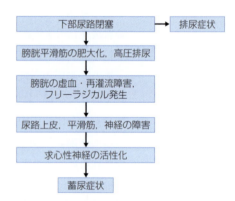

図2 下部尿路閉塞性疾患の病態

表1 前立腺肥大症以外の下部尿路閉塞性疾患

尿道狭窄	外傷性	交通外傷などによる尿道損傷の治癒過程で，繊維化・瘢痕化が生じ，狭窄に至る
	医原性	経尿道的手術の際に生じた尿道損傷の結果，狭窄が生じる
	炎症性	感染症などによる炎症の結果，狭窄が生じる
膀胱頸部硬化症		先天的あるいは，前立腺手術後などに膀胱頸部が硬く狭くなることがある
前立腺癌		－
膀胱結石		－
膀胱腫瘍		－

診断

問診

　下部尿路症状の発症時期やその程度，経過などを中心に問診する．また通常，複数の下部尿路症状を同時に訴えることが多いが，どの症状が一番辛いのかを聴取することも大切である．

　前述のとおり，さまざまな疾患により下部尿路症状が生じるため，これらの疾患を疑わせる病歴（肉眼的血尿の有無や性感染症の既往，外傷の有無など）がないかも聴取する必要がある．

下部尿路症状に関する質問票

　自覚症状について聴取することも大切であるが，重症度や治療による改善度を評価するうえでは，自覚症状に関する質問票を用いて定量的に評価するとよい．一般的に用いられる質問票を次に挙げる．

- 国際前立腺症状スコア（international prostate symptom score：IPSS，p.174，Ⅳ章 A-1「質問票」，**表2**を参照）
- 過活動膀胱症状スコア（overactive bladder symptom score：OABSS，p.174，Ⅳ章 A-1「質問票」，**表3**を参照）
- キング健康質問票（King's health questionnaire：KHQ）
- 過活動膀胱質問票（overactive bladder questionnaire：OAB-q）

　そのほかにも質問票は多数存在するが，それぞれの特徴を理解し，対象疾患に応じて使い分けることが求められる．

身体診察

　腹部から会陰部にかけて診察する．特に，直腸診で前立腺の形態異常や圧痛の有無などについて評価することは，前立腺肥大症や前立腺癌，前立腺炎の診断に有用である．

　包茎が閉塞の原因となっていることもあり，男性器の診察も併せて行う．

　下肢や会陰部の知覚異常，運動障害の有無，表在反射の有無，肛門のトーヌス低下は，神経疾患のスクリーニングや病変部位の同定に有用である．

排尿記録

　1回ごとに排尿量を患者自身に測定させ，排尿の時刻とともに記録する．昼間（起きている時間帯）と夜間（就寝後から翌朝の起床時まで）を分けて記録をつける．また，失禁の有無を併せて記載することもある．最も生理的な条件に近い排尿パターンを知ることができるうえ，侵襲を伴わないため有用な診断方法の1つである．

図3に，筆者の施設で使用している排尿記録用紙を示す。

◇尿検査

血尿や膿尿，細菌尿の有無などを評価する。血尿を示す症例の一部には，膀胱癌や前立腺癌，膀胱結石などの器質的疾患が含まれる。また，下部尿路閉塞による残尿が多い場合，尿路感染を伴っていることも多く，膿尿・細菌尿の評価も重要である。

◇採血

腎機能や肝機能，貧血の有無，炎症反応の有無などを評価する。また，前立腺特異抗原（prostate specific antigen：PSA）が高い症例は，前立腺癌が疑われる。

◇腹部超音波検査

水腎症や膀胱結石，前立腺肥大などの診断に有用である。

◇膀胱鏡

尿道から膀胱まで内視鏡を挿入し，肉眼的な異常を観察する。膀胱腫瘍や膀胱結石，尿道狭窄，膀胱頸部硬化症などの器質的疾患を疑う場合に有用である。しかし，侵襲を伴う検査であることは念頭に置いておくべきである。

排尿記録

昼間（目を覚ましているとき）		夜間（眠りについた後）	
時　間	排尿量 尿失禁(x)	時　間	排尿量 尿失禁(x)

図3 排尿記録用紙

◆膀胱尿道造影

造影剤により，膀胱や尿道を造影することにより形態を観察する．尿道狭窄や膀胱憩室，膀胱尿管逆流症，膀胱頸部硬化症など器質的疾患を疑う場合に有用である．後に述べる内圧尿流検査と同時に行うこともある．

◆尿流測定

尿流量測定器（フロースカイ，TOTOエンジニアリング）（図4）に向かって排尿することにより，尿の勢いや排尿に要する時間，腹圧排尿の有無などを評価することができる．通常，残尿測定と同時に行われる．前述の形態を評価する検査とは異なり，排尿動態についての情報が得られる．

侵襲が少なく簡便な検査法であるため，下部尿路閉塞疾患のスクリーニングに頻繁に用いられる．しかし，下部尿路閉塞疾患と排尿筋収縮障害を正確に鑑別することはできない．

◆残尿測定

尿流測定と同時に測定することが多い．腹部エコーにて測定したり，残尿測定専用機器（ブラッダースキャン®，Verathon Medical社）（図5）により自動計測することができる．

◆内圧尿流検査

尿道と直腸にカテーテルを挿入した状態で，尿流測定器に向かって排尿させる．下部尿路閉塞疾患と排尿筋収縮障害の鑑別に有用なだけではなく，自分の意図

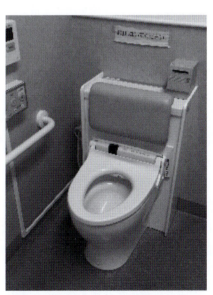

図4 フロースカイ（TOTOエンジニアリング）

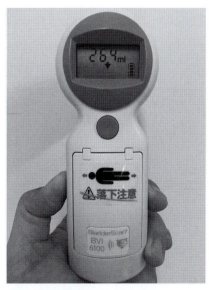

図5 ブラッダースキャン®（Verathon Medical社）

に反して膀胱が収縮する排尿筋過活動（尿意切迫感や切迫性尿失禁の原因となる）や知覚低下など、さまざまな情報が得られる。また、下部尿路閉塞疾患に対し外科的治療を行ううえで、その効果予測にも用いられる。

最も有用な尿流動態検査である一方、侵襲が大きいため、最初の評価には用いられない。

◆ 治療

下部尿路閉塞性疾患は、その病態に応じて治療法を選択する。ここでは頻度の高い前立腺肥大症の治療を中心に概説する。

◇ 行動療法

行動療法は、治療に関連した副作用が少ないことに加え、医療経済的な面からも、まず試みられるべきである。

◆ 生活指導

- 飲水制限：ときに、脳梗塞などの予防を目的に過度な飲水をしている症例に遭遇することがある。飲水過多は尿量を増加させるだけであり、蓄尿症状を悪化させる。したがって、このような症例では、飲水制限が有効である。
- アルコール・カフェイン摂取制限：アルコールやカフェインはその利尿作用によって尿量を増加させるため、蓄尿症状の強い症例では摂取制限が有効な場合がある。また、アルコールは膀胱の収縮力や尿道括約筋の弛緩に負の作用をもたらすため、下部尿路閉塞が強い場合は尿閉を起こす危険性がある。閉塞が強い症例では、アルコールの摂取を控えたほうがよい。
- 食事指導：近年、メタボリック症候群が前立腺肥大症や下部尿路症状の誘因になっているといわれている[8]。即効性はないものの、長期的な治療計画という観点から食事指導は試みられるべきであろう。
- 運動：適度な運動により、質の高い睡眠が得られ、夜間頻尿の改善につながる場合がある。また、メタボリック症候群症例においては、運動による減量が下部尿路症状の改善につながる場合がある[9]。

◆ 骨盤底筋トレーニング・膀胱訓練

骨盤底筋トレーニングは、骨盤底筋（おならを我慢するときに使う筋肉）を意識的に締めることにより、筋力をつけるトレーニングである。主に、女性の腹圧性尿失禁に対して行われるトレーニングであるが、過活動膀胱症状にも有効とされる。

膀胱訓練は、尿意を感じたときに排尿を我慢することにより、膀胱を訓練する手法である。この方法も、過活動膀胱症状に有効とされる[10]。

◇薬物療法

現在はさまざまな前立腺肥大症の治療薬が存在する。大別すると，

- 交感神経 α_1 受容体遮断薬
- ホスホジエステラーゼ（phosphodiesterase：PDE）5阻害薬
- 5α還元酵素阻害薬
- 抗アンドロゲン薬
- 抗コリン薬
- 交感神経 β_3 受容体作動薬
- 生薬
- 漢方薬

と多岐にわたる。

　さらに，これらの種別ごとに多くの薬剤が存在し，それぞれに少しずつ薬効も異なる。ここでは各種別の特徴について概説し，各薬剤についての説明は成書に譲る。

◆ α_1 受容体遮断薬

　α_1受容体遮断薬は，前立腺肥大症の薬物治療において中心的な役割を担っている。交感神経の受容体であるα_1受容体へのカテコラミンの結合を阻害する薬剤である。

　α_1受容体は，膀胱や前立腺，尿道平滑筋に発現している。この種の薬剤は，前立腺や尿道，膀胱頸部における平滑筋を弛緩させ，下部尿路の機能的閉塞を軽減させることにより，排尿機能を改善する。また，脊髄や膀胱平滑筋におけるα_1受容体を阻害することにより，蓄尿症状も改善することが多い。

　近年の報告によると，α_1受容体遮断薬には膀胱血流を増加させる効果があり[4,11,12]，蓄尿機能の改善につながることがわかってきている。しかし，α_1受容体は下部尿路以外に脊髄，血管，精管・精嚢，虹彩など全身に発現している。したがって，ときに低血圧，射精障害，術中虹彩緊張低下症候群などの副作用が問題となることがある。

◆ ホスホジエステラーゼ5阻害薬

　PDE5阻害薬は，α_1受容体遮断薬と同様に，前立腺肥大症の薬物治療において主軸となる薬剤である。PDE5は，平滑筋におけるサイクリックGMP（cyclic guanosine monophosphate：cGMP）を分解する酵素である。cGMPは平滑筋を弛緩させる作用があるため，PDE5阻害薬は，平滑筋の弛緩作用を有する。

　もともと，血管平滑筋弛緩作用による勃起不全の治療薬として発売された薬剤であるが，その後，前立腺肥大症における有効性が確認された。尿道や前立腺の平滑筋を弛緩させることにより，下部尿路の機能的閉塞を軽減する効果がある。また，膀胱血流改善や，膀胱の求心性神経の活動抑制作用，抗炎症作用などさまざまな薬効を有し，蓄尿症状の改善にも有効である[13]。

心筋梗塞の治療薬である硝酸薬を内服している症例では，血管拡張作用が強く発現して低血圧となることがあり，併用禁忌とされる。また，脳梗塞や心筋梗塞などの既往を有する症例においては，注意を要する。

◆ 5α還元酵素阻害薬

男性ホルモンであるテストステロンは，前立腺組織内の5α還元酵素により活性型のジヒドロテストステロン（dihydrotestosterone：DHT）に変換される。このDHTによって，前立腺の過形成が促進するといわれている。

5α還元酵素阻害薬は，5α還元酵素を阻害することでDHTを減少させ，前立腺を縮小する効果がある。前立腺が大きい症例に有効とされる[14]。

勃起不全，射精障害，性欲低下といった副作用についての報告がある。また，前立腺癌の腫瘍マーカーであるPSAを半減させる効果があるため，その値の解釈には注意が必要である。

◆ 抗アンドロゲン薬

テストステロン産生の抑制，前立腺内へのテストステロン取り込みの阻害，DHTの受容体阻害などにより，前立腺を縮小させる。

5α還元酵素阻害薬と同等か，それ以上の効果を有するが，性機能に関する副作用の頻度は本薬剤のほうが高いとされる[15]。5α還元酵素阻害薬と同様に，PSAを半減させる効果がある。

◆ 抗コリン薬

膀胱平滑筋のムスカリン受容体を阻害することにより，膀胱の過活動を抑制する。蓄尿症状に対する治療薬として用いられる。

膀胱の収縮力を低下させることで，残尿量の増加や尿閉の危険性が増すため，通常はα_1受容体遮断薬やPDE5阻害薬などと併用される。

また，ムスカリン受容体は全身に分布しているため，便秘，口内乾燥，頻脈，認知機能低下などの副作用が一定頻度で認められる。

◆ β_3受容体作動薬

膀胱平滑筋に存在するβ_3アドレナリン受容体は，平滑筋を弛緩させる働きを有する。本薬剤は，β_3受容体に作用することにより，膀胱の過活動を抑制し蓄尿症状を改善する。

便秘や口内乾燥などの抗コリン薬で認められるような副作用は少ない。また，膀胱の収縮力に与える影響も，抗コリン薬よりも少ないとされる[16]。しかし，高血圧などの心血管系への影響には注意が必要である。また，動物実験で生殖器系への影響が認められたことから，生殖可能な年齢の患者には投与を避けることが

推奨されている。

◆生薬
エビプロスタット®やセルニルトン®といった植物エキス製剤は、前立腺肥大症に対して古くから使用されている。

副作用が少ない利点があるが、効果は$α_1$受容体遮断薬に比べて劣る。

◆漢方薬
牛車腎気丸や八味地黄丸などの漢方薬は、頻尿症や前立腺肥大症に対して使用される。

副作用は少ないが、植物エキス製剤と同様にその効果は$α_1$受容体遮断薬に比べて劣る。

◇手術療法
前立腺肥大症の治療における主軸は薬物療法であるが、薬剤への反応が悪い例や重症例、尿閉例などにおいては手術療法が選択される。また、その他の尿道狭窄や膀胱頸部硬化症など、器質的な下部尿路閉塞疾患に対しても手術療法が選択される。ここでは前立腺肥大症の手術療法を中心に概説する。

◆経尿道的前立腺切除術
経尿道的前立腺切除術（transurethral resection of prostate：TURP）は古くから行われている手術法であるが、いまだに手術療法のゴールドスタンダードである。

経尿道的に切除鏡を挿入し、電気メスの原理で前立腺腺腫を内側から切除する方法である。物理的に閉塞を解除することができるため、治療効果は非常に高い。

出血やTUR症候群*、膀胱頸部硬化症、尿道狭窄などの合併症が起こりうる。

◆ホルミウムレーザー前立腺核出術（holmium laser enucleation of prostate：HoLEP）
ホルミウムYAGレーザーを使用して前立腺内腺と外腺の間を剥離し、腺腫の核出を行う手術である。

TURPのように内腺を少しずつ切除する術式とは異なり、出血量が少ないという利点がある。大きな前立腺の場合、特に有効な可能性がある[18]。

一方、高価なレーザー機器を購入する必要があることが欠点である。

＊ TUR症候群：手術中に用いる電解質を含まない還流液が血管内に入ることにより、低ナトリウム血症や心不全が生じる現象。近年、還流液に生理食塩水を用いることができる電気メスシステム（TURis®システム、オリンパス株式会社）が普及しており、TUR症候群の発生頻度が低下したと報告されている[17]。

◆ 経尿道的前立腺核出術（transurethral enucleation with bipolar：TUEB）

　TURis®システムを用いて，前立腺内腺を核出する術式である。HoLEPと同様に大きな前立腺の場合に有効である[19]。HoLEPとは異なり，汎用性の高いTURis®システムで行うので経済的である。

◆ 光選択的前立腺蒸散術（photoselective vaporization of prostate：PVP）

　レーザー光で腺腫を蒸散させることにより，閉塞を効率的に取り除く手術である。強力な凝固能のため出血が少なく，抗血小板薬や抗凝固薬を内服している症例にも安全に施行可能である[20,21]。

　しかし，前述の他の術式と異なり組織が蒸散してしまうため，病理学的検査ができないという欠点がある。

◆ 被膜下前立腺腺腫核出術

　下腹部を切開し，前立腺内腺を核出する術式である。大きな前立腺の場合，有効に腺腫を核出できる。手術侵襲が大きく，周術期の合併症も他の術式に比べて多い[22]。

◆ その他の下部尿路閉塞性疾患に対する手術療法

- 尿道形成術：尿道狭窄に対して行われる。狭窄部を切除し，尿道尿道吻合を行う。狭窄長が長い場合，口腔粘膜などのグラフトを用いることがある。
- 膀胱頸部硬化症：経尿道的に膀胱頸部の狭く硬い部位を切開することにより，狭窄部位を広げ閉塞を解除する。

◇ その他の治療法

◆ 清潔間欠（自己）導尿

　尿閉，または残尿が多い症例などに施行される。細いカテーテルを尿道から膀胱まで挿入し，強制的に膀胱内の尿を排出させる。根本的に閉塞を治療する方法ではない。

　尿道カテーテル留置に比し，尿路感染症や膀胱結石などの合併症が少ない[23]。医療スタッフが常駐している施設に入所している症例でない限り，本人や家族に手技を習得させる必要がある。

◆ 尿道カテーテル・膀胱瘻留置

　経尿道的，あるいは経腹的に膀胱内にカテーテルを留置する方法である。間欠的導尿とは異なり，本人や家族に特別な手技を習得させる必要がなく，管理が容易である。しかし，尿路感染症，膀胱結石，尿道損傷などの合併症があり[24]，可能であれば根治治療を，難しければ間欠的導尿を試みる。

【文 献】

1) Ho CK, Habib FK: Estrogen and androgen signaling in the pathogenesis of BPH. *Nat Rev Urol* 8(1); 29-41, 2011.
2) Vignozzi L, Rastrelli G, Corona G, et al.: Benign prostatic hyperplasia: a new metabolic disease? *J Endocrinol Invest* 37(4); 313-322, 2014.
3) Vital P, Castro P, Ittmann M: Oxidative stress promotes benign prostatic hyperplasia. *Prostate* 76(1); 58-67, 2016.
4) Majima T, Yamamoto T, Funahashi Y, et al.: Effect of naftopidil on bladder microcirculation in a rat model of bladder outlet obstruction. *LUTS* 9(2); 111-116, 2017.
5) Azadzoi KM, Radisavljevic ZM, Golabek T, et al.: Oxidative modification of mitochondrial integrity and nerve fiber density in the ischemic overactive bladder. *J Urol* 183(1); 362-369, 2010.
6) Speakman MJ, Brading AF, Gilpin CJ, et al.: Bladder outflow obstruction--a cause of denervation supersensitivity. *J Urol* 138(6); 1461-1466, 1987.
7) Nomiya M, Sagawa K, Yazaki J, et al.: Increased bladder activity is associated with elevated oxidative stress markers and proinflammatory cytokines in a rat model of atherosclerosis-induced chronic bladder ischemia. *Neurourol Urodyn* 31(1); 185-189, 2012.
8) Gacci M, Corona G, Vignozzi L, et al.: Metabolic syndrome and benign prostatic enlargement: a systematic review and meta-analysis. *BJU Int* 115(1); 24-31, 2015.
9) Khoo J, Piantadosi C, Duncan R, et al.: Comparing effects of a low-energy diet and a high-protein low-fat diet on sexual and endothelial function, urinary tract symptoms, and inflammation in obese diabetic men. *J Sex Med* 8(10); 2868-2875, 2011.
10) Burgio KL, Goode PS, Johnson TM, et al.: Behavioral versus drug treatment for overactive bladder in men: the Male Overactive Bladder Treatment in Veterans (MOTIVE) Trial. *J Am Geriatr Soc* 59(12); 2209-2216, 2011.
11) Goi Y, Tomiyama Y, Maruyama I, et al.: Silodosin, an α(1A)-adrenoceptor antagonist, may ameliorate ischemia-induced bladder denervation and detrusor dysfunction by improving bladder blood flow. *Pharmacology* 97(3-4); 161-170, 2017.
12) Saito M, Shimizu S, Ohmasa F, et al.: Characterization of silodosin and naftopidil in the treatment of bladder dysfunction in the spontaneously hypertensive rat. *Neurourol Urodyn* 32(4); 393-398, 2013.
13) Giuliano F, Ückert S, Maggi M, et al.: The mechanism of action of phosphodiesterase type 5 inhibitors in the treatment of lower urinary tract symptoms related to benign prostatic hyperplasia. *Eur Urol* 63(3); 506-516, 2013.
14) Roehrborn CG, Boyle P, Nickel JC, et al.: Efficacy and safety of a dual inhibitor of 5-alpha-reductase types 1 and 2 (dutasteride) in men with benign prostatic hyperplasia. *Urology* 60(3); 434-441, 2002.
15) 阿曽佳郎, 本間之夫, 熊本悦明, ほか：5α-reductase 阻害剤 MK-906 の前立腺肥大症に対する臨床第Ⅲ相試験 —酢酸クロルマジノン徐放錠を対照薬とする二重盲検群間比較試験. 泌尿外科 8；237-256, 1995.
16) Giarenis I, Robinson D, Cardozo L: Overactive bladder and the $β_3$-adrenoceptor agonists: current strategy and future prospects. *Drugs* 75(15); 1707-1713, 2015.
17) Ahyai SA, Gilling P, Kaplan SA, et al.: Meta-analysis of functional outcomes and complications following transurethral procedures for lower urinary tract symptoms resulting from benign prostatic enlargement. *Eur Urol* 58(3); 384-397, 2010.
18) Li S, Zeng XT, Ruan XL, et al.: Holmium laser enucleation versus transurethral resection in patients with benign prostate hyperplasia: an updated systematic review with meta-analysis and trial sequential analysis. *PLoS One* 9(7); e101615, 2014.
19) Hirasawa Y, Ide H, Yasumizu Y, et al.: Comparison of transurethral enucleation with bipolar and transurethral resection in saline for managing benign prostatic hyperplasia. *BJU Int* 110(11 Pt C); E864-869, 2012.
20) Spernat DM, Hossack TA, Woo HH: Photoselective vaporization of the prostate in men taking clopidogrel. *Urol Ann* 3(2); 93-95, 2011.
21) Kumar A, Vasudeva P, Kumar N, et al.: A prospective randomized comparative study of monopolar and bipolar transurethral resection of the prostate and photoselective vaporization of the prostate in patients who present with benign prostatic obstruction: a single center experience. *J Endourol* 27(10); 1245-1253, 2013.
22) Lucca I, Shariat SF, Hofbauer SL, et al.: Outcomes of minimally invasive simple prostatectomy for benign prostatic hyperplasia: a systematic review and meta-analysis. *World J Urol* 33(4); 563-570, 2015.
23) Turi MH, Hanif S, Fasih Q, et al.: Proportion of complications in patients practicing clean intermittent self-catheterization (CISC) vs indwelling catheter. *J Pak Med Assoc* 56(9); 401-404, 2006.
24) Ikuerowo SO, Ogunade AA, Ogunlowo TO, et al.: The burden of prolonged indwelling catheter after acute urinary retention in Ikeja - Lagos, Nigeria. *BMC Urol* 7; 16, 2007.

III章 排泄障害の病態と特徴　A 下部尿路機能障害の症状・病態・診断・治療

7 中枢性排尿障害
―パーキンソン病を中心に―

榊原隆次，舘野冬樹，小川明宏，寺山圭一郎，治田寛之，
秋葉　崇，山本達也，山西友典，内山智之

◆はじめに

　パーキンソン病（Parkinson's disease：PD）は，筋固縮・動作緩慢・振戦・姿勢反射障害などの運動障害を呈し，また，中枢性排尿障害をきたす代表的な疾患である。近年，PDの非運動性徴候が注目されているが[1]，この徴候としては認知機能障害・精神症状・自律神経障害・睡眠障害が挙げられる。自律神経障害のなかには，便秘・起立性低血圧・発汗障害・膀胱障害・性機能障害などがあるが[1]，特に頻尿を中心とした膀胱障害はPD患者に多く認められ，生活の質の低下の大きな原因となっている。ここでは，神経症候からみた神経因性膀胱の見方，PDの排尿症状と検査，病態生理，薬物治療について述べる。

◆神経症候からみた神経因性膀胱の見方

　神経症候からみた神経因性膀胱は，**図1，2**のようにとらえるとよいと思われる。末梢神経・脊髄の疾患は，しばしばしびれ（感覚障害）を伴う。言い換えると，末梢神経・脊髄疾患による神経因性膀胱では，しびれを伴いやすい。感覚障害は多発神経炎の分布[*1]，根の分布[*2]，レベルのある分布[*3]に大きく分けることができる。これを排尿障害からみると，多発神経炎，根病変ではしばしば残尿（ときに尿閉に至る）がみられ，脊髄病変では過活動膀胱（overactive bladder：OAB，尿意切迫症候群ともいう）と残尿の両者が同時にみられることが多い。

　一方，脳疾患の場合は一般にしびれが目立たない。脳疾患による神経因性膀胱に伴いやすい症候として，左右差のない小刻み歩行・動作緩慢・易転倒・誤嚥など（パーキンソン症候群）がある。これより合併頻度は少ないが，物忘れ・意欲低下など（認知症）があるように思われる。パーキンソン症候群の責任病巣として，大脳基底核，前頭葉内側面，特に補足運動野の病変などが知られている。認知症の責任病巣としては，側頭葉・頭頂葉を中心とした病変のほかに，神経因性膀胱との関連では前頭葉病変が注目される。

[*1] 多発神経炎の分布：末梢神経遠位部が障害される代表的疾患として，糖尿病性末梢神経障害（ニューロパチー）がある。通常，左右対称性で，靴下をはく部分に強い。反射は低下消失し，深部感覚性運動失調がみられる。起立性低血圧を伴うこともある。

[*2] 根の分布：末梢神経近位部が障害される代表的疾患として，腰椎症や仙髄馬尾腫瘍がある。しばしば非対称性で，自転車のサドルが当たる部分に感覚障害が強い。一側で反射が低下消失し，同側で筋力低下もみられる。

[*3] レベルのある分布：脊髄が障害される代表的疾患として，多発性硬化症や脊髄損傷がある。病変部位以下の感覚低下，対麻痺があり，下肢反射亢進，Babinski徴候がみられる。

7 中枢性排尿障害 －パーキンソン病を中心に－

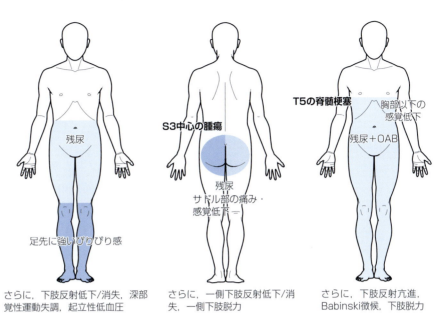

図1 末梢神経・脊髄疾患と神経因性膀胱
末梢神経・脊髄疾患の排尿障害は，しびれの分布が参考になる

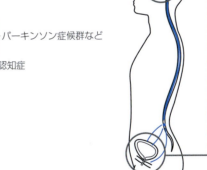

図2 脳疾患と神経因性膀胱
脳疾患では通常，残尿がみられず，OABが典型的にみられる。脳疾患の排尿障害に伴いやすい症候として，図に示したものが挙げられる

III章 排泄障害の病態と特徴

◆パーキンソン病の排尿症状とその検査

　対照試験によると，PD患者（大多数が治療中）の膀胱症状は27〜64％にみられ，健常対照群より有意に多かった[2]。このうち，夜間頻尿が60％以上と最も多く，尿失禁は男性で26％，女性で28.5％にみられ，残尿はほとんど認められなかった。すなわち，OABがPDの排尿症状の特徴といえる。ただし，残尿は少ないものの，排尿症状も28〜70％にみられた。筆者らが未治療早期PD患者50名（経過2年，Hoehn-Yahr重症度1.9）で検討したところ，同様の結果を得ており，膀胱障害はPDの早期にみられる症状といえる。膀胱障害は，運動障害，年齢，便失禁との間に相関がみられた[2]。PET画像による検討では，PDの線条体ドパミン機能は振戦よりも筋強剛・寡動と相関するが，膀胱障害も筋強剛・寡動と相関するとされている。

　尿流動態検査（ウロダイナミクス）では，排尿筋過活動（膀胱が不随意に急に収縮するもの）が45〜93％と高頻度に認められ，PDの膀胱障害の特徴といえる[3]。一方，排出期の軽度排尿筋収縮不全は，男性の40％，女性の66％に認められる。排尿筋収縮不全と運動障害との間にも相関がみられる。排尿筋の過活動と収縮不全が共存する機序は明らかではないが，PDによって蓄尿促進部位（黒質緻密層など）と排出促進部位（青斑核など）の両方に病変をきたすことが一因と考えられる。さらに，OAB症状を有するPD患者の約10％に知覚性尿意切迫が認められる。その機序は明らかではないが，大脳基底核の感覚系への関与が指摘されている。

◆パーキンソン病による中枢性排尿障害の病態生理

　大脳基底核は，膀胱抑制的（蓄尿促進的）に働くと考えられている。ネコを対象とした研究によると，黒質緻密層には蓄尿期に発火するニューロンが多く，黒質緻密層の電気刺激で排尿反射が抑制される。線条体にも蓄尿期に発火するニューロンが多く存在し，PD患者のPET画像では，排尿筋過活動出現時に被殻の活動が上昇している。

　ネコを対象としたマイクロダイアリシスを用いた検討によると，線条体ドパミン濃度は蓄尿期に上昇している。ドパミン受容体にはD1様受容体・D2様受容体の2種類があるが，ラットではD1アゴニストの脳室内投与で排尿反射が抑制され，D2アゴニストの脊髄腔内投与，全身投与で排尿反射が亢進する。すなわち，黒質線条体ドパミンニューロンは，主に線条体のD1受容体を介して排尿反射を抑制しており，橋排尿中枢に対してGABA作動性の抑制性側枝を送っている可能性が考えられる[3]（図3）。

　一方，MPTPや6-OHドパミン誘発PDモデル動物では，排尿反射亢進がみられる。PDのドパミントランスポーター画像では，排尿障害（頻尿・尿失禁）を有す

るものは線条体のドパミン低下がより高度であった。PDでは黒質病変に伴いドパミンD1受容体直接路が低下し，D2受容体間接路（視床下核，淡蒼球外節を経由）の活動が亢進している。視床下核の高頻度刺激（DBS-STN）は，D2間接路を抑制し，相対的にD1直接路の活動を高めるとされる。DBS-STNは膀胱収縮を抑制し，膀胱容量を増大させる[3]。これらのことから，PDの排尿障害はD1直接路の機能低下に起因することが推定される。

さらに，PD患者では蓄尿時の前頭葉の賦活が低下しており，STN-DBSにより前頭葉の賦活が出現すると報告された[4]。すなわち，PD患者の排尿障害には，前頭葉の機能低下も関与していることが考えられる。

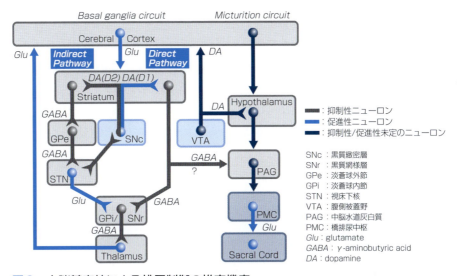

図3 大脳基底核による排尿制御の推定機序

（文献3より引用）

◆ パーキンソン病による中枢性排尿障害の治療

PD患者の運動障害がレボドパに反応するのと比べて，自律神経障害はしばしばレボドパ治療に抵抗性であり，逆に増悪する場合もある。PDのOABについては，D2単独刺激薬（ブロモクリプチン）よりもD1・D2刺激薬（パーゴライド）のほうが，改善作用が強いとされる。一方，レボドパ（D1・D2刺激薬）のOABに対する効果は，増悪（数時間）－改善（数カ月）という2相性反応が得られる。動物にアポモルフィンを投与しても，膀胱収縮の促進－抑制という2相性反応が得られる。その理由として，次のものが推定される。

①シナプス後受容体（D1，D2）の感度がmilimolarであるのに対して，樹状突起上の受容体（D2）の感度はpicomolarであり，レボドパによりD2自己受容体を介してドパミンニューロンが抑制される可能性がある。

②進行期PDではドパミン受容体が減少し，過敏性を呈する可能性がある。
③視床下部A11ドパミンニューロンは脊髄に投射しており，脊髄でのD2受容体刺激は排尿反射を亢進させることが知られている。

これらのことから，日常臨床ではレボドパと受容体刺激薬の投与のみとし，OABについても少し経過をみるとよいと思われる。

レボドパなどでOABが改善されない場合は，末梢性抗コリン薬が有効である[5,6]。抗コリン薬の副作用として，ときに口渇・便秘がみられる。さらに近年，抗コリン薬の中枢性副作用が注目されている。塩酸オキシブチニンを4名の過活動膀胱を有するPD患者に投与したところ認知症が出現し，中止によって認知症が改善したと報告された。その理由として，塩酸オキシブチニンは脂溶性のため，血液脳関門を通過しやすく，中枢ムスカリン受容体（M1主体）をブロックして認知機能を低下させた可能性が考えられる。このため同剤は，高齢者やレヴィー小体型認知症の患者には使いにくいと思われる。

塩酸プロピベリン，ソリフェナシン，イミダフェナシン，フェソテロジンなどの新規抗コリン薬は，オキシブチニンに比べて脂溶性が低く，脳への移行が少ないと考えられている。しかし，使用に際しては，認知機能についても注意深く経過をみる必要があると思われる。

ミラベグロン（選択的β_3受容体刺激薬）は，効能は穏やかで認知機能への影響が少ないと考えられており，注目されている[6]。これについては，国際禁制学会（International Continence Society：ICS）による「パーキンソン病の膀胱障害治療ガイドライン」で紹介されているフローチャートを参考にしていただきたい[6]（図4）。診断未定例では，多系統萎縮症との鑑別において，膀胱障害も重要である（図5）。さらに，日本排尿機能学会の編集による「パーキンソン病における下部尿路機能障害診療ガイドライン」でもフローチャートが紹介されているので，参考にしてほしい[7]（図6）。

◆ おわりに

中枢性排尿障害をきたす代表的な疾患であるPDの膀胱障害について述べた。PDの頻尿を中心とする膀胱障害（過活動膀胱）は疾患の一部であるが，レボドパおよびドパミン受容体刺激薬で十分に改善されない場合がある。膀胱障害に対する適切な追加治療が，生活の質の改善のために重要と思われる。

7 中枢性排尿障害 −パーキンソン病を中心に−

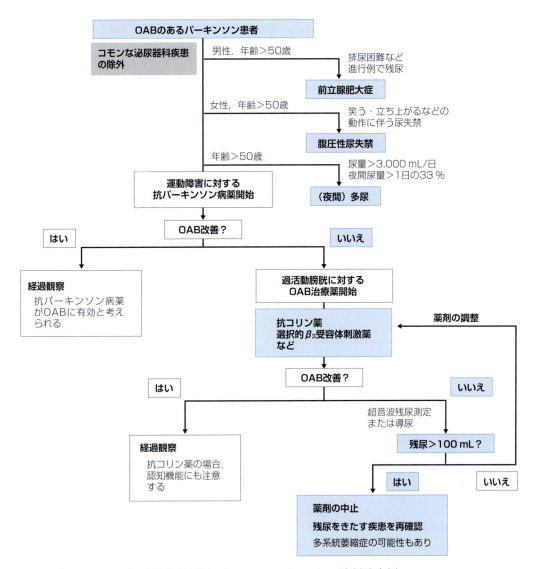

図4 パーキンソン病の過活動膀胱治療のフローチャート：診断確定例

（文献6より筆者訳，引用）

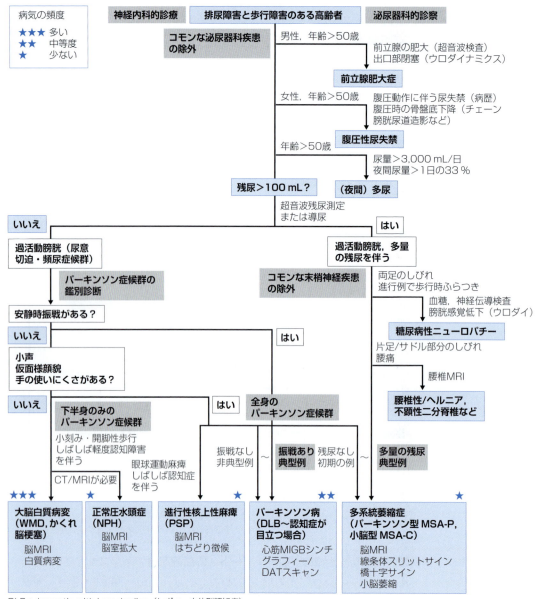

図5 パーキンソン病の過活動膀胱治療のフローチャート：診断未定例
診断未定例では，多系統萎縮症（MSA）との鑑別において，排尿障害も重要である

（文献6より筆者訳，引用）

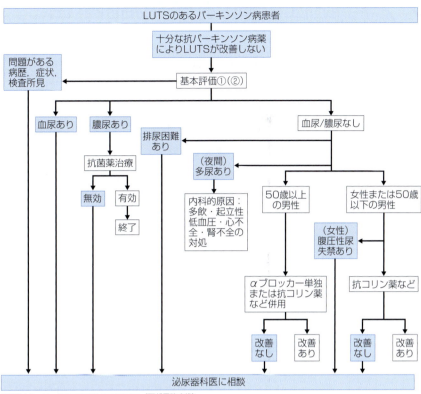

図6 パーキンソン病の過活動膀胱治療のフローチャート（日本排尿機能学会）
（文献7より許可を得て引用）

LUTS : lower urinary tract symptoms（下部尿路症状）

【文献】

1) Chaudhuri KR, Healy DG, Schapira AH: National Institute for Clinical Exellence: Non-motor symptoms of Parkinson's disease: diagnosis and management. *Lancet Neurol* 5(3); 235-245, 2006.
2) Sakakibara R, Fowler CJ: Bladder dysfunction in Parkinson's Disease. Non-Motor Symptoms of Parkinson's Disease, second edition (Chaudhuri KR, Tolosa E, Schapira A, Poewe W, Edis), Oxford University Press, Oxford, 2014.
3) Ogawa T, Sakakibara R, Kuno S, et al: Prevalence and treatment of LUTS in patients with Parkinson disease or multiple system atrophy. *Nat Rev Urol* 14(2); 79-89, 2016.
4) Herzog J, Weiss PH, Assmus A, et al: Improved sensory gating of urinary bladder afferents in Parkinson's disease following subthalamic stimulation. *Brain* 131(Pt 1); 132-145, 2008.
5) 榊原隆次 編著：神経因性膀胱ベッドサイドマニュアル，中外医学社，2014.
6) Sakakibara R, Panicker J, Finazzi-Agro E, et al: Parkinson's disease Subcommittee, The Neurourology Promotion Committee in The International Continence Society: A guideline for the management of bladder dysfunction in Parkinson's disease and other gait disorders. *Neurourol Urodyn* 35(5); 551-563, 2016.
7) 日本排尿機能学会 パーキンソン病における下部尿路機能障害診療ガイドライン作成委員会 編：パーキンソン病における下部尿路機能障害診療ガイドライン，中外医学社，2017.

Ⅲ章 排泄障害の病態と特徴　A 下部尿路機能障害の症状・病態・診断・治療

8 脊髄性下部尿路機能障害

亀井　潤, 井川靖彦

◆ はじめに

脊椎・脊髄疾患が原因で下部尿路機能障害をきたすことは少なくない[1]（**表1**）。脊椎・脊髄疾患由来の下部尿路機能障害は，原疾患の種類，障害部位によって，多様な病態と症状を取りうる。診断や治療が遅れると不可逆で重度の下部尿路機能障害をきたす危険があり，上部尿路障害（水腎症や腎機能低下，腎盂腎炎）を生じることも少なくない。これらを予防するために，早期に診断し，適切な排尿管理を開始することが重要である[2]。

◆ 病態

◇ 下部尿路の神経支配（図1）

下部尿路機能は，末梢神経から脊髄を経由して脳幹部（中脳・橋）に至る自律神経系の反射弓によって制御されており，これを大脳が調整して随意的に蓄尿と排尿の切り替えを可能にしている[3,4]。

膀胱に尿が溜まることによって膀胱が伸展されると，その伸展刺激が骨盤神経を経由して仙髄に入り，胸腰髄（Th12-L2）にある交感神経運動核を活性化する。交感神経運動核が活性化されると，交感神経である下腹神経の神経終末からノルアドレナリンが放出され，膀胱排尿筋がβ_3受容体を介して弛緩し，また尿道平滑筋がα_1受容体を介して収縮することで蓄尿を促進させる。さらに，仙髄のオヌフ

表1 下部尿路機能障害をきたす脊椎・脊髄疾患

脊椎疾患	後天性	環軸椎脱臼，脊椎症，ヘルニア，後縦靱帯骨化症，脊柱管狭窄症，黄色靱帯骨化症など
	先天性	二分脊椎，脊柱管狭窄症，仙骨形成不全など
脊髄疾患	血管性	脊髄梗塞，前脊髄動脈症候群，脊髄動静脈奇形など
	腫瘍性	脊髄腫瘍
	変性性	多系統萎縮症，脊髄小脳変性症など
	脱髄性	多発性硬化症，急性散在性脳脊髄炎など
	感染性	脊髄炎，脊髄癆，HTLV-1関連脊髄炎など
	炎症性	SLE，サルコイドーシス，Bechet病など
	代謝性	ビタミンB_{12}欠乏症，葉酸欠乏症など
	外傷性	脊髄損傷
	医原性	放射線脊髄炎，脊髄術後など

HTLV-1：human T-lymphotropic virus type 1（ヒトTリンパ好性ウイルス1型）
SLE：systemic lupus erythematosus（全身性エリテマトーデス）
（文献1より一部改変引用）

8 脊髄性下部尿路機能障害

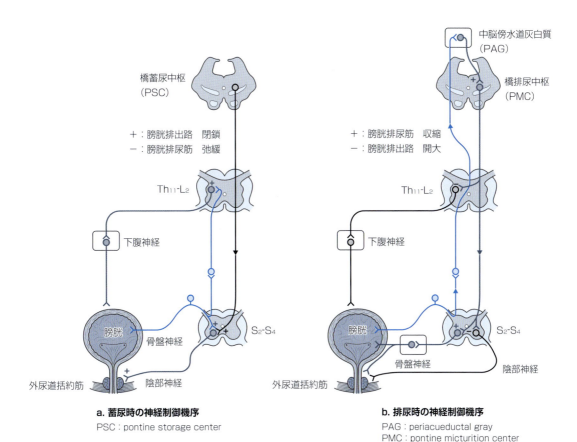

図1 蓄尿時および排尿時の神経制御機序

(文献3より一部改変引用)

核が活性化されることで,陰部神経を介して外尿道括約筋が収縮し,禁制機構が賦活化される。

　膀胱充満に伴う求心性入力が増強すると,中脳傍水道灰白質を経由して橋排尿中枢へ排尿を促進させる刺激が入る。橋より上位の脳は橋排尿中枢に全体としては抑制性に働き,排尿を随意的に抑制することを可能にしている。排尿を意図すると前頭葉から橋排尿中枢に対する抑制が解除され,蓄尿期に活性化していた下腹神経と陰部神経の活動が抑制され,骨盤神経が活性化される。その結果,膀胱頸部や尿道が弛緩し,膀胱は収縮して円滑な排尿が可能となる。

◇脊髄性下部尿路障害の病態

　脊髄性下部尿路機能障害の病態は,障害される神経レベルにある程度依存する。具体的には,仙髄より上位に病変がある場合(核上型)と,仙髄あるいはそれより末梢に病変がある場合(核・核下型)に大別される。また,脊髄損傷の場合,受傷からの期間により,急性期(脊髄ショック期),回復期,慢性期に分けられ,病態は病期によっても変化する。

◆ 仙髄より上位に病変がある場合

　仙髄より上位に障害があると，排尿筋過活動（detrusor overactivity：DO）による蓄尿障害と，排尿筋括約筋協調不全（detrusor sphincter dyssynergia：DSD）による排尿障害を呈することが多い[5, 6]。排尿筋括約筋協調不全とは，「排尿時に，排尿筋収縮と同時に協調して弛緩すべき外尿道括約筋が弛緩しない排尿機能障害」を指す[7]。これらの所見のため，蓄尿時・排尿時ともに膀胱内が高圧となる。その結果，上部尿路機能障害をきたしやすいので，注意深く尿路管理を行う必要がある。

◆ 仙髄あるいはより末梢に病変がある場合

　仙髄あるいはそれより下位の神経に障害がある場合は，排尿反射が減弱または消失する。そのため，排尿筋低活動（または排尿筋無収縮）となり，排尿障害から溢流性尿失禁を伴うことがある[6]。また，尿道閉鎖機能が保持される場合と，障害されて軽度の腹圧によって腹圧性尿失禁が生じることで蓄尿症状を認める場合とがある。

　脊髄損傷では，受傷直後には損傷レベル以下ですべての反射が低下・消失し，運動知覚の麻痺が起こる。この脊髄ショック（spinal shock）期は，通常6～8週間といわれているが，数日～数カ月と幅がある。この期間，膀胱は弛緩し，排尿反射も消失するため，尿閉となる[8]。この間は下部尿路機能障害の性質や重症度が変化する可能性があるため，留置カテーテルや清潔間欠導尿（clean intermittent catheterization：CIC）で膀胱の過伸展を防ぎ，以降の回復期に下部尿路機能評価と排尿管理方法の決定を行うことが一般的である[9]。

◆ 症状

　脊髄性下部尿路機能障害における症状は，前述のとおり病変の部位および病態によって多様である。

◇ 尿失禁

　病変の部位により機序が異なるが，多くの疾患において尿失禁を認める。仙髄より上位に病変がある場合は，排尿筋過活動による尿失禁（反射性尿失禁または切迫性尿失禁）を高頻度に生じる。一方，仙髄またはそれより下位に病変がある場合は，排尿筋収縮不全により尿排出が不十分になり，多量の残尿によって溢流性尿失禁が生じる。尿道括約筋機能不全がある場合は，これに腹圧性尿失禁を伴う。いずれの病態でも，膀胱知覚（尿意）は低下もしくは消失することが多い。

◇ 尿路感染

　脊髄性下部尿路機能障害では尿路感染のリスクが高く，脊髄損傷症例では発熱

の45％が尿路感染症との報告もある[10]。特に，頸髄損傷，完全脊損，尿道留置カテーテル，腹圧排尿，CICなどは，尿路感染症の危険因子と考えられている。CICや留置カテーテル症例では，日常的に膿尿や細菌尿が認められることが多いため，診断が困難なことがある。危険因子を有する患者では，有意な細菌尿，膿尿，および尿路感染症を示唆する症状（表2）を認めた場合は，治療を検討する[11, 12]。

◇自律神経過緊張反射

Th5-6レベルより高位の脊髄損傷患者では，回復期以降に自律神経過緊張反射による突発性の高血圧に注意する必要がある[11]。

膀胱充満や直腸充満による神経刺激は，一般に胸髄で交感神経を刺激して血圧を上昇させるが，正常であれば圧受容器のフィードバックにより血管が拡張して，血圧の上昇は抑制される。脊髄損傷患者ではこの抑制が麻痺部には伝わらないために，膀胱の充満で血圧が急上昇する。これが自律神経過緊張反射である。

臨床症状は多彩で，突発的な血圧上昇のほかに，頭痛，徐脈，非麻痺部皮膚の発汗・発赤，悪心，嘔吐，全身の違和感（ゾクゾク感）などを呈することがある。いずれにしても，生命を脅かす可能性のある緊急事態であるため，原因となる刺激を除去する[11, 13]。

自律神経過緊張反射の予防には膀胱や直腸の過伸展を避けることが肝要であり，長時間の運動やリハビリテーションを行う際は，事前に膀胱を空にしておくことが望ましい。

表2　尿路感染症を示唆する症状

- 膀胱や腎臓部分の不快感や疼痛（知覚障害例では認められない）
- 混濁尿
- 尿の悪臭
- 尿失禁やカテーテル周囲からの尿漏出
- 痙性悪化
- 気分不快や全身倦怠感，食欲不振
- 自律神経過緊張反射（Th6以上の脊髄損傷）
- 発熱や悪寒

（文献11より許可を得て一部改変引用）

◆診断

『脊髄損傷における排尿障害の診療ガイドライン』では，図2のように脊髄損傷における排尿障害の診療アルゴリズムを定めている[11]。このガイドラインは，主に基礎疾患のない外傷性脊髄損傷患者を対象に作成されている。本来は，個々の症例の原因となる基礎疾患や患者背景を考慮することが望ましいが，脊髄性下部尿路機能障害を疑った場合は，基本評価として，病歴聴取，身体診察，尿検査，

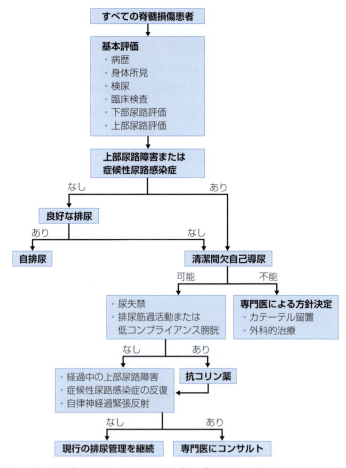

図2 脊髄損傷における排尿障害の診療アルゴリズム

(文献11より許可を得て一部改変引用)

排尿記録および臨床検査を行う。

◇**病歴聴取**

まず原因となる脊椎・脊髄疾患の発症時期や障害レベルを確認する。発症前と比べた排尿状態の変化，尿意の有無，尿失禁の有無とその頻度，排尿管理方法（留置カテーテルやCIC，おむつ・パッドの使用等）などを聴取する。有熱性尿路感染症やその他の下部尿路機能障害，神経疾患の既往，使用中の薬剤についても把握する。

さらに排尿日誌によって，自排尿症例では排尿時刻と1回の排尿量および失禁量を，CIC症例では導尿時刻と1回導尿量および失禁量を記録してもらう。これらのほかに，排便障害や性機能障害の有無についても確認することが望ましい。

◇身体診察

下部尿路機能障害と関連の深い仙髄領域の神経学的診察を行う。具体的には，肛門周囲知覚，肛門括約筋トーヌス，肛門反射[*1]，球海綿体筋反射[*2]を評価する。この際に，男性患者では前立腺を触診することで前立腺肥大の程度も評価できる。

◇尿検査・臨床検査

尿路感染症の鑑別や抗菌薬の投与の適応を判断するために，尿検査，尿培養を行う。上部・下部尿路機能障害のスクリーニングとして腹部超音波を行い，膀胱壁の肥厚や膀胱憩室，水腎症の有無を評価する。自排尿をしている場合は，腹部超音波または導尿によって残尿測定を行う。膀胱変形・膀胱尿管逆流（vesicoureteral reflux：VUR）の有無とその程度の診断には膀胱造影を行う。

◇尿流動態検査

詳細な下部尿路機能障害の病態把握，上部尿路障害の危険因子の把握，排尿管理法の決定のためには，尿流動態検査（ウロダイナミクス）が重要である。透視下で同時に膀胱尿道造影を行うビデオウロダイナミクス検査は，下部尿路機能所見と同時に膀胱尿管逆流，膀胱頸部開大などの形態的異常や尿（造影剤）漏出が診断可能になる（図3）。

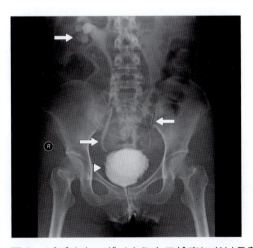

図3　ビデオウロダイナミクス検査における蓄尿時の膀胱造影画像
矢印：両側で膀胱尿管逆流が認められ，右は尿管と拡張した腎盂が，
　　　左は尿管が仙骨上部のレベルまで造影されている
矢頭：膀胱が円形に変形し，仮性憩室と膀胱壁の乱れを認める

[*1] 肛門反射：肛門に入れた示指で肛門粘膜を刺激すると肛門括約筋が収縮する。
[*2] 球海綿体筋反射：男性では亀頭部を，女性では陰核を刺激すると肛門括約筋が収縮する。

◆ 治療

◇ 排尿管理方法

◆ 自排尿

　良好な排尿が保たれている場合に限り，自排尿による排尿管理が許容される。良好な排尿とは，上部尿路機能障害がなく，症候性尿路感染症を繰り返さない状態で，かつ膀胱を低圧に保ったまま蓄尿・排尿が可能で，排尿後残尿が少量（100mL未満）の状態を指す[11, 14]。

　これらの条件を満たさない場合や，膀胱変形，膀胱尿管逆流，排尿筋括約筋協調不全，低コンプライアンス膀胱が認められる場合は，上部尿路障害を起こす危険があるため，基本的に自排尿は許可できない。

　また，患者本人や介助者の手で恥骨上から膀胱を圧迫すること（手圧排尿）や，患者が腹圧をかけること（腹圧排尿）で尿道から尿を排出させることは，低圧で良好な排尿が得られない限り，基本的に危険な排尿管理法であるため推奨されない。

◆ 清潔間欠導尿

　自排尿では安全に十分な尿排出ができないため，尿路性器感染症や上部尿路障害をきたすリスクがある患者や，尿失禁を繰り返す患者には，第一選択の管理方法となる。

　CICは尿道留置カテーテル法に比べて明らかに尿路合併症が少ないので，急性期から開始することが理想的である。しかし，自己導尿の場合は患者が座位バランスをとれないと手技練習が困難である。そのため，現実的には回復期に入り，ベッドを起こして座位がとれるようになった時点から開始するのが一般的である。合併症を防ぎ良好な結果を得るために，適切な導尿指導を行い，適切な導尿頻度で完全に膀胱を空にするように施行することが重要である。

　運動機能が完全麻痺の頸髄損傷患者における自己導尿が可能な麻痺レベルは，男性ではC5B（上腕二頭筋が徒手筋力テスト4以上）までとされている。しかし，現実的にはC6B（手根伸筋の徒手筋力テスト5以上，上腕三頭筋0）以下とする報告もあり，患者個人の適性により可否は分かれるところである。一方，女性では，C6Bまでなら実施できる可能性があるが，十分な開脚が必要となるため，ベッド上でなければ自己導尿が難しい点に注意が必要である[11, 15]。

◆ 経尿道的留置カテーテル

　経尿道留置カテーテルを急性期に使用することは，安全上問題ない。しかし，長期使用については，合併症として尿路感染や尿道損傷，尿道皮膚瘻，膀胱結石，膀胱癌などが挙げられ，安全ではないため推奨できない。また，恥骨上膀胱瘻は，尿道合併症がない以外は基本的に経尿道留置カテーテルと合併症は同様のため，

長期的な排尿管理法として標準的に使用すべきではない。いずれの管理方法も，ほかの排尿管理方法の選択が困難な場合に，必要な期間のみに限定するべきである。

◇薬物治療
◆抗コリン薬
　排尿筋過活動による反射性尿失禁または切迫性尿失禁に対して，最も一般的に使用されている。膀胱内の低圧化により，尿失禁，膀胱壁の変形，膀胱尿管逆流，低コンプライアンス膀胱，上部尿路障害，自律神経過緊張反射の防止に有効である。
　頻度の多い副作用として，口内乾燥，便秘，尿排出障害，残尿の増加などがある。中枢神経系の副作用としてせん妄や認知機能障害があり，高齢者に投与する際には特に注意が必要である。

◆$β_3$受容体作動薬
　蓄尿期の膀胱弛緩作用を増強して膀胱容量を増大させる効果がある。わが国で販売されているミラベグロン（ベタニス®）は過活動膀胱治療薬として承認されているが，神経因性膀胱は適応症となっていない。しかし，神経因性膀胱による排尿筋過活動，低コンプライアンス膀胱に対しても改善効果が報告されている[16]。したがって，抗コリン薬の代替または抗コリン薬との併用による治療効果が期待される。

◆コリン作動薬（ベタネコール）・コリンエステラーゼ阻害薬（ジスチグミン）
　排尿筋収縮力の増大を期待して使用されることがあるが，有効性を示すエビデンスは乏しい。さらに，嘔気・嘔吐，下痢，発汗，頻尿，尿失禁の悪化などの副作用も多いので，症例を選んで限定して使用すべきである。
　特に，コリンエステラーゼ阻害薬では，重篤な副作用として縮瞳，唾液分泌過多，呼吸困難などを起こすコリン作動性クリーゼの危険があるため，安易な使用は避けるべきである。

◆$α_1$受容体遮断薬
　尿道抵抗を下げて尿を排出しやすくすることを目的に使用されることがある。わが国で使用可能な$α_1$受容体遮断薬のほとんどは，前立腺肥大症にしか適応がない。神経因性膀胱の尿排出障害で適応があるのはウラピジル（エブランチル®）のみである。

◇外科的治療
　保存的治療に抵抗性である場合に，外科的治療が適応となることがある。その適応や術式は，下部尿路機能障害の病態と症状に応じてさまざまである。蓄尿機

能障害に対しては，膀胱拡大術により低圧で大容量の膀胱を形成する手術が行われ，尿道閉鎖機能不全に対しては，失禁防止に人工尿道括約筋手術や尿道スリング手術が行われることがある。

◇下部尿路リハビリテーション

　膀胱トレーニングや骨盤底筋トレーニングは，非神経因性の蓄尿障害に対しては効果があることが知られているが，神経因性下部尿路機能障害に対しては効果が乏しいと考えられている。脊髄性下部尿路機能障害に対する神経変調療法（neuromodulation）として有効性が期待されるものに，電気刺激療法や磁気刺激療法が挙げられる。これらの治療により，排尿反射や膀胱収縮の抑制，排尿症状改善の報告があるが，いずれも少数の患者に対する試験的な報告のみであり，今後さらなるエビデンスの集積が必要である[2]。また，バイオフィードバック療法が排尿パターンの調節に有効との報告もあり，これらを組み合わせたリハビリテーションの確立が期待される。

【文 献】

1) 内山智之，山本達也，山西友典，ほか：その他の脊椎・脊髄疾患．神経因性膀胱ベッドサイドマニュアル（榊原隆次 編）；248-256，中外医学社，2014．
2) Stührer M, Blok B, Castro-Diaz D, et al.: EAU guidelines on neurogenic lower urinary tract dysfunction. *Eur Urol* 56(1); 81-88, 2009.
3) Fowler CJ, Griffiths D, de Groat WC: The neural control of micturition. *Nat Rev Neurosci* 9(6); 453-466, 2008.
4) de Groat WC: Integrative control of the lower urinary tract: preclinical perspective. *Br J Pharmacol* 147(Suppl 2); S25-40, 2006.
5) Watanabe T, Rivas DA, Chancellor MB: Urodynamics of spinal cord injury. *Urol Clin North Am* 23(3); 459-473, 1996.
6) 亀井　潤，井川靖彦：神経因性膀胱の治療方針．神経因性膀胱ベッドサイドマニュアル（榊原隆次 編）；97-108，中外医学社，2014．
7) Abrams P, Cardozo L, Fall M, et al.: The standardisation of terminology of lower urinary tract function: report from the Standardisation Sub-committee of the International Continence Society. *Nerourol Urodyn* 21(2); 167-178, 2002.
8) Rossier AB, Fam BA, Dibenedetto M, et al.: Urodynamics in spinal shock patients. *J Urol* 122(6); 783-787, 1979.
9) Winters JC, Dmochowski RR, Goldman HB, et al.: Urodynamic studies in adults: AUA/SUFU guideline. *J Urol* 188(6 Suppl); 2464-2472, 2012.
10) Siroky MB: Pathogenesis of bacteriuria and infection in the spinal cord injured patient. *Am J Med* 113(Suppl 1A); 67S-79S, 2002.
11) 日本排尿機能学会／日本脊髄障害医学会 脊髄損傷における排尿障害の診療ガイドライン作成委員会 編：脊髄損傷における排尿障害の診療ガイドライン．98-99，リッチヒルメディカル，2011．
12) Sauerwein D: Urinary tract infection in patients with neurogenic bladder dysfunction. *Int J Antimicrob Agents* 19(6); 592-597, 2002.
13) Shergill IS, Arya M, Hamid R: The importance of autonomic dysreflexia to the urologist. *BJU Int* 93(7); 923-926, 2004.
14) Weld KJ, Wall BM, Mangold TA, et al.: Influences on renal function in chronic spinal cord injured patients. *J Urol* 164(5); 1490-1493, 2000.
15) 仙石　淳，三上満妃：頚損完全麻痺患者における上肢機能と間欠的自己導尿法について．日パラプレジア医会誌 13(1)；218-219，2000．
16) Kamei J, Furuta A, Akiyama Y, et al.: Video-urodynamic effects of mirabegron, a β_3-adrenoceptor agonist, in patients with low-compliance bladder. *Int J Urol* 22(10); 956-961, 2015.

1 排便機能障害の概要

味村俊樹

◆ はじめに

　食生活を含めた生活習慣の変化やストレス，高齢社会の進展に伴って，排便障害に悩む患者が増加している。排便障害とは正常な排便が障害された状態であり，便失禁，便秘，下痢の3症状に大別される。これらの症状は生命には直接かかわらないが，日常生活や心理面に多大な影響を及ぼすため，原因や病態に応じて適切な治療を行うことが望ましい。

　排便障害を正しく理解するためには，まず，「正常な排便」を理解する必要があるため，本稿では，正常な排便，便失禁，便秘，下痢について概説する。

◆ 正常な排便

　正常な排便とは，「適切な量の便」を「適切な硬さ」かつ「適切な回数」で，また「適切な場所」で「適切な時間」に「快適」に排泄できることである。このいずれかが障害されると，便失禁，下痢，頻回便，排便困難といった排便障害症状につながる。

◇ 適切な量

　便の「適切な量」に明確な定義はない。しかし，「適切な硬さ」とされる「食べごろのバナナ」程度の便〔ブリストル便性状スケール[1]（表1）でのタイプ4〕は，水分75％と固形物25％で構成され，その固形物の50％は小腸で消化吸収されなかった食物繊維で構成されている。すなわち，「What you eat is what you are」と言われるように，「食べた物」が「出る物」である。

　石井ら[2]による食物繊維摂取量と排便量の関係に関する検討では，排便障害のない女性6名において，日常食での食物繊維摂取量は14～15 gで1日排便量は平均86 g（範囲：34～130 g）であったのに対して，食物繊維摂取量を10 g/日に減少させると排便量は平均77 g/日（27～139 g）に減少し，食物繊維摂取量を20 g/日に増加させると平均107 g/日（60～159 g）に増加，さらに食物繊維30 g/日に増加させると排便量は平均210 g/日（116～253 g）と増加した。

　厚生労働省は「適切な排便量」の目標値は設定していないが，「適切な食物繊維摂取量」の目標値を男性で20 g以上/日，女性で18 g以上/日と設定しており，日本人の平均は14 g/日程度といわれている。すなわち，一般女性の一例ではあるが，日本人の1日平均排便量は90 g程度で，目標値は110 g程度と考えられる。

表1 ブリストル便性状スケール

1	コロコロ便		硬くてコロコロの兎糞状の便
2	硬い便		ソーセージ状であるが硬い便
3	やや硬い便		表面にひび割れのあるソーセージ状の便
4	普通便		表面が滑らかで軟らかいソーセージ状、あるいはヘビのようなとぐろを巻く便
5	やや軟らかい便		はっきりとしたしわのある軟らかい半分固形の便
6	泥状便		境界がほぐれて、ふにゃふにゃの不定形の小片便 泥状の便
7	水様便		水様で、固形物を含まない液体状の便

患者と便の性状に関して話す際に、客観的指標となるため便利である

◇適切な硬さ

「適切な硬さ」に関しては、ブリストル便性状スケールのタイプ1と2は硬便のため排便困難や排便時の肛門痛の原因となり、タイプ6と7は下痢便のため不愉快な排便や肛門周囲皮膚炎の原因となることから、タイプ3〜5が適切な硬さである。

◇適切な排便回数

「適切な排便回数」に関しては、標準的な食事摂取をしていることを前提に、3回/週〜3回/日が正常な回数とされる。この基準は、週に3回以上便が出ない人は腹部膨満感、腹痛や硬便による排便困難に悩むことが多く、1日に3回を超えて排便する人は下痢便やトイレを探す必要が生じて生活に支障が生じるため、なんらかの治療を要することが多いという疫学的データに基づいている[3]。

◇適切な場所・時間、快適な排便

「適切な場所」で「適切な時間」に排便を行うことは、人間が社会的、衛生的に問題のない生活を送るために必要な能力であり、「不適切な場所」で「不適切な時間」に排便が生じると「便失禁」につながる。

最後に、「快適」に排便が行えないということは、排便困難感や残便感などの不快な排便状態ということであり、その原因として便秘症の病型の1つである便排出障害などがある[4]。

◇便意

　排便に関して一般によく誤解されている点として，膀胱に尿が貯留して一定の量を超えると尿意を感じるのと同様に，直腸に便が徐々に貯留して一定の量を超えると便意を感じると思われていることが挙げられる。

　実際には，健常者の場合，大蠕動の前は排泄されるべき糞便はS状結腸に貯留していて直腸は空虚であり，1日3回～週3回の頻度で発生する大蠕動によってS状結腸に貯留した便が一気に直腸に移動することで便意が発生する。

　したがって，尿意がなくても必要に応じて排尿できるのとは異なり，直腸感覚が正常な健常者では，便意がないときに自分の意思で排便することは不可能である。

◆便失禁

◇便失禁の定義

　便失禁の定義は，その純粋な学術的意義だけではなく，便失禁の有症率を調べる疫学調査の結果を左右する点からも極めて重要である。従来，各学会や組織がさまざまな定義を提唱しており，世界中でコンセンサスの得られている唯一の定義は存在しない。

　日本大腸肛門病学会による『便失禁診療ガイドライン2017年版』(以下，大肛便失禁ガイドライン)では，便失禁はステートメントとして次のように定義されている[5]。

- 「無意識または自分の意思に反して肛門から便が漏れる症状」を便失禁と定義する。
- 「無意識または自分の意思に反して肛門からガスが漏れる症状」をガス失禁と定義する。
- 便失禁とガス失禁をあわせて肛門失禁と定義する。

　この定義は，米国消化器病学会による「肛門からの無意識または自制できない便の漏れ（either the involuntary passage or the inability to control the discharge of fecal matter through the anus)」とほぼ同一である[6]。

　従来，さまざまな学会や組織が便失禁を定義しているが，**表2**に示したように，その内容はそれぞれ異なっている[7]。最もシンプルなものは，日本ストーマ・排泄リハビリテーション学会の編集による『ストーマ・排泄リハビリテーション学用語集 第3版』における「不随意的な便の漏れ」であるが[8]，2016年9月に東京で開催された第6回国際失禁会議（International Consultation on Incontinence：ICI）でも同様に，「便失禁（faecal incontinence）」を「不随意的な便の漏れ（involuntary loss of faeces)」と簡潔に定義している[9]。しかし，4年間隔で開催されるICIは，第3回（2004年）から第5回（2012年）までは，便失禁を「自らの意思に反して，社会的，衛生的に問題となる状況で，便が漏れる症状（involuntary loss of liquid or solid stool that is a social or hygienic problem)」と定義しており[10]，ICIのメンバーである筆者も，長らくこの定義を使用してきた[11-13]。これは単なる便失禁の定義ではなく，

表2 便失禁の定義

学会・組織名	発表年	便失禁の定義
日本大腸肛門病学会 便失禁診療ガイドライン2017年版[5]	2017年	無意識または自分の意思に反して肛門から便が漏れる症状
日本ストーマ・排泄リハビリテーション学会 ストーマ・排泄リハビリテーション学用語集 第3版[8]	2015年	不随意的な便の漏れ
ローマⅣ[14]	2016年	少なくとも3カ月以上続く，繰り返す自制のきかない便の漏れ
第6回国際失禁会議[9]	2016年	不随意的な便の漏れ
米国結腸直腸外科学会[15]	2015年	年齢が4歳以上で，かつては肛門禁制を得ていたが，その後，自制のきかない便，またはガスの漏れが少なくとも1カ月以上続く状態
第5回国際失禁会議[10]	2012年	自らの意思に反して，社会的，衛生的に問題となる状況で，便が漏れる症状
米国消化器病学会[6]	2004年	肛門からの無意識または自制できない便の漏れ

「治療の対象となる便失禁」の定義と考えられる。逆に言えば，たとえ不随意的に便が漏れていても，それが社会的，衛生的に問題とならなければ「治療が必要な便失禁」とはみなさないという考え方である。

　便失禁を単に「不随意的な便の漏れ」ではなく，「治療が必要な便の漏れ」と定義する配慮は，他の学会や組織にもみられる。ローマⅣは，便失禁を「少なくとも3カ月以上続く，繰り返す自制のきかない便の漏れ(recurrent uncontrolled passaged of fecal material for at least 3 months)」と定義しているが[14]，これは1回だけの便失禁では自然改善する可能性があるため，3カ月以上繰り返し生じて，初めて診療対象になると考えていると思われる。同様に，米国結腸直腸外科学会も，便失禁を「年齢が4歳以上で，かつては肛門禁制を得ていたが，その後，自制のきかない便，またはガスの漏れが少なくとも1カ月以上続く状態(uncontrolled passage of feces or gas over at least 1 month's duration, in an individual of at least 4 years of age, who had previously achieved control)」と定義づけている[15]。「年齢が4歳以上」という条件をつけているのは，4歳未満は精神的・身体的に未発育のために便失禁を生じるのは正常範囲であり，治療をしなくても加齢・発育によって便失禁が自然改善・消失する可能性が高く，診療の対象にはならないと考えているためと思われる。

　上記を念頭に置いたうえで，筆者自身は，便失禁は腹痛や嘔吐と同じように便を漏らすという単なる症状であるため，治療が必要かどうかや自然改善するかどうかとは無関係に，「不随意的な便の漏れ」と簡潔に定義づけるのがよいと考えている。

　『便失禁診療ガイドライン』も，治療の必要性や自然改善の見込みとは無関係に便失禁を定義しているが，単なる「不随意的な便の漏れ」ではなく，「無意識または自分の意思に反して肛門から便が漏れる症状」と定義した。これは，漏出性便失禁(便意を感じることなく気づかないうちに便が漏れている症状＝無意識に肛門から便が漏れる)と切迫性便失禁(便意を感じるがトイレまで我慢できずに漏れる症

状＝自分の意思に反して肛門から便が漏れる）という2つの異なる便失禁症状を定義に組み入れるためである[11]。患者のなかには切迫性便失禁だけを便失禁（便漏れ）と認識しており，漏出性便失禁を有する患者に「便失禁でお困りなのですね」とたずねると，「いえ，トイレには間に合うので便失禁ではありません。ただ，知らないうちに下着に便が付いているのです」と答える人がいる。こういった誤解をなくし，漏出性便失禁も便失禁の症状であることを明確にするために，便失禁を「無意識または自分の意思に反して肛門から便が漏れる症状」と定義したのである。

◇便失禁の概要

◆便失禁の有症率

わが国における便失禁の有症率は，20〜65歳で4％[16]，65歳以上で7.5％であり[17]，これを基に人口構成から算出すると，わが国には500万人以上の便失禁患者が存在すると推計される[12]。この便失禁は，日常生活に多大な影響を及ぼす症状でありながら，患者自身が検査や治療を求めて医療機関を訪れることは比較的少なく，便失禁が「silent affliction（沈黙の苦悩）」とよばれる所以である[18]。

その原因として，生命にかかわらない良性疾患であることや患者の羞恥心のほかに，保存的・外科的療法で症状が改善・治癒する可能性があるとの認識が，患者だけではなく医療関係者の間ですら低いためと考えられる。実際，医学部や看護学校で学ぶ症候学には，「便秘」や「下痢」はあっても「便失禁」の講義は皆無に等しい。

◆仙骨神経刺激療法（SNM）

日常診療においても，2014年4月に仙骨神経刺激療法（sacral neuromodulation：SNM，Medtronic社）が保険収載されるまでは，わが国において「便失禁」の保険病名で診療報酬を請求できる検査も治療も存在しなかった[19, 20]。すなわち，保険診療にとって「便失禁」は治療すべき症状とはみなされていなかったことになる。こういった状況のなかで，「便失禁」という症状に対して初めて保険適用を得たSNMは，便失禁が治療すべき・治療できる症状であることを示すことによって，わが国における便失禁診療の扉を開いた画期的な治療法といえる。

またSNMは，保存的療法が無効または適応できない便失禁患者にのみ施行することが保険で認められおり，SNMを施行する医師は，SNMの手術手技だけではなく便失禁診療全体を理解する必要があり，所定の講習会を受講することが義務付けられている。2014年4月に保険収載されて以来，2017年7月時点で全国35施設において約200例にSNMの神経刺激装置が埋込まれている。この数字は少ないようにも感じるが，SNMの適応が「保存的療法が無効または適応できない患者」であることを考えれば，SNMを受けた何十〜何百倍もの患者が保存的療法によって改善し，結果的にSNMの恩恵を受けているといえる。

さらにSNMの添付文書には，「適応については，国際失禁会議（ICI）のガイドラインを参考に行うこと」と記載されているが，これは，SNMの保険収載時点で便失禁の診療ガイドラインがわが国に存在しなかったためであり，このSNM保険収載が契機となって，2017年3月に前述の『便失禁診療ガイドライン』が発行された。本ガイドラインの詳細は他章（p.137，Ⅲ章 B-2「便失禁」参照）に譲るが，ガイドライン中の診療アルゴリズムは初期診療と専門的診療に分かれており，便失禁を専門としない開業医や他科の医師でも，興味と知識があってガイドラインを活用して経験を積めば，初期診療が行えるように配慮されている。

専門的診療のなかでリハビリテーションスタッフの活躍に期待することは，バイオフィードバック療法である[21]。バイオフィードバック療法は，リハビリテーションの一種である骨盤底筋トレーニングを効果的に指導する方法であり，リハビリテーションスタッフが他疾患の治療をとおしてすでに保有している知識と経験が大いに役立つ治療法である。

◆ 新たな治療法

SNMの保険収載を契機に，便失禁診療に関する記事が新聞，雑誌，テレビなどで報道されるようになり，これまで受診できずにいた多くの患者が医療機関を受診するようになった。また，医療機器メーカーや製薬会社も便失禁診療に興味を示すようになり，経肛門的洗腸療法（逆行性洗腸法）のための専用医療機器であるペリスティーン®アナルイリゲーションシステム（以下，ペリスティーン，Coloplast社）が，2016年10月に薬事承認を得た。その有効性と安全性を評価するために，難治性排便障害患者を対象に前向き多施設共同研究が施行され，その成績が発表される予定である。今後，ペリスティーンを用いた経肛門的洗腸療法が保険収載されれば，同療法を患者に指導する「排便管理指導料」や「排便自立指導料」といった診療報酬が新設される可能性もある。

このように，SNMが切り拓いた道を他の治療法が追随し，それらが力を合わせることによって，便失禁がいつの日か「silent affliction」から「common and treatable（ありふれた・治療できる症状）」に変わることを大いに期待している。

◆ 便秘

◇ 便秘の定義

排便習慣は個人差が大きく，患者が言う「便秘」が意味する内容もさまざまであるが，筆者は以前より便秘の定義として「本来体外へ排出すべき糞便を十分量かつ快適に排出できない状態」を提唱してきた[22]。この定義は，『ストーマ・排泄リハビリテーション学用語集 第3版』で採用され[8]，さらに日本消化器病学会発行の『慢性便秘症診療ガイドライン』でも採用されている（**表3**）。また，「便秘症」とは，便

秘による症状が現れ，検査や治療を必要とする状態であり，その症状としては，排便回数減少によるもの（腹痛，腹部膨満感など），硬便によるもの（排便困難，過度の怒責など）と便排出障害によるもの（軟便でも排便困難，過度の怒責，残便感とそのための頻回便など）がある。

「便秘」とは，症状名でもなければ疾患名でもなく，「排便回数や排便量が少ないために糞便が大腸内に滞った状態」または「直腸内にある糞便を快適に排出できない状態」を表す「状態名」である[22, 23]。しかし，排便回数が少ないからといってそれが必ずしも「便秘」とは限らず，また排便困難感や残便感が必ずしも「便秘症」とは限らない。それが，「便秘」の定義において「本来体外に排出すべき糞便」と記載している理由である。すなわち，なんらかの理由で経口摂取量が不十分な場合は，結腸の中に「本来体外に排出すべき糞便」の量が少ないため排便回数も減少して当然であり，排便回数や排便量の過少は真の便秘とはいえない。また，残便感を訴える患者のなかには，強迫観念のために「本来体外に排出すべき糞便」が直腸内に存在しないにもかかわらず，残便感（偽の便意）を訴えて過度に怒責したり頻回にトイレに行ったりする排便強迫神経症も少なからず存在し，そのような患者も真の便秘症とはいえない[4, 22, 23]。ローマIVでも，機能性便排出障害の診断基準として，便をうまく出せないという症状だけで診断せず，排便造影検査やバルーン排出検査などで客観的に診断することを求めている[14]。

海外では，ローマIVが「機能性便秘（functional constipation）」を，「排便回数が少ないか排便困難や残便感が主な症状の機能性腸疾患（functional bowel disorder in which symptoms of difficult, infrequent, or incomplete defecation predominate）」と定義しているが，さらに「過敏性腸症候群の診断基準に該当してはならず，腹痛や腹部膨満感を有してもよいが，主な症状であってはならない（patients with functional constipation should not meet IBS criteria, although abdominal pain and/or bloating may be present but are not predominant

表3 便秘の定義

学会・組織名	発表年	便秘の定義
日本消化器病学会 慢性便秘症診療ガイドライン	2017年	本来体外へ排出すべき糞便を十分量かつ快適に排出できない状態
日本ストーマ・排泄リハビリテーション学会 ストーマ・排泄リハビリテーション学用語集 第3版[8]	2015年	本来体外へ排出すべき糞便を十分量かつ快適に排出できない状態
ローマIV[24]	2016年	機能性便秘を「排便回数が少ないか排便困難や残便感が主な症状の機能性腸疾患」と定義しているが，さらに「過敏性腸症候群の診断基準に該当してはならず，腹痛や腹部膨満感を有してもよいが，主な症状であってはならない」の条件を付している
米国消化器病学会[26]	2014年	慢性便秘を，「排便回数が少ないか，排便困難，あるいはその両症状を特徴とする不満足な排便状態が3カ月以上持続している状態」と定義

symptoms.)」[24]と筆者からみれば余計な一文を追加しており，これがときに混乱を引き起こしている。この定義に従うと，過敏性腸症候群（irritable bowel syndrome：IBS）の患者は，「機能性便秘」と診断することができず，IBS患者は「便秘症」には同時に罹患できないとの誤解を生じる。ここで注意しなければならないのは，ローマⅣにおける「機能性便秘」とは，「機能的な原因で生じている便秘」という一般名詞ではなく，ローマⅣの診断基準によって定義づけられている「機能性便秘」という固有名詞，すなわち症候群を意味していることである。ローマ基準はもともと，IBSの定義や診断基準を国際的に統一して研究する目的で機能性消化管疾患の世界的専門家がローマに集まってコンセンサスを形成してできたものであり，ローマ基準にとってIBSは最も重要な症候群である。そのため，ローマ基準ではIBSが特別扱いされ，他の病態にIBSが含まれてしまうのを防ぐために，あえて「機能性便秘」にIBSが含まれないようにしたと考えられる。したがってローマ基準では，1人の患者がIBSと「機能性便秘」に同時に罹患することは不可能であるが，日常診療においては，1人の患者がIBSと「機能的な原因による便秘症」に同時に罹患することは十分に可能である。

　IBSを特別扱いしない米国消化器病学会も，慢性便秘症を「排便回数が少ないか，排便困難，あるいはその両症状を特徴とする不満足な排便状態が3カ月以上持続している状態（unsatisfactory defecation, characterized by infrequent stools, difficult stool passage, or both at least for previous 3 months）と定義しており[25,26]，IBSの診断基準を満たすかどうかは無関係である。

◇便秘の概要
◆便秘症の有症率

　便秘症の有症率は一般人口の2～28％と，その定義や調査方法によって大きく異なるが，平成28（2016）年の国民生活基礎調査によると，わが国における有症率は男性2.5％，女性4.6％で，20～50歳では圧倒的に女性が多く，50歳以降は男女ともに加齢に伴って増加し，70歳以上の高齢者では男女差がなくなる[27]。平成10（1998）年の国民生活基礎調査による有症率は，男性1.9％，女性4.7％であり，徐々にではあるが，わが国においても便秘症患者は増加しているといえる。

◆便秘症の分類，薬物療法

　便秘症は，排便回数減少型と排便困難型に分類することができ，前者に対する食事・生活習慣指導や薬物療法のみが強調されることが多いが，排便困難を主症状とするタイプも存在し，その原因によってはバイオフィードバック療法や手術が有効な場合もある。また，薬物療法に関しても，即効性の刺激性下剤が使用されることが多いが，本来は非刺激性下剤を第一選択とし，刺激性下剤はレスキューとして頓服使用することが望ましい[28]。しかし，わが国で使用できる非刺激性

下剤の種類は限られており，欧米で浸透圧性の非刺激性下剤として一般的に使用され，エビデンスレベルの高いポリエチレングリコールは慢性便秘症に対して使用することができず，ラクツロースも小児の便秘症にしか保険適用がない。

このように薬物療法の選択肢が限られている状況で，2012年11月に上皮機能変容薬であるルビプロストンが発売されたが，これは1980年にピコスルファート（ラキソベロン®）が保険収載されて以来，実に32年ぶりの下剤の新薬であり，わが国で長年閉ざされていた便秘診療の扉を開いた快挙といっても過言ではない。その後，2017年3月には同じく上皮機能変容薬であるリナクロチドが，2017年6月にはオピオイド誘発性便秘症の治療薬であるナルデメジンが発売開始となり，今後も胆汁酸トランスポーター阻害薬であるelobixibatやポリエチレングリコールが保険収載される予定である。

ルビプロストンは，非刺激性下剤の選択肢を増やして個々の患者を救っただけではなく，便秘市場や便秘に関する学界を活性化し，便秘診療・研究全体を啓発した功績は極めて大きい。この学界の活性化が，日本消化器病学会附置研究会による『慢性便秘症診療ガイドライン』作成の機運を高め，遂に2017年10月に発行された。

◆ バイオフィードバック療法

『慢性便秘症診療ガイドライン』の概要を含めた便秘症の診断と治療の詳細は他項（p.158，Ⅲ章 B-5「便秘」参照）に譲るが，本ガイドラインでは，便秘の分類において従来の痙攣性・弛緩性・直腸性を廃止し，症状分類として排便回数減少型・排便困難型を，病態分類として国際的に使用されている大腸通過遅延型・大腸通過正常型・便排出障害を採用した点が画期的である。

便秘症を専門としない開業医や他科の医師は，症状だけで排便回数減少型・排便困難型に分類して初期診療を行い，それでも改善しない患者だけを専門施設に紹介し，専門施設では大腸通過時間検査や排便造影検査を用いて大腸通過遅延型・大腸通過正常型・便排出障害に分類し，専門的診療を行うように配慮されている。

専門的診療のなかでリハビリテーションスタッフの活躍に期待するのは，便失禁と同様にバイオフィードバック療法である[21]。便秘に対するバイオフィードバック療法は，便失禁における骨盤底筋トレーニングとは逆に，怒責時に骨盤底筋を弛緩させる練習を行うものであり，怒責時に弛緩状態を保つべき骨盤底筋が無意識のうちに収縮してしまう骨盤底筋協調運動障害による機能性便排出障害を有する患者が対象である[29-31]。

『慢性便秘症診療ガイドライン』発行の前から，便秘診療に関する記事が新聞，雑誌，テレビなどで報道されるようになり，薬物療法だけではなく機能性便排出障害に対するバイオフィードバック療法も紹介されるようになった。ルビプロストンが長年閉ざされていた便秘診療の扉を開いたことを契機に，新しい便秘治療

薬が追随し，『慢性便秘症診療ガイドライン』が活用されることで，慢性便秘症に悩む多くの患者が救われることを大いに期待している。

◆ 下痢

◇ 下痢の定義

一般に，水分の多い液状便を頻回に排泄する状態を下痢とよんでいるが，『ストーマ・排泄リハビリテーション学用語集 第3版』では，「腸管の吸収障害または腸壁から多量の水分が排出されるため，便が粥状，液体状になる状態」と定義されている[8]。すなわち，ブリストル便性状スケールのタイプ6と7が下痢便である。

◇ 下痢の概要

下痢は，その経過から急性下痢と慢性下痢に分類される。

◆ 急性下痢

急性下痢は急激に発症して腹痛を伴うことが多く，持続期間は1〜2週間以内で，ウイルス性や細菌性などの感染性が多い。リハビリテーションスタッフが知っておくべき急性下痢の原因の1つとして，院内感染の原因となるノロウイルスによる急性腸炎がある。

◆ 慢性下痢

慢性下痢は，小児や成人では3週間以上，乳児では4週間以上にわたって下痢症状が持続した状態と定義され，原因として下痢型過敏性腸症候群，潰瘍性大腸炎などの炎症性腸疾患，薬剤起因性下痢，吸収不良症候群，機能性慢性下痢症などがある[32]。また，その発生機序から，浸透圧性下痢，滲出性下痢，分泌性下痢，腸管運動異常による下痢に分類することもできる[33]。

リハビリテーションスタッフが知っておくべき慢性下痢の原因の1つとして，直腸糞便塞栓による下痢と便失禁がある。リハビリテーションが必要な長期臥床患者や直腸感覚が低下した高齢者では，直腸に糞便が大量に貯留していても便意を感じないか，感じていても便意を訴えられない場合がある。この状態を直腸糞便塞栓とよび，便秘の一種であるが，この糞便塞栓が原因で溢流性便失禁が生じ，それが下痢の症状と誤解されることがある。介護施設入所者240例を対象にした研究[34]によると，1年間に3日以上続く下痢のあった患者は65例（27％）で，そのうち直腸糞便塞栓が下痢の原因であった患者が37例（57％）と最多で，ついで下剤過量が13例（20％），急性腸炎が原因であったのはわずか3例（5％）であった。直腸糞便塞栓が原因で，見かけ上の下痢を呈していた37例中30例（81％）は，便失禁も生じていた。介護施設入所者の下痢や便失禁の原因として，便秘の病態と

しての直腸糞便塞栓や下剤過量があることを念頭に置いておく必要がある。

◆ おわりに

　仙骨神経電気刺激法や経肛門的洗腸法といった新たな治療法や新規下剤の出現によって，排便障害に対する治療の選択肢が増え，今後，治療できる患者の数も治療を求める患者の数も増加すると思われる．それに伴って重要となるのが，チーム医療による多職種協働であり，リハビリテーションスタッフもその一員である．

　診療報酬として認められているのは，現時点ではまだ「排尿自立指導料」のみであるが，今後，「排便管理指導料」や「排便自立指導料」といった診療報酬が新設される可能性もある．筆者の施設ではすでに，理学療法士と作業療法士が排便障害患者に対してバイオフィードバック療法を積極的かつ主体的に行っているが，「排便自立指導料」が診療報酬として認められた暁には，「排尿ケアチーム」ではなく「排泄ケアチーム」の一員として，リハビリテーションスタッフが全国で活躍する日が来ることを心待ちにしている．

【文　献】

1) Lewis SJ, Heaton KW: Stool form scale as a useful guide to intestinal transit time. *Scand J Gastroenterol* 32(9); 920-924, 1997.
2) 石井智香子，東　玲子：食物繊維が排便におよぼす影響．日本看護科学会誌 12(1)；16-22, 1992.
3) Drossman DA, Sandler RS, McKee DE, et al.: Bowel patterns among subjects not seeking health care. Use of a questionnaire to identify a population with bowel dysfunction. *Gastroenterology* 83(3); 529-534, 1982.
4) 味村俊樹：便排出障害（直腸肛門機能障害）．診断と治療 101(2)；285-290, 2013.
5) 日本大腸肛門病学会：便失禁の定義．便失禁診療ガイドライン 2017 年版（日本大腸肛門病学会 編）；1-3, 2017.
6) Rao SS: Diagnosis and management of fecal incontinence. American College of Gastroenterology Practice Parameters Committee. *Am J Gastroenterol* 99(8); 1585-1604, 2004.
7) 味村俊樹：便失禁の定義と疫学．外科 79(3)；212-219, 2017.
8) 日本ストーマ・排泄リハビリテーション学会 編：ストーマ・排泄リハビリテーション学用語集 第 3 版，金原出版，2015.
9) Bliss DZ, Mimura T, Bharucha AE, et al.: Assessment and conservative management of faecal incontinence and quality of life in adults. Incontinence, 6th ed (Abrams P, et al. ed); 1993-2085, *International Consultation* on Urological Diseases, 2017.
10) Bliss DZ, Mellgren A, Whitehead WE, et al.: Assessment and conservative management of faecal incontinence and quality of life in adults. *Incontinence*, 5th ed (Abrams P, et al. ed); 1443-1485, International Consultation on Urological Diseases, 2013.
11) 味村俊樹，福留惟行，倉本　秋：便失禁の評価と治療総論 ─診療ガイドライン作成に向けて─．日本大腸肛門病会誌 64(10)；860-866, 2011.
12) 味村俊樹，山名哲郎，高尾良彦，ほか：本邦における便失禁診療の実態調査報告 ─診断と治療の現状─．日本大腸肛門病会誌 65(3)；101-108, 2012.
13) 味村俊樹：国際失禁会議（ICI）の便失禁診療ガイドライン．日本大腸肛門病会誌 68(10)；928-939, 2015.
14) Rao SSC, Bharucha AE, Chiarioni G, et al.: Anorectal Disorders. *Gastroenterology* 150(6); 1430-1442, 2016.
15) Paquette IM, Varma MG, Kaiser AM, et al.: The American Society of Colon and Rectal Surgeons' Clinical Practice Guideline for the Treatment of Fecal Incontinence. *Dis Colon*

Rectum 58(7); 623-636, 2015.
16) 味村俊樹：本邦の労働人口における便失禁の頻度に関する検討．日外会誌 104；538，2003.
17) Nakanishi N, Tatara K, Naramura H, et al.: Urinary and fecal incontinence in a community-residing older population in Japan. *J Am Geriatr Soc* 45(2); 215-219, 1997.
18) Johanson JF, Lafferty J: Epidemiology of fecal incontinence: the silent affliction. *Am J Gastroenterol* 91(1); 33-36, 1996.
19) 味村俊樹，山名哲郎，高尾良彦，ほか：本邦における便失禁診療の実態調査報告 －仙骨神経刺激療法の適応に関する検討－．日本大腸肛門病会誌 65(3)；109-117，2012.
20) 山名哲郎，高尾良彦，吉岡和彦，ほか：便失禁に対する仙骨神経刺激療法 前向き多施設共同研究．日本大腸肛門病会誌 67(6)；371-379，2014.
21) 味村俊樹，千野麻衣子，榎本詩乃：バイオフィードバック療法の適応と実際．Medicina 53(9)；1433-1437，2016.
22) 味村俊樹：便秘．消化器病学 基礎と臨床（浅香正博，菅野健太郎，千葉 勉 編）；814-823，西村書店，2013.
23) 味村俊樹：便秘の病態からみた診断・治療に対する考え方．Modern Physician 37(1)；5-10，2017.
24) Lacy BE, Mearin F, Chang L, et al.: Bowel Disorders. *Gastroenterology* 150(6); 1393-1407, 2016.
25) American College of Gastroenterology Chronic Constipation Task Force: An evidence-based approach to the management of chronic constipation in North America. *Am J Gastroenterol* 100(Suppl 1); S1-S4, 2005.
26) Ford AC, Moayyedi P, Lacy BE, et al.: American College of Gastroenterology monograph on the management of irritable bowel syndrome and chronic idiopathic constipation. *Am J Gastroenterol* 109(Suppl 1); S2-S26. 2014.
27) 厚生労働省：平成 28 年国民生活基礎調査（http://www.mhlw.go.jp/toukei/saikin/hw/k-tyosa/k-tyosa16/index.html，2017 年 8 月時点）．
28) 味村俊樹：便秘治療薬の正しい使い方．レジデントノート 18(18)；3341-3346，2017.
29) 味村俊樹：機能性便排出障害型便秘症に対するバイオフィードバック療法の実際．臨床医のための慢性便秘マネジメントの必須知識（中島 淳 編）；176-182，医薬ジャーナル社，2015.
30) 味村俊樹：骨盤底筋協調運動障害を呈する便排出障害型便秘症に対する直腸バルーン排出訓練によるバイオフィードバック療法の効果に関する検討．バイオフィードバック研究 38(1)；43-50，2011.
31) 味村俊樹，福留惟行：骨盤底筋協調運動障害を呈する便排出障害型便秘症に対する肛門筋電計と直腸バルーン排出訓練によるバイオフィードバック療法の効果に関する検討．バイオフィードバック研究 39(1)；23-31，2012.
32) 桂田武彦，武田宏司：下痢．消化器病学 基礎と臨床（浅香正博，菅野健太郎，千葉 勉 編）；168-173，西村書店，2013.
33) 須河恭敬，山本博幸，篠村恭久：下痢の病態メカニズム．診断と治療 101(2)；205-210，2013.
34) Kinnunen O, Jauhonen P, Salokannel J, et al.: Diarrhea and fecal impaction in elderly long-stay patients. *Z Gerontol* 22(6); 321-323, 1989.

2 便失禁

勝野秀稔

◆はじめに

便失禁は排便を十分に制御できない状態で，それによって患者の生活の質（quality of life：QOL）は大きく低下する。わが国には約500万人の便失禁患者が潜在的に存在すると推測されているが[1]，その多くは羞恥心による受診敬遠や専門医・専門外来の存在を知らないなど，病院受診にまで至らない。また，病院を受診しても，止痢剤などを漫然と処方されている例も多く見受けられる。

わが国の大腸癌など悪性疾患の治療レベルは欧米に比べて遜色ないが，便失禁などの機能性疾患の治療に関しては，残念ながら大きく遅れをとっているのが実情である。しかし，2017年2月に日本大腸肛門病学会より『便失禁診療ガイドライン』[2]が発刊されたことで，専門医だけではなく多くの医療従事者にその病態が認知され，わが国における便失禁診療が大きく進展することが期待される。

本稿では，便失禁の症状，病態，診断，治療の概要について述べる。

◆症状

便失禁は，その症状によって切迫性便失禁と漏出性便失禁に分けられる。わが国における便失禁の調査報告[3]によると，切迫性が16％，漏出性が49％，両方の症状をもつ患者が35％であった。

切迫性便失禁は，「トイレに行きたい」という便意は感じるが，短時間でも排便を我慢することができないため，トイレまで間に合わずに失禁してしまう状態である。一方の漏出性便失禁は，自分で認識できずに便が漏れてしまう状態である。肛門周囲に違和感を感じることもあるが，トイレで下着の汚れや便塊を確認して初めて便失禁に気づくこともある。

一般に，切迫性便失禁は自分で制御可能な随意筋である外肛門括約筋の機能低下が主因であり，漏出性便失禁は不随意筋である内肛門括約筋の機能低下により起こるとされる。臨床では括約筋以外の要因も複合的に関連して便失禁を発症することが多いため，外来での問診は特に重要である。

◆病態

便失禁の病態には，単に肛門括約筋の機能不全だけではなく，直腸肛門の感覚異常や排便に関与する神経障害，術後の直腸貯留能低下など，複数の要因が関与

している。

便禁制の原因は，①制御する脳や脊髄など中枢神経系の異常，②その指令を伝達する神経の障害，③肛門周囲（局所）の機能不全に分けられる。代表的な病態として①では脳梗塞，認知症，脊髄損傷，二分脊椎症など，②では糖尿病，多発性硬化症，分娩時の過伸展による陰部神経障害などが挙げられる。③に関しては，肛門括約筋不全の原因となる分娩外傷や，直腸・肛門手術などの外傷によるもの[4,5]，直腸脱や直腸重積により二次的に発症するものがある。

また，原因が明らかでないものは特発性便失禁とよばれ，高齢者に多く認められる。そのほかに，便性状の異常によっても便失禁は生じ，下剤服用や炎症性疾患，過敏性腸症候群などが原因として挙げられる。

◆ 診断

◇ 病歴の聴取

日常の排便習慣と便失禁に関する質問を，必要かつ十分な範囲で行う。要点としては，失禁の自覚の有無，失禁するガス・便の性状や量，時間帯（排便後や睡眠中）などの便失禁症状に関するもの，肛門手術歴や女性患者における分娩歴などの既往歴に関するもの，下剤や向精神薬など排便に影響のある服薬歴などが重要である。

◇ 直腸肛門診察

肛門指診により，安静時の肛門括約筋の緊張（静止圧）や，括約筋を意識的に閉めた状態の随意収縮圧の概要を把握する。分娩裂傷では，前方の括約筋欠損を触知しうることがある。また，直腸癌や直腸脱などの器質的疾患を診断する意味でも重要な手技である。

◇ 臨床的評価

便失禁の重症度を臨床的に評価する手法は多数存在するが，代表的なものにクリーブランドクリニック便失禁スコア（Cleveland Clinic Florida Fecal Incontinence Score：CCFIS）がある（p.194，Ⅳ章B-1「質問票」，**表1**を参照）。Wexnerスコアともよばれ，ガス・液状便・固形便の失禁頻度，パッドなどの衛生用品の使用，便失禁による日常生活への影響の頻度に関する5項目で構成されており，スコアは便失禁なしの0点から最重症の20点で評価される。

◇ 臨床検査
◆ 直腸肛門内圧検査
直径約5mmの圧センサーを肛門より挿入して直腸・肛門管内の圧を測定する

検査で，一般的には安静時の静止圧と肛門を締めたときの随意収縮圧を測定する。
詳細はp.219，Ⅳ章 B-5「直腸肛門内圧検査」を参照していただきたい。

◆ 直腸肛門感覚検査

肛門から直腸へ注射器と接続したバルーンを挿入し，それを膨らませることで直腸の感覚を評価する検査である。

徐々にバルーンを膨らませ，最初に直腸に圧を感じた容量を感覚発現容量とし，続いて便意を感じたときを便意発現容量，便意が切迫して我慢ができない状態を最大耐容量としてそれらを測定する。

◆ 経肛門的超音波検査

肛門管内へ超音波プローブを挿入して肛門括約筋の形態を評価する検査である。詳細はp.214，Ⅳ章 B-4「経肛門的超音波検査」を参照していただきたい。

◆ 骨盤MRI検査

肛門括約筋の厚さを客観的に計測し，評価することができる。また，endoanal MRI検査はコイルを肛門から挿入することで立体的な画像を得ることができ，肛門括約筋損傷部位の診断に有用である[6]。

◆ 治療

図1に便失禁診療のアルゴリズムを示す。

便失禁診療は，初期診療と専門的診療に大別される。初期診療には，食事・生活・排便習慣の指導や薬物療法が含まれる。具体的には，食物繊維の摂取を促し，便を軟化させるカフェインやアルコール，香辛料の過剰摂取を控えるような食事指導などが挙げられる。

◇ 薬物療法

便失禁患者の多くは軽度の下痢状態で便性が緩く，排便回数が頻回である。薬物療法では，腹部膨満感，腹痛，排便困難などの便秘症状を起こさない範囲で，患者を軽い便秘傾向にすることを主な目的とする。軟便を伴う便失禁に対して使用可能な代表的薬剤を次に示す。

◆ ポリカルボフィルカルシウム

過敏性腸症候群に対する薬剤で，下痢型だけではなく便秘型にも有効である。高分子吸収ポリマーのカルシウム塩で，小腸や大腸で初期重量の35倍以上の水分を吸収する。消化管からは吸収されず，糞便中へ排泄される。わが国の便失禁患

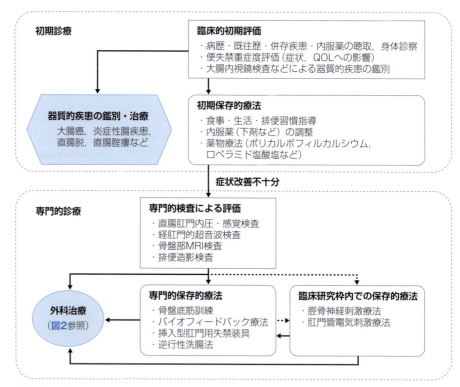

図1 便失禁診療のアルゴリズム

(文献2より引用)

者72例に投与され，有効率68％であったと報告されている[7]。

本剤は，後述のロペラミドと比較して便性が固形化しすぎて便秘症状を生じる頻度が低いため，便失禁に対する第一選択薬として使用しやすい。

◆ ロペラミド

腸管の蠕動運動を抑制するとともに，腸管における水分と電解質の吸収を促進することによって排便回数を減少させ，便性を固形化する強力な止痢剤である。また，軟便を伴う便失禁に対し，ランダム化比較試験によって有効性が確認されている唯一の薬剤である。

便秘になることがあるため，少量から投与を開始し，排便回数，便性状，便失禁の状態を評価しながら適宜増量することが望ましい。

◆ ラモセトロン塩酸塩

下痢型過敏性腸症候群の切迫性便失禁に対して有用である。

◇ 骨盤底筋トレーニング

外肛門括約筋や肛門挙筋などの骨盤底筋を収縮するトレーニングによって，便

失禁や尿失禁を改善する治療法である。詳細はp.238，Ⅴ章-2「骨盤底筋トレーニング」を参照していただきたい。

◇バイオフィードバック療法

骨盤底筋の収縮力強化と，その持続および直腸感覚の正常化を目的とした治療法で，骨盤底筋収縮トレーニング，協調運動トレーニング，直腸感覚正常化トレーニングがある。便失禁に対する有効率は約70％と報告されている[8]。詳細はp.256，Ⅴ章-4「便失禁に対するバイオフィードバック療法と便排出障害に対するバルーン排出トレーニング」を参照していただきたい。

◇挿入型肛門用失禁装具

アナルプラグとよばれる専用の装具を経肛門的に挿入し，肛門に栓をすることで便失禁を予防する[2]。現在，わが国で使用可能な装具は，ペリスティーン®アナルプラグのみである。水溶性フィルム内の圧縮されたポリウレタンを直腸内へ挿入すると，フィルムが溶けて逆三角形に膨張して肛門管に密着し，肛門に栓をする構造となっている。先端の布製ヒモを肛門外に出しておき，トイレでヒモを牽引して抜去する。最長で半日程度留置可能であるが，直腸肛門感覚が正常な患者では，留置による不快感に耐えられないことが多い。脊髄障害や高齢で感覚が低下している患者への適応がよい。

◇逆行性洗腸法

毎日もしくは隔日で，500～1,500 mLの微温湯を経肛門的に注入し，直腸および左側結腸の便を排出することで便失禁を防ぐ方法である[2]。手技に時間と手間がかかるため，重症の便失禁や便秘の患者が適応となる。海外ではペリスティーン®アナルイリゲーションシステムなどの専用器具があるが，わが国では2017年時点でこの治療法の専用医療器具は存在せず，導入が待たれる。

◇手術療法

便失禁の手術療法は多種多様である。良性の病態に対する外科的治療であり，原則として保存的治療が無効な症例に対して，低侵襲な術式から順に選択すべきである。便失禁に対する外科治療のアルゴリズムを**図2**に示す。

◆肛門括約筋修復/形成術

外傷性肛門括約筋不全に対する術式で，前述の直腸肛門機能検査や経肛門的超音波検査で括約筋断裂が確認された症例が適応となる。

肛門括約筋修復術は，分娩直後に断裂した括約筋の断端を一期的に縫合して修復する手技である。一方，肛門括約筋形成術は修復術後の陳旧性断裂や自然治癒

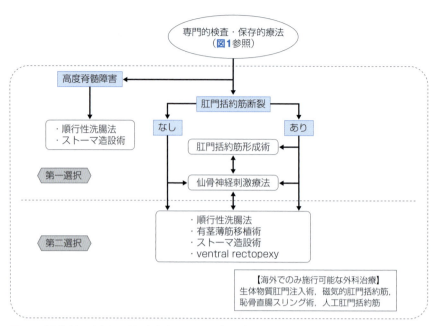

図2 便失禁に対する外科治療のアルゴリズム

（文献2より引用）

表1 肛門括約筋形成術の手術成績

著者	年	症例数	観察期間[月]	便禁制[%]
Fleshman	1991	55	12	72
Engel	1994	55	15	79
Londono-Schimmer	1994	94	60	50
Oliveira	1996	55	29	71
Gilliland	1998	77	24	55
Young	1998	54	18	86
Malouf	2000	55	77	49
Karoui	2000	74	40	47
Osterberg	2000	51	12	58
Morren	2001	55	40	56
Tan	2001	50	28	50
Halverson	2002	71	69	25
Bravo GuLerrez	2004	130	120	6
Norderval	2005	71	27	41
Zorcolo	2005	93	70	55
Trowbridge	2006	86	67	11
Barisic	2006	65	80	48
Oom	2009	120	111	38
Johnson	2010	33	103	49
Gleason	2011	74	32	77

後の瘢痕化した括約筋断端を縫合する手技である。

　肛門括約筋形成術の1990年以降における主な成績を**表1**に示す。術後3年未満の短期成績は比較的良好であるが、長期的に成績が悪化することが本術式の特徴

である[9]。明確な原因は不明であるが，加齢に伴う括約筋の変性や萎縮，陰部神経の機能低下などの可能性が示唆される。

◆ 仙骨神経刺激療法

2014年4月に便失禁に対して保険収載された新しい治療法である。p.287, 5章-7「便失禁に対する電気刺激療法」の項目で詳述する。

◆ 順行性洗腸法

盲腸から直腸までの大腸全体を順行性に洗腸することにより，大腸を空虚な状態に保って便失禁を改善する治療法である。手術や大腸内視鏡下で，虫垂瘻もしくは盲腸瘻とよばれる腸管皮膚瘻を造設する必要がある。主に小児領域の神経原性排便障害に対して行われていた治療を成人に応用した経緯がある。

保存的治療である逆行性洗腸法と比較して，洗腸液が少量で短時間に処置が行える点が長所であるが，短所としてボディイメージの変化や創感染の合併症頻度が高いことが挙げられる[10]。

晩期的には瘻孔部の狭窄をきたし，拡張術や再造設が必要となることがある[11]。

◆ 有茎薄筋移植術

大腿薄筋を遊離した後に肛門管に巻き付け，反対側の坐骨に遠位側の腱を縫着することにより，肛門管を適度な圧で締める治療法である（図3）。ほかの手術療法が無効で，ストーマ造設以外に選択肢がない症例に適応となることが多い。

わが国における15例の報告では，ストーマ造設された3例を除く12例で評価され，8例（67％）で便失禁が改善された[12]。しかし，本術式は便失禁の手術のなか

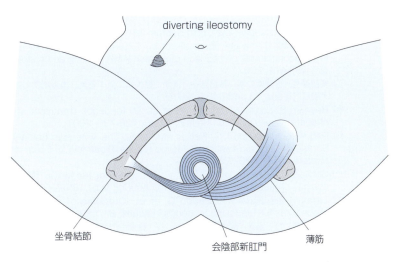

図3　有茎薄筋移植術の概略図

（文献11より引用）

でも特に難易度が高く，技術習得に症例数を必要とするため，限られた専門施設で施行されるべき手術療法である。

◆ ストーマ造設術

本術式は一般的に敬遠され，便失禁治療の最終手段と考えられているが，ボディイメージの変化などの心理的問題を受容できれば，最もシンプルで根本的な手術療法である。ストーマ装具の改良や皮膚・排泄ケア認定看護師による管理指導などの環境整備の進歩により，患者のQOLは向上している。

便失禁の治療としてストーマ造設術を受けた69例に対するアンケートでは，術後の活動能力を10段階で評価した場合，中央値が8点と高得点であった[13]。

ストーマ合併症としては，一般的な皮膚トラブルが最も多く，ストーマ脱出や傍ストーマヘルニアなど外科治療を要すこともある。

◆ ventral rectopexy

腹腔側より直腸を骨盤底部まで剥離し，直腸下端腹側と仙骨の岬角にメッシュを縫着して直腸を固定する術式である。直腸重積や直腸瘤が原因の便失禁には有用であるが，多数例での評価は定まっていない。

【文 献】

1) 味村俊樹, 福留惟行, 倉本 秋：IV. 便失禁の評価と治療総論 —診療ガイドライン作成に向けて—. 日本大腸肛門病会誌 64；860-866, 2011.
2) 日本大腸肛門病学会 編：便失禁診療ガイドライン 2017年版, 南江堂, 2017.
3) 味村俊樹, 山名哲郎, 高尾良彦, ほか：本邦における便失禁診療の実態調査報告 —診断と治療の現状—. 日本大腸肛門病会誌 65；101-108, 2012.
4) Oberwalder M, Connor J, Wexner SD: Meta-analysis to determine the incidence of obstetric anal sphincter damage. *Br J Surg* 90(11)；1333-1337, 2003.
5) Walker WA, Rothenberger DA, Goldberg SM: Morbidity of internal sphincterotomy for anal fissure and stenosis. *Dis Colon Rectum* 28(11)；832-835, 1985.
6) Dobben AC, Terra MP, Slors JF, et al.: External anal sphincter defects in patients with fecal incontinence: comparison of endoanal MR imaging and endoanal US. *Radiology* 242(2)；463-471, 2007.
7) 安部達也, 佐藤ゆりか, 鉢呂芳一, ほか：便失禁に対するポリカルボフィルカルシウムの効果. 日本大腸肛門病会誌 63；483-487, 2010.
8) Heymen S, Jones KR, Ringel Y, et al.: Biofeedback treatment of fecal incontinence: a critical review. *Dis Colon Rectum* 44(5)；728-736, 2001.
9) Paquette IM, Varma MG, Kaiser AM, et al.: The American Society of Colon and Rectal Surgeons' Clinical Practice Guideline for the Treatment of Fecal Incontinence. *Dis Colon Rectum* 58(7)；623-636, 2015.
10) Gerharz EW, Vik V, Webb G, et al.: The value of the MACE (Malone antegrade colonic enema) procedure in adult patients. *J Am Coll Surg* 185(6)；544-547, 1997.
11) Lefevre JH, Parc Y, Giraudo G, et al.: Outcome of antegrade continence enema procedures for faecal incontinence in adults. *Br J Surg* 93(10)；1265-1269, 2006.
12) 吉岡和彦, 畑 嘉高, 岩本慈能, ほか：IV. 直腸肛門機能性疾患に対する治療 —有茎薄筋移植を中心に—. 日本大腸肛門病会誌 60；906-910, 2007.
13) Norton C, Burch J, Kamm MA: Patients' views of a colostomy for fecal incontinence. *Dis Colon Rectum* 48(5)；1062-1069, 2005.

Ⅲ章 排泄障害の病態と特徴　B 排便機能障害の症状，病態，診断，治療

3 便排出障害（閉塞性排便障害）

髙野正太

◆はじめに

　直腸から便を排出することが困難な状態について，海外ではobstructed defecation syndrome, functional defecation disorder, evacuation disorderなど，多彩によばれている。わが国でも，閉塞性排便障害や便排出困難などの名称があるが，日本消化器病学会関連研究会 慢性便秘の診断・治療研究会の編集による『慢性便秘症診療ガイドライン』では「排便困難型慢性便秘症」と表現しており，器質性と機能性の便排出障害に分けている。本稿ではこのガイドラインに準じて，排便困難な状態を「便排出障害」と記載する。

　便排出障害を有する患者は便秘という主訴で医療機関を受診するため，刺激性下剤の処方などで対処されることが多く，そのためにさらなる便秘症状の増悪をきたすことがある。本稿では，便排出障害の治療において重要な理学療法を中心に，症状，病態，診断，治療の概要を解説する。

◆便排出のメカニズム

　ここで，便排出のメカニズムについて簡単に説明する。

　直腸内に便が進入すると，直腸壁および骨盤底筋内の感覚受容体を介して，大脳で便意を感じる。そこで意識的に怒責を行うと，体幹筋が収縮し，腹圧の上昇から直腸圧の上昇をきたす。このとき，恥骨直腸筋と外括約筋は弛緩し，便が排出される。

　詳細はp.42，Ⅱ章-5「排便機能の生理」の項目を参照していただきたい。

◆分類

　『慢性便秘症診療ガイドライン』では，便排出障害を**表1**のように器質性と機能性に分けている[1]。機能性便排出障害には，よく知られている骨盤底筋協調運動障害，腹圧低下だけではなく，感覚低下や収縮力低下など直腸の機能障害も含まれる。

　海外で広く引用されているローマ分類は，バージョンⅣとなっているが，この分類では便排出障害を，カテゴリーF3において，不十分な便排出力と協調運動障害の2つに分けている[2]（**表2**）。

表1 便排出障害の分類

器質性便排出障害	・直腸瘤 ・直腸重積 ・巨大直腸 ・小腸瘤 ・S状結腸瘤 　など
機能性便排出障害	・骨盤底筋協調運動障害 ・腹圧低下 ・直腸感覚低下 ・直腸収縮力低下 　など

（文献1より一部改変引用）

表2 ローマ Ⅳにおける機能性便排出障害の分類

F3a：排出力障害	肛門括約筋の収縮や骨盤底筋の協調収縮の異常の有無にかかわりなく，内圧測定で排出力が不十分である
F3b：協調運動障害	排便試行時の便排出力は適切であるが，肛門表面筋電図や内圧検査で示された骨盤底筋の不適切な収縮

（文献2より翻訳改変引用）

◆ 症状

問診によって，まず大腸通過遅延型か便排出障害かを推察する。

便排出障害に特徴的な症状は「排便困難感（排出しづらい・できない）」「排便に時間がかかる」「自己摘便・用手圧迫を要する」「残便感」「便意がないのに便が詰まる」などである。一方，大腸通過遅延型では「腹部膨満感」「排便頻度の減少」を訴えることが多い。

◆ 検査

◇ 排便造影検査（defecography）

バリウム，水，小麦粉を混合した疑似便を患者の直腸内に注入し，透視台に設置されたポータブルトイレに着座させ，安静時（rest），収縮時（squeeze），怒責時（strain）を静止画または動画として撮像する。通常は側面から撮像するが，正面から撮像する場合もある（後述の直腸重積の状態がわかりやすい）。

画像から，直腸肛門角，骨盤下降度，恥骨直腸長を測定し，骨盤底筋群の協調運動を観察する。また，直腸瘤や直腸重積の程度を測定する。

画像上の疑似便の面積を測定することで排出率を計算でき，また排出した疑似便の重量を直接測定することでも排出率がわかる。排便造影検査の正常像を**図1**に示す。

◇ バルーン排出検査

被験者の直腸内にバルーンを挿入して怒責させ，どの程度の空気を注入したバルーンを排出できたかを記録する。

◇ 怒責時直腸肛門内圧検査

2カ所以上で同時に圧を測定できる多チャンネルのカテーテルを直腸肛門内に挿

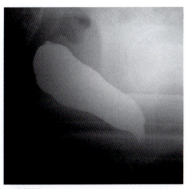
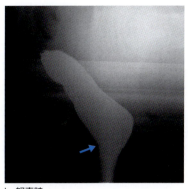

a. 安静時　　　　　　　　　　　　b. 怒責時

図1　排便造影検査の正常像
怒責時に直腸肛門角が鈍化し、正常な便排出が認められる

入する。最大静止圧となる肛門管内と直腸下部にチャンネルが位置されるようカテーテルを固定し、怒責時の直腸肛門圧変化を記録する。

◇ **直腸バルーン感覚検査**

直腸内にバルーンを挿入し、どの程度の空気量で便意を感じるか（初期感覚閾値）、排便に行きたくなるか（便意発現最小量）、また便意を我慢できる最大量（最大耐容量）を調べる。一般に、共通した正常値はなく、大腸肛門病センター 高野病院（以下、筆者の施設）の参考値は、それぞれ30〜60 mL、50〜100 mL、140〜200 mLとしている。

◇ **骨盤部動態CTまたはMRI検査**

安静時と怒責した後の骨盤部のCT、MRIを撮像する。骨盤内臓器や筋群の下垂状態を確認する。

◇ **大腸内視鏡検査**

直腸癌や直腸炎などの器質的疾患の有無を確認する。便排出困難や直腸過敏症状の原因を調べる意味では、直腸鏡またはS状結腸内視鏡で十分と考えられる。

◆ **治療**

治療については疾患別各論の項で後述するが、まずは慢性便秘の共通の治療として、便性の安定を保つための食事療法、生活指導、刺激性ではない緩下剤の投与を行う。
同時に、排便姿勢の指導を行う。洋式便器に座って前傾姿勢になることは以前

から便排出困難症状の軽減になることが知られていたが，Takanoら[3]は前傾姿勢になることによって直腸肛門角が有意に開大し，排便が容易になることを前向き研究で報告している．また，足台を用いることで，排便が容易になることも知られている（**図2**）．筆者の施設の研究では，排便時に両足を足台に乗せて前傾姿勢になることによって，直腸圧が有意に上昇し，便排出率が増加するという結果が得られている．

便排出障害の治療の基本は理学療法である（詳細はp.256，Ⅴ章-4「便失禁に対するバイオフィードバック療法と便排出障害に対するバルーン排出トレーニング」を参照）．奇異性収縮などの機能的障害に対して，バルーンを用いた排出トレーニングで骨盤底筋群のリラクセーションを指導する．内圧計または筋電計を用いて，骨盤底筋の収縮および弛緩を患者が視認できるバイオフィードバック療法も併用する．Heymenら[4]が行った便秘に対するバイオフィードバック療法に関する文献38件のレビューによると，便秘症状の改善率は約70％で，有用であるとしている．わが国では，骨盤底筋協調運動障害を呈する便排出障害型便秘症に対し，筋電図やバルーンを用いたバイオフィードバック療法を行うことで，症状と生活の質が改善されたという報告が数件認められる[5,6]．直腸圧が上昇しないタイプには，体幹筋トレーニングを行うと同時に，バルーンを用いた排出訓練を行い，腹圧が直腸に十分伝わるような指導を行う．

また，脛骨神経刺激療法などの電気刺激療法が，排便困難感や残便感などの症状を緩和するとの報告もある[7]．

直腸瘤などの器質的障害に対しても，まずは理学療法を行ったうえで，効果不十分な場合に後述の手術療法を選択する．

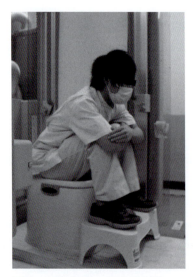

図2 足台を用いた排便姿勢

疾患別各論

機能性便排出障害

機能的な異常のために便を排出できない状態である。原因として，骨盤底筋協調運動障害，腹圧低下，直腸感覚低下，直腸収縮力低下が挙げられる。

◆骨盤底筋協調運動障害

怒責時に恥骨直腸筋や外肛門括約筋が十分に弛緩しない，または収縮する（奇異性収縮）。

- 症状：排便困難感や残便感を訴える。
- 検査：排便造影検査で直腸肛門角が変化しない，または怒責時に鋭角になる（図3）。怒責時直腸肛門内圧では，肛門内圧が安静時に比べ怒責時に上昇する。
- 治療：排便時の前傾姿勢の指導。バルーンを用いた排出トレーニングと並行して，骨盤底筋群のリラクゼーションをバイオフィードバック療法にて指導する（詳細はp.256，Ⅴ章-4「便失禁に対するバイオフィードバック療法と便排出障害に対するバルーン排出トレーニング」を参照）。
- 手術療法：恥骨直腸筋切開が挙げられる。会陰からアプローチし，恥骨直腸筋を後方で切開する。便失禁などの合併症が生じる可能性がある。

◆腹圧低下

- 症状：排便困難感
- 検査：排便造影検査で直腸肛門角は鈍化するが，排出率が低い。怒責時直腸肛門内圧で直腸圧の上昇が不十分。
- 治療：体幹筋トレーニングを行うと同時に，バルーンを用いた排出トレーニングを行い，腹圧が直腸に十分伝わるような指導を行う（詳細はp.256，Ⅴ章-4「便

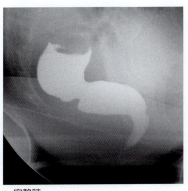
a. 安静時

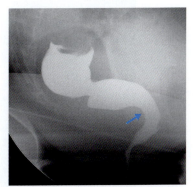
b. 怒責時

図3　奇異性収縮患者の排便造影像
怒責時に恥骨直腸筋が収縮し，直腸肛門角が鋭角になっている

失禁に対するバイオフィードバック療法と便排出障害に対するバルーン排出トレーニング」を参照）。

◆ 直腸感覚低下

近年の報告では，便意を感じるのは骨盤内筋群といわれており，また骨盤内臓神経や陰部神経の障害で直腸肛門の感覚が低下するともいわれている。
- 症状：便意の減弱または消失。
- 検査：直腸バルーン感覚検査
- 治療：直腸内にバルーンを挿入し，徐々に送気してバルーンを膨張させ，入った空気の量を患者に伝える。そのときの骨盤内の感覚を記憶する（詳細はp.256，Ⅴ章-4「便失禁に対するバイオフィードバック療法と便排出障害に対するバルーン排出トレーニング」を参照）。

◇ 器質性便排出障害
◆ 直腸腟壁弛緩症

直腸腟壁弛緩症は，直腸瘤あるいはレクトシール（rectocele）ともいう。直腸腟中隔が脆弱化し，さらに怒責時に直腸が落ち込み，直腸の前壁が腟側に突出して排便障害をきたす。
- 症状：排便時に腟後壁を指で圧迫し排便する。排便困難感（便が出そうで出ない）。残便感，頻便。
- 検査：肛門指診で瘤を確認する。排便造影検査で直腸の前方への膨らみを確認する。
- 治療：図4に示すように，直腸瘤を有する患者は恥骨直腸筋の奇異性収縮を認めることがある。まずは理学療法を先行し，バルーン排出訓練を行う。その際，

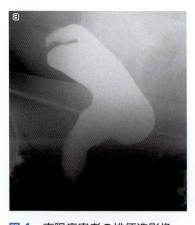
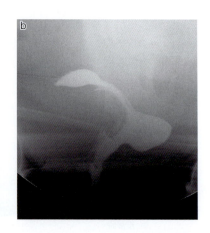

図4　直腸瘤患者の排便造影像
a, bともに怒責時の画像である。aでは前方に突出する瘤を認める。さらに怒責を続けると，bのような瘤部分の残便を排出しようとして恥骨直腸筋を収縮させる奇異性収縮が認められる

腹横筋の収縮方法を指導する（詳細はp.256，Ⅴ章-4「便失禁に対するバイオフィードバック療法と便排出障害に対するバルーン排出トレーニング」を参照）。保存療法の効果が不十分な場合は，恥骨直腸筋縫合術，直腸腟隔壁縫縮術，メッシュを用いた修復術などが行われる。

◆ 直腸重積

怒責時に直腸が直腸内に落ち込み，重積をきたす。排便困難感や重積した直腸を便として知覚し残便感が生じる。

- 検査：排便造影検査で，重積した直腸を確認する。
- 治療：バルーン排出訓練
- 手術：直腸粘膜切除術（procedure for prolapse and hemorrhoids，Delorme法），直腸固定術など。

◆ 肛門狭窄

繰り返す慢性裂肛や手術侵襲などにより，肛門に器質的狭窄を生じる。

- 検査：肛門指診，肛門円錐計など。
- 治療：肛門拡張術，sliding skin graft（SSG）法など。

◆ おわりに

便排出障害の治療は理学療法が中心となる。そのことを理学療法士だけではなく，医師をはじめとした医療関係者が認識し，患者の不利益にならないように治療を進めていくことが重要である。理学療法の詳細についてはp.256，Ⅴ章-4「便失禁に対するバイオフィードバック療法と便排出障害に対するバルーン排出トレーニング」を参照していただきたい。本稿が理学療法士をはじめとした医療者の一助となることを祈念する。

【文　献】

1) 味村俊樹：便排出障害（直腸肛門機能障害）．診断と治療 101(2)；285-290，2013．
2) Adi E. et al.: Anorectal Disorders. *Rome IV, Functional Gastrointestinal Disorders, Fourth Edition Volume II*, 1208-1221, 2016.
3) Takano S: Influence of body posture on defecation: a prospective study of "The Thinker" position. *Tech Coloproctol* 20(2); 117-121, 2016.
4) Heymen S, Jones KR, Scarlett Y, et al.: Biofeedback treatment of constipation: a critical review. *Dis Colon Rectum* 46(9); 1208-1217, 2003.
5) 三迺利美，塚田邦夫，吉井　忍，ほか：便排出障害に対するバイオフィードバック療法に関する検討．日本ストーマ排泄会誌 30(2)；11-18，2014．
6) 味村俊樹：骨盤底筋協調運動障害を呈する便排出障害型便秘症に対する直腸バルーン排出訓練によるバイオフィードバック療法の効果に対する検討．バイオフィードバック研究 38(1)；43-50，2011．
7) Madbouly KM, Abbas KS, Emanuel E: Bilateral posterior tibial nerve stimulation in the treatment of rectal evacuation disorder: a preliminary report. *Dis Colon Rectum* 60(3); 311-317, 2017.

4 大腸癌術後の排便機能障害

小嶋幸一郎, 松岡弘芳

　わが国での大腸癌罹患患者数は，食事の欧米化に伴い増加傾向にある[1]。直腸癌手術では手術手技や吻合器の発展により，多くの症例で肛門温存が可能となったが[2-4]，一方で手術後に排便障害をきたすことが知られている[5-7]。原因は排便にかかわる高次機能を有した直腸を切除したことにある。

◆排便機能障害が起こる原因

◇盲腸・結腸癌術後の排便機能障害

　盲腸からS状結腸までに癌が発生した場合は直腸を温存できるので，一般的に排便機能障害は起こしにくいとされている。しかし症例によって広範な大腸切除を余儀なくされたり，多発大腸癌では複数回の手術で結腸が短くなる場合がある。小腸で吸収されなかった食物繊維などを含む液体成分の水分や電解質を吸収する働きが間に合わず，便が固形化しきれずに下痢便となるものである。

◇直腸癌術後の排便機能障害（低位前方切除症候群）[8]

　肛門を温存する直腸癌の術式には，癌が直腸S状部にある場合は高位前方切除術，上部直腸にある場合は低位前方切除術，下部直腸にある場合は超低位前方切除術，肛門近くにある場合は肛門の筋肉である肛門括約筋間から直腸を切除する括約筋間直腸切除術（intersphincteric resection：ISR）があるが，肛門管に癌がかかる場合は直腸切断術（Miles手術）が行われる（図1）。肛門括約筋が温存された場合は，術後も肛門からの排泄が可能になる一方で吻合部が肛門に近いため術後排便機能障害が強くなる。このような事象は，特に低位前方切除術など，肛門に吻合部が近くなる場合に術後排便障害が臨床的に問題となるため，近年では低位前方切除症候群とよばれる。排便障害となる理由は以下のとおりである。

◆"新直腸容量"の減少

　直腸切除後には，それまで便を溜める働きをしていたS状結腸が直腸の役割を果たすため再建腸管（新直腸）として用いられるが，本来の直腸のような膨大部が存在しないため容量も少ない。このため術後の新直腸としてのS状結腸は，膨大部から一気に排泄するようなことができずに，手術前と同じように腸管が膨らまないことで障害が起こる。これを軽減させるため，つなぐ結腸にパウチ形成術を行い，容量を増やす工夫を行う[9]（図2）。

4 大腸癌術後の排便機能障害

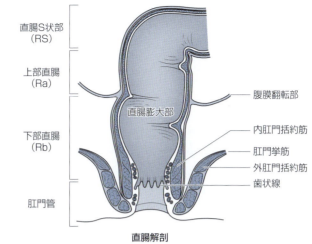

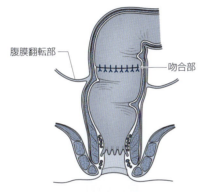

高位前方切除術
吻合部が腹膜翻転部より高位にくる

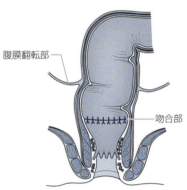

低位前方切除術
吻合部が腹膜翻転部より低位にくる

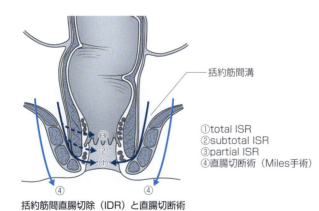

括約筋間直腸切除（IDR）と直腸切断術

図1 直腸解剖と術式について

◆ 肛門括約筋損傷

　直腸切除直後に肛門内圧を測定すると術前に比べ低下するが，現代では一般的な器械吻合に伴う肛門機能低下はない[10]。しかし，肛門括約筋に切り込むようなISRでは，長期の肛門括約筋機能の低下が懸念される。

153

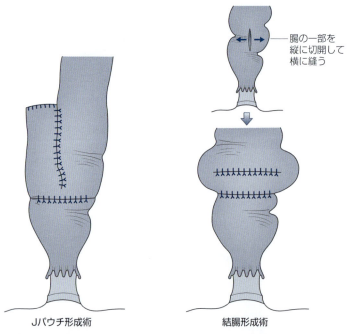

図2 新直腸容量を増やすための工夫（パウチ形成術）

◆ 自律神経損傷

　癌の進行度によっては肛門に向かう自律神経の一部と癌が近接するため切除する必要がある。自律神経には主として排尿や性機能を司る神経が走行しており、損傷によりそれらの機能低下が増悪するが、排便に関しての影響はないと考えられている[11,12]。

◆ 術前放射線療法

　手術前に癌に対し放射線治療を行い、腫瘍を縮小してから手術を行うことがある。放射線が腸管に及んで（放射線性腸炎）、腸管壁の炎症による粘膜障害などで、ときに肛門管の粘膜に放射線照射される場合は、術後の排便機能が悪化する[13-15]。

◆ 術後合併症

　手術後に起こる腸管の癒着や吻合部の狭窄などにより便の流れが悪くなり、便秘や下痢、腹部膨満などを引き起こす。

◆排便障害に伴う症状

◆ 排便回数の増加（頻便）

　多くの患者で術後に排便回数が増え、特に直腸癌の術後ではほとんどの患者が排便回数の増加を訴える。術前には1日に1回程度であった排便が、1日に5〜6回、

多い患者で10回以上と頻便になることもある。

◆排便量の低下
直腸膨大部が消失するため1回の排便量が少なく，排便が頻回になる。

◆残便感・繰り返し排便
排便後も残便感が残りすっきりせず，トイレから出た直後にまたすぐに便意を催しトイレに行きたくなる。

◆不規則排便
2～3日排便がまったく出ずに便秘傾向で，突然繰り返しトイレに行ったりするなど排便の間隔が不規則になる。

◆便意促迫
便意を感じにくく，あるとき突然便意を催したりする。

◆便失禁
夜間寝ているときに自分で気付かないうちに下着に便が付着している程度のものから，常にパッドをあてる必要のある程度の漏れまでさまざまな失禁を起こす。

◆便秘
術後の低位前方切除症候群では便秘傾向も混在する。

症状は数カ月から数年かけて徐々に改善し，日常生活に支障のないレベルになるが，本来の直腸が切除されるため，基本的に患者が期待する元の排便習慣に戻ることはない。

◆排便障害に対する治療

◆薬物療法
下痢のときは整腸剤，止痢剤やポリカルボフィルカルシウムなどを使用し，便秘のときは緩下剤や下剤を使用して排便を調整する。ポリカルボフィルカルシウムは過敏性腸症候群に対する治療薬であるが，便を適度な硬さに硬めて排便機能を調整する[16]。

◆骨盤底筋トレーニング
骨盤底筋とは文字どおり骨盤を底から支える筋肉群で，肛門括約筋や肛門挙筋で

構成される．骨盤底筋は排尿や排便に影響を与えるとされており，これらを鍛えることで排便障害を改善させる．骨盤底筋を意識しながら肛門を締める運動を繰り返し行うことで，排便に適した骨盤底筋の使い方を理解する目的がある[17]（図3）．

◆ バイオフィードバック療法

　筋電図やマノメトリーなどを用いて，骨盤底筋の活動をモニタリングしながら骨盤底筋のトレーニングを行うことで，トレーニングの効果を直接確認することができるため，効率的なトレーニングができるとされている[18]．

◆ 仙骨神経刺激療法

　直腸や肛門の感覚や運動に関連しているとされる仙骨神経を刺激するペースメーカー様の装置を腰の皮下に埋め込み，持続的に刺激する治療．仙骨神経を刺激することで直腸や肛門の感覚が改善することや，肛門内圧が上昇し便失禁が軽減されることが期待されている[19]．

◆ 人工肛門の造設

　排便機能障害が高度である場合に，人工肛門を造設する場合もある．

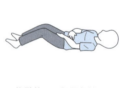
a．仰臥位での肛門収縮

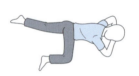
b．開脚伏臥位での肛門収縮

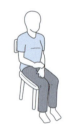
c．座位での肛門収縮

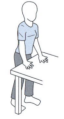
d．立位での肛門収縮

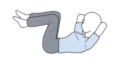
e．腹横筋を含めた腹筋運動

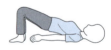
f．骨盤の挙上運動による殿筋を含めた骨盤底筋の収縮

図3　骨盤底筋トレーニング

（文献20より引用）

◆ おわりに

　患者の生活の質（quality of life：QOL）が重視されつつある近年，大腸癌術後の排便障害の関心が高まっている．特に直腸癌手術後には低位前方切除症候群が必

発であるため，患者の期待する元の排便に戻らないことも術前から十分に説明し，術後に排便障害に直面した際にも，繰り返し排便障害について患者が理解できるよう十分な説明を行い，医療チームとして安定した経過を送れるようにサポートすることが重要である。

【文　献】

1) 地域がん登録全国推計によるがん罹患データ（1975年～2012年）人口動態統計（厚生労働省大臣官房統計情報部編），国立がん研究センターがん情報サービス「がん登録・統計」
2) Ravitch MM: Varieties of stapled anastomosis in rectal resection. *Surg Clin N Am* 64; 543-554, 1984.
3) Dixon CF: Anterior resection for malignant lesions of the upper part of the rectum and lower part of the sigmoid. *Ann Surg* 128: 425-442, 1948.
4) Yasutomi M: Advances in rectal cancer surgery in Japan. *Dis Colon Rectum* 40; S74-79, 1997.
5) Lane RHS, Parks AG: Function of the anal sphincters following colo-anal anastomosis. *Br J Surg* 64; 596-599, 1977.
6) Williams NS, Price R, Johnston D: The long-term effect of sphincter preserving operations for rectal carcinoma on function of anal sphincter in man. *Br J Surg* 67; 203-208, 1980.
7) McAnena OJ, Heald RJ, Lockhart-Mummery HE: Operative and functional results of total mesorectal excision with ultra-low anterior resection in the management of carcinoma of the lower one-third of the rectum. *Surg Gyn Obs* 170; 517-521, 1990.
8) 松岡弘芳，正木忠彦，跡見　裕：低位前方切除症候群．日医雑誌 145；1918-1919, 2016.
9) Heriot AG, Tekkis PP, Constantinides V, et al.: Meta-analysis of colonic reservoirs versus straight coloanal anastomosis after anterior resection. *Br J Surg* 93; 19-32, 2006.
10) Matsuoka H, Masaki T, Kobayashi T, et al.: Neurophysiologic investigation of anal function following double stapling anastomosis. *Dig Surg* 27; 320-323, 2010.
11) Nagawa H, Muto T, Sunouchi K, et al.: Randomized, controlled trial of lateral node dissection vs. nerve-preserving resection in patients with rectal cancer after preoperative radiotherapy. *Dis Colon Rectum* 44; 1274-1280, 2001.
12) Matsuoka H, Masaki T, Sugiyama M, et al.: Impact of lateral pelvic lymph node dissection on evacuatory and urinary functions following low anterior resection for advanced rectal carcinoma. *Langenbecks Arch Surg* 390; 517-522, 2005.
13) Pollack J, Holm T, Cedermark B, et al.: Long-term effect of preoperative radiation therapy on anorectal function. *Dis Colon Rectum* 49; 345-352, 2006.
14) Birgisson H, Pahlman L, Gunnarsson U, et al.: Adverse effects of preoperative radiation therapy for rectal cancer: long-term follow-up of the Swedish Rectal Cancer Trial. *J Clin Oncol* 23; 8697-8705, 2005.
15) Lundby L, Krogh K, Jensen VJ, et al.: Long-term anorectal dysfunction after postoperative radiotherapy for rectal cancer. *Dis Colon Rectum* 48; 1343-1349, 2005.
16) Ehrenpreis ED, Chang D, Eichenwald E: Pharmacotherapy for fecal incontinence: a review. *Dis Colon Rectum* 50; 641-649, 2007.
17) Visser WS, Te Riele WW, Boerma D, et al.: Pelvic floor rehabilitation to improve functional outcome after a low anterior resection: a systematic review. *Ann Coloproctol* 30; 109-114, 2014.
18) Bartlett L, Sloots K, Nowak M, et al.: Biofeedback therapy for symptoms of bowel dysfunction following surgery for colorectal cancer. *Tech Coloproctol* 15; 319-326, 2011.
19) Mege D, Meurette G, Vitton V, et al.; Club NEMO: Sacral nerve stimulation can alleviate symptoms of bowel dysfunction after colorectal resections. *Colorectal Dis* 19; 756-763, 2017.
20) 野明俊裕，荒木靖三，的野敬子，ほか：便失禁に対するバイオフィードバック療法．日本大腸肛門病会誌 68(10)；954-960, 2015.

5 便秘

味村俊樹

◆ はじめに

　便秘の分類に関して，わが国では古くから器質性・症候性・薬剤性・機能性（痙攣性・弛緩性・直腸性）という分類が広く用いられてきた[1]。しかし，この機能性便秘の分類は，現在では日本でしか使用されておらず，海外で spastic constipation（痙攣性便秘），flaccid constipation（弛緩性便秘），rectal type constipation（直腸性便秘）と英語で言ってもまったく理解されない。さらには，これらの明確な診断基準やそれに基づいた治療法が確立していないことも問題である。

　2017年10月に発行された日本消化器病学会附置研究会によるわが国初の『慢性便秘症診療ガイドライン』では，従来の痙攣性・弛緩性・直腸性の分類は廃止し，国際的に使用されている機能性便秘の分類である大腸通過遅延型便秘（slow transit constipation）・大腸通過正常型便秘（normal transit constipation）・便排出障害（defecation disorder）を採用している。

　また治療に関しても，便秘症は，排便回数が少ないことを特徴とする排便回数減少型への食事・生活習慣指導や下剤療法のみが強調されることが多いが，排便困難を主症状とする排便困難型も存在し，その原因によってはバイオフィードバック療法や手術が有効な場合もある。特にバイオフィードバック療法はリハビリテーションの一種であり，今後のリハビリテーションスタッフの活躍が大いに期待できる分野である。

　本稿では，この両型を鑑別する重要性を念頭に置いて，国際標準に基づいた慢性便秘症の分類・診断・治療に関して解説する。

◆ 便秘の定義

　排便習慣には個人差が大きく，患者が言う「便秘」が意味する内容もさまざまであるが，医学的に便秘とは「本来体外へ排出すべき糞便を十分量かつ快適に排出できない状態」と定義される[2]。また「便秘症」とは，便秘による症状が現れ検査や治療を必要とする状態であり，その症状としては，排便回数減少によるもの（腹痛，腹部膨満感など），硬便によるもの（排便困難，過度の怒責など），および便排出障害によるもの（軟便でも排便困難，過度の怒責，残便感とそのための頻回便など）がある。

◆便秘の分類

　前述のように，慢性便秘（症）に関して，わが国では古くから器質性・症候性・薬剤性・機能性（痙攣性・弛緩性・直腸性）という分類を用いてきた[1]。しかし，国際的には，排便回数減少を特徴とする大腸通過遅延型便秘や大腸通過正常型便秘，排便困難を主症状とする便排出障害というように，病態による分類が一般的である[3,4]。

　そこで，この病態による分類と器質性・機能性といった原因による分類を併せて勘案し，筆者は従来，大腸通過遅延型・大腸通過正常型・便排出障害という病態に基づいた分類を提唱してきた[2]。しかし，この病態による分類を行うには大腸通過時間検査や排便造影検査などの専門的検査が必要であり，一般的な便秘の初期診療においては不可能かつ不必要であるため，『慢性便秘症診療ガイドライン』では，病態による分類の前に，症状のみで排便回数減少型と排便困難型を判断する新たな分類（表1）を採用した。専門的検査を施行しない施設では，病態分類を念頭に置いたうえで，症状分類に従って診断，治療することが望ましい。ただし，複数の症状や病態を併せもつ症例も多数存在することに留意する必要がある。

◇『慢性便秘症診療ガイドライン』の分類の要点

　『慢性便秘症診療ガイドライン』の分類では，まず便秘を大きく「器質性」と「機能性」に分ける。さらに，器質性を「狭窄性」と「非狭窄性」に分けたうえで，非狭

表1　慢性便秘（症）の分類

原因分類	症状分類	分類・診断のための検査方法	専門的検査による病態分類	原因となる病態・疾患
器質性	狭窄性	大腸内視鏡検査，注腸X線検査など	—	大腸癌，クローン病，虚血性大腸炎など
器質性	非狭窄性　排便回数減少型	腹部X線検査，注腸X線検査など	—	巨大結腸など
器質性	非狭窄性　排便困難型	排便造影検査など	器質性便排出障害	直腸瘤，直腸重積，巨大直腸，小腸瘤，S状結腸瘤など
機能性	排便回数減少型	大腸通過時間検査など	大腸通過遅延型	・特発性 ・症候性：代謝・内分泌疾患，神経・筋疾患，膠原病，便秘型過敏性腸症候群など ・薬剤性：向精神薬，抗コリン薬，オピオイド系薬など
機能性	排便回数減少型	大腸通過時間検査など	大腸通過正常型	経口摂取不足（食物繊維摂取不足を含む），大腸通過時間検査での偽陰性患者など
機能性	排便困難型	排便造影検査など	硬便による排便困難	硬便による排便困難・残便感（便秘型過敏性腸症候群など）
機能性	排便困難型	排便造影検査など	機能性便排出障害	骨盤底筋協調運動障害，腹圧（怒責力）低下，直腸感覚低下，直腸収縮力低下など

窄性および機能性を症状のみで「排便回数減少型」と「排便困難型」に分け，食物繊維摂取量正常化や下剤などの薬物療法で初期診療を行う。初期診療で症状が十分に改善しない場合に，排便回数減少型には大腸通過時間検査を施行して，「大腸通過遅延型」と「大腸通過正常型」に分類する。一方で排便困難型には排便造影検査を施行して，便排出障害と排便強迫神経症＊を鑑別診断し，便排出障害をさらに機能性と器質性に分類する。

　排便回数減少型は，排便回数が少ない（3回未満/週）ことを特徴とする便秘であり，大腸通過遅延型と大腸通過正常型がある。大腸通過遅延型は，大蠕動の頻度が少ないためにS状結腸の便が直腸まで移動せず，大腸に便が貯留して腹痛，腹部膨満，硬便による排便困難を呈する。大腸通過正常型は，大蠕動は正常に生じるが，経口（食物繊維）摂取不足で便の量が少ないために排便回数も減少し，硬便による排便困難を呈する。

　排便困難型は，排便回数は十分にあるが，排便困難感や残便感を主訴とする病態であり，その原因として「硬便が原因の排便困難」，軟便でも排便困難を呈する「便排出障害」，本来排出すべき糞便が直腸内に存在しないにもかかわらず偽の便意のために残便感を訴える「排便強迫神経症」がある。便排出障害は，大蠕動は正常で直腸まで便が来るが，直腸の便をスムースに排出できずに排便困難や残便感を呈する便秘であり，機能性と器質性に分類できる。機能性便排出障害は，機能的な理由で直腸の便をスムースに排出できない病態であり，その機序として怒責時に弛緩すべき恥骨直腸筋や外肛門括約筋を逆に収縮させてしまう骨盤底筋協調運動障害や，腹圧を十分にかけられない排出力低下がある。器質性便排出障害は，注腸造影検査によって描出される恒常的な狭窄性病変ではないが，排便造影検査によって描出される直腸瘤（直腸腟中隔の膨隆）や直腸重積（直腸粘膜の重積）など，器質的な異常に基づく病態である。

◆ 慢性便秘症の診断基準

　研究目的で慢性便秘症を厳密に定義する必要がある場合には，従来，ローマⅢ診断基準が国際的に広く用いられ，わが国でも日本語版が刊行されているが[5]，2016年5月に改訂版のローマⅣ診断基準が発表された[6]。**表2**は，このローマⅣ診断基準を翻訳改変したものである。

　この診断基準は，週に3回以上便が出ない人は腹部膨満感，腹痛や硬便による排便困難に悩むことが多く，排便時に4回に1回より多い頻度で排便困難感や残便感を感じる人は生活に支障が出るため，なんらかの治療を要することが多いという疫学的データに基づいている。この診断基準が優れているのは，単に排便回数

＊　排便強迫神経症：直腸に排出すべき糞便が存在しないのに，便意を感じる（偽の便意）ために，無駄な怒責をしたり残便感を訴えたりする病態で，真の便秘症ではない。

が少ないだけでは便秘症と診断されず，排便困難感や残便感といった他の便秘症状を必要としている点と，その一方で，排便回数が十分にあっても排便困難感や残便感などの便排出障害の症状が複数あれば便秘症と診断され，便秘症に便排出障害も含まれている点である．

ただし，ローマIVでは過敏性腸症候群を慢性便秘症から除外しているが，実際の日常臨床では慢性便秘症の原因の1つとして過敏性腸症候群があると考えたほうが合理的である．したがって，**表2**のように，わが国の『慢性便秘症診療ガイドライン』の診断基準では，ローマIVに記載されている「過敏性腸症候群の基準を満たさない」と「下剤を使用しないときに軟便になることはまれである」の条件は除外した．

また，ローマIVはもともと機能性便秘の診断基準であるが，直腸瘤などの器質性便排出障害の症状もこの診断基準を満たすことが多く，**表2**の診断基準で診断した慢性便秘症には器質性非狭窄性便秘症も含まれることになる．したがって，**表2**の診断基準は「機能性便秘」ではなく「慢性便秘症」の診断基準である．

当然のことながら実際の日常臨床では，慢性便秘症と診断するのに**表2**の診断基準を満たす必要はなく，「本来体外に排出すべき糞便を十分量かつ快適に排出できない状態」が続くために日常生活に支障が出ていれば，便秘症と診断して治療することが望ましい．

表2　慢性便秘症の診断基準

```
1.「便秘症」の診断基準
   以下の6項目のうち，2項目以上を満たす
   a. 排便の4分の1超の頻度で，強くいきむ必要がある
   b. 排便の4分の1超の頻度で，兎糞状便または硬便（BSFSでタイプ1か2）である
   c. 排便の4分の1超の頻度で，残便感を感じる
   d. 排便の4分の1超の頻度で，直腸肛門の閉塞感や排便困難感がある
   e. 排便の4分の1超の頻度で，用手的な排便介助が必要である（摘便・会陰部圧迫など）
   f. 自発的な排便回数が，週に3回未満である

2.「慢性」の診断基準
   6カ月以上前から症状があり，最近3カ月間は上記の基準を満たしていること
```

BSFS：Bristol stool form scale（ブリストル便性状スケール）

（文献6より翻訳改変引用）

◆ 便秘症の疫学

便秘症の有症率は一般人口の2〜28％と，その定義や調査方法によって大きく異なるが，平成28（2016）年の国民生活基礎調査によると，わが国における有症率は男性2.5％，女性4.6％であり，20〜50歳では圧倒的に女性が多く，50歳以降は男女ともに加齢に伴って増加し，70歳以上の高齢者では男女差がなくなる[7]．平成10（1998）年の国民生活基礎調査による有症率は，男性1.9％，女性4.7％であり，

徐々にではあるが，わが国においても便秘症患者は増加しているといえる。

◆ 慢性便秘症の診断

◇ 問診

便秘症の診断では問診が重要であり，排便回数や便性のほかに，腹痛，腹部膨満感，排便困難感，残便感，1回の排便に要する時間，下剤・坐薬・浣腸の必要性の有無，排便時の摘便や肛門付近の圧迫の必要性，便意を感じてトイレに行っても実際には出なかった回数などをたずねる。

筆者は，便秘による主観的症状を極力客観的に評価する目的で，症状重症度評価のために，Agachanら[8]のConstipation Scoring System (CSS) を用いている。また，便秘が生活の質に及ぼす影響を評価するために，Marquisら[9]のpatient assessment of constipation quality of life (PAC-QOL) questionnaireを日本語に翻訳して妥当性を証明した日本語版PAC-QOL (JPAC-QOL)[10]を用いている[2]。

◇ 診察

腹部診察に加えて直腸肛門診では，便塊や腫瘤，直腸瘤，血液付着の有無のほかに，肛門収縮時や怒責動作時の骨盤底筋・肛門括約筋の収縮・弛緩の程度，会陰の動きを確認する。

◇ 検査

排便回数減少型と排便困難型では治療法が異なるため，両者を鑑別する必要がある。また，当然のことながら，両病態を併せもつ症例も存在する。症状のみでも両者を鑑別できる場合が多いが，客観的評価のためには大腸通過遅延型と大腸通過正常型の診断には大腸通過時間検査を，便排出障害の診断には排便造影検査を施行する。

◆ 大腸通過時間検査 (colonic transit study, 図1)

SITZMARKS®などのX線不透過マーカーを使用して口から肛門までの輸送時間を評価する方法であり，上部消化管機能に大きな異常がない場合には，大腸通過時間 (colonic transit time) の評価として用いることができる。

最も簡便なのは，20個のX線不透過マーカーを含むSITZMARKS®カプセル1個を内服後，5日目に腹部単純X線検査を行う方法で，マーカーが大腸内に4個以上残存していれば大腸通過遅延型 (slow transit) と，3個以下なら大腸通過正常型 (normal transit) と診断する[11]。また，やや複雑になるが，大腸通過時間を定量的に計測する方法も存在する[12]。

ただし，SITZMARKS®は，2017年8月の時点で，わが国で薬事承認も保険収載

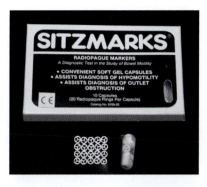
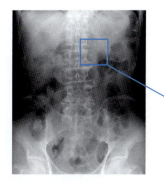
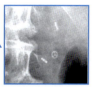

a. SITZMARKS®（左）と内服後の腹部X線像（右）

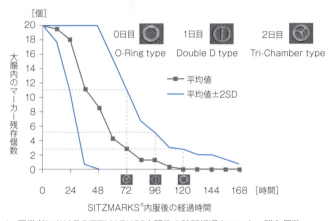

b. 正常者におけるSITZMARKS®内服後の時間経過とマーカー残存個数

（文献11より翻訳改変引用）

図1　大腸通過時間検査（colonic transit study）

a：SITZMARKS®のカプセル内には，X線不透過マーカーが20個含有されている
b：最も簡便なのは，1種類のマーカーのみを内服して120時間後（5日目）に腹部X線写真を撮影する方法である．正常者において，大腸内のマーカー残存個数の平均値が0個になるのは，グラフから分かるように120時間後（5日目）であり，基準値とされる2SD（標準偏差の2倍）は3個であるので，5日目に4個以上残存していれば大腸通過遅延と診断する．また感度を上げるために，1種類のカプセルを内服して，3日目（72時間後），4日目（96時間後），5日目（120時間後）に腹部X線写真を合計3回撮影する方法もあるが，それでは被ばく量が増え，また外来では3日連続通院する必要が生じて煩雑である．そのため，3種類のマーカーを使用して腹部X線写真を1回撮影する方法もある．すなわち，0日目にO-Ring type，1日目にDouble D type，2日目にTri-Chamber typeのカプセルを内服して，5日目に腹部X線写真を1回撮影し，各マーカの残存個数を数えるのである．その場合，O-Ring typeが4個以上，Double D typeが6個以上，Tri-Chamber typeが12個以上残存のいずれかを満たすと，大腸通過遅延と診断する

もされておらず，医師が個人輸入して使用することは可能であるが，自費診療か倫理委員会で承認された臨床研究の枠内でしか使用できないことに留意する必要がある．国際標準に基づいた便秘診療を行うには大腸通過時間検査が不可欠であるため，わが国においてもSITZMARKS®が早期に保険収載されることを切望している．

◆ 排便造影検査（defecographyまたはevacuation proctography，図2）

肛門から擬似便としての造影剤を直腸内に注入し，透視台上のポータブル便器に座った状態で，安静時，肛門収縮時，擬似便排出時のX線撮影を側面から行う．

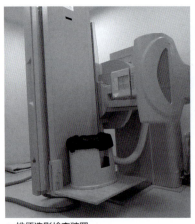
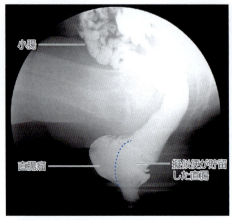

a. 排便造影検査装置　　　　　　　　　b. 排便造影検査画像の例：直腸瘤

図2　排便造影検査

小麦粉200 g＋バリウム100 mL＋水100 mLを混ぜて作製した擬似便を直腸内に注入し，透視台上のポータブル便器に座った状態で，安静時，肛門収縮時，擬似便排出時のX線撮影（1枚/秒）または連続録画（cinedefecography）を側面から行う。S状結腸瘤の診断のためには，擬似便の注入に先立って液体バリウム50 mLを注入してS状結腸を造影しておく。また，小腸瘤の診断のためには，擬似便注入の90分前に50％バリウム240 mLを患者に内服させ，小腸を造影しておく

　　会陰の高さ，直腸肛門角，排便関連筋群の協調運動，直腸瘤や直腸重積の有無などを評価することで，便排出障害の有無とその原因を診断する[13]。詳細はp.145, III章 B-3「便排出障害」を参照していただきたい。

◆慢性便秘症の治療

　慢性便秘症診療に関して，一般医家における初期診療のアルゴリズムを図3に，大腸通過時間検査や排便造影検査が施行可能な専門施設における専門的診療のアルゴリズムを図4に示す。
　規則正しい食事や睡眠などの生活習慣の改善・確立が，規則正しい排便のための基本であり，また，便意を感じたら我慢することなく排便を行う排便習慣も重要である。

◇大腸通過正常型便秘症に対する治療

　大腸通過時間が正常であるにもかかわらず排便回数や量が少ない大腸通過正常型便秘症は，食物繊維摂取不足が原因であることが多く，食物繊維摂取量の正常化（18〜20 g/日が目標）で症状が改善する場合が多い[14]。食物繊維摂取量を正常化できない場合は，カルメロースナトリウムなどの膨張性下剤やポリカルボフィルカルシウムを使用する場合もある。一方で，大腸通過遅延型便秘症や便排出障害は，食物繊維摂取量増加では症状が改善しないことが多く，かえって増悪する場合もある[14,15]。

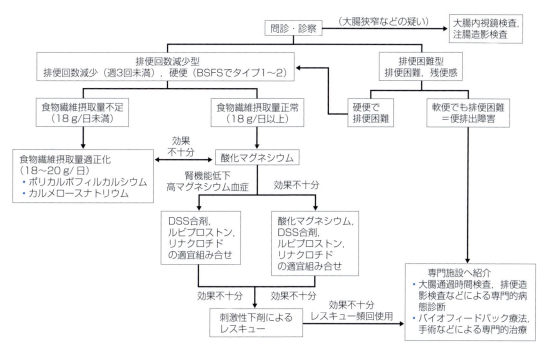

図3 慢性便秘症の初期診療アルゴリズム

排便回数減少型と排便困難型の両方の病態を併せもつ症例も存在することに留意する必要がある
BSFS：Bristol stool form scale（ブリストル便性状スケール）
DSS合剤：ジオクチルソジウムスルホサクシネートとカサンスラノールの合剤

◇大腸通過遅延型便秘症に対する治療

◆薬物療法

食事・生活・排便習慣の指導でも症状が改善しない大腸通過遅延型便秘症に対しては，下剤による薬物療法を行う．わが国で一般的に使用されている便秘症治療薬を**表3**に示したが，その選択と使用法にはコツがある[16]．

非刺激性下剤

第一選択薬は，酸化マグネシウム，ジオクチルソジウムスルホサクシネート（dioctyl sodium sulfosuccinate：DSS）とカサンスラノールの合剤（以下，DSS合剤），ルビプロストン，リナクロチドなどの非刺激性下剤である．非刺激性下剤を毎日服用し，1回の内服量を微調整することによって，排便回数を1回/2日〜2回/日に，便性状をブリストル便性状スケールで3〜5型に調整する．

酸化マグネシウムは安全な薬剤であるが，腎機能低下例や長期高用量服用例だけではなく，まれに腎機能正常例でも高マグネシウム血症を合併する危険性があるため，長期服用時には3〜6カ月間隔で血液検査を行い，血清マグネシウム濃度をモニターすることが望ましい．

酸化マグネシウム単独で目標とする排便回数が得られない症例や，高マグネシウム血症のためにその使用が困難な症例では，DSS合剤，ルビプロストン，リナクロチドを併用または代用する．

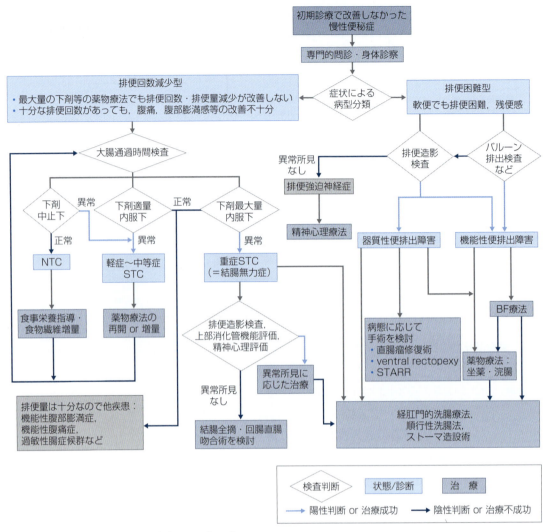

図4 慢性便秘症の専門的診療アルゴリズム
NTC：normal transit constipation（大腸通過正常型便秘症）　　STC：slow transit constipation（大腸通過遅延型便秘症）
STARR：stapled transanal rectal resection　　BF：バイオフィードバック

　DSS合剤は，浸軟性下剤としてのDSSと刺激性下剤としてのカサンスラノールの合剤である。カサンスラノールの腸管刺激性はセンノシドの1/10程度と極めて弱く，DSSによる便の浸軟効果は浸透圧性下剤としての効果を十分に発揮し，1日最大用量が6錠なので微調整も可能である[17]。

　ルビプロストンは上皮機能変容薬とよばれ，小腸粘膜の塩素イオンチャネル活性化による塩素イオンの腸管内への能動輸送に伴って，小腸で水分泌を促進して軟便化や排便回数を増加する非刺激性下剤である。2012年12月にわが国で発売開始となった比較的新しい下剤だけあってエビデンスレベルは高く[18]，非刺激性下剤の選択肢が広がった。しかし，カプセル製剤で1日最大用量が2カプセルのため，酸化マグネシウムのように微調節して使用することは困難である。

表3 便秘症治療薬

種類		一般名	商品名	用量，用法
1. 浸透圧性下剤	塩類下剤	酸化マグネシウム	酸化マグネシウム末®（96％）	1回0.3〜0.66 g，1日2〜3回
			酸化マグネシウム細粒®（83％）	1回0.4〜0.8 g，1日2〜3回
	糖類下剤	ラクツロース[*1]	・モニラック® ・ラクツロース®	1回10〜20 mL，1日2〜3回
2. 上皮機能変容薬		ルビプロストン	アミティーザ®（24 μg）	1回1カプセル，1日1〜2回
		リナクロチド[*2]	リンゼス®錠（0.25 mg）	1回1〜2錠，1日1回
3. 合剤		ジオクチルソジウムスルホサクシネート＋カサンスラノール	・ビーマス® ・ベンコール®	1回1〜2錠，1日2〜3回
4. 刺激性下剤		センノシド	・センノサイド錠®（12 mg） ・プルゼニド錠®（12 mg）	1回1〜4錠，1日1回眠前
		センナ	センナ	1回0.2〜0.5 g，1日1回眠前
			アローゼン®	1回0.5〜1 g，1日1回眠前
		ピコスルファートナトリウム	・ラキソベロン®錠（2.5 mg） ・シンラック®錠（2.5 mg）	1回2〜3錠，1日1回眠前
5. 膨張性下剤		カルメロースナトリウム	バルコーゼ®	1回0.5〜2 g，1日2〜3回
6. 過敏性腸症候群治療薬		ポリカルボフィルカルシウム	・コロネル® ・ポリフル®	1回0.5〜1 g，1日2〜3回
7. オピオイド誘発性便秘症治療薬		ナルデメジン	スインプロイク®	1回0.2 mg，1日1回
8. 坐剤		炭酸水素ナトリウム・無水リン酸二水素ナトリウム	新レシカルボン®坐剤	1回1〜2個，重症では1回2〜3個
		ビサコジル	テレミンソフト®坐薬	1回1個，1日1〜2個
9. 浣腸		グリセリン	グリセリン浣腸液	1回30〜120 mL

[*1]：ラクツロースは，小児の便秘症に対してのみ保険適用がある
[*2]：リナクロチドは，2017年3月の発売開始時点で，便秘型過敏性腸症候群にのみ保険適用がある

（文献16より一部改変引用）

　リナクロチドは2017年3月に発売された新薬で，ルビプロストンと同様に上皮機能変容薬であり，腸粘膜上皮のグアニル酸シクラーゼC受容体活性化による塩素イオンと重炭酸イオンの腸管内への能動輸送に伴って，小腸で水分分泌を促進して軟便化や排便回数を増加する非刺激性下剤である。リナクロチドも便秘症治療薬としてのエビデンスレベルが高く[19]，腸管粘膜下組織の求心性神経の過敏性を改善することによって腹痛や腹部不快感も改善するが，2017年8月の時点で，わが国では便秘型過敏性腸症候群にのみ保険適用を有することに留意する必要がある。

刺激性下剤

　センノシドなどの刺激性下剤は，非刺激性下剤が適量に達するまでのレスキューとしてのみ使用する。使用のポイントとして，排便は毎日ある必要がないことを患者に教育し，排便がまったくなかった日の睡眠前に刺激性下剤を服用し，排便があった日には服用しないように指導する。これは，大腸壁の無用かつ過度な収縮を避けるためであり，刺激性下剤を長期にわたって使用するために有用と考

えるからである。しかし，刺激性下剤の耐性や嗜癖性自体は，証明されていないどころか国際的にはむしろ否定的な意見が多く，刺激性下剤を過度に忌避する必要はない[15]。

また，非刺激性下剤を最多種類かつ最大量服用しても十分な効果が得られない患者では，刺激性下剤をレスキューとして頻回に使用せざるをえないことがある。その場合は，「便が出ない」という患者の訴えを鵜呑みにすることなく，排便日誌を用いて排便状態を正確に記録したり，最大量の非刺激性下剤を内服したまま大腸通過時間検査を施行したりして，排便状態を客観的に評価する必要がある。

◆ 外科治療

最大量の下剤でも本当に十分な排便が得られない高度な大腸通過遅延型便秘症では，結腸無力症（colonic inertia）の診断で，結腸全摘＋回腸直腸吻合術などの外科的治療の検討対象となる[20]。

◇ 便排出障害に対する治療
◆ 薬物療法

便排出障害の詳細に関しては，p.145，Ⅲ章 B-3「便排出障害」を参照していただきたい。便排出障害に対して下剤は，大腸通過時間を短縮する目的では不要であるが，軟便化することで排便困難を軽減するという目的では有効な場合が多い。酸化マグネシウムなどの浸透圧性下剤を用いて，便性状をブリストル便性状スケールで4～5型に調整する。また，新レシカルボン坐剤®などの坐剤も，便排出障害の原因にかかわらず排便を誘発する刺激として有用なことが多い。

◆ バイオフィードバック療法

バイオフィードバック療法は機能性便排出障害に対して行う治療法であり，筆者の施設ではすでに理学療法士と作業療法士が積極的かつ主体的に行っているが，今後，リハビリテーションスタッフの活躍が大いに期待できる分野である。

本療法は，肛門括約筋の収縮・弛緩状態を筋電計を用いて視覚的に患者に認識させることで，肛門挙筋や肛門括約筋などの排便関連筋群や腹圧を生じる腹筋群を良好にコントロールできるようにトレーニングする治療法である[21-23]（図5）。そのトレーニングの一環として，バルーンを用いた排便関連筋群の弛緩・収縮のトレーニングや，バルーン排出トレーニングも有用である[24]（図6）。

かつて有していた正常な排便機能が，なんらかの原因で障害された骨盤底筋協調運動障害という機能的な病態を，身体機能の訓練で回復させるバイオフィードバック療法は，まさにリハビリテーションであり，リハビリテーションスタッフが他疾患の治療を通してすでに保有している知識と経験が大いに役立つと思われる。

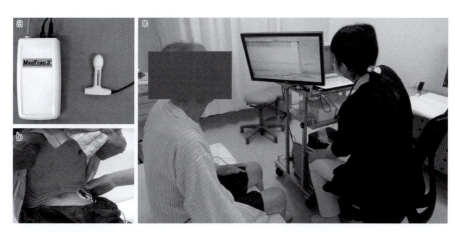

図5 機能性便排出障害に対するバイオフィードバック療法

機能性便排出障害に対するバイオフィードバック療法では，肛門筋電装置（マイオトラック3，メディエリアサポート企業組合）を用いて，怒責時の骨盤底筋弛緩トレーニングを行う．肛門用電極（a）を肛門内に挿入し，腹筋用電極（b）を外腹斜筋上の皮膚に貼付する．座位で，患者が自身の肛門括約筋と腹筋の電気的活動度をモニターで見ながら，肛門を緩めたまま腹筋に力を入れて怒責するトレーニングを行う（c）

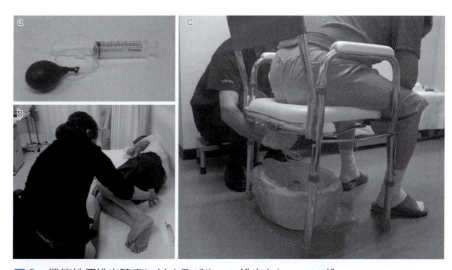

図6 機能性便排出障害に対するバルーン排出トレーニング

バルーン排出トレーニングでは，直腸に留置した風船（a）を50 mLの空気や水で膨らませて擬似便とし，排便関連筋群を弛緩させて自力で排出できるようにトレーニングする．側臥位である程度トレーニングした後に（b），より自然な状態でトレーニングをするために，簡易便座上に座位でトレーニングする（c）

バイオフィードバック療法による機能性便排出障害の症状改善率は約70％であり，無作為振り分け研究のメタ解析によってもその有用性は証明されている[25]．

◆ 手術療法

直腸瘤は，直腸腟中隔の脆弱化によって排便時に直腸前壁が腟腔内に膨隆する病態であり，排便困難感，残便感，頻回便，会陰部不快感などの原因となる[26]．治療法として，下剤やバイオフィードバック療法もある程度は有効であるが[27]，

根本的治療法は手術による直腸腟中隔の修復・補強である[28]。術式は，経肛門，経腟，経会陰，経腹と多数存在し，施設や術者の方針，経験によって選択されているのが実情である。

　直腸重積は，怒責時に直腸内でたるんだ余剰の直腸粘膜が重積することで便排出経路が閉塞されたり，重積した粘膜が糞便と誤認されたりするために，排便困難や残便感を生じる病態である。排便造影検査で直腸重積の有無や程度を診断することができるが，直腸重積があっても排便障害症状を有しない者もいるため，その病的意義の評価は困難である。主な治療法は手術で，stapled trans-anal rectal resection（STARR）[29]や，ventral rectopexy[30]などがある。

◆ おわりに

　便秘症を，症状の観点から排便回数減少型・排便困難型に，病態の観点から大腸通過正常型・大腸通過遅延型・便排出障害に分類する重要性を強調し，便秘の診断・治療を解説した。一口に便秘と言っても病態は多彩であり，その原因や病態に応じて適切な治療法を選択することが重要である。今後，骨盤底筋協調運動障害を含めた機能性便排出障害に対するバイオフィードバック療法において，リハビリテーションスタッフが大いに活躍してくれることを期待している。

【文　献】

1) 味村俊樹：便秘．消化器疾患 最新の治療 2007-2008（菅野健太郎 ほか 編）；72-75，南江堂，2007．
2) 味村俊樹：便秘．消化器病学 基礎と臨床（浅香正博，菅野健太郎，千葉　勉 編）；814-823，西村書店，2013．
3) Tack J, Müller-Lissner S, Stanghellini V, et al.: Diagnosis and treatment of chronic constipation -a European perspective. *Neurogastroenterol Motil* 23(8); 697-710, 2011.
4) Bharucha AE, Pemberton JH, Locke GR 3rd: American Gastroenterological Association technical review on constipation. *Gastroenterology* 144(1); 218-238, 2013.
5) 福土　審，本郷道夫，松枝　啓 監訳：腸機能障害．Rome Ⅲ 日本語版，321-326，協和企画，2008．
6) Lacy BE, Mearin F, Chang L, et al.: Bowel Disorders. *Gastroenterology* 150(6); 1393-1407, 2016.
7) 厚生労働省：平成28年国民生活基礎調査．（http://www.mhlw.go.jp/toukei/saikin/hw/k-tyosa/k-tyosa16/index.html，2017年8月時点）
8) Agachan F, Chen T, Pfeifer J, et al.: A constipation scoring system to simplify evaluation and management of constipated patients. *Dis Colon Rectum* 39(6); 681-685, 1996.
9) Marquis P, De La Loge C, Dubois D, et al.: Development and validation of the Patient Assessment of Constipation Quality of Life questionnaire. *Scand J Gastroenterol* 40(5); 540-551, 2005.
10) Nomura H, Agatsuma T, Mimura T: Validity and reliability of the Japanese version of the Patient Assessment of Constipation Quality of Life questionnaire. *J Gastroenterol* 49(4); 667-673, 2014.
11) Evans RC, Kamm MA, Hinton JM, et al.: The normal range and a simple diagram for recording whole gut transit time. *Int J Colorectal Dis* 7(1); 15-17, 1992.
12) 岡崎啓介：放射線不透過マーカーを用いた大腸通過時間の測定　－便秘の質的診断のために－．日本大腸肛門病会誌 63(6)；339-345，2010．
13) 味村俊樹：便排出障害（直腸肛門機能障害）．診断と治療 101(2)；285-290，2013．

14) Voderholzer WA, Schatke W, Mühldorfer BE, et al.: Clinical response to dietary fiber treatment of chronic constipation. *Am J Gastroenterol* 92(1); 95-98, 1997.
15) Müller-Lissner SA, Kamm MA, Scarpignato C, et al.: Myths and misconceptions about chronic constipation. *Am J Gastroenterol* 100(1); 232-242, 2005.
16) 味村俊樹：便秘治療薬の正しい使い方．レジデントノート 18(18)；3341-3346, 2017.
17) 岡崎啓介：刺激性下剤の使い方の検討 －大腸通過時間を指標として－．日本大腸肛門病会 64(6)；408-413, 2011.
18) Fukudo S, Hongo M, Kaneko H, et al.: Efficacy and safety of oral lubiprostone in constipated patients with or without irritable bowel syndrome: a randomized, placebo-controlled and dose-finding study. *Neurogastroenterol Motil* 23(6); 544-e205. 2011.
19) Videlock EJ, Cheng V, Cremonini F: Effects of linaclotide in patients with irritable bowel syndrome with constipation or chronic constipation: a meta-analysis. *Clin Gastroenterol Hepatol* 11(9); 1084-1092, 2013.
20) Kamm MA, Hawley PR, Lennard-Jones JE: Outcome of colectomy for severe idiopathic constipation. *Gut* 29(7); 969-973, 1988.
21) 味村俊樹，福留惟行：骨盤底筋協調運動障害を呈する便排出障害型便秘症に対する肛門筋電計と直腸バルーン排出訓練によるバイオフィードバック療法の効果に関する検討．バイオフィードバック研究 39(1)；23-31, 2012.
22) 味村俊樹：機能性便排出障害型便秘症に対するバイオフィードバック療法の実際．臨床医のための慢性便秘マネジメントの必須知識（中島 淳 編）；176-182, 医薬ジャーナル社, 2015.
23) 味村俊樹，千野麻衣子，榎本詩乃：バイオフィードバック療法の適応と実際．*Medicina* 53(9)；1433-1437, 2016.
24) 味村俊樹：骨盤底筋協調運動障害を呈する便排出障害型便秘症に対する直腸バルーン排出訓練によるバイオフィードバック療法の効果に関する検討．バイオフィードバック研究 38(1)；43-50, 2011.
25) Enck P, Van der Voort IR, Klosterhalfen S: Biofeedback therapy in fecal incontinence and constipation. *Neurogastroenterol Motil* 21(11); 1133-1141, 2009.
26) 味村俊樹：直腸瘤の診断と治療．臨床外科 63(11)；339-349, 2008.
27) Mimura T, Roy AJ, Storrie JB, et al.: Treatment of impaired defecation associated with rectocele by behavioral retraining (biofeedback). *Dis Colon Rectum* 43(9); 1267-1272, 2000.
28) Yamana T, Takahashi T, Iwadare J: Clinical and physiologic outcomes after transvaginal rectocele repair. *Dis Colon Rectum* 49(5); 661-667, 2006.
29) Renzi A, Brillantino A, Di Sarno G, et al.: Improved clinical outcomes with a new contour-curved stapler in the surgical treatment of obstructed defecation syndrome: a mid-term randomized controlled trial. *Dis Colon Rectum* 54(6); 736-742, 2011.
30) Tsunoda A, Ohta T, Kiyasu Y, et al.: Laparoscopic ventral rectopexy for rectoanal intussusception: postoperative evaluation with proctography. *Dis Colon Rectum* 58(4); 449-456, 2015.

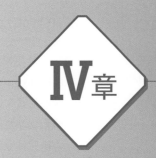

排泄障害のアセスメント

1 質問票

和田直樹

◆ 代表的な症状質問票

下部尿路機能障害を有する患者は，何かしらの下部尿路症状（lower urinary tract symptoms：LUTS）を訴えることが多い。LUTSとは尿の貯留や排出に関係する症状を広く意味するもので，頻尿や尿失禁，尿意切迫感などの蓄尿症状，尿勢低下や腹圧排尿，尿線途絶などの排尿症状，そして残尿感や排尿後尿滴下などの排尿後症状に大きく分けられている。また，膀胱痛や尿道痛などの下部尿路痛や異物感などの骨盤臓器脱に伴う症状などもLUTSに含まれている。

LUTSを定性的，定量的に評価するために，さまざまな質問票が用いられている[1,2]。質問票を用いた症状や生活の質（quality of life：QOL）の評価は，診断に用いられるだけではなく，重症度の評価や治療の効果判定にも用いられる。ここでは数多くある質問票のなかから代表的なものを紹介する。

◇ 主要下部尿路症状スコア（CLSS，表1）

主要下部尿路症状スコア（core lower urinary tract symptom score：CLSS）は，わが国で開発されたLUTSのスクリーニングとして用いられる質問票である。後述する他の質問票が疾患特異的なものであるのに対して，CLSSは性別，疾患を問わずに用いることができる。

まず10項目の症状の頻度を質問し，さらにそのなかで困る症状，すなわちQOLを害する症状を選択するといった特徴がある。この10項目には，蓄尿症状として昼間頻尿，夜間頻尿，尿意切迫感，切迫性尿失禁，腹圧性尿失禁，排尿症状として尿勢低下，腹圧排尿，排尿後症状として残尿感があり，加えて膀胱痛と尿道痛といった疼痛に関する項目が組み込まれている。切迫性尿失禁と腹圧性尿失禁という尿失禁の2つの病型や，間質性膀胱炎や慢性前立腺炎を想定させる疼痛に関する質問が組み込まれていることが特徴的である。

◇ 国際前立腺症状スコアとQOLスコア（IPSS-QOL，表2）

本来は男性の前立腺肥大症（benign prostatic hyperplasia：BPH）に伴うLUTSに対する質問票として古くより用いられ，現在でもなお頻繁に用いられている。

基本的にBPHでは，腫大した前立腺によって尿道が圧迫されることで排尿時のLUTS（排尿症状）が生じるが，前立腺の腫大に伴って，二次的に頻尿や尿意切迫感といった蓄尿症状も生じることが知られている。

そのため，国際前立腺症状スコア（international prostate symptom score：

表1 主要下部尿路症状スコア（CLSS）

●この1週間の状態にあてはまる回答を1つだけ選んで，数字に○をつけてください。

何回くらい，尿をしましたか					
1	朝起きてから寝るまで	0	1	2	3
		7回以下	8〜9回	10〜14回	15回以上
2	夜寝ている間	0	1	2	3
		0回	1回	2〜3回	4回以上
以下の症状が，どのくらいの頻度でありましたか					
		なし	たまに	ときどき	いつも
3	我慢できないくらい，尿がしたくなる	0	1	2	3
4	我慢できずに，尿が漏れる	0	1	2	3
5	咳・くしゃみ・運動のときに，尿が漏れる	0	1	2	3
6	尿の勢いが弱い	0	1	2	3
7	尿をするときに，お腹に力を入れる	0	1	2	3
8	尿をした後に，まだ残っている感じがする	0	1	2	3
9	膀胱（下腹部）に痛みがある	0	1	2	3
10	尿道に痛みがある	0	1	2	3

●1から10の症状のうち，困る症状を3つ以内で選んで番号に○をつけてください。

1	2	3	4	5	6	7	8	9	10	0 該当なし

●上で選んだ症状のうち，もっとも困る症状の番号に○をつけてください（1つだけ）。

1	2	3	4	5	6	7	8	9	10	0 該当なし

●現在の排尿の状態がこのまま変わらずに続くとしたら，どう思いますか？

0	1	2	3	4	5	6
とても満足	満足	やや満足	どちらでもない	気が重い	いやだ	とてもいやだ

（文献1より許可を得て一部改変引用）

IPSS）には，排尿症状として尿線途絶，尿勢低下および腹圧排尿，排尿後症状として残尿感，加えて蓄尿症状として昼間頻尿，尿意切迫感および夜間頻尿の7項目が組み込まれている。それぞれの症状の頻度を0〜5点でスコア化し，合計点により軽症（0〜7点），中等症（8〜19点），重症（20〜35点）に分類される。

またQOLスコアは，現在の自覚症状に対して患者自身の満足度を0（とても満足）〜6点（とてもいやだ）で評価するものとなっている。CLSSなどと異なり，IPSSでは尿失禁の項目が組み込まれていない。

◇過活動膀胱症状スコア（OABSS，表3）

過活動膀胱症状スコア（overactive bladder symptom score：OABSS）は，わが国で開発されたOABに特異的な質問票である。

昼間頻尿，夜間頻尿，尿意切迫感および切迫性尿失禁の4項目からなる。OABは尿意切迫感を必須とする症状であるため，尿意切迫感の項目が最も重要視される。尿意切迫感のスコアが2点以上（急に排尿したくなり我慢が難しいことが週に

表2 国際前立腺症状スコアとQOLスコア（IPSS-QOL）

どれくらいの割合で次のような症状がありましたか	まったくない	5回に1回の割合より少ない	2回に1回の割合より少ない	2回に1回の割合くらい	2回に1回の割合より多い	ほとんどいつも
この1カ月の間に，尿をした後にまだ尿が残っている感じがありましたか	0	1	2	3	4	5
この1カ月の間に，尿をしてから2時間以内にもう一度しなくてはならないことがありましたか	0	1	2	3	4	5
この1カ月の間に，尿をしている間に尿が何度も途切れることがありましたか	0	1	2	3	4	5
この1カ月の間に，尿を我慢するのが難しいことがありましたか	0	1	2	3	4	5
この1カ月の間に，尿の勢いが弱いことがありましたか	0	1	2	3	4	5
この1カ月の間に，尿をし始めるためにお腹に力を入れることがありましたか	0	1	2	3	4	5

	0回	1回	2回	3回	4回	5回以上
この1カ月の間に，夜寝てから朝起きるまでに，普通何回尿をするために起きましたか	0	1	2	3	4	5

IPSS＿＿＿＿＿＿点

	とても満足	満足	ほぼ満足	なんともいえない	やや不満	いやだ	とてもいやだ
現在の排尿の状態がこのまま変わらずに続くとしたら，どう思いますか	0	1	2	3	4	5	6

QOLスコア＿＿＿＿＿＿点

ISPP重症度：軽症（0〜7点），中等症（8〜19点），重症（20〜35点）
QOL重症度：軽症（0，1点），中等症（2，3，4点），重症（5，6点）

（文献1より許可を得て一部改変引用）

1回以上ある）で，かつ合計点が3点以上の場合にOABと診断することが推奨されている。

◇国際失禁会議質問票短縮版（ICIQ-SF，表4）

国際失禁会議質問票短縮版（International Consultation on Incontinence questionnaire-short form：ICIQ-SF）は，尿失禁の疾患特異的な質問票である。尿失禁の頻度とともに，切迫性尿失禁や腹圧性尿失禁といった尿失禁の病型に関しての質問が組み込まれている。

◇その他の質問票

前述の4つの質問票のほかに，間質性膀胱炎に特異的な間質性膀胱炎症状スコア・問題スコア（interstitial cystitis symptoms/problem index：ICSI/ICPI）や，慢

表3 過活動膀胱症状スコア（OABSS）

以下の症状がどれくらいの頻度でありましたか。この1週間のあなたの状態に最も近いものを1つだけ選んで，点数の数字を○で囲んでください。

質問	症状	点数	頻度
1	朝起きたときから寝るときまでに，何回くらい尿をしましたか	0	7回以下
		1	8〜14回
		2	15回以上
2	夜寝てから朝起きるまでに，何回くらい尿をするために起きましたか	0	0回
		1	1回
		2	2回
		3	3回以上
3	急に尿がしたくなり，我慢が難しいことがありましたか	0	なし
		1	週に1回より少ない
		2	週に1回以上
		3	1日1回くらい
		4	1日2〜4回
		5	1日5回以上
4	急に尿がしたくなり，我慢できずに尿を漏らすことがありましたか	0	なし
		1	週に1回より少ない
		2	週に1回以上
		3	1日1回くらい
		4	1日2〜4回
		5	1日5回以上
合計点		点	

過活動膀胱の診断基準：尿意切迫感スコア（質問3）が2点以上，かつOABSS合計スコアが3点以上
過活動膀胱の重症度判定：OABSS（合計点）…軽症：5点以下，中等症：6〜11点，重症：12点以上

（文献1より許可を得て一部改変引用）

性前立腺炎に特異的な前立腺症状スコア（National Institute of Health chronic prostatitis symptom index：NIH-CPSI）などがある。

◆ 排尿ケアにおける質問票の活用

　平成28（2016）年度の診療報酬改定で「排尿自立指導料」が新設された。排尿自立指導の主な目的は，入院患者の尿道留置カテーテルをなるべく早期に抜去し，自力で排尿管理が完結できる排尿自立を目指すことにある。前述の質問票は，基本的に外来患者に対する初診時のスクリーニング，重症度の判定や治療効果の判定に用いられる。そのため，入院患者の排尿自立指導に対するこれら質問票による評価は，本来の質問票の使用目的とは異なると考えられる。

　しかし，排尿自立指導の対象は，「尿閉」や「残尿が多く排尿困難」がある患者，または「尿失禁や重度の頻尿」がある患者とされるため[3]，質問票を用いた症状の把握と重症度の評価は可能であると考えられる。ただし，質問票の多くは過去1週間ないし1カ月における各症状の頻度を問うものであるため，尿道留置カテーテルを抜去した入院患者の排尿ケアで用いる際は，カテーテル抜去後からアセス

表4 国際失禁会議質問票短縮版（ICIQ-SF）

1．どれくらいの頻度で尿が漏れますか？（1つの□をチェック）	
□ なし	[0]
□ おおよそ1週間に1回あるいはそれ以下	[1]
□ 1週間に2～3回	[2]
□ おおよそ1日に1回	[3]
□ 1日に数回	[4]
□ 常に	[5]

2．あなたはどれくらいの量の尿漏れがあると思いますか？ （当てものを使う使わないにかかわらず，通常はどれくらいの尿漏れがありますか？）	
□ なし	[0]
□ 少量	[2]
□ 中等量	[4]
□ 多量	[6]

3．全体として，あなたの毎日の生活は尿漏れのためにどれくらい損なわれていますか？
0　1　2　3　4　5　6　7　8　9　10 　まったくない　　　　　　　　　　　　　　非常に

4．どのようなときに尿が漏れますか？（あなたに当てはまるものをすべてチェックしてください）
□なし：尿漏れはない
□トイレにたどりつく前に漏れる
□咳やくしゃみをしたときに漏れる
□眠っている間に漏れる
□体を動かしているときや運動しているときに漏れる
□排尿を終えて服を着たときに漏れる
□理由がわからずに漏れる
□常に漏れている

2001年第2回International Consultation on Incontinenceにて作成，推奨された尿失禁の症状・QOL質問票。尿失禁における自覚症状・QOL評価質問票として，質問1～3までの点数を合計して，0～21点で評価する。点数が高いほど重症となる

（文献2より許可を得て一部改変引用）

メントまでの期間における症状を問うものにアレンジする必要がある。また，尿失禁患者に対するケア方法は，その尿失禁が切迫性尿失禁か腹圧性尿失禁かによって異なる。すなわち，CLSSやOABSS，ICIQ-SFを用いた尿失禁の病型判断という点でも質問票は有用である。さらに，排尿ケアが中長期的に必要となる場合においては，看護計画やリハビリテーション，薬物治療などによる包括的な排尿ケアの有効性を判定するうえで，質問票を用いた評価は有用と考えられる。

【文献】

1）日本泌尿器科学会 編：男性下部尿路症状・前立腺肥大症診療ガイドライン，リッチヒルメディカル，2017．
2）日本排尿機能学会 女性下部尿路症状診療ガイドライン作成委員会 編：女性下部尿路症状診療ガイドライン，リッチヒルメディカル，2013．
3）日本創傷・オストミー・失禁管理学会 編：平成28年度診療報酬改定 排尿自立指導料に関する手引き，照林社，2016．

2 排尿日誌

谷口珠実

◆ 排尿日誌の目的と位置づけ

排尿日誌とは，排尿についての記録の呼称である[1]。

排尿時刻と排尿ごとの排尿量を24時間記録し，起床と就寝時間を記入すると，昼間・夜間の排尿回数と機能的膀胱容量を知ることができ，頻尿の病態について有用な情報を得ることができる[2]。排尿時刻と排尿量以外に，尿意や尿失禁，尿意切迫感，水分摂取量などを記載することで，下部尿路症状についてより詳細な情報を得ることができる[3]。

記録により排尿状態を客観的にとらえられるため，下部尿路症状を訴える患者と医療職のどちらもが，排尿状態を査定し，評価することに役立つ[4]。下部尿路症状の診断ガイドラインでは，患者が正しく記録すれば正確な情報が得られること，そして症状の頻度や程度，生活への影響などの正確な評価が可能であると記述されており，診断を行う初期段階では排尿の記録の評価は必須項目と位置づけられている[2,3]。

◆ 排尿日誌の記載方法

◇ 排尿日誌の種類

排尿日誌は関連学会や施設，製薬会社などが作成しており，サイズや書式，記載欄や記入内容の異なる排尿記録類を用いることができる。本稿では，日本排尿機能学会ウェブサイトからダウンロードできる3種類の排尿記録を紹介する。最も簡便な排尿時刻のみを記載する排尿時刻記録（Micturition time chart），排尿時刻と尿量を記載する頻度・尿量記録（Frequency volume chart），排尿時刻と尿量に加え，失禁や水分摂取量なども記載する排尿日誌（Bladder diary，図1）があり，各記録用紙は同ウェブサイトからダウンロードすれば，直接記入できる[5]。

3種類の記録の共通事項は，24時間記録する用紙であり，起床と就寝時刻の記載欄と自由記載の備考欄があることである。3種類の使い分けは，患者が記載できる状況か判断し，医療者の求める情報とのバランスを考慮して選択する。排尿記録の記載は個人の生活に合わせて開始すればよいが，起床時から始めることが多く，起床時排尿後から翌朝の起床時排尿までを測定することが多い。

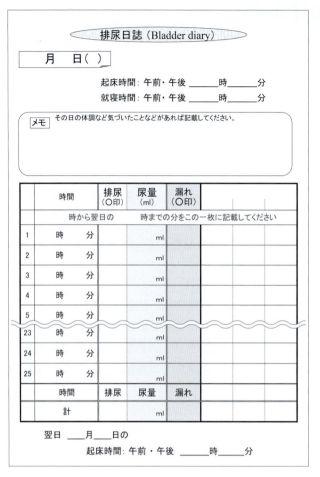

図1 排尿日誌(日本排尿機能学会)

(日本排尿機能学会の許可を得て転載)

◇ **測定用具**

　尿量の測定には，患者の1回排尿量に適した計量用具を準備する。排尿カップ以外に，市販の計量カップや尿器などを用いる。上肢の運動機能障害があり計量用具が把持できない場合には，洋式便器に設置する尿量測定容器(ユーリパン，**図2**)を用いるとよい。

　尿失禁があり，おむつやパッドを使用している場合には，使用前のおむつの重さを測定しておき，使用後の重さから減じると，尿失禁量が算出できる。

◇ **排尿日誌の記載内容**

　記録用紙の備考欄には，必要な医療情報が何かを示し，患者に記載してもらうと効率よくアセスメントできる。

　最低限必要な記載内容は，排尿した時刻と排尿量である。必要な医療情報は症

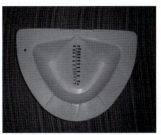
a. ユーリパン

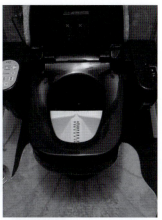
b. 洋式便器に設置したユーリパン

図2 ユーリパン

状や主訴により異なるが，尿意切迫感の有無，飲水量や運動量，尿失禁が生じたときの動作や様子，利尿薬や降圧薬などの服薬情報や服用の時間など，排尿に影響する情報を記載する。例えば，1日排尿量が多ければ，水分の摂取状況を確認したいので飲水量や食事内容と摂取量などの項目を加え，記載後，必要に応じて食事や飲水の生活指導を行う。尿失禁がある場合には，失禁前後の状況として「尿意切迫感がありトイレまで間に合わなかった」，あるいは「咳や運動時に漏れた」などを把握すると，尿失禁の診断にも役立つ。

◇排尿日誌は何日間記載するか？

排尿日誌は長すぎると信頼性が低下するため，診断のためには3～7日間程度が望ましいとされているが，1日で十分であるとの報告もある[6]。日数よりも，正確に記録してもらうことが最も重要である。

◇本人の記載が困難な場合や失禁のため排尿時刻がわからない場合

要介護高齢者でおむつを使用している場合には，おむつの失禁量が記載できる欄を設けて，自尿と失禁量を区別する。いつ失禁したか不明瞭な場合には，排尿日誌をつける際に24時間毎時間ごとにおむつ内の失禁量を確認する方法や，おむつセンサーを用いた排尿確認を同時に行う方法がある。さらに，膀胱内尿量を超音波を用いて経時的に測定し評価する方法（**図3**）を用いると，膀胱内尿量の変化から推定した排尿や失禁の時刻，失禁量についての情報が得られる[7]。

施設に入所中の要介護高齢者の場合は，看護師や介護士が排尿日誌を記載する。その際，複数人で記載すると記載もれが生じることがあるが，機器類を使用するとその心配はない。

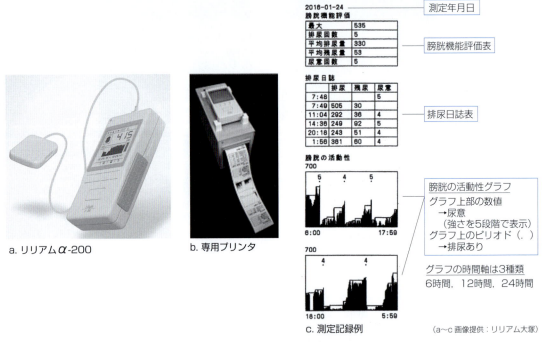

図3 リリアムα-200の定時測定モードを使用した排尿記録

◆排尿日誌を用いた評価と活用

　排尿日誌から，排尿のパターンや尿失禁のタイプ，日常生活への影響などを検討する。1回の最大排尿量と平均排尿量，1日の尿量を正常値と比較し，昼間と夜間の排尿回数から頻尿を評価する。

　覚醒時間帯と睡眠時間帯の尿量のバランスを比較し，睡眠時間帯の尿量を1日尿量で除して夜間多尿指数（高齢者は33％以上が夜間多尿）を求める。失禁の回数や時間，失禁時の状況からは，失禁のタイプを推測して必要な治療やケアを検討する。

　排尿日誌は，残尿測定と合わせることで，下部尿路機能障害を診断する重要なツールになる。そして，治療やケアとして生活指導や膀胱訓練を行うときにも用いることで，患者の理解を促し，治療の前後比較が可能になる。このため，排尿自立指導料においては，病棟看護師が排尿日誌と残尿測定を用いて評価することが算定の条件となっている[8]。

【文　献】

1) 谷口珠実：排尿日誌．下部尿路機能障害の治療とケア，（谷口珠実 武田正之 編著）；134-138，メディカ出版，2017．
2) 日本排尿機能学会 男性下部尿路症状診療ガイドライン作成委員会 編：男性下部尿路症状診療ガイドライン，ブラックウェルパブリッシング，2008．
3) 日本排尿機能学会 女性下部尿路症状診療ガイドライン作成委員会 編：女性下部尿路症状診療ガイドライン，リッチヒルメディカル，2013．
4) 谷口珠実：排尿日誌のつけ方と指導法．排泄ケアガイドブック（日本創傷・オストミー・失禁管理学会 編）；36-39，照林社，2017．
5) 日本排尿機能学会：排尿日誌（http://japanese-continence-society.kenkyuukai.jp/images/sys%5Cinformation%5C20150223164228-BF77A4DB19B41F63FAFE8E4B30585E78048F1D63EA0708B19559919364A33550.pdf，2017年9月時点）
6) 石塚　修，西沢　理：「排尿日誌（排尿記録）を用いた排尿管理・指導の有用性」排尿日誌の基本的事項．日本排尿機能学会誌 24(2)；300-302，2013．
7) 谷口珠実：看護師が行う排尿機能のアセスメント．WOC Nursing 4(1)；116-25，2016．
8) 日本創傷・オストミー・失禁管理学会 編：「排尿自立指導料」に関する手引き，19，照林社，2016．

3 パッドテスト

渡邊日香里

　パッドテストは，一定時間前後でパッドの重さを測定し，重量の増加を尿失禁量として定量化する評価方法である。被験者は一定時間パッドを装着していくつかの動作を行うか通常通りの生活を送るだけであるため，非侵襲的に評価を行うことができる。尿失禁量によって重症度が段階付けられているものもあり，客観的な評価方法として使用されている。
　パッドテストは比較的短時間内に特定の運動を行う方法と，比較的長時間で日常生活の間に行う方法の大きく2つの方法に分けられる。

◆ 短時間のパッドテスト

　60秒で行うものから2時間かけて行うものがある[1]。そのうち1時間パッドテストは国際禁制学会によって評価方法が標準化されているため推奨されている[2]。1時間パッドテストでは，事前に重量を測定したパッドを被験者に装着してもらい，1時間さまざまな動作を行う（表）。その後再度パッドの重量を測定して，事前に測定していた重量からの増加分を尿失禁量とする。条件を統一するために事前に膀胱内に生理食塩水を注入して行う場合もある。注入する量は，200〜300 mL[3,4]，膀胱容量の50〜75 %[5,6]など報告によってさまざまであるが，国際禁制学会では機能的膀胱容量の50〜75 %を推奨している。
　1時間パッドテストの結果の解釈としては，尿失禁量が2 g以下は尿禁制，2〜5 gでは軽度，5〜10 gでは中等度，10〜50 gを高度，50 g以上をきわめて高度の尿失禁と段階付けられている[7]。1時間パッドテストの動作は腹圧性尿失禁を誘発するようなものがほとんどであるが，テスト動作に対しての羞恥心や緊張などに

表　1時間パッドテストの方法

時間	動作など
0〜15分	事前に重量測定したパッドを装着する 500 mLの水を15分以内で飲みきる その後安静座位
15〜45分	30分間の歩行 1階分の階段昇降を含める
45分〜	・起立・着座　10回 ・強く咳嗽　10回 ・その場で駆け足　1分間 ・かがんで床上の物を拾う動作　5回 ・流水で手を洗う　1分間
60分	終了 パッドの重量を測定する

（文献2より翻訳，作成）

より通常よりも控えた動作となると尿失禁量に影響がある可能性がある。よって，正確な評価を行うためには事前に被験者への十分な説明が必要となる。最後に流水で手を洗う動作は切迫性尿失禁を誘発するため，腹圧性尿失禁と切迫性尿失禁の鑑別や混合性尿失禁を有する者における腹圧性尿失禁または切迫性尿失禁単独での失禁量を定量化することは困難である。

◆ 長時間のパッドテスト

日常生活のなかで行う長時間のパッドテストは，1.5～48時間かけて行われる[1]。そのうち24時間，48時間パッドテストがよく用いられている方法である。長時間のパッドテストでは，初めに膀胱内を空にしてから24時間，48時間など一定の時間，通常通りの生活を送る。国際禁制学会では標準化された方法はないとしているが，4～6時間ごとにパッドを交換すること，重量測定はパッドをはずしてすぐ行うことを推奨している[2]。したがって，24時間パッドテストなどを自宅で行う場合には被験者自身がパッドの重量測定を行い，テスト方法や意義について理解してもらう必要がある。入院患者の評価として長時間のパッドテストを行うのであれば，病棟看護師に管理，測定してもらうなどの協力が必要となる場合もあるかもしれない。

長時間のパッドテストの結果の解釈としては，尿失禁量が24時間あたり1.3～20gを軽度，21～74gを中等度，75g以上を重度と定義されている[8]。しかし，この長時間のパッドテストは被験者の生活上での尿失禁量の評価となり，テスト実施中の活動レベルによって結果が左右されることが報告されている[9]。また，環境条件によっても結果が左右される可能性が示唆されている[10]。尿漏れを避けるために水分摂取の制限や早めに排尿するなどの行動変容もテスト結果に影響を及ぼすことが考えられるため，被験者にはいつも通りの生活中にテストを行ってもらうよう十分説明する必要がある。また，排尿日誌による尿失禁頻度と24時間パッドテストの尿失禁量との間に相関関係があることが報告されており[11]，排尿日誌，または飲水量や排尿回数，その日の活動内容の記録だけでも合わせて実施すると長時間のパッドテストの結果の解釈に役立つと思われる。

【文 献】

1) Soroka D, Drutz HP, Glazener CM, et al.: Perineal pad test in evaluating outcome of treatments for female incontinence: a systematic review. *Int Urogynecol J Pelvic Floor Dysfunct* 13(3); 165-175, 2002.
2) Krhut J, Zachoval R, Smith PP, et al.: Pad weight testing in the evaluation of urinary incontinence. *Neurourol Urodyn* 33(5); 507-510, 2014.
3) Bø K, Talseth T, Holme I: Single blind, randomised controlled trial of pelvic floor exercises, electrical stimulation, vaginal cones, and no treatment in management of genuine stress incontinence in women. *BMJ* 318(7182); 487-493, 1999.
4) Dumoulin C, Seaborne DE, Quirion-DeGirardi C, et al.: Pelvic-floor rehabilitation, Part 2:

Pelvic-floor reeducation with interferential currents and exercise in the treatment of genuine stress incontinence in postpartum women--a cohort study. *Phys Ther* 75(12); 1075-1081, 1995.
5) Bernstein IT: The pelvic floor muscles: muscle thickness in healthy and urinary-incontinent women measured by perineal ultrasonography with reference to the effect of pelvic floor training. Estrogen receptor studies. *Neurourol Urodyn* 16(4); 237-275, 1997.
6) Glavind K, Laursen B, Jaquet A: Efficacy of biofeedback in the treatment of urinary stress incontinence. *Int Urogynecol J Pelvic Floor Dysfunct* 9(3); 151-153, 1998.
7) 泌尿器科領域の治療標準化に関する研究班　編：女性尿失禁診療ガイドライン．EBMに基づく尿失禁診療ガイドライン；58-59，じほう，2004．
8) O'Sullivan R, Karantanis E, Stevermuer TL, et al.: Definition of mild, moderate and severe incontinence on the 24-hour pad test. *BJOG* 111(8); 859-862, 2004.
9) Painter V, Karantanis E, Moore KH: Does patient activity level affect 24-hr pad test results in stress-incontinent women? *Neurourol Urodyn* 31(1); 143-147, 2012.
10) Figueiredo EM1, Gontijo R, Vaz CT, et al.: The results of a 24-h pad test in Brazilian women. *Int Urogynecol J* 23(6); 785-789, 2012.
11) Karantanis E, Fynes M, Moore KH, et al.: Comparison of the ICIQ-SF and 24-hour pad test with other measures for evaluating the severity of urodynamic stress incontinence. *Int Urogynecol J Pelvic Floor Dysfunct* 15(2); 111-116, 2004.

4 尿流動態検査

皆川倫範

◆はじめに

　尿流動態検査（urodynamics：UDS，あるいはurodynamic study：UDS）は，広義では"尿路機能の検査と測定"を表す単語で，ほぼ下部尿路機能に対する検査と同義である[1]。また，尿流動態検査は尿の運搬（尿管内の移動），蓄尿，排尿の動的な検査であるともされる[1]。狭義では，下記の膀胱内圧測定（cystometogram：CMG）やそれに付随した検査一連を尿流動態検査とする場合があるようだが，本来の対象となる検査は多岐にわたる。尿流動態検査の主な役割は，蓄尿期における膀胱知覚の評価，排尿筋の蓄尿機能の評価，排尿時の排尿筋収縮機能の評価，膀胱出口閉塞（bladder outlet obstruction：BOO）の評価，尿道機能の評価とされる[2]。

　尿流動態検査は，尿流測定（uroflowmetry：UFM），膀胱内圧測定，残尿測定（residual urine：RU，あるいはpost-void residual：PVR）に代表される。そのほかに，尿道内圧測定（urethral pressure profilometry：UPP）や括約筋筋電図（sphincter electromyogram：EMG）などが含まれる。尿流動態検査の結果から患者の排尿機能を解釈するには，単独ではなく総合的に行われるべきである。尿流動態検査の手法は多岐にわたるため，その目的・侵襲性や患者負担などを理解して検査を選択する必要がある。

　本稿では，排泄リハビリテーション（排泄リハ）において最も重要な尿流動態検査である残尿測定について概説し，その後，疾患の背景を理解するうえで重要な尿流測定と膀胱内圧測定について概説する。

◆残尿測定

　排泄リハで最も重要な尿流動態検査は残尿測定である。その理由は，排尿障害を客観的にとらえられる安全・簡便・安価な検査であり，患者の尿路合併症のリスクを予想する指標になるためである。したがって，残尿測定は排泄リハを行ううえで必須の検査である。

　残尿の測定には，カテーテルによる導尿と超音波検査による体積測定の2種類がある。

　カテーテルによる導尿では，排尿の直後にネラトンカテーテルなどで導尿して残尿量を測定するため，確実性の高い検査ではあるが患者負担は大きい。

　超音波検査による測定は，排尿直後の膀胱を観察して左右径・上下径・前後径［cm］

の積を1/2にし，近似体積[mL]を算出する方法である（図1）。低侵襲であるため，カテーテルによる導尿よりも重宝され，推奨される。近年では，超音波残尿自動測定装置が開発され，医師・看護師・臨床検査技師がベッドサイドで残尿測定を行えるようになっている。代表的な機器として，リリアム α-200（リリアム大塚，p.182，図3参照）と，ブラッダースキャン システム®（Verathon Medical社）がある。超音波残尿自動測定装置は，体型（肥満）や使用法で誤差が生じるため，注意が必要である。しかし，日常的な病棟業務では少々の測定誤差は大きな問題ではなく，極端な残尿がないことが確認できるだけでも大きな意味がある。また，残尿は一定しないことが多いため，繰り返し残尿を測定することも重要である。以降の項で述べる排尿自立支援のほか，術後管理や投薬後の効果判定など，幅広い目的での活用が可能である。

◇排尿自立指導における残尿測定

　残尿測定は，排尿自立指導料の算定で求められる唯一の尿流動態検査である。逆にいうと，排尿自立指導料の算定では，尿流測定や膀胱内圧測定は求められていない。それほど，残尿測定の簡便さと有用性は高いといえる。

　排尿自立指導料は，平成28（2016）年度の診療報酬改定時に保険収載された医療技術である。それによると，排尿困難は「排尿後，膀胱内に100 mL以上の尿が残っている状態で，自覚的には尿勢が低下したり，排尿に腹圧を要したりすることがある」とされている[3]。排尿自立指導料の算定における下部尿路機能評価の情報収集では，排尿日誌と残尿測定が求められており，残尿の測定には超音波検査を用いることが推奨されている。「下部尿路機能障害の評価」の項目では，残尿量を49 mL以下，50～199 mL，200 mL以上に分けて評価点数を算出することとされており，

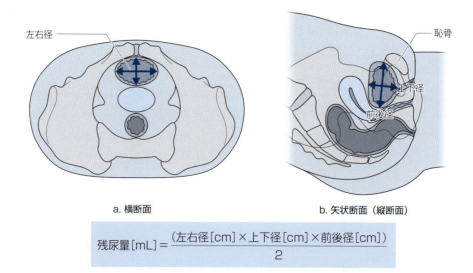

a. 横断面　　　　　　　　　　b. 矢状断面（縦断面）

$$残尿量[mL] = \frac{(左右径[cm] \times 上下径[cm] \times 前後径[cm])}{2}$$

図1　超音波を用いた残尿測定

複数回の測定の平均値を算出するよう求められている[3]。

前述の超音波残尿自動測定装置は看護師・臨床検査技師も使用可能であるため，排尿自立支援チームにおいて大きな役割を担うことになる。

◇残尿量のカットオフ値

残尿測定の結果をどのように解釈して治療を決定するかは定まっていない。残尿量150 mL以上では定期的な観察が必要であり，400 mL以上では導尿などを行うべきとする見解もある[4]。一方，『女性下部尿路症状診療ガイドライン』[5]では，専門医紹介の目安とするべき残尿量のカットオフ値は50 mLとしている。また，『過活動膀胱診療ガイドライン』[6]では100 mLとされている。

いずれにしても重要なことは，排尿管理においては残尿量の増加が好ましくないという事実である。本質的には，性別や疾患背景で残尿量のカットオフ値を細かく変えて対応する必要はない。また，BOOのある症例では，抗コリン薬などの投与により残尿が増加する場合があるため，残尿量の測定は薬剤選択に先立って行われるべきであるとされている[5]。

◆尿流測定

尿流測定は，患者の尿流（単位時間あたりの尿流出量，mL/sec）を測定する検査である。患者が機器に接続された容器に排尿すると，排尿量と時間が測定され，尿流カーブが描かれる。

従来は据え置き型で，外来検査室での運用が主であった。しかし，外来検査室は心理的に重圧感のある状態であるため，生理的な排尿を行うのは困難な場合がある。実生活での排尿と，検査室での排尿の乖離を念頭に入れて，検査所見をみる必要がある。

近年では，通常の便器での排尿を可能にしたフロースカイ®（尿流量測定器UM-100，TOTOエンジニアリング）や，携帯型のUFM装置であるP-Flowdiary®（村中医療器，図2）などが開発され，より生理的な排尿を測定できるようになり，用途が拡大している。いずれの方法でも，簡便で非侵襲的に排尿状態が評価できる。

最大尿流率（maximal flow rate：MFR，またはQmax）が最も重要なパラメーターであるが，これは排尿量に依存して変化する[5]。つまり，十分に蓄尿しないで排尿すると，Qmaxは低値を示す。150 mL以上の排尿での測定が望ましく，同量以上の排尿でQmaxが15 mL/sec以下ならば排尿障害があるとされる[7]。

蓄尿が十分できない場合は，排尿に至る蓄尿量も重要な所見である。RUと同様に，複数回測定することが重要である。P-Flowdiary®は，自宅でも測定が可能で繰り返し測定ができるうえ，機器内のメモリーに記録することができる。したがって，より自然な形で複数回の検査を行うことが可能である。

尿流測定の例として，正常排尿，前立腺肥大症に伴う低尿流，腹圧を加えて無理やり排尿する腹圧排尿の各尿量カーブを図3に示す。

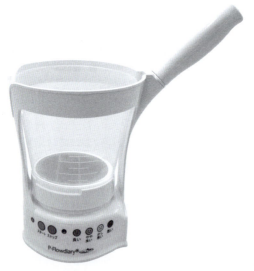

（画像提供：村中医療器）

図2 携帯型尿流測定装置：P-Flowdiary®

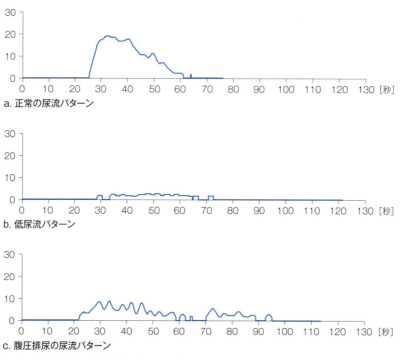

a. 正常の尿流パターン

b. 低尿流パターン

c. 腹圧排尿の尿流パターン

図3 尿流測定検査の尿量カーブ

◆ 膀胱内圧測定

　膀胱内圧測定では，経尿道的に膀胱内へカテーテルを挿入し，生理食塩水などを注入して膀胱を充満させながら膀胱内圧の測定を行う。直腸内圧を同時に測定し，膀胱内圧から直腸内圧（腹圧に近似）を減じると，排尿筋圧を算出することができる。

　純粋な膀胱内圧測定は蓄尿時の膀胱機能評価法であり，膀胱知覚，膀胱容量，排尿筋過活動（detrusor overactivity：DO）の有無，膀胱コンプライアンスなどを評価する（図4）。この膀胱内圧測定を尿量測定と組み合わせると，内圧尿流検査（pressure-flow study：PFS）となる。具体的には，膀胱・直腸内に内圧測定用のカテーテルを留置したまま排尿することで，排尿筋収縮圧と尿流の関連をみる。内圧尿流検査は，前立腺肥大症における手術適応の評価，神経系疾患を有する患者など，膀胱出口閉塞以外の原因が疑われる症例の原因検索，低活動膀胱の診断などに有用である[8]。特に，前立腺肥大症の手術適応は膀胱出口閉塞の有無が決め手となるため，内圧尿流検査は重要な検査といえる。例えば，排尿筋圧が低く，尿流率が正常であれば，膀胱出口閉塞はないと判断できる（図5a）。逆に，排尿筋圧が高く，低尿流であれば膀胱出口閉塞があるといえる（図5b）。

　膀胱出口閉塞の有無はQmaxと排尿筋圧によって推定でき，その判定基準となるいくつかのノモグラムが開発されている。代表的なノモグラムとして，Abrams-Griffiths[9,10]，Schäfer[11]，ICS[12]ノモグラムがある。Abrams-Griffithsのノモグラムを修正したものがICSノモグラムで，Qmaxと排尿筋圧の関連から「閉塞あり」「境界域」「閉塞なし」に分類される[12]。Schäferのノモグラムでは，閉塞の程度をグレード0（閉塞なし）からグレードⅥ（強度の閉塞）までの7段階で分類する。また，女性の場合，男性と同様に閉塞を扱うことはできない。女性用としてBlaivas-Grontzのノモグラムがあるが，女性の膀胱出口閉塞は課題の多い領域である[13]。

◇ 排泄リハビリテーションにおける膀胱内圧測定

　排尿障害を認める患者の排泄リハにおいても，膀胱内圧測定は欠かせない検査である。慢性期の脊髄損傷患者における排尿障害の評価は，原則的に全例で膀胱内圧測定を行うべきとされている[14]。排尿可能な患者をみるにあたり，その排尿が膀胱収縮による自然な排尿なのか，腹圧による病的な排尿であるかを見極める唯一の検査が内圧尿流検査である。また，自排尿が不能な患者では，蓄尿期の膀胱コンプライアンス，排尿筋過活動の有無（図5c），排尿筋過活動が出現する膀胱容量を知ることができるため，適切な清潔間欠自己導尿の適切な指導を行ううえで重要な検査である。

　なお，再発を繰り返す尿路感染症の原因精査において，ビデオウロダイナミクスが有用な場合がある。これは，膀胱に造影剤を注入した状態でX線透視下に尿

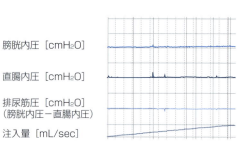
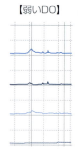
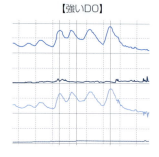

図4 膀胱内圧測定：蓄尿期（filling phase）

a：正常の蓄尿期を表す所見。排尿筋圧は膀胱内圧から直腸内圧（腹圧）を減じることで求められる。膀胱内に生理食塩水が注入されても，排尿筋圧の上昇を認めない
b：排尿筋過活動を伴う蓄尿期の所見。排尿に伴って異常な排尿筋圧の上昇を認める

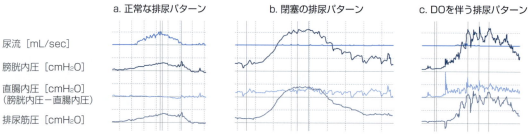

図5 膀胱内圧測定：排尿期（voiding phase，内圧尿流検査）

a：腹圧上昇を伴わない自然な排尿
b：排尿筋圧の上昇にもかかわらず低尿量を示す
c：不規則で過剰な排尿筋収縮を認める

路の形態を観察し，膀胱内圧測定あるいは内圧尿流検査を行うものである。ビデオウロダイナミクスでは膀胱尿管逆流症も評価でき，そのほかにも膀胱の形態や尿道の開口を観察し，患者の病態を深く理解することができる。

◆ おわりに

　尿流動態検査は，排尿障害の評価には必須の検査である。排尿リハにおける中核的検査は残尿測定で，排尿障害の重篤度評価と合併症予測に有用である。個別の患者における病態の評価は，他の尿流動態検査を組み合わせて評価する必要がある。

【文　献】

1) Wein AJ, Kavoussi LR, Partin AW, et al. ed: Campbell-Walsh Urology, eleventh edition. 2016.
2) 日本泌尿器科学会／日本排尿機能学会／日本老年泌尿器科学会 排尿機能検査士制度委員会 編：実践研修 排尿機能検査，リッチヒルメディカル，2007.
3) 日本創傷・オストミー・失禁管理学会 編：「排尿自立指導料」に関する手引き，照林社，2016.
4) Wu J, Baguley IJ: Urinary retention in a general rehabilitation unit: prevalence, clinical outcome, and the role of screening. *Arch Phys Med Rehabil* 86(9); 1772-1777, 2005.
5) 日本排尿機能学会 女性下部尿路症状診療ガイドライン作成委員会：女性下部尿路症状診療ガイドライン，リッチヒルメディカル，2013.
6) 日本排尿機能学会 過活動膀胱診療ガイドライン作成委員会 編：過活動膀胱診療ガイドライン 第2版，リッチヒルメディカル，2015.
7) 西沢 理，松田公志，武田正之 編：NEW 泌尿器科学 改訂第2版，南江堂，2007.
8) 日本泌尿器科学会 編：男性下部尿路症状・前立腺肥大症診療ガイドライン，リッチヒルメディカル，2017.
9) Abrams PH, Griffiths DJ: The assessment of prostatic obstruction from urodynamic measurements and from residual urine. *Br J Urol* 51(2); 129-134, 1979.
10) Griffiths CJ, Harding C, Blake C, et al.: A nomogram to classify men with lower urinary tract symptoms using urine flow and noninvasive measurement of bladder pressure. *J Urol* 174(4 Pt 1); 1323-1326, 2005.
11) Schäfer W: The contribution of the bladder outlet to the relation between pressure and flow rate during micturion. Hinman F Jr, et al. eds, *Benign Prostatic Hypertrophy*, Springer, 1983.
12) Griffiths D, Höfner K, van Mastrigt R, et al.: Standardization of terminology of lower urinary tract function: pressure-flow studies of voiding, urethral resistance, and urethral obstruction. International Continence Society Subcommittee on Standardization of Terminology of Pressure-Flow Studies. *Neurourol Urodyn* 16(1); 1-18, 1997.
13) Blaivas JG, Groutz A: Bladder outlet obstruction nomogram for women with lower urinary tract symptomatology. *Neurourol Urodyn* 19(5); 553-564, 2000.
14) 日本排尿機能学会／日本脊髄障害医学会 脊髄損傷における排尿障害の診療ガイドライン作成委員会：脊髄損傷における排尿障害の診療ガイドライン，リッチヒルメディカル，2011.

IV章 排泄障害のアセスメント　B 排便機能障害のアセスメント

1 質問票

角田明良

◆ はじめに

ここでは排便障害の重症度や生活の質（quality of life：QOL）に及ぼす影響を評価するスコアや質問票について概説する。

◆ 便失禁

◇ 便失禁の重症度評価尺度

頻用されているのはクリーブランドクリニック便失禁スコア（Cleveland Clinic Florida fecal incontinence score：CCFIS）とfecal incontinence severity index（FISI）である[1,2]。前者はWexnerスコアともよばれている。

CCFISは，何を（ガス，液状便，固形便）どのくらいの頻度で失禁するかの3項目と，「パッド使用」および「日常生活への影響」の頻度の2項目の合計5項目で構成される（表1）。CCFISの長所は，便失禁症状だけではなくQOLを同時に評価する点である。一方，短所は，症状に対する重み付けがされておらず，QOLを同時に評価しているため，スコアが症状のみを反映しない点である。

FISIは，何を（ガス，粘液，液状便，固形便）どのくらいの頻度で失禁するかの4項目で構成される（表2）。FISIの特徴は症状のみを重み付けをして評価する点であり，QOLは評価されない。

◇ 便失禁の特異的QOL尺度

fecal incontinence quality of life scale（FIQL）が汎用されている[3]。FIQLでは29項目の質問が4つのサブスケールに分類されている。点数は平均点で表現され，点数が高いほうがQOLは良好である。サブスケール（質問数）には，生活スタイル（10項目），対処・日常行動（9項目），憂うつ感・自己認識（7項目），羞恥心（3項目）がある。信頼性・妥当性が証明されたFIQLの日本語版は，2種類存在する[4,5]。筆者らが作成したFIQL日本語版を表3に示す。

◆ 便秘

◇ 便秘の重症度評価尺度

汎用されているのはconstipation scoring system（CSS）とobstructed defecation symptom（ODS）scoreである[6,7]。

表1 クリーブランドクリニック便失禁スコア(CCFIS)

	まったくない	月に1回未満	月に1回以上〜週に1回未満	週に1回以上〜1日に1回未満	1日に1回以上
固形便失禁	0	1	2	3	4
液状便失禁	0	1	2	3	4
ガス失禁	0	1	2	3	4
パッドの使用	0	1	2	3	4
日常生活への影響	0	1	2	3	4

Total Score (   )

(文献1より一部改変引用)

表2 fecal incontinence severity index (FISI)

	まったくない	1カ月に1〜3回	1週間に1回	1週間に2回以上	1日に1回	1日に2回以上
ガス失禁	0	4	6	8	11	12
粘液失禁	0	3	5	7	10	12
液状便失禁	0	8	10	13	17	19
固形便失禁	0	8	10	13	16	18

Total Score (   )

(文献2より一部改変引用)

　CSSは便秘症状がどのくらいの頻度・時間で出現するかの6項目と,「排便の補助の有無」および「便秘の病悩期間」の2項目の,合計8項目で構成される(**表4**)。CSSの利点は,腸管輸送能低下による便秘(slow transit constipation:STC)を含めて便秘の症状全体にわたって評価する点であり,短所は「排便の補助の有無」の評価において「下剤の使用」「浣腸の使用」「指の使用」などの排便困難に関する項目が独立して評価されない点である。

　ODSは排便困難の症状がどのくらいの頻度・時間で出現するかの5項目と,「下剤の使用」「浣腸の使用」「便の硬さ」の3項目の,合計8項目で構成される(**表5**)。ODSの長所は直腸重積,直腸瘤,排便協調障害などの疾患において排便困難の程度を多角的に評価する点であり,短所は「排便回数」の項目がないのでSTCの評価には適さない点である。

◇便秘の特異的QOL尺度

　patient assessment of constipation quality of life (PAC-QOL) scaleが汎用されている[8]。PAC-QOLは28個の質問が4つのサブスケールに分類されており,点数は平均点で表現され,点数が低いほうがQOLは良好である。サブスケール(質問数)には,心配・懸念(11項目),身体的不快(4項目),社会心理的不快(8項目),満足(5項目)がある。信頼性・妥当性が証明されたPAC-QOLの日本語版は2種類存在する[9,10]。筆者らが作成したPAC-QOL日本語版を**表6**に示す。

表3 fecal incontinence quality of life scale（FIQL）日本語版

Q1：だいたい，あなたの健康状態は：
1 □ 最高
2 □ 大変よい
3 □ よい
4 □ まあまあ
5 □ 悪い

Q2：<u>不意の便漏れがあることで</u>，以下の問題点をどのくらい心配してるか教えてください。
あなたの状態にもっともよくあてはまる番号1つを○で囲んでください。

Q2. 不意の便漏れがあることで：	ほとんどいつも	いつも	少し	まったくない
a. 外出するのが怖い	1	2	3	4
b. 友人宅への訪問を避ける	1	2	3	4
c. 外泊を避ける	1	2	3	4
d. 映画や買い物などの外出が思うようにできない	1	2	3	4
e. 外出する前に食事の量を減らす	1	2	3	4
f. 家の外では，なるべくトイレの近くにいるようにする	1	2	3	4
g. 排便のことを中心に考えて生活を組み立てなければならない	1	2	3	4
h. 旅行を避ける	1	2	3	4
i. トイレに間に合うか心配する	1	2	3	4
j. 排便が意のままにならない気がする	1	2	3	4
k. トイレに行くまでの間，排便を我慢できない	1	2	3	4
l. 知らないうちに便が漏れる	1	2	3	4
m. 便漏れのないように，できるだけトイレの近くにいるようにする	1	2	3	4

Q3：<u>不意の便漏れがあることで</u>，以下の問題点がどれくらいあてはまるか教えてください。
あなたの状態にもっともよくあてはまる番号1つを○で囲んでください。

Q3. 不意の便漏れがあることで：	非常にあてはまる	少しあてはまる	少しあてはまらない	非常にあてはまらない
a. 自分自身が情けない	1	2	3	4
b. したいことの多くが思うようにできない	1	2	3	4
c. いつも便漏れが心配である	1	2	3	4
d. いつも気持ちが落ち込んでいる	1	2	3	4
e. 人に便の臭いを気づかれるのが怖い	1	2	3	4
f. 自分自身が健康な人間だと思えない	1	2	3	4
g. 生活をあまり楽しめない	1	2	3	4
h. 性行為の回数を抑えている	1	2	3	4

（次ページに続く）

i. 世間から取り残されているような思いがする	1	2	3	4
j. いつも便が漏れるではないかと気になる	1	2	3	4
k. 性行為が怖い	1	2	3	4
l. 飛行機や電車で旅行するのを避ける	1	2	3	4
m. 外食を避ける	1	2	3	4
n. 知らないところへ行くと,必ずトイレの場所を確かめなくてはいられない	1	2	3	4

Q4：この1カ月に,悲しみ,落ち込み,絶望感などのため,あるいはあまりにも頻繁に起きるわずらわしさや苦痛のために,生きている意味があるのだろうかと自問したことがありますか.

1 □ 大いに：何もかもいやになってしまうくらい,あった
2 □ 大いにあった
3 □ かなりあった
4 □ ある程度：そういう気持ちが常に頭から離れない程度に,あった
5 □ 少しあった
6 □ まったくなかった

表4 constipation scoring system (CSS) (0-30)

	0	1	2	3	4
排便回数	3回以上/週	2回/週	1回/週	1回未満/週	1回未満/月
排便困難：便を出すのに苦痛を伴う	なし	まれに	ときどき	たいてい	いつも
不完全な排便：残便感	なし	まれに	ときどき	たいてい	いつも
腹痛	なし	まれに	ときどき	たいてい	いつも
1度の排便に要する時間	5分未満	5〜10分	10〜20分	20〜30分	30分以上
排便の補助の有無	なし	刺激性下剤	指を使う/浣腸	―	―
トイレに行っても便が出なかった回数/24時間	0	1〜3	3〜6	6〜9	10回以上
便秘の病悩期間［年］	0	1〜5	5〜10	10〜20	20年以上

まれに：1回/月未満,ときどき：1回/月以上だが1回/週未満
たいてい：1回/週以上だが1回/日未満,いつも：1回/日以上

Total Score（　　　）

（文献6より一部改変引用）

表5 obstructed defecation symptom (ODS) score

	Score				
	0	1	2	3	4
排便に要する時間	≦5分	6-10分	11-20分	21-30分	>30分
排便を試みた回数/日(便が出たか否かに関係なく)	1回	2回	3～4回	5～6回	7回以上
排便時に肛門または腟を指で押す	なし	月に2～3回	週1回	週2～3回	毎回
下剤の使用	なし	月に2～3回	週1回	週2～3回	毎日
浣腸の使用	なし	月に2～3回	週1回	週2～3回	毎日
不完全排泄または,こまぎれに何回か排便する	なし	月に2～3回	週1回	週2～3回	毎回
排便時に強くいきむ回数	なし	排便回数の25%未満	排便回数の50%未満	排便回数の75%未満	毎回の排便
便の硬さ	軟らかい	硬い	硬く,少量	糞石	―

Total Score (　　　)

(文献7より一部改変引用)

表6 patient assessment of constipation quality of life (PAC-QOL) scale 日本語版

これからの質問は,この2週間に,便秘があなたの日常生活に及ぼした影響と,その程度を問うものです。右欄1～5のなかから答えをそれぞれ1つだけ選んで,その番号を○で囲んでください。

以下の質問は,この2週間に,あなたの便秘の症状が,どのくらい強いものだったかを問うものです。	まったくなかった	少しあった	ある程度あった	かなりあった	非常に多くあった
1. お腹が破裂しそうなほど,張ったことがありましたか?	1	2	3	4	5
2. 便秘のために,体が重苦しく感じたことがありましたか?	1	2	3	4	5

次の質問は,この2週間に,便秘があなたの日常生活にどの程度影響を及ぼしたかを問うものです。	まったくなかった	少しあった	ときどきあった	かなりあった	常にあった
3. 生理的な不快感を感じたことがありましたか?	1	2	3	4	5
4. 排便したくても,できずに終わったことがありましたか?	1	2	3	4	5
5. 人と一緒にいるとき,落ち着かない気持ちになったことがありましたか?	1	2	3	4	5
6. 排便がままならないため,だんだんに食事の量が減ってくるということがありましたか?	1	2	3	4	5

(次ページに続く)

次の質問は，この2週間に，便秘があなたの日常生活にどの程度影響を及ぼしたかを問うものです。	まったくなかった	少しあった	ある程度あった	かなりあった	非常に多くあった
7. 食べる物について，神経質にならざるをえないことがありましたか？	1	2	3	4	5
8. 食欲が減退したことがありましたか？	1	2	3	4	5
9. 食べ物を自由に選べないことに不安を感じたことがありましたか？（例えば，友人の家に招かれたとき）	1	2	3	4	5
10. 外出先で，トイレに長い間入っていることを，恥ずかしいと感じたことがありましたか？	1	2	3	4	5
11. 外出先で，トイレに頻繁に行かなければならないことを，恥ずかしいと感じたことがありましたか？	1	2	3	4	5
12. 日常とは異なる生活をしなければならないことに，不安を感じたことがありましたか？（例えば，外出先や，旅行中に）	1	2	3	4	5

次の質問は，この2週間に，あなたがどの程度便秘に悩まされたかを問うものです。	まったくなかった	少しあった	ときどきあった	かなりあった	常にあった
13. 便秘のためにイライラしたことがありましたか？	1	2	3	4	5
14. 便秘の状態を，腹立たしく思ったことがありましたか？	1	2	3	4	5
15. 便秘のことが頭から離れなかったことがありましたか？	1	2	3	4	5
16. 便秘のためにストレスを感じたことがありましたか？	1	2	3	4	5
17. 便秘のために，普段に比べて自信が失われたようなときがありましたか？	1	2	3	4	5
18. 自分の体調について，落ち着いたときがありましたか？	1	2	3	4	5

次の質問は，この2週間に，便秘があなたの気持ちにどの程度影響を及ぼしたかを問うものです。	まったくなかった	少しあった	ある程度あった	かなりあった	非常に多くあった
19. いつ排便できるかわからないことに，不安を感じたことがありましたか？	1	2	3	4	5

（次ページに続く）

	まったく なかった	少し あった	ときどき あった	かなり あった	常に あった
20. 排便ができないので，心配になったことがありましたか？	1	2	3	4	5
21. 排便できなくて，いらだちが次第につのってきたことがありましたか？	1	2	3	4	5

次の質問は，この2週間，便秘を抱えた生活が，あなたにとってどのようなものだったかを問うものです。	まったく なかった	少し あった	ときどき あった	かなり あった	常に あった
22. 便秘が，さらに悪くなることを心配したことがありましたか？	1	2	3	4	5
23. 体が正常に機能していないと感じたことがありましたか？	1	2	3	4	5
24. 排便の回数が，あなたが望むより少なかったことがありましたか？	1	2	3	4	5

次の質問は，この2週間の便秘の状態と程度について，あなたがどのように感じたかを問うものです。	不満足 だった	少し不満 だった	ある程度 満足だった	かなり 満足だった	大変満足 だった
25. 排便の回数については，満足でしたか？	1	2	3	4	5
26. 排便が規則的だったかどうかについては，満足でしたか？	1	2	3	4	5
27. 食べた物が，腸を通って排便に至るまでにかかる時間については満足でしたか？	1	2	3	4	5
28. 便秘のために，受けている治療については，満足でしたか？	1	2	3	4	5

◆ おわりに

　本稿で述べた尺度は，排便障害の客観的評価に必須である。便失禁と便秘が併存する直腸重積・直腸脱に対する外科的治療の成績を，FISI, FIQL, CSS, PAC-QOLを用いて評価した筆者らの報告を参考にしていただきたい[11]。

【文　献】

1) Jorge JM, Wexner SD: Etiology and management of fecal incontinence. *Dis Colon Rectum* 36(1); 77-97, 1993.
2) Rockwood TH, Church JM, Fleshman JW, et al.: Patient and surgeon ranking of the severity of symptoms associated with fecal incontinence: the fecal incontinence severity index. *Dis Colon Rectum* 42(12); 1525-1532, 1999.
3) Rockwood TH, Church JM, Fleshman JW, et al.: Fecal Incontinence Quality of Life Scale: quality of life instrument for patients with fecal incontinence. *Dis Colon Rectum* 43(1); 9-16, 2000.
4) Ogata H, Mimura T, Hanazaki K: Validation study of the Japanese version of the Faecal Incontinence Quality of Life Scale. *Colorectal Dis* 14(2); 194-199, 2012.
5) Tsunoda A, Yamada K, Kano N, et al.: Translation and validation of the Japanese version of the fecal incontinence quality of life scale. *Surg Today* 43(10); 1103-1108, 2013.
6) Agachan F, Chen T, Pfeifer J, et al.: A constipation scoring system to simplify evaluation and management of constipated patients. *Dis Colon Rectum* 39(6); 681-685, 1996.
7) Altomare DF, Spazzafumo L, Rinaldi M, et al.: Set-up and statistical validation of a new scoring system for obstructed defaecation syndrome. *Colorectal Dis* 10(1); 84-88, 2008.
8) Marquis P, De La Loge C, Dubois D, et al.: Development and validation of the Patient Assessment of Constipation Quality of Life questionnaire. *Scand J Gastroenterol* 40(5); 540-551, 2005.
9) Nomura H, Agatsuma T, Mimura T: Validity and reliability of the Japanese version of the Patient Assessment of Constipation Quality of Life questionnaire. *J Gastroenterol* 49(4); 667-673, 2014.
10) Tsunoda A, Yamada K, Takano M, et al.: The translation and validation of the Japanese version of the patient assessment of constipation quality of life scale. *Surg Today* 46(4); 414-421, 2016.
11) Tsunoda A, Takahashi T, Ohta T, et al.: Quality of life after laparoscopic ventral rectopexy. *Colorectal Dis* 18(8); 301-310, 2016.

2 排便日誌

積 美保子

◆ 排便日誌とは

　排便日誌は，患者の排便状況を把握するうえで非常に重要な情報源となる。排便日誌の内容は，排便の時間，排便の回数，便意の有無，便性状，排便の量，便失禁の有無，便失禁の程度，便失禁時のエピソード（切迫性か漏出性か），下剤等の服用の有無等を患者に記載してもらう。記録期間は2～4週間程度とすることで，普段の排便パターンや排便障害のタイプ，すなわち便秘なのか便失禁なのか，便失禁の起こるパターンなどを読み取ることができる（**表1**，**図1**）。さらに，排便日誌の内容やその他の詳細な問診票を基に便失禁の原因をアセスメントする。

表1 排便日誌（簡易版）

	月／日								
排便回数	回								
便の硬さ	コロコロ								
	有形								
	軟便								
	水様								
便の量	少ない								
	普通								
	多い								
下剤，止痢剤の量，内容	包／錠／滴								
食物繊維の量，内容	包／食事								
失禁の量	なし								
	しみ								
	すじ状								
	小さじ1杯								
	大さじ1杯								
	多量								
その他，特記事項									

2 排便日誌

記入例（青文字部分を記入した）

排便日誌

起床時間： 10月 10日(月) (午前)・午後 6時 30分
就寝時間： 10月 10日(月) 午前・(午後) 11時 00分

氏名　　山梨　富士子

回数	排便記録						便失禁記録				その他
	時刻	排便の有無（○印）	便意の有無（○印）	排便性状①から選択	排便量②から選択	切迫感③から選択	便漏れの有無（○印）	排便後の便漏れ有無（○印）	漏便性状①から選択	漏便量④から選択	止痢剤・下剤・整腸剤の内服，特記事項等
1	7：30	○	○	5	4	4					朝食後に排便あり
2	8：15						○	○	6	1	電車中で肛門がひりひりした
3	13：30	○	○	6	5	5	○		6	4	昼食後，トイレに駆け込んだ
4	14：30						○		6	1	排尿時に下着に付いていた
5	19：00	○	○	5	3	4					夕食後下痢止めを飲んだ
6	：										
7	：										
8	：										
9	：										
10	：										
合計		排便	3回				便漏れ	3回			

① ブリストル便性状スケール：1／2／3／4／5／6／7

| 1 コロコロ | 2 硬い便 | 3 やや硬い便 | 4 普通便 | 5 やや軟らかい便 | 6 泥状便 | 7 水様便 |

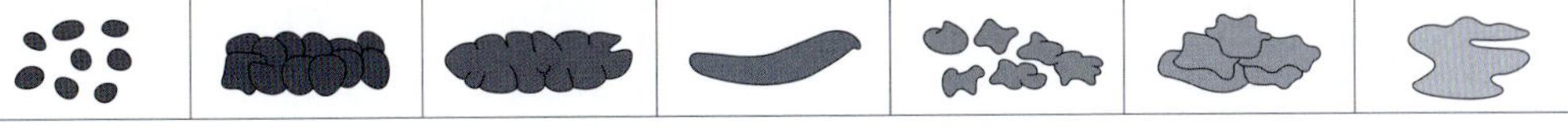

② 排便量：1）極少量　2）うずら卵位の量　3）鶏卵位の量　4）バナナ大の量　5）たくさん
③ 便意切迫感：1）15分以上我慢できる　2）10分我慢できる　3）5分我慢できる　4）1分我慢できる　5）全く我慢できない
④ 漏便量：1）しみ状　2）すじ状　3）小さじ1杯　4）大さじ1杯　5）たくさん

図1　排便日誌（詳細版）

◆ 排便記録のつけ方（詳細版）

起床時間，就寝時間を記載する。起床前後の早朝から，翌日の朝までに排便があったものを1日分とする。便意があれば，便意を記載する。便意があってトイレに行ったが排便がなかった場合や，便意がないのにもかかわらず，習慣になっていてトイレに行って排便がなかった場合には，排便回数にはカウントしない。排便日誌で，普段のありのままの排便状況について把握する。

まず，排便の時刻である。起床後すぐに便意を催しているのか，便意がなくても習慣になっていてとりあえず排便を試みているのか，朝食後に便意を催してい

Ⅳ章　排泄障害のアセスメント

るのか，実際の排便状況や，排便習慣を把握する。

　次に，排便があった場合のみ，排便の有無の欄に〇印を記載する。トイレに行っただけの場合は空欄になる。

　便意があって排便をした場合には，便意の有無の欄に〇印を記載する。排尿の際に腹圧とともに排便した場合は，便意を催していないので，排便の欄に〇印を記載するが，便意の有無の欄は空欄となる。

　次に普段の排便の性状や量を聴取する。水様便か形のない泥状の軟便か，初めは固形で後から軟便になる半固形便か，初めから終わりまで粘液にコーティングされているような固形便か，ごつごつした岩状の硬い便か，兎糞状のコロコロした便か，さまざまな便性状を詳細に聴取する。ブリストル便性状スケールを参照すると，患者と便性状を共通認識できる。便性状は液状に近いほど漏出しやすくなるため，普段の便性状を把握することは重要である。排便の便性状はブリストル便性状スケールと比較して，最も近い性状の番号を記載する。排便量は該当する目安の番号を選択して記載する。

　便意を催してからトイレに行くまでにどのくらい我慢できるかという便意切迫感については，排便の際に便意があった場合には，最も近いものを選択し，記載する。

　1日分が終了したら，排便回数を集計する。1日に何回排便があるのか，排便と排便の間隔が短い頻便なのか，または週に何回かなどの排便パターンを把握する。排便回数が多い場合は，排便が集中する時間帯があるのかを把握する。定期的か不規則なのか，毎日排便がないといけないと思い込んで，便意がなくてもトイレに行って無理に力んで排便を試みているかなどの個人の排便習慣も知ることができる。注意すべき点としては，排便が実際になくてもトイレに通っている回数を排便回数と捉えている場合があるので，あくまでも実際の排便の回数と区別して把握することである。

　その他，排便をコントロールする薬剤の使用をしている場合や便失禁のタイミングが外出先であったり，運動時や腹圧をかけた際に便失禁したりといった特筆すべき事項については，その他の欄に記載する。患者のなかには，排便が毎日ないといけないと考え，毎日下剤を服用していたり，下剤を服用しないと便意が感じられないなど，個々でさまざまな排便習慣をもっている。また，下剤の服用がきっかけで下痢状態が継続した結果，今度は止痢剤を服用していたり，整腸剤を服用している場合や市販の健康食品を摂取するようになってから排便の変調をきたしている場合もある。香辛料や油を多用した食事や飲酒など催便作用のある飲食内容も確認し，そのほか欄に記載できない場合には，食事記録を別に記載するとよい。食事指導の詳細はp.336，「Ⅴ-12 食事指導」を参照。

◆便失禁記録のつけ方（詳細版）

便失禁記録については，排便記録の右側の欄に記載する。

便漏れがあった場合には，時刻と便漏れの有無の欄に○印を記載する。便意があってトイレに行くまでに間に合わず便が漏れた場合には，時刻と，排便記録の便意の有無の欄に○印を記載し，便漏れの有無の欄にも○印を記載する。次に漏便した便性状について，最も近いものをブリストル便性状スケールの番号から選択して記載する。漏便の量は漏便量の目安から最も近い番号を選択して記載する。気付かないうちに漏便していた場合は，便意の欄は空欄となり，排便後に漏便している場合には，排便後の漏便の有無の欄に○印を記載する。1日分がわかったら，便失禁の回数を集計する。この記録によって，切迫性便失禁が何回あり，いつ，どのくらいの量が漏れているのか，何分ぐらいトイレまで我慢できるのかが把握できる。また，便意が関係なく便失禁している場合には，漏出性便失禁が何回あり，いつ，どのくらいの量が漏れているのかが把握できる。

◆排便日誌を活用したアセスメント

排便日誌（詳細版）を活用したアセスメント方法について解説する。

起床時間と排便時間を見ることで，起床時の起立性大腸反射の有無や規則正しい排便習慣であるかどうかを把握できる。排便の時刻が起床時なのか，食後なのか，睡眠中にも便意で起きているのか知ることで，日常生活への影響度が把握できる。また，便意を感じてからトイレに行っているのか，独自の習慣によって便意がなくても時間を決めて排便を試みているのかが把握できる。記入例では毎食後に便意があり，ブリストル便性状スケールのタイプ5〜6の泥状便を排便していることがわかる。便性状が泥状便であるがゆえに，昼食後に便意を催した際には，まったく我慢ができずにトイレまで間に合わなかったため，切迫性便失禁が起こっている。また，朝食後と午後にブリストル便性状スケールのタイプ6の泥状便を漏出性便失禁している。泥状便での混合性便失禁のため，便性状を有形化する必要性があるが，下痢止めを内服しているのは夕食後のみのため，服薬についても検討する必要性がある。汚染の量については，漏出性便失禁時はしみ状程度，切迫性便失禁の際はやや多くなるので，適切な失禁ケア用品を選択する際の目安になる。

◆排便日誌を活用した排便習慣指導

◇不適切な刺激性下剤の内服による下痢状態の例

患者のなかには，「毎日排便がなければいけない」という認識から，便意の有無にかかわらず定期的な時間にトイレに行き，無理にいきんでみたり，それで排便

がなければ便秘と思い込み，下剤を服用していることがある。毎日刺激性下剤で強制的に排便を繰り返し，頻回に下痢が持続して我慢ができずに便が漏れるというような状況に陥っていることがある。その結果，常時蠕動運動で腹部の不快感や膨満感があり，下痢も持続するため，いつ便意を催すかがわからず，急な便意切迫感や便失禁するかもしれないという不安で外出もままならない状況になる。刺激性下剤の内服による下痢でトイレまで間に合わなくなっていることよりも，便意を我慢しているのに今までのように我慢ができず便失禁が起こってしまうのは自分の肛門が締まっていないのではないかと不安に思い悩み，便失禁外来を受診するケースもある。このような不適切な刺激性下剤の内服による下痢状態の場合，直腸肛門内圧検査や肛門管超音波検査などの直腸肛門機能検査の結果に異常が認められないことが多い。

このような場合の問題点は，患者自身の「毎日排便がなければいけない」という歪んだ認知に基づく刺激性下剤の常用により，切迫性便失禁を起こしていると考えられる点である。下剤を内服しなくても自然に便意を感じるのか確認する必要がある。直腸肛門の生理機能には異常がないので刺激性下剤を中止することが望ましいが，変更できなければ緩下剤に変更し，下剤による切迫便意を誘発しないようにする。食事は食物繊維を20〜25g摂取するように食生活を改善することで便性を有形便に整えれば，失禁はなくなるであろうと仮説を立てることができる。

◇排便日誌を活用したセルフモニタリングと分析

しかしこのときに「毎日排便がなければいけない」という患者自身の認知が問題行動を強化していることを忘れてはいけない。また，この不合理な考え方や歪んだ認知が変わればそれで失禁が解決するというわけではない。そこで患者には，排便日誌をつけることによりセルフモニタリングを行うように指導し，その結果を患者とともに分析する。排便性状はブリストル便性状スケールを使用して客観的に表現できるようにし，硬便で便秘なのか，水様便で下痢なのか，その両方が混在しているのかを把握する。すると，患者自身が刺激性下剤を内服した後に限って失禁していることに気付くことになる。そこで，患者が実行可能な内容から取り組めるように試みる。刺激性下剤を突然中止することを躊躇する場合は，量を調整，減量（量を減らす，回数を減らす）することを試みる。また，食物繊維のサプリメントを摂取するなど，食生活の改善を行うことで便性が有形化し，その結果便失禁が消失し，定期的に排便が行えるようになれば，便秘への恐怖心が緩和されて初めて刺激性下剤をも中止することができる。

対処行動が改善することで，切迫性便失禁が消失し，定期的な排便が起こるようになれば，それが行動を継続させる推進力となる。そして排便方法も，便意がないのに排便を済ませておきたいからといった感情で排便を試みるのではなく，自然に便意が起きたときにスムーズに排便するという適切な排便スタイルに変容

させることができるのである。

　排便日誌の内容は，改善するまで必ず患者とともに分析する。繰り返し行ううちに，患者自身が便失禁の原因に気付くことになる。そこで，患者が実行可能な対処方法から取り組めるようにアドバイスする。その結果，便失禁を消失させることができ，定期的に排便が行えるようになれば，それが適切な対処行動を継続させる推進力となる。問題を同定し，行動分析し，目標設定，実行に至るまで，経過を長期にわたってフォローアップする必要がある。このように，排便日誌は治療やケアの効果を確認することにも役立つ。排便習慣の行動変容の結果，得られた効果をフィードバックして患者自身の自己効力感が高められるようにアプローチを行う。

【文　献】
1) 排泄ケアガイドブック（一般社団法人 日本創傷・オストミー・失禁管理学会　編）；167-169，照林社，2017．
2) 田中秀子，溝上祐子 監：失禁ケアガイダンス；199-212，日本看護協会出版会，2009．
3) 山名哲郎　編：読んだら変わる！排便障害患者さんへのアプローチ　便秘・下痢・便失禁のアセスメントとケア；106-108，メディカ出版，2007．
4) 穴澤貞夫，後藤百万，高尾良彦，ほか 編：排泄リハビリテーション；230-231，中山書店，2009．
5) 西村かおる：アセスメントに基づく排便ケア；64-67，中央法規，2008．
6) *Nurshing for Continence Second Edition* (Norton C, ed)；226-257，1996．
7) Dorothy B.Doughty: *Urinary & Fecal Incontinence Nursing Management Second Edition*；325-383，Mosby，2000．
8) J Marcio N, Jorge, MD, Steven D,et al.: Etiology and Management of Fecal Incontinence. *Dis Colon Rectum* 36(1)；77-97,1993．

3 排便造影検査

吉岡和彦，畑　嘉高，德原克治，權　雅憲

◆はじめに

　排便造影検査はdefecographyともよばれ，排便機能の評価方法の1つである。便失禁や便秘の患者を対象とし，造影剤と線維性物質を混ぜた疑似便を用いて行われる。『便失禁診療ガイドライン』[1]では専門的検査として位置づけられており，検査にはX線撮影装置の配置の工夫，患者の羞恥心に対する配慮などが必要なため，医師，看護師，さらにはその他の医療スタッフの連携が重要である。ここでは，排便造影検査の対象となる患者，患者への説明，実際の検査方法などについて概説する。

◆排便造影検査の対象患者

　この検査の対象となるのは，便失禁，便秘などの排便機能障害を有する患者である。『便失禁診療ガイドライン』では，専門的な治療を行う前に必要な検査の1つと位置づけられている。特に，排便機能障害に対する外科的治療を予定する場合は，その評価のために必須となる。通常は，痔核や痔瘻などの肛門疾患は対象とならない。

◇患者への説明

　患者への説明は重要である。排便造影検査は患者への大きな侵襲とはならないが，患者の羞恥心を伴うものであるため，検査の意味を十分に理解してもらう必要がある。便失禁患者では検査施行後に疑似便が肛門から漏れることもあるため，患者によっては帰宅時に備えて生理用ナプキンあるいはパッドを持参するように説明する。

◆排便造影検査の方法

　検査方法について，準備，検査の手順，得られた結果の評価方法に分けて述べる。実際の診療では排便造影検査のみを行うことは少なく，肛門内圧測定など他の検査と同じ日に行うことが多い。

◇X線撮影室の準備

　排便造影の検査時間は，準備も含めて1人の患者に約20分を要する。あらかじ

めX線撮影室の予約をしておく。スポット撮影のみの場合は通常のX線撮影室でよいが，ビデオ撮影の場合は透視室を使用する（**図1**）。

患者が座位で排泄するためのポータブルトイレを台の上に設置し，撮影用の器材との位置設定を行う（**図2**）。また，排泄される疑似便の受け皿（プラスチック製）をポータブルトイレの下に置く。これらの作業は看護師と診療放射線技師によって行われる。

◇検査の準備

検査前には，患者の絶食，絶水，下剤の投与や浣腸などは特に行わない。

肛門に疑似便を注入するためのチューブと注射器，会陰部のマーキング，バリウムと線維性物質とを混合するための容器などを準備する（**図3**）。

◇検査手順

①ベッド上で患者を左側臥位にして直腸指診を行う。便塊の有無と，安静時，肛門括約筋収縮時，および排泄時における肛門と骨盤底の動きを確認する。

②注入用のチューブを肛門管内に挿入し，注射器で直腸内にバリウムと繊維性物質を混ぜた疑似便を100 mL注入する。

③会陰部の位置を示すために，マーキングとなる造影剤入りのチューブを会陰部に当てて，テープで固定する。

④患者をポータブルトイレに誘導し，座位にする（**図4**）。診療放射線技師が，恥骨，仙骨，および会陰部が撮影範囲に入ることを確認する。

⑤ビデオ撮影の準備をし，安静時，肛門括約筋収縮時，および排泄時の骨盤底と

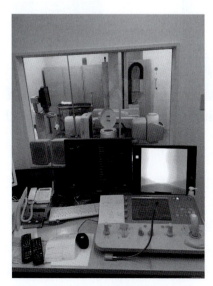

図1 排便造影検査を行う透視室
スポット撮影とビデオ撮影が同時に行える

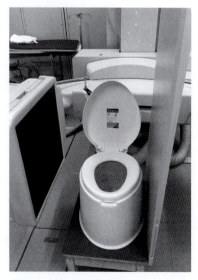

図2 撮影を行う便座
骨盤部の撮影の範囲を調整する

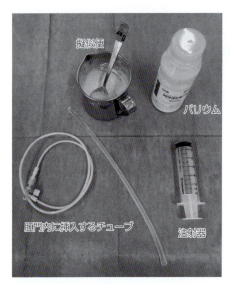

図3 排便造影検査で用いる道具

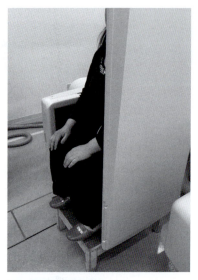

図4 患者の撮影肢位
座位で撮影する

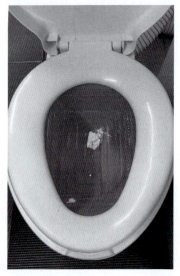

図5 実際に排泄された疑似便

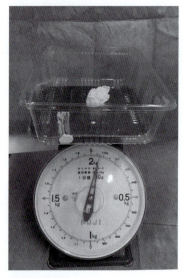

図6 排泄された疑似便の重量測定

直腸，肛門の動きの変化を連続的に記録する．これらの一連の撮影とは別に，上記の3つの動きのポイントでそれぞれスポット撮影を行う．排泄時には疑似便が排泄された量も測定するため，1分間排泄をしてもらう．スポット撮影は，患者が確実に排泄を行っているのをビデオモニターで確認しながら撮影する．
⑥検査終了後に，排泄された疑似便（図5）を確認し，重さを測定する（図6）．

◆排便造影検査結果の評価

検査結果の評価には，スポット撮影で得られた画像とビデオ撮影で得られた動画の2種類が用いられる。また，簡易的ではあるが，排泄された疑似便の重さを測定することによって，排泄の機能を評価できる。

◇スポット撮影による評価

健常者では，安静時には直腸肛門角が約90°に維持され，肛門管は細い（**図7a**）。肛門括約筋収縮時（肛門を意識的に締めたとき）には，恥骨直腸筋の収縮により，直腸肛門角は安静時より鋭角になる（**図7b**）。一方，排便時には，直腸肛門角は安静時より鈍角になり直線化する（**図7c**）。

重度の便失禁の患者では直腸肛門角は開大しており，安静時ですでに肛門幅が増大している。さらに専門的な解析を行う場合は，直腸と肛門管とのなす角度を直腸肛門角（anorectal angle），直腸肛門移行部（anorectal junction）と恥骨と尾骨を結ぶ直線（pubococcygeal line）との距離を会陰下垂（perineal descent）とし，実際の数値を検討することがある[2]。特に，骨盤底の手術を行う前後の比較で用いられる。

◇動画による評価

動画での評価の利点の1つは，患者に骨盤底の動きを指示した際に，本当に理解しているかをビデオ撮影中にその場で判断できることにある。患者のなかには肛門を締める動きを指示しても，反対に便を排出する動きをすることがあるので，確実な動きを早い時点で確認できる。

直腸瘤は，女性において直腸前壁が腟壁に陥入したときに排便障害などの症状を呈する病態であるが，その診断にはこの検査が必須である。そのほかに，直腸の形態的な動き，括約筋の運動不全，小腸瘤，直腸重積の有無なども評価できる[3]。

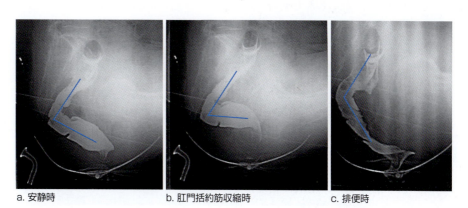

a. 安静時　　　b. 肛門括約筋収縮時　　　c. 排便時

図7 健常者の直腸肛門角の変化

◇疑似便による排泄機能の評価

　いわゆる排出障害の患者では，疑似便の排泄はほとんど不可能であり，排泄時にも直腸肛門部の形態が安静時からまったく変化しない場合もある。

　また，簡易的ではあるが，排泄された疑似便の量を測定し，挿入した疑似便の量（通常120 g）との割合から排泄率を算出することができる。

◆考察

　排便造影検査のシステムを立ち上げる際に最も重要な点は，スタッフの理解と協力を得ることにある（**図8**）。検査の目的が特殊であるため，診療放射線技師とは，その意義や撮影方法について，文献の共有や勉強会を行う。特に，注腸造影が大腸全体の器質的変化の有無を調べるのに対して，排便造影検査では直腸肛門部の機能性疾患あるいはそれを惹起する可能性のある解剖学的変化を同定する検査であることを理解してもらう。さらに，可能であれば，女性患者の場合は羞恥心に配慮してできるだけ同性の診療放射線技師にかかわってもらうようにする。

　ビデオ撮影を除けば，一般の単純X線撮影装置を使用でき，準備する用具も特別なものはない。

　周囲の骨盤内臓器との関連を評価するために，MRI defecographyも行われている。直腸の動きとともに，子宮脱，腟断端脱，膀胱瘤などを継時的な動きとしてとらえることができる[4]。しかし，実際には排便造影検査のように座位で行うことは困難であるため，病態の診断制度としては難点がある[5]。

　便の排泄能の評価には標準化された方法があるわけではないが，通常はバルーン排出検査で評価される[6]。しかし，評価者間の判断を一致させることは困難である[7]。筆者らの疑似便を用いた排泄率の評価も，実際には疑似便に患者本人の便が混じることもあり，完全な再現性が期待できるわけではない[8]。しかし，画像を見ながら排泄された疑似便の量を臨床像と照らし合わせると，少なくとも患者と病状の理解と情報を共有をするうえでは有用である。

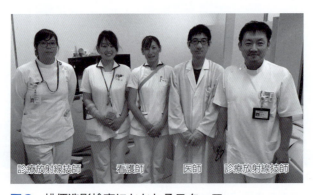

図8　排便造影検査にかかわるスタッフ

◆ おわりに

　排便造影検査は，直腸肛門部の機能性疾患患者に対して行う検査である。痔核や痔瘻などの肛門疾患に対して積極的に行う意味は薄い。排泄にかかわる検査であるため，羞恥心を伴うことから，患者に対しては検査前の説明と施行時における配慮を十分に行うことが重要である。

【文　献】

1) 日本大腸肛門病学会 編：便失禁診療ガイドライン2017年版，46-47，南江堂，2017.
2) Pucciani F, Boni D, Perna F, et al.: Descending perineum syndrome: Are abdominal hysterectomy and bowel habits linked? *Dis Colon Rectum* 48(11); 2094-2099, 2005.
3) Deutekom M, Terra MP, Dijkgraaf MGW, et al.: Patient's perception of tests in the assessment of faecal incontinence. *Br J Radiol* 79(938); 94-100, 2006.
4) Rentsch M, Paetzel C, Lenhart M, et al.: Dynamic magnetic resonance imaging defecography: a diagnostic alternative in the assessment of pelvic floor disorders in proctology. *Dis Colon Rectum* 44(7); 999-1007, 2001.
5) Bharucha AE, Pemberton JH, Locke GR 3rd: American Gastroenterological Association technical review on constipation. *Gastroenterology* 144(1); 218-238, 2013.
6) Minguez M, McHugh S, Diamant NE, et al.: Predictive value of the balloon expulsion test for excluding the diagnosis of pelvic floor dyssynergia in constipation. *Gastroenterology* 126(1); 57-62, 2004.
7) Choi JS, Wexner SD, Nam YS, et al.: Intraobserver and interobserver measurements of the anorectal angle and perineal descent in defecography. *Dis Colon Rectum* 43(8): 1121-1126, 2000.
8) 吉岡和彦，徳原克治，權　雅憲：肛門内圧測定とdefecography．臨床外科 70(2)；141-145, 2015.

経肛門的超音波検査

山名哲郎

◆はじめに

　肛門管超音波検査は肛門管周囲の構造物や病変を高低のエコーコントラストをつけて描出する検査法であり，肛門括約筋損傷や肛門周囲膿瘍および痔瘻を評価する検査として利用されている[1-4]。

　肛門管超音波検査の最大の特徴は，通常のX線検査やCT検査では評価が難しい内外肛門括約筋を描出できることである。そのため，外傷による肛門括約筋損傷の評価や，痔瘻・肛門周囲膿瘍と内外肛門括約筋との位置関係の評価に有用である。また，診察室で検査が行える，検査中の苦痛が少ない，検査手技が簡単である，コストが低い，放射線被曝がないことなども利点である。

　画像所見の読影に際しては，肛門管超音波検査装置の特性および正常肛門管の超音波画像上での解剖学的特徴を正しく理解する必要がある。

◆経肛門的超音波検査装置

◇装置の概要

　肛門管超音波検査に用いられるトランスデューサーには，ラジアル型とリニア型の2種類がある。ラジアル型は直腸肛門用として一般に用いられているものであり，トランスデューサーが超音波を発しながら360°回転することで肛門管周囲の構造を同心円状に描出することができる。一方のリニア型は，直腸肛門の長軸方向を同時に連続した広い範囲の画像として描出することができる。

　周波数は5～10 MHzが使われるが，周波数が高いほど画像が鮮明であるため，近年のラジアル型は10 MHzが使われ解像度が向上しており，焦点範囲は5～45 mmである。また，3D画像が得られるタイプが汎用されている（**図1**）。

　代表的な肛門管超音波プローベ（type 2050, BK Medical社）は，尖端外径が17 mmのスムースな円筒状であり，肛門への挿入に際してほとんど抵抗がなく，苦痛も少ない（**図2**）。このプローベを肛門管に挿入して始動すると，肛門管周囲の構造を60 mmの範囲でスキャンすることができる。

◇3D画像

　スキャンして取り込んだ画像はモニター上で3Dイメージに再構築され，軸位断面のほかにも冠状断や矢状断など，あらゆる断面のイメージおよび任意の交差断面のイメージとして見ることができる（**図3**）。また，3D画像データを本体に保存

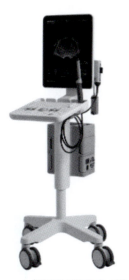

（画像提供：BK Medical社）

図1 肛門管超音波検査装置
（Flex Focus 800）

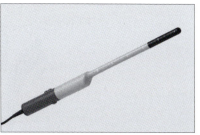

（画像提供：BK Medical社）

図2 肛門管超音波プローベ
（type 2050, BK Medical社）

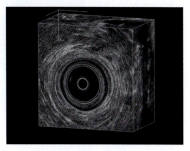

図3 肛門管周囲の3D画像の例

しておけば、いつでもリアルタイムに検査しているような再生ができることも、3Dタイプの大きな利点である。

　診断性能においても、3Dタイプのほうが2Dタイプよりも痔瘻や括約筋損傷の正診率が向上することや[5, 6]，直腸内コイル併用MRIと同等の診断的価値があることが報告されている[7]。

◆肛門管の解剖と正常肛門管超音波像

◇肛門管

　肛門管は、肛門の外口である肛門縁と恥骨直腸筋付着部上縁にあたる直腸膨大部への移行部との間の管状部と定義され、その長さは男女とも平均3〜4cmである。

　肛門管の上皮の外側は内肛門括約筋と外肛門括約筋の2層からなる肛門括約筋が取り巻いており、主にこれらの肛門括約筋の作用によって肛門管は閉鎖された状態を保っている（**図4**）。

◇内肛門括約筋

　内肛門括約筋は、直腸の内輪状筋の末端が肛門管付近で肥厚した自律神経に支配される平滑筋・不随意筋であり、長さは2.5〜4.0 cm、厚さは約5 mmである。
　肛門管超音波像上ではプローベの影響を受けるため、2〜4 mmの厚さの低エコー（黒色）の輪状構造として、肛門管の中〜高位レベルで比較的鮮明に描出される。

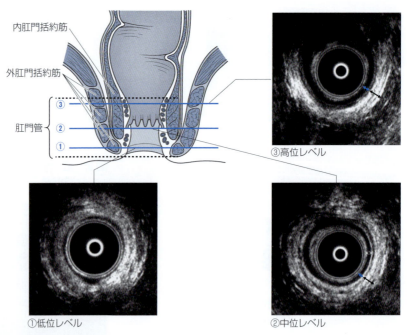

図4　肛門管の解剖
内肛門括約筋は低エコー（黒色，青矢印），外肛門括約筋は高エコー（白色，黒矢印）の輪状構造として描出される（③）

内肛門括約筋の超音波像は一般に，若年者では比較的薄く描出され，高齢者になるとやや厚さを増すが，性差はない[8]。

◇外肛門括約筋

外肛門括約筋は，内肛門括約筋の全周を取り巻くように存在する陰部神経支配の横紋筋・随意筋であり，皮下層・浅層・深層の3層より構成される。皮下層は最も浅い層で，内肛門括約筋の下端を輪状に包む形になっている。浅層は内肛門括約筋の下端のやや口側から上で，前後に紡錘状の形をとる。さらにその上のレベルでは，深層が肛門挙筋の1つである恥骨直腸筋と癒合して存在する。

外肛門括約筋は，超音波画像上では高エコー（白色）の構造として描出される。

◇肛門管超音波検査の画像の特徴

肛門管超音波検査で描出される内・外肛門括約筋のイメージは，肛門管のレベル（高さ）によって違いがあるのが特徴である。

肛門管の低位レベル（**図4**①）では，外肛門括約筋は皮下層だけが輪状に見え，内肛門括約筋は描出されない。中位レベル（**図4**②）になると，輪状の低エコーとして描出される内肛門括約筋と，その外側で輪状の高エコー構造として描出される外肛門括約筋が認識できる。高位レベル（**図4**③）では低エコーの内肛門括約筋の外側に，恥骨直腸筋と外肛門括約筋の深層が癒合してU字型の高エコー構造と

して描出される。

◆肛門管超音波検査による排便機能障害のアセスメント

　排便障害の1つである便失禁を愁訴とする肛門括約筋不全は，肛門管超音波検査の最も重要な適応疾患の1つである。肛門括約筋不全には，分娩外傷や直腸肛門手術後にみられる外傷性肛門括約筋不全と，高齢者に多くみられる特発性肛門括約筋不全があるが，前者は経肛門超音波検査によって肛門括約筋の欠損を描出することができるので，肛門括約筋形成術の適応を決める際に有用である[9]。

　外傷性肛門括約筋不全として最も多い分娩外傷は，分娩時の裂傷が肛門括約筋まで及んだ第3度会陰裂傷と，裂傷が直腸壁まで及んだ第4度会陰裂傷に起因する。これらの肛門括約筋の損傷は，内・外肛門括約筋のいずれにも及ぶことが多い。分娩時に明らかな会陰裂傷を伴わなくても，分娩第2期が遷延した難産や鉗子・吸引分娩などにより，潜在的に肛門括約筋が損傷している場合があることも報告されている[10]。

　分娩外傷が疑われる患者に肛門管超音波検査を施行する際には，肛門前方の会陰部をよく観察する。中位レベルの前方において内外肛門括約筋のエコー像の連続性が失われていれば，欠損所見とみなすことができる(**図5**)。高位レベルでは恥骨直腸筋が描出されるため前方は欠損したようにみえるが，これは正常でみられる所見であり，あくまでも外肛門括約筋欠損の評価は中位レベルでみることが大切である。

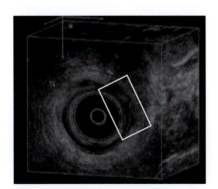

図5　分娩外傷の超音波像

◆ おわりに

　肛門管超音波検査について，検査装置，肛門管の解剖と画像，排便機能障害のアセスメントを概説した．排泄機能障害の診療は多職種がかかわることが多いため，本稿が，排泄機能障害の患者に行われることのある肛門管超音波検査について理学療法士や作業療法士が理解するための一助になれば幸いである．

【文　献】

1) Law PJ, Bartram CI: Anal endosonography: technique and normal anatomy. *Gastrointest Radiol* 14(4); 349-353, 1989.
2) Law PJ, Kamm MA, Bartram CI: Anal endo-sonography in the investigation of faecal incontinence. *Br J Surg* 78(3); 448-450, 1991.
3) Yang YK, Wexner SD, Nogueras JJ, et al.: The role of anal ultrasound in the assessment of benign anorectal disease. *Coloproctology* 5: 260-264, 1993.
4) 辻　順行，高野正博，久保田　至，ほか：肛門括約筋不全症例における経肛門的超音波検査の有用性．日本大腸肛門病学会誌 47，1055-1060，1994.
5) Ratto C, Grillo E, Parello A, et al.: Endoanal ultrasound-guided surgery for anal fistula. *Endoscopy* 37(8); 722-728, 2005.
6) Christensen AF, Nyhuus B, Nielsen MB, et al.: Three-dimensional anal endosonography may improve diagnostic confidence of detecting damage to the anal sphincter complex. *Br J Radiol* 78(928); 308-311, 2005.
7) West RL, Dwarkasing S, Felt-Bersma RJ, et al.: Hydrogen peroxide-enhanced three-dimensional endoanal ultrasonography and endoanal magnetic resonance imaging in evaluating perianal fistulas: agreement and patient preference. *Eur J Gastroenterol Hepatol* 16(12); 1319-1324, 2004.
8) Burnett SJ, Bartram CI: Endosonographic variations in the normal internal anal sphincter. *Int J Colorect Dis* 6(1); 2-4, 1991.
9) 山名哲郎：外傷性肛門括約筋不全に対する括約筋形成術．日本大腸肛門病学会誌 68(10)；961-969，2015.
10) Sultan AH, Kamm MA, Hudson CN, et al.: Anal sphincter disruption during vaginal delivery. *N Engl J Med* 329(26); 1905-1911, 1993.

5 直腸肛門内圧検査

高尾良彦，手塚絢子

◆はじめに

　直腸肛門内圧検査は，便排出にかかわる肛門周囲の筋力を可視化して評価する検査として，排便機能障害の病態診断に広く用いられている．筋肉の状態を他覚的に評価できるため，肛門括約筋不全の理学療法など，そのリハビリテーション分野における潜在的可能性は高く，すでに実地臨床に活用している施設もある．

　排泄リハビリテーションは，理学療法士と医師や看護師，臨床検査技師など隣接する職種のチームワーク連携で実践するので，各職種が検査の概要を理解し評価を共有することで，さらなるリハビリテーション技法や技術の向上が期待できる．

◆直腸肛門内圧検査の概要

　直腸肛門内圧検査は，直腸から肛門管の内圧を測定して他覚的に筋力を評価する検査で，安静時静止圧と意識的に肛門を締めたときの随意収縮圧を計測する．一般的には，直腸壁に伸展刺激を加えたときの直腸肛門抑制反射の確認と直腸感覚検査を同時に行う[1]．

　測定方法には，蒸留水還流法とマイクロトランスデューサー法があり，いずれも肛門管の中で圧を測定し，トランスデューサーによって他覚的に認識できる情報に変換してコンピュータ画面などに表示する．

　直腸肛門抑制反射は，直腸内でバルーンを膨らませて直腸壁を刺激すると瞬間的に肛門内圧が下がる生理反射で，直腸肛門部の局所神経の健常性を確認する．直腸感覚機能検査は，直腸内のバルーンに水を注入して膨らませることで直腸壁を伸展させ，圧変化を感知する直腸感覚閾値，最少便意発現量，便意を我慢できる最大耐容量を計測し，直腸感覚を評価する（図1）．

　直腸肛門内圧・感覚機能検査は，排便機能評価の基本検査に位置づけられており，『便失禁診療ガイドライン』では専門的診療で行うことを推奨している[2]．わが国では保険収載以降に広く普及し，測定機器は比較的小型で，排便機能外来のある施設ではほとんど全施設に常備されている．同時にその他の標準的検査も行えるように診療室を整備している施設が多い（図2）．

　基準値は各施設で設定するため，施設によって正常域は異なる．また，計測値は絶対的評価ではないことを認識し，感度や特異度が70％前後であることも考慮して，その結果を参考に治療やケアを考える[3]．近年では高解像度内圧測定機器が使用されているが，現時点でその有用性は確立されていない[4]．

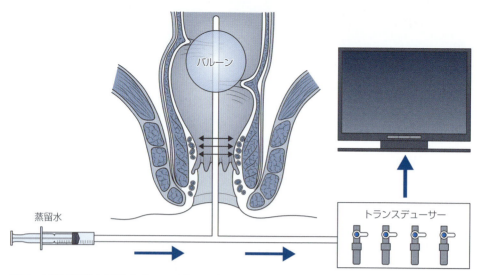

図1 直腸肛門内圧検査（マノメトリー）
圧測定用プローブを肛門より挿入して直腸内から肛門管内の圧を測定し，感知した圧をトランスデューサーを介してコンピュータ画面などの可視装置に表示する．一般的には内圧測定と同時に，直腸内に留置したバルーンを膨らませて直腸肛門抑制反射や直腸感覚検査が行われる

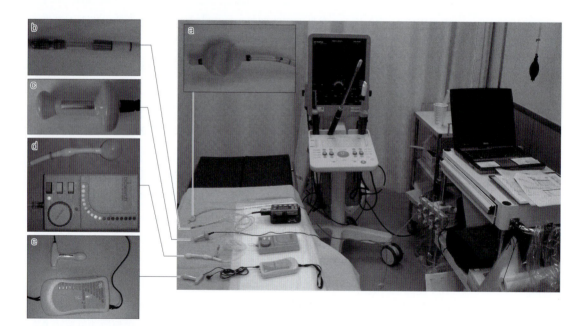

図2 排便機能検査外来
a. 蒸留水還流法の内圧測定プローブ　b. マイクロトランスデューサー法の内圧測定プローブ
c. 肛門管内表面筋電図用プローブ　d. 肛門内圧を用いた携帯用バイオフィードバック機器
e. 肛門管筋電図を用いた携帯用バイオフィードバック機器

排便機能検査外来では，直腸肛門内圧・感覚機能測定装置とともに，肛門管超音波検査や肛門管内表面筋電図，バイオフィードバック装置など，標準的な機能検査機器が整備されている．このように環境を整備することで，内圧測定装置と表面筋電図装置などのプローブや機器の接続を切り替えるだけで，1台のコンピュータ装置で複数の検査や治療が行えるという利点がある．肛門内に挿入するプローブはそれぞれ異なるため，複数のプローブを準備しておく

◆何をどのように評価するのか

　安静時静止圧は，無意識的で肛門を締めている肛門管の内圧であり，60～80％は内肛門括約筋の筋力に由来するが，20～40％にそれ以外の要因が関与している。そのため，安静時静止圧は不随意平滑筋の内肛門括約筋に依存する比率が高く，意識せずに肛門を持続的に閉鎖して便を直腸内に保持できるが，意識によって統制することは難しい。静止圧が低下すると，便の性状や腸の動きなどによって肛門が開き，漏出性の便失禁が起こる。

　一方，随意収縮圧は意識的に肛門を締めたときの肛門管内圧で，外肛門括約筋など肛門周囲の随意筋の力を評価している。随意筋は瞬発的な力を発揮できるが，収縮持続時間は1～2分程度と短いため，その圧低下は切迫性便失禁の原因になる。肛門内圧は肛門周囲の筋肉を強化することで補正できることが多く，肛門括約筋不全のリハビリテーションでは排便障害を改善するためにさまざまなトレーニングが実践されている[5]。

　直腸に便やガスが流入すると，直腸肛門抑制反射で内肛門括約筋が瞬間的に弛緩して内容物を識別する。さらに内容物が貯留すると直腸が伸展して便意が発現する。ヒルシュプルング病などで局所の神経線維が途絶していると，この反射が消失して中枢側大腸が巨大結腸になる。また，便意の発現に深くかかわる直腸感覚が鈍麻になると便排出障害の原因になり，過敏になると排便回数が増加して，切迫性便失禁になることもある[6]。この直腸感覚を正常に戻すことで便排出障害や便失禁の症状を改善できるため，最近では直腸感覚のリハビリテーションも試行されている。

◆リハビリテーションへの応用

　直腸肛門内圧検査は筋力を他覚的に評価できるため，肛門周囲筋肉の収縮トレーニングでは，その効果を医療者とともに患者自身も確認できる利点がある。さらに，随意筋の収縮力増強や持続力強化だけではなく，筋肉の協調運動トレーニングや直腸の感覚正常化トレーニングなど，内圧という通常は意識されない生体情報を視覚によって患者自身に認識させて，意識的に調節するバイオフィードバック療法にも活用できる。

　肛門括約筋不全に対して，外肛門括約筋，恥骨直腸筋の収縮トレーニングを行って筋力を強化する理学療法が行われている。しかし内外肛門括約筋の筋力が高度に障害されている症例では，肛門括約筋の随意収縮圧が不十分なために，切迫性便失禁が起こる可能性が高い。このような症例では，内転筋の筋力を補助的に使用して随意収縮圧を強化する目的で，意識的に内転筋を収縮するトレーニングを行うことがあるが，それがどの程度肛門管の内圧に反映されているかを確認す

る機会は少ない。

そこで，肛門管内に内圧測定装置を留置して，肛門括約筋の収縮トレーニングと内転筋を付加的に収縮するトレーニングを行ったときの内圧を計測してみると，明らかに有効なトレーニングが行われていることが確認できる（**図3a**）。参考のために，トレーニングと同じ姿勢の左側臥位での肛門管内表面筋電図を比較してみ

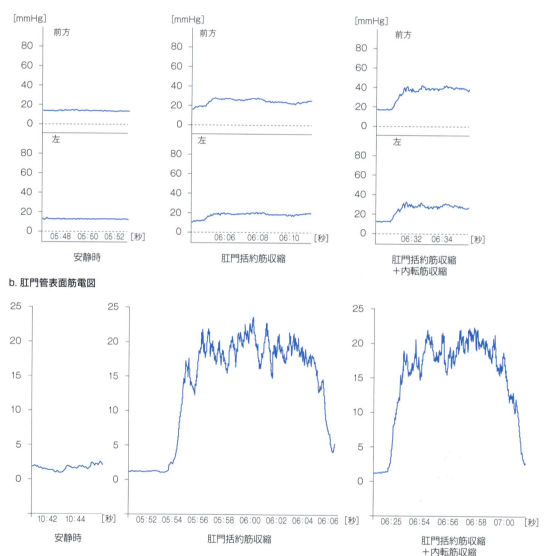

図3 肛門括約筋不全症例に対する理学療法における肛門管内圧と肛門括約筋の表面筋電図

肛門括約筋の収縮訓練で肛門管内圧は上昇し，内転筋を付加的に収縮させるとさらに圧が上昇することが確認できる(a)。しかし，肛門括約筋の筋電図は内転筋を収縮させても電位は変化しない(b)。どのような目的で何を指標としてリハビリテーショントレーニングを行うかによって，評価に使用する機器を選択する

肛門括約筋のバイオフィードバックでは，筋肉収縮の認知，持続調律，継続訓練において，体位に制限のある肛門管内圧装置より，側臥位だけではなく座位などでも施行できる筋電図装置を用いて行われることが多い

ると，筋電図は内外肛門括約筋の電位のみ感知するため，内転筋を収縮させても測定電位は変化しない(**図3b**)。

　直腸肛門内圧測定は，肛門管の内圧を直接視認できる利点があるが，側臥位という体位の制限がある。それに比べて肛門管表面筋電図は座位でも行えるため，前述したバイオフィードバック療法では筋電図を用いたトレーニングが主流になっている。このように，それぞれの検査や使用する機器の長所と短所を理解して応用することで，さらに効果的な肛門括約筋不全のリハビリテーションが行える。

　便秘や便失禁といった排便機能障害では，肛門周囲筋肉の状態に加えて直腸の感覚が深くかかわっている。本稿では直腸肛門内圧検査の概要を述べたが，同時に行われる直腸感覚検査も含めて，その病態の概要を理解することで，総合的な排泄リハビリテーションの治療戦略を構築することができるようになる[6]。

◆ おわりに

　直腸肛門内圧検査の概要とその排泄リハビリテーションへの活用について記載した。便排出障害や便失禁などの排便障害では，肛門括約筋の機能障害がその病態にかかわっていることが多い。したがって，外科的治療や投薬による改善効果は限られており，日常生活における排便習慣指導などとともに，肛門括約筋トレーニングなどの理学療法が不可欠となっている。直腸肛門内圧検査を理解して，その臨床応用を発展普及させることは，患者の日常生活の質をさらに向上できると確信している。

【文　献】

1) Bove A, Pucciani F, Bellini M, et al.: Consensus statement AIGO/SICCR: Diagnosis and treatment of chronic constipation and obstructed defecation (part I: diagnosis). *World J Gastroenterol* 18(14); 1555-1564, 2012.
2) 日本大腸肛門病学会 編：便失禁診療ガイドライン 2017年版，南光堂，2017.
3) 高尾良彦：国際基準に準拠した便失禁診療．日本大腸肛門病会誌 68(10)；921-927, 2015.
4) Ratuapli Sk, Bharucha AE, Noelting J, et al.: Phenotypic identification and classification of functional defecatory disorders using high-resolution anorectal manometry. *Gastroenterol* 144(2); 314-322, 2013.
5) 矢萩美和，鈴木重行，前田耕太郎，ほか：理学療法（骨盤底筋体操・バイオフィードバック）．排泄リハビリテーション（穴澤貞夫，後藤百万，高尾良彦 ほか 編），303-312，中山書店，2009.
6) 高尾良彦，辻塚一幸，菊池　潔，ほか：排便機能とその障害．Modern Physician 29(11)；1546-1550, 2009.

6 腸管運動検査

川﨑俊一

◆ 検査の目的

　腸管運動検査には，通過性，逆流，壁運動，管腔内圧，筋電活動，緊張・伸展性・壁張力などの検査がある．検査の目的は，異常の有無，異常部位，異常内容を調べることにより，治療法選択の補助にすることである．本稿では主に，小腸・大腸の通過性，管腔内圧検査について述べる．

◆ 検査概要

　通過性検査として，小腸ではシンチグラフィー法，水素呼気試験などがあり，大腸ではシンチグラフィー法，放射線不透過マーカー法などがある．

　内圧検査としては，小腸・大腸ともにマルチルーメン還流カテーテルや，圧力センサーが付いたソリッドステートカテーテル（図1）を用いる方法がある．

　また，上記以外の検査として，小腸・大腸に対してwireless motility capsule（WMC）を用いた検査方法があり，これは通過性，内圧，pH，温度を同時に測定できる．さらに，腸管運動の形態観察として，cine magnetic resonance imaging（シネMRI）を用いる検査もある．

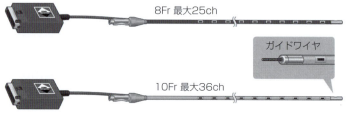

（画像提供：スターメディカル）

図1　ソリッドステートカテーテル
内圧検査に使用するカテーテル．一定間隔で圧力センサーが設置されており，同時に別部位の圧力が測定可能で，運動パターンの解析もできる

◆ 検査方法と評価

◇ 小腸通過時間検査

　小腸シンチグラフィーは，^{99m}Tcスズコロイドあるいは^{99m}TcDTPAを試験食に混入して摂取し，γカメラで経時的に撮影して評価する．

水素呼気試験は，小腸で消化吸収されにくい炭水化物を摂取後，大腸に到達して腸内細菌により炭水化物が分解されることで発生した水素が現れるまでの時間を測定する．注意点として，この検査は口から盲腸までの通過時間を測定するため，胃排出能低下の場合は遅延することが挙げられる．また，試験食によっては蠕動が亢進し，さらに腸内細菌が小腸で異常繁殖している場合は実際の通過時間よりも短い結果となる．

◇小腸内圧検査

小腸内圧検査は，カテーテルを経鼻的に小腸まで挿入して圧力を測定するとともに，食事，就寝時などで記録し，そのときの内圧の変化を観察する．

小腸運動には，空腹期のphase I〜IIIおよび食後期の4つの運動パターンがある[1]．小腸運動は，大腸通過遅延型便秘患者で異常がみられることが以前から知られているが，大腸通過時間正常型便秘でも小腸運動の異常がみられ[2]，慢性特発性偽性腸閉塞症，過敏性腸症候群などでも運動異常が認められる．

◇大腸通過時間検査

大腸シンチグラフィーには，アイソトープとして半減期の長い[111]Inアイソトープを含む食事や水などを経口摂取する方法[3]，pH依存溶解性のカプセルにアイソトープを含有して経口摂取する方法[4]，大腸内視鏡を用いて盲腸に留置したカテーテルに[99m]TcDTPAを注入する方法[5]などがある．それぞれ，摂取または注入したアイソトープをγカメラで撮影して関心領域を作成し，時間ごとの各関心領域の残存率，算出したgeometric centerなどを評価する．

放射線不透過マーカー法は，SITZMARKS®（Konsyl Pharmaceuticals社，**図2**）を使用して行うことが多く，いくつかの検査方法がある．

シングルカプセル法は1つのカプセルを内服し，5日目に腹部単純X線撮影を行

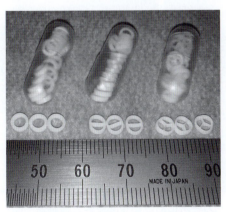

図2 放射線不透過マーカー法で用いるSITZMARKS®
左からO-Ring type, Double D type, Tri-Chamber typeであり，円形の中の構造が異なる

う。80％以上のマーカーが排出されていれば正常と判断される。必要に応じて，その後も腹部単純X線撮影を行い確認する。

マルチプルカプセル法は，O-Ring type，Double D type，Tri-Chamber typeの3種類のマーカーが各々24個入ったカプセルを1日目はO-Ring type，2日目はDouble D type，3日目はTri-Chamber type，それぞれ同じ時間に内服。4日目と7日目に腹部単純X線を撮影し残存マーカー数を確認，4日目と7日目の残存マーカー数の合計が通過時間となり，全大腸通過時間と大腸を3区域に分けて各セグメントの通過時間を測定する。

全大腸通過時間の正常値は35.0±2.1時間（平均値±標準偏差）とされ，3区分の通過時間は右側大腸：11.3±1.1時間，左側大腸：11.4±1.4時間，直腸S状結腸：12.4±1.1時間が正常とされる[6]。

これにより，大腸通過時間遅延の有無が判断できるとともに，遅延部位から大腸全体の運動機能低下なのか直腸肛門部での排泄障害なのかが推測できる[7]（図3）。ただし，性差・人種・年齢によっても通過時間は異なる。

◇大腸内圧検査

大腸内圧検査は，内視鏡を使用してカテーテルを大腸内に挿入し，大腸内圧を測定する。

結腸の運動機能には，推進，貯留，排便時における迅速な排出がある。そのうち推進は，結腸各部位の収縮，収縮バースト，高振幅伝播性収縮（high amplitude propagated contractions：HAPCs）など複数の運動イベントによって行われる。

HAPCsにより上行結腸または横行結腸から，S状結腸または直腸に内容物を推進する。HAPCsは食後期に頻度が上昇することが明らかになっており，健常人では12±11.6回であるのに，慢性便秘患者では1±8.6回に減少している[8]。

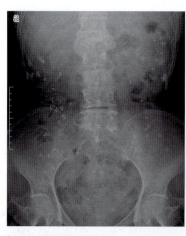 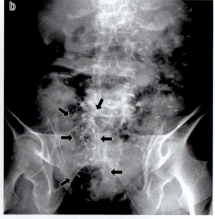

図3　放射線不透過マーカー法における腹部単純X線画像
a：大腸全体にマーカーが残存しており，大腸通過遅延型便秘が疑われる
b：主に直腸，S状結腸にマーカーが残存（矢印）しており，機能性便排出障害が疑われる

◇その他の検査

　WMCでは，SmartPill GI Monitoring System（SmartPill社）が米国食品医薬品局（Food and Drug Administration：FDA）で承認されている。経口で内服したカプセルから，データが無線で携帯型受信機に送信され記録される。記録されたデータをコンピュータソフトで解析する。全消化管通過時間，胃排出時間，小腸通過時間，大腸通過時間は，体温やpHの変化で部位を判定し，算出する。小腸の通過時間は332±39分，大腸通過時間は27.6±15.6時間との報告がある[9]。

　シネMRIは，1秒程度の細かい時間分解能で撮像した画像を並べることで臓器の運動を観察可能にした検査であり，循環器領域で開発されてきた。消化管シネMRIは蠕動運動を水の動きとして観察する手法で，平均腸管径，収縮率，収縮周期を定量化することで評価する[10]。主に小腸での報告が多いが，大腸運動に対する報告[11]もある。

◆ おわりに

　腸管運動検査について述べたが，各々の検査には利点と欠点があり，いまだゴールドスタンダードという検査は存在しない。また，2017年現在のわが国では，ここで述べた検査のほとんどは臨床研究での検査になり，症状や他の検査結果を加味して診療にあたることが重要である。

【文　献】

1) Stanghellini V, Camilleri M, Malagelada JR: Chronic idiopathic intestinal pseudo-obstruction clinical and intestinal manometric findings. *Gut* 28(1); 5-12, 1987.
2) Seidl H, Gundling F, Pehl C, et al.: Small bowel motility in functional chronic constipation. *Neurogastroenterol Motil* 21(12); 1278-e1122, 2009.
3) Maurer AH, Krevsky B: Whole-gut transit scintigraphy in the evaluation of small-bowel and colon transit disorders. *Semin Nucl Med* 25(4); 326-338, 1995.
4) Camilleri M1, Zinsmeister AR: Towards a relatively inexpensive, noninvasive, accurate test for colonic motility disorders. *Gastroenterology* 103(1); 36-42, 1992.
5) 村上浩二：大腸シンチグラム検査（Colonoscintigraphy）によるヒト大腸輸送運動の研究 第1報：検査法と分析方法．日本大腸肛門病学会雑誌 40(1)；18-26，1987．
6) Metcalf AM, Phillips SF, Zinsmeister AR, et al.: Simplified assessment of segmental colonic transit. *Gastroenterology* 92(1); 40-47, 1987.
7) 大矢正俊，石川　宏，河野信博，ほか：慢性機能性便秘症例における3種類のX線不透過マーカーを用いた大腸通過時間の検討．日本大腸肛門病学会雑誌 47(5)；393-400，1994．
8) Hervé S, Savoye G, Behbahani A, et al.: Results of 24-h manometric recording of colonic motor activity with endoluminal instillation of bisacodyl in patients with severe chronic slow transit constipation. *Neurogastroenterol Motil* 16(4); 397-402, 2004.
9) Maqbool S, Parkman HP, Friedenberg FK: Wireless capsule motility: comparison of the SmartPill GI monitoring system with scintigraphy for measuring whole gut transit. *Dig Dis Sci* 54(10); 2167-2174, 2009.
10) 中島　淳，冬木晶子，大久保秀則：画像検査からみた機能性消化管障害へのアプローチ．日本消化器病学会雑誌 113(10)；1704-1710，2016．
11) Hoad CL, Menys A, Garsed K, et al.: Colon wall motility: comparison of novel quantitative semi-automatic measurements using cine MRI. *Neurogastroenterol Motil* 28(3); 327-335, 2016.

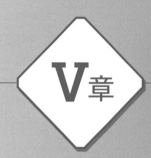

V章

排泄障害に対する リハビリテーション

1 排泄障害に対するリハビリテーションの必要性

鈴木重行

　排泄障害を呈する病態は，腹圧性尿失禁，骨盤臓器脱などのように運動器系，特に骨盤底筋の筋力低下に伴うもの，前立腺手術後の腹圧性尿失禁などのように手術侵襲に伴うもの，中枢神経疾患に由来するものなど多岐にわたっている。わが国ではこれまで排泄障害に対する治療は医師，看護師に委ねられてきたが，諸外国では排泄障害に対する理学療法のエビデンスが多く報告されており，他の疾患と同様に医師，看護師，理学療法士らのチームアプローチによるリハビリテーションが必要である。

　さらに，平成28（2016）年度より「排尿自立指導料」が制定され，医師，看護師，理学療法士・作業療法士により構成される排泄ケアチームによる下部尿路機能障害に対するアプローチの重要性が明確化された。このことより排泄障害に対するリハビリテーションでは，排尿自立を推進するためにも，現時点で推奨されるエビデンスに基づく評価方法と介入方策についてチーム全体で理解し施行することが求められる。

◆ 排泄障害に対する理学療法教育の現状

　わが国の理学療法士を養成する機関は大学・専門学校併せて約250校あるが，そのなかで「排泄ケア」に関係する講義科目が独立しているのはごくわずかで，一部の大学では科目の一部に「排尿・排便のメカニズム」，「失禁と理学療法」などが組み込まれ，学部や大学院で指導されているのが現状である。一方，理学療法士養成の教育課程では，対象疾患に対してチームアプローチ，多職種連携を基本とすることが十分に意識付けされているので，理学療法士が排泄障害に対するリハビリテーションに参画することに支障はない。しかしながら，日本理学療法士協会が主催するセミナーや講習会などの卒後教育では，排泄ケアに関連する内容はまだまだ少なく，さらに排泄ケアあるいはウィメンズヘルス・メンズヘルスに関係する認定あるいは専門理学療法士制度も設けられていないので，今後に期待したい。

◆ 排泄障害における理学療法

　諸外国のように，理学療法士が開業している場合には，理学療法クリニックで骨盤底筋トレーニングや患者教育が行われているが，わが国では先進的な病院・クリニックを除くと，まだ啓発活動の一環として排泄ケア教室が開催され，教育的指導とともに骨盤底筋トレーニングが行われているのが現状である。排尿自立

指導料の制定により，排泄障害にかかわる理学療法士が増加することは明らかであるが，これまで泌尿器科領域の医師あるいは看護師との接点が希薄であったため，今後は諸外国と同様に，エビデンスに基づく理学療法を提供し，チーム医療としての理学療法士の役割を確立していかなければならない．特に，腹圧性尿失禁や骨盤臓器脱などの保存療法として，あるいは前立腺がんの術後の理学療法として骨盤底筋トレーニングはエビデンスが高く，推奨されていることから，排泄障害における理学療法士の役割は重要である．

◇リハビリテーションの目標①トイレでの排泄動作の自立

排泄障害に対するリハビリテーションの目標の1つは，トイレでの排泄動作の自立である．加齢に伴う筋力低下および骨格筋量減少は遅くとも50歳ごろから始まり，50〜70歳までの20年間で筋力は15％程度，骨格筋量は10％程度それぞれ減少する[1]と考えられており，そのため高齢者では排便，排尿，トイレ動作などの自立度が急激に低下する[2]ことが報告されている．排泄動作は脊柱のアライメント，体幹・下肢筋力などの運動器系の機能だけでなく姿勢調節などの神経系の機能も含まれているため，理学療法士は高齢者や日常生活動作（activities of daily living：ADL）が低下した患者の個々の機能（筋力，関節可動性，姿勢調節など）を評価し，排泄動作の自立に向けた介助法について検討し，理学療法士自身による患者への指導とともに，看護師にも助言を行い，患者の自立支援に向けた協力体制を構築することを心がける必要がある．

◇リハビリテーションの目標②早期離床

排泄障害に対するリハビリテーションの他の目標は早期離床である．臥位は座位あるいは立位と比べ腹圧をかけにくいため，排尿後も尿が残りやすく，残尿量が100〜150 mL以上になると，結果的に膀胱炎などの尿路感染を発症する可能性があると報告[3]されている．また，長期間のカテーテル留置は膀胱内感染を引き起こす可能性が高いことからも，なるべく早期に離床を促し，排泄しやすい座位あるいは立位での自立した排尿ができるよう，取り組む必要がある．

残尿量[4]は非侵襲である超音波を利用した簡易的な機器により測定が可能である．排泄障害を有する患者の残尿量を測定することは治療方針の再検討にも役立つと考えられるので，超音波測定器の今後の活用が期待される．

◆ガイドライン情報の共有

わが国における排泄障害に関連するガイドラインは，『女性下部尿路症状診療ガイドライン』[5]，『男性下部尿路症状診療ガイドライン』[6]，『過活動膀胱診療ガイドライン第2版』[7]，『便失禁診療ガイドライン』[8]，『慢性便秘症診療ガイドライン』[9]

などが報告されている．排泄障害に対する推奨グレードの高いアセスメントおよびエビデンスレベルの高い治療法についてチーム内で周知・共有することは，排泄障害に対するリハビリテーションの質を高める一助となることから，常に情報を入手することに努めなければならない．

【文　献】

1) 山田　実：加齢に伴う筋力低下と理学療法．理学療法 33(6)：528-534，2016．
2) 秋下雅弘：高齢者とリハビリテーション　高齢者の特徴．総合リハ 42(11)：1033-1037，2014．
3) 鈴木康之：排尿障害診療には検尿と残尿測定が必須項目—高齢男性には PSA 採血も—．Modern Physician 34(6)：731，2014．
4) 古田　昭，長谷川雄一，鈴木康之：残尿測定と排尿機能の評価．Prog Med 28：1407-1411，2008．
5) 日本排尿機能学会　女性下部尿路症状診療ガイドライン作成委員会　編：女性下部尿路症状診療ガイドライン，リッチヒルメディカル，2013．
6) 日本排尿機能学会 過活動膀胱診療ガイドライン作成委員会　編：過活動膀胱診療ガイドライン第 2 版，リッチヒルメディカル，2015．
7) 日本排尿機能学会　男性下部尿路症状診療ガイドライン作成委員会　編：男性下部尿路症状診療ガイドライン，ブラックウェルパブリッシング，2008．
8) 日本大腸肛門病学会　編：便失禁診療ガイドライン，南江堂，2017．
9) 日本消化器病学会関連研究会 慢性便秘の診断治療研究会 編：慢性便秘症診療ガイドライン 第 1 版，南江堂，2017．

V章 排泄障害に対するリハビリテーション

2 骨盤底筋トレーニング

大内みふか，橘田岳也

本項では，尿失禁（腹圧性尿失禁，切迫性尿失禁）および便失禁に対する骨盤底筋トレーニング（pelvic floor muscle training：PFMT）について述べる。

◆尿失禁および便失禁に対するPFMTのエビデンス

尿失禁は，「尿が不随意に漏れるという愁訴」[1]，また便失禁は，「無意識または自分の意思に反して肛門から便がもれる症状」[2]とそれぞれ定義され，両者ともに，身体的活動，家事・仕事，などの領域において，日常生活に支障をきたす。

◇PFMTとは

PFMTは，骨格筋である骨盤底筋の収縮と弛緩を繰り返し，筋力増大を図る筋力トレーニングである。国際禁制学会（International Continence Society：ICS）でのPFMTの推奨グレードは，女性の腹圧性尿失禁：Grade A，切迫性尿失禁：Grade A，男性の尿失禁：Grade B，便失禁：Grade Cである[3]。尿失禁および便失禁の初期管理としては保存療法を優先することが望ましいとされ，理学療法では，骨盤底筋群の筋機能改善を図るPFMTと生活指導を合わせて実施し，生活の質（quality of life：QOL）の向上を図る。

PFMTに関する研究は，1948年にArnold H. Kegelにより産後の尿失禁に対する介入として紹介され[4]，その後研究者らによって精力的に臨床研究がなされてきた。これまでのPFMTに関する研究を散見すると，無作為化比較試験における腹圧性尿失禁の症状改善の程度は，PFMT群：69〜70％，対照群：0〜20％であった[5]。これらの既報では介入期間は8〜24週，PFMT個別指導の頻度は週1回から隔週と報告され，比較的短期間かつ自主トレーニングの遵守率が高い場合であれば，症状改善が認められている。

◇尿失禁に対するPFMT

腹圧性尿失禁に対するPFMTのメカニズムは，骨盤底筋群の筋機能を向上させることによって腹圧上昇に拮抗する膀胱頸部の支持を強化すること，骨盤底筋収縮のタイミングを学習することによって腹圧上昇時に意識的に骨盤底筋を収縮させ，尿道圧を高めることである[6]。切迫性尿失禁では，骨盤底筋を収縮させることによって排尿筋収縮と尿意切迫感を抑制すること[7]である。過活動膀胱に対するPFMTの効果は，60〜80％と報告されている[8]。前立腺癌に対する前立腺全摘除術後の尿失禁では，術中の神経血管束や尿道括約筋の温存の有無が術後尿失禁の

発現を左右する[9, 10]。PFMTは肛門挙筋や尿道括約筋の収縮力を高めて尿道閉鎖を強化する[11]。前立腺全摘除術施行患者に対するPFMTの効果を検討したメタアナリシスでは、術後3カ月にて、PFMT群は対照群と比較して有意に尿失禁の改善を認め、オッズ比は0.64であった[12]。

◇便失禁に対するPFMT

便失禁に対するPFMTの有効率は、41〜66％とされる[13, 14, 15]。産後の便失禁に対するPFMTを検討した研究では、産後12ヶ月におけるPFMTの有効性は一致した見解が得られていない[16, 17]。PFMT効果を検討するために、さらなるエビデンスが必要である[18]。

◆理学療法：評価・介入・再評価

医師の指示のもとに理学療法を開始する（図1）。失禁を有する患者に対する理学療法は、他の疾患と同様に①評価（問診・検査・測定）、②問題点抽出、③目標設定、④プログラム立案、⑤実施、⑥再評価を実施する[2, 19]。詳細は以下のとおりである。

◇事前情報収集

診断名、現病歴、受診歴、検査結果（尿検査、血清クレアチニン測定、残尿量、

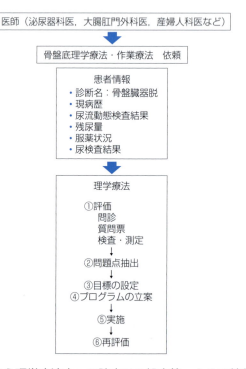

図1 医師から理学療法士への院内リハ処方箋・カルテ情報の流れ

尿流動態検査，内視鏡検査，鎖膀胱尿道造影，排便造影検査，肛門管超音波検査，骨盤部MRI検査など）を確認する[2,20]（**図2**）。

◇問診

　本人あるいは家族からできるだけ詳細に過去から現在までの症状を尋ねる。問診の内容は，既往歴，家族（キーパーソン），困っている症状の発症時期，他疾患の発症との関係，症状の頻度（1日，1週間，1月間あたりの回数），尿あるいは便失禁量（下着が濡れる程度，ズボン・スカートが濡れるなど），尿あるいは便が漏れることに気が付くか，エピソード（咳をするとき，下衣を下ろすとき，食器を洗っているとき，など日常生活のどの場面で失禁するのか），失禁によって制限されている動作・日常活動（仕事・趣味など）を確認する。既往歴としては，脊髄神経疾患・損傷，糖尿病，脳血管障害，骨盤腔内手術などの有無を確認する。便失禁に対しては肛門・直腸手術歴やブリストル便性状スケールも併せて確認する。女性の場合は，出産歴（出産回数，帝王切開，経腟分娩，吸引および鉗子の使用，分娩第2期（子宮頸部が全開大してから胎児娩出）の所要時間，胎児の体重，産後直後における尿失禁の有無など）を尋ねる。他疾患にて理学療法が処方されている患者が，トイレのことで困っていることに気が付くことがある。「トイレで困っていることはありませんか？」，「おしっこやお通じはうまくできていますか？」など声をかけることで，理学療法士が潜在的な問題を見つけるきっかけとなることもある。

```
カルテ内容　年齢：67歳　身長：157 cm　体重：55 kg

・診断名：骨盤臓器脱

・現病歴：泌尿器科へ紹介された。
　主訴は陰部になにか触れる。膀胱造影では，膀胱は恥骨結合の下方まで下がる。
　内診で腟からの突出あり。
　2年後，半年前から少し下垂感，トイレでの排尿時出が悪い。陰部を拭くときに丸いものに触れる。
　指で押し戻すことがある。長時間歩行にて，股の間にはさまっている感じが強くなる。
　排尿困難（－）
　腹圧性尿失禁（＋）
　切迫性尿失禁（－）
　性交渉（－）骨盤臓器脱とは関係ない
　閉経（＋）
　出産歴：3人

・尿流動態検査結果
　蓄尿時：ストレステスト（＋）
　最大尿流量：285 mL　平均尿流率：27 mL/秒　排尿時間：30秒　尿流時間：25秒

・残尿量：30 mL

・服薬状況：なし

・尿検査結果：問題なし
```

図2　医師からの患者情報（例）

◇ 主訴・ニーズ

「尿あるいは便が漏れる」，「漏れを治したい」という訴えが聞かれるが，介入につなげるために，さらに掘り下げて主訴とニーズを把握する。例えば，尿失禁場面のなかで，困窮度の高い症状はどれかを尋ねる。混合性尿失禁の場合は，腹圧性尿失禁と切迫性尿失禁の両方を有しているが，どちらの症状の改善を優先するかなどの判断材料となる。パッドなどの衛生用品の使用の有無，頻度，大きさなど，本人にとってどの程度までが許容範囲か（小さいものであれば使用してもよいなど）を確認する。また，漏れが改善することによって日常生活活動の何ができるようになるか，改善したら何をしたいかを尋ねる。尿および便失禁そのものに加えて，パッドの購入，汚れた衣服の洗濯，その他の後始末が難しくQOLに支障をきたすこともある。

◇ 質問票

患者の排泄状況，尿および便失禁状況，QOLを評価するために用いる。日本語版の妥当性の得られた質問票は，介入前後での客観的な比較をすることができる。ここでは，各質問票の詳細は省略するため，前項をご覧いただきたい。

◇ 客観的評価

◆ 骨盤底筋機能評価（図3）*

骨盤底筋群の収縮と弛緩を評価する方法は，触診（骨盤底の体表触診，経腟触診による筋力テスト（modified Oxford grading scale）[21]（表1），経肛門触診），視診

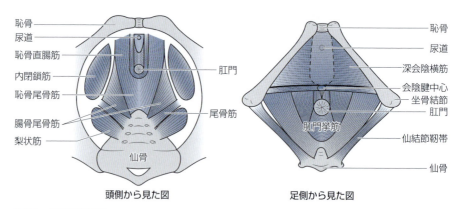

図3 骨盤底筋群

（文献22より改変引用）

* 骨盤底筋機能：PERFECT schemeは，経腟触診によって最大筋力，筋持久力，腹横筋との協同収縮，咳嗽時の収縮の有無を確認するための骨盤底筋評価である[23, 24]。
呼吸：息を止める，普段の呼吸
動き：骨盤底，腹部，動きのパターン
腹部，殿部，下肢の筋の収縮：患者の骨盤底筋群に疲労がみられる場合によく起こる

表1 modified Oxford scale

グレード	
0	収縮が検出されない
1	ちらつく程度の収縮（flicker）
2	弱い（検者の指を十分に取り囲むように骨盤底筋群を収縮できる）
3	中程度（検者の指を十分に取り囲むことができる）
4	良い（検者の指を十分に取り囲むことができ，かつ指を腟内へ部分的に引っ張る）
5	強い（検者の指を十分に取り囲むことができ，かつ指を腟内へ十分に引っ張り上げる）

のほか，超音波画像装置，筋電図，腟圧計（女性）／直腸圧計（男性）などの器機を用いて計測する。

骨盤底の評価では，患者が骨盤底筋群の正しい収縮と弛緩を認識できるか，どの程度随意的な骨盤底筋群の収縮が可能かを確認する。患者が正しい収縮と弛緩が可能な場合は，腹圧上昇時や他の動作を行っているときに，骨盤底筋群を収縮できるかを確認する。

骨盤底筋機能確認ポイント
- 口頭指示に合わせて，随意的な収縮と弛緩が可能か？
- 急な腹圧上昇時（強い咳をさせる）に合わせて，不随意収縮がみられるか？
- 腹圧上昇時に合わせて，随意的な収縮が可能か？
- 骨盤底筋群の弛緩が可能か？
- 下腹部の動きに合わせて，骨盤底筋群の収縮と弛緩が可能か？

◇その他の理学療法評価

必要に応じて，上下肢および体幹，認知機能評価を行う。機能性尿失禁の場合，排泄の一連の動作遂行にどのような問題をきたすかを確認する。骨盤底筋機能評価に加え，上下肢および体幹，関節可動域，筋力検査，移動方法（車椅子，杖歩行，自立，見守り），移乗動作を評価し，問題点を抽出する。安全性の高い排尿動作を獲得するために，蓄尿症状への対処に加えて介助，排尿方法，生活環境のアプローチが重要である[25]。

◇問題点の抽出

骨盤底筋機能，失禁頻度，失禁量，失禁場面，1回排尿量，日中と夜間の排尿回数，飲水量，移乗，移動，更衣動作など排泄にかかわる動作，日常生活（家事，仕事，スポーツ，社会的活動，性交渉など）に与える影響など

◇目標

初期介入期間は3カ月とされている[3]。初期評価の時点にて何をどこまで達成するかを具体的に患者と話し合う。失禁によってどんな活動や参加が制限されているかを確認し，その問題点をどの程度まで改善させていくかを把握することが重

要である．また，介入前後にて症状とQOLの変化を比較するために，日本語版で妥当性の得られた症状質問票や，失禁の煩わしさをvisual analog scale（VAS）にて評価し，点数化する．さらに患者自身が各目標をどの程度達成できたかを認識するために，各目標の達成度を確認する．

介入効果に関しては，失禁の原因となる基礎疾患や治療成績を左右する要因を医師と確認し，到達可能な目標を立てる．回復に影響を与える要因は下記の通りである[26]．

◆ 回復の阻害因子

腹圧性尿失禁の重症度化，過去の治療結果が不良な場合，妊娠中あるいは出産後3カ月における腹圧性尿失禁がある場合，出産回数が多い場合，分娩第2期の延長，重度の骨盤臓器脱（Stage Ⅲあるいは Ⅳ），肥満，慢性閉塞性肺疾患，心疾患，心理的ストレス，患者自身が身体的な状態を不良であると認識する傾向がある場合

◆ 回復に良好な影響をもたらす因子

PFMTの継続率が良好な場合，高い意欲，高い教育レベル

◇ 国際生活機能分類[27]（international classification of functioning disability and health：ICF）

尿あるいは便失禁を有する患者の健康状態を理解するために，ICFの概念を用いて評価とする（図4）．ICFは，心身機能，身体構造，活動，参加という生活機能と，障害について説明する包括的な概念である．日常生活上にて経験する健康を理解するために，図中にある各構成要素間の相互作用に着目し，さまざまな角度から評価し，アプローチを行う．重要な点は，生活機能は，健康状態に加え，環境因子と個人因子からなる背景因子の相互作用の帰結ということである．つまり，失禁を有する患者の置かれる全体像を把握するため，失禁の頻度や量という症状やパッド使用の評価に加えて，これらが個々の患者の生活（仕事，スポーツ，その他の活動）にどのような影響を及ぼしているかを考慮する[26]．

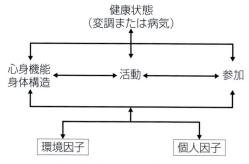

図4　ICF構成要素間の相互作用

◇介入

失禁に関する評価が終了した段階で，問題点を抽出する。それぞれの患者の問題点を解決し，目標を達成するため，客観的で個別性の高い介入を行う。PFMTは，失禁症状とQOLの改善あるいは維持が目的である。改善が可能かどうかは，失禁の原因と程度による。理学療法での初期評価と医師や看護師からの情報を加味し，どの程度の改善を目標とするかを予測する。また，PFMTでは，患者が積極的かつ長期的にトレーニングプログラムを実施し，生活習慣を修正していくことが重要である。さらに，目に見えない筋を動かすため，わかりにくさがあるなかで正確な収縮を習得し，症状の変化を実感するまでに時間を要する場合もあり，患者が継続的にPFMTを実施させるため，参加意欲を高めることも役割の1つであるともいえる。

◆介入の実際

PFMTの情報を提供する

- 膀胱，子宮，直腸，骨盤底筋などの解剖学的位置を図や模型を用いて説明する。
- 蓄尿と排尿，排便の機能と，骨盤底筋の役割を説明する。
- 個々の患者がもつ介入による回復を左右する要因について説明する。
- 行動療法：膀胱トレーニング，定時排尿，排尿誘導など

ここでは，行動療法の詳細は省略するため，p.271，「Ⅴ章-5. 行動療法」をご覧いただきたい。

PFMTの指導を行う

PFMTの指導において重要な点は，骨盤底筋に正確で随意的な収縮と弛緩を獲得させることである。実際の説明では，骨盤底筋収縮の口頭指示は「おしっこを止めるように尿道口や腟口周辺を締めて下さい。」「おならを我慢するように」「お通じを切るように」というように，イメージのしやすい言葉で収縮を促す。男性には「陰茎を締めるように」[28]，「陰嚢を持ち上げるように」あるいは「おしっこを切るときのように」という言葉が理解しやすいようである。最終的には，腹圧性尿失禁の場合は，腹圧上昇に対して骨盤底筋群を不随意に収縮させること，切迫性尿失禁・便失禁の場合は，切迫感があるときに，骨盤底筋を収縮させることによりトイレまで我慢できることを目指す。PFMTは評価に基づき，瞬発的な収縮と持続的な収縮の2種類として，それぞれの回数と収縮時間を設定する。

PFMTプログラム立案と患者への説明

①初診時評価の時点にて骨盤底筋群の収縮可能な回数と持続時間と同等か少しレベルを上げた強度を設定する（図5a）。開始当初の段階では，正しい収縮を意識させることに重点を置く（図5b）。特に開始当初は正しく収縮できるかどうかを確認するため，患者自身が会陰部を触診したり，ベッド上にて鏡を使用し，視覚的に確認する。自宅でのトレーニングでは，PFMT日誌を記載させ，トレーニング量

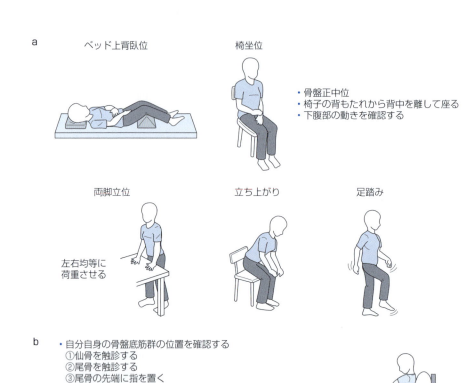

図5 自宅でのPFMTプログラム

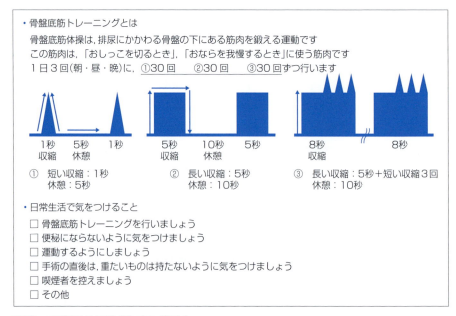

図6 自宅でのPFMTプログラム

を確認する。

②①が達成できたら，漸増的に強度を上げる[6]。回数や収縮持続時間を徐々に増やし，収縮と収縮との間隔を短くする。自宅で実施するプログラムを提示する際は，口頭での説明に加え，書面に記載したものを渡し，それを自宅のいつも見る場所に貼ってもらうとよい(図6)。

③背臥位や側臥位などの従重力位での二重課題(咳嗽，笑う，四肢の挙上動作)の実施，その後，抗重力位での段階的なトレーニングを行う[29]。また，問診において聴取した患者が訴える日常生活上での失禁場面を再現し，その動作に合わせて骨盤底筋群を収縮させる練習を行う。

◆ 日常生活に対する指導

日常生活指導は，問診で得た結果から，失禁を増悪させると考えられる生活習慣を最小化させることを目的とする。今までの生活習慣から急に変更することが難しい場合は，患者の受け入れやすい方法を具体的に提案する。例えば，カフェイン制限であれば，代替となるようなノンカフェイン飲料を勧める，薄めて飲む，コップを小さくするなどを提案する。また，排尿日誌に基づいた飲水量(摂取の目安体重1 kgあたり20〜25 mL)[30]と適正な排尿回数の指導，喫煙制限，適正なbody mass index (BMI)の維持[31]，軽度な身体活動の維持[32]について，患者へ説明する。安静座位では骨盤中間位にて骨盤底筋群の最も大きな筋活動が生じること[33]や，腹圧上昇時の動作における腰椎と骨盤中間位の保持[34]が可能かを確認する。排便については，適切な姿勢があり，直腸肛門角を鈍角に保つため35°の前傾姿勢とする。また，食物繊維を摂取し，カフェイン，柑橘類，香辛料，アルコールの摂取を控える食事指導が有効である[35]。排便習慣指導では，直腸感覚が正常な場合は便意を感じた際速やかに排便すること，直腸感覚が低下している場合は，便意がないときでも定時に(例：朝・夕食後約30分)排便を試みて，習慣化させる練習をする[2]。

◇ 再評価

医師と失禁のメカニズム，患者の状況，今後の方針について再度話し合う。失禁のメカニズムでは，症状が何に起因するのか，その原疾患を確認することが必要である。下部尿路症状を示す疾患は，尿失禁，便失禁，骨盤臓器脱などのほか，パーキンソン病や脳血管障害，脊髄損傷，二分脊椎などの中枢神経疾患が原疾患の場合もある。

再評価時は，介入の内容，介入前後の骨盤底筋機能，症状とQOLの変化，および患者自身の主観的な目標達成度などを医師に伝える。これらを踏まえ，今後の治療方針を相談する。介入が良好な結果が得られれば，PFMTの継続となるが，不良な

場合は，薬物療法や外科的治療を含めたさらなる介入が必要となることを考慮する。

◇症例紹介
70歳代女性，切迫性尿失禁。身長148 cm，体重50 kg，BMI 22.8

◆現病歴
6カ月前に転倒し，左大腿骨頚部骨折，人工骨頭置換術施行。「最近トイレに間に合わない」との訴えあり，泌尿器科外来へ来院。夫と2人暮らし。泌尿器科医師から，尿失禁症状軽減目的にて理学療法の指示を受け，リハビリテーション科での介入を開始した。

◆医学的情報
尿流動態検査 110 mLにて膀胱内圧上昇直後排尿，残尿量 約15 mL。

◆理学療法評価（表2）

表2

項目	初期評価	最終評価
骨盤底筋機能 （体表面からの触診）	筋収縮回数　5回 筋収縮持続　3秒	筋収縮回数　10回 筋収縮持続　7秒
排尿日誌 飲水量 排尿回数 1回排尿量	1日あたり 1,700 mL 12回（日中：11回，夜間1回） 50〜300 mL（中央値 80 mL）	1日あたり 1,200 mL 10回（日中：9回，夜間1回） 70〜280 mL（中央値 150 mL）
ICIQ-SF 失禁頻度 失禁量 QOL 失禁場面	15点 1日に数回（4点） 中量（4点） 7/10 トイレにたどり着く前	9点 おおよそ1日に1回（3点） 少量（2点） 4/10 トイレにたどり着く前
HDS-R	23点	23点
MMT	下肢：右4／左3	下肢：右4／左3
歩行	屋内伝い歩き　屋外T字杖歩行	屋内伝い歩き　屋外T字杖歩行

◆理学療法介入
外来3カ月間（前半週1回，後半2週に1回）PFMT，生活指導（飲水量の適正化，膀胱トレーニング），自宅でのPFMTと下肢筋力トレーニングを実行した。

◆考察
切迫性尿失禁を有する高齢女性に対して，PFMTと生活指導を行った。骨盤底筋群機能の改善（回数増加）がみられた。また，飲水量を適正化と膀胱トレーニングにより，排尿量が減少し，日中の排尿回数が減少したと考える。しかし，大腿骨頚部骨折後，下肢筋力が低下し，屋内伝え歩きになったことにより，尿意切迫

感があったときにトイレに間に合わない状況であり，夫によると生活指導の内容を忘れる日もあるとのことで，認知能力の低下が寄与していることも考えられた。その結果ICIQ-SFの点数の改善はみられたものの，3カ月では，いまだに尿失禁も残存しており，課題も残った。医師と今後の方針を話し合った結果，理学療法の継続と，抗コリン薬の服用開始となった。

◆おわりに

筆者がPFMTを学び始めたときの最大のハードルは，身近に相談できる医師，理学療法士が少ないことであった。近年ではPFMT関連の原著論文や日本語で読める良書が出版され，数年前と比べると非常に多くの知識を得られるようになった。しかし，他の理学療法領域と比較すると，情報量やかかわっている理学療法士が少ないのが現状である。解決方法の1つとしては，関連学会や学会が主催する研修会などへの参加である。学会に参加するメリットは，これからどうやって始めたらよいか，臨床での疑問などを相談する仲間づくりができることである。例えば，日本理学療法士学会，日本排尿機能学会，日本女性骨盤底医学会，日本老年泌尿器科学会，日本大腸肛門病学会，ICS，International Urogynecology Association（IUGA）などがある。

わが国において，理学療法が悩みを抱える多くの尿および便失禁患者を支援する一助となるよう，排泄リハビリテーションにおける療法士のより積極的なかかわりと制度面の整備が望まれる。

【文 献】

1) 本間之夫，西沢 理，山口 修：下部尿路機能に関する用語基準 国際禁制学会標準化部会報告．日本排尿機能学会誌 14(2)；278-289, 2003.
2) 日本大腸肛門病学会：便失禁診療ガイドライン．南江堂，2017.
3) Abrams P, Andersson KE, Birder L, et al. : Fourth International Consultation on Incontinence Recommendations of the International Scientific Committee : Evaluation and Treatment of Urinary Incontinence , Pelvic Organ Prolapse ,and Fecal Incontinence. *Neurourol Urodyn* 29(1); 213-240, 2010.
4) Kegel A: Progressive resistance exercise in the functional restoration of the perineal muscles. *Am J Obstet Gynecol* 56(2); 238-248, 1948.
5) Corcos J, Chiarelli P, Wyman JF, et al.: Pelvic floor muscle training for SUI. *Evidence-based Physical Therapy for the Pelvic floor*(2nd ed); 162-177, 2015.
6) Bo K, Morkved S, Arve A: Pelvic floor and exercise science. *Evidence-based Physical Therapy for the Pelvic floor*(2nd ed); 111-130, 2015.
7) Godec C, Cass A, Ayala G: Bladder inhibition with functional electrical stimulation. *Urology* 6(6); 663-636, 1975.
8) Burgio KL: Update on behavioral and physical therapies for incontinence and overactive bladder: The role of pelvic floor muscle training. *Curr Urol Rep* 14(5)；457-464, 2013.
9) Schlomm T, Heinzer H, Steuber T, et al.: Full functional-length urethral sphincter preservation during radical prostatectomy. *Eur Urol* 60(2); 320-329, 2011.
10) Reeves F, Preece P, Kapoor J, et al.: Preservation of the neurovascular bundles is associated with improved time to continence after radical prostatectomy but not long-term continence rates: Results of a systematic review and meta-analysis. *Eur Urol* 68(4);

692-704, 2015. Available at: http://dx.doi.org/10.1016/j.eururo.2014.10.020.
11) Anderson CA, Omar MI, Campbell SE, et al.: Conservative management for postprostatectomy urinary incontinence. *Cochrane database Syst Rev* 1(1); CD001843, 2015.
12) Chang JI, Lam V, Patel MI: Preoperative Pelvic Floor Muscle Exercise and Postprostatectomy Incontinence: A Systematic Review and Meta-analysis. *Eur Urol* 69(3); 460-467, 2016. Available at: http://dx.doi.org/10.1016/j.eururo.2015.11.004.
13) Norton C, Chelvanayagam S, Wilson-Barnett J, et al.: Randomized controlled trial of biofeedback for fecal incontinence. *Gastroenterology* 125; 1320-1329, 2003.
14) Heymen S, Scarlett Y, Jones K, et al.: Randomized Controlled Trial Shows Biofeedback to be Superior to Pelvic Floor Exercises for Fecal Incontinence. *Dis Colon Rectum* 52(10); 1730-1737, 2009. Available at: http://content.wkhealth.com/linkback/openurl?sid=WKPTLP:landingpage&an=00003453-200910000-00008.
15) Bols E, Berghmans B, Bie R de, et al.: Rectal Balloon Training as Add-On Therapy to Pelvic Floor Muscle Training in Adults With Fecal Incontinence: A Randomized Controlled Trial. *Neurourol Urodyn* 31 ;132-138, 2012.
16) Wilson P, Herbison G: A Randomized Controlled Trial of Pelvic Floor Muscle Exercises to Treat Postnatal Urinary Incontinence. *Int Urogynecol J Pelvic Floor Dysfunct* 9(5); 257-264, 1998.
17) Glazener C, Herbison G, Wilson P, et al.: Conservative management of persistent postnatal urinary and faecal incontinence: Randomised controlled trial. *BMJ* 323(7313); 593-596, 2001. Available at: http://ovidsp.ovid.com/ovidweb.cgi?T=JS&PAGE=reference&D=emed8&NEWS=N&AN=32846123.
18) Boyle R, Hay-smith EJC, Cody JD, et al.: Pelvic Floor Muscle Training for Prevention and Treatment of Urinary and Fecal Incontinence in Antenatal and Postnatal Women : A Short Version Cochrane Review. 276(December 2012); 269-276, 2014.
19) 松沢正, 江口勝彦：理学療法評価学 改訂第5版, 金原出版, 2016.
20) 日本排尿機能学会女性下部尿路症状診療ガイドライン作成委員会（編）：女性下部尿路症状診療ガイドライン, リッチヒルメディカル, 2013.
21) Hislop, HJ, Dale, Avers, Marybeth B：新・徒手筋力検査法 原著第9版, 協同医書出版社, 2014.
22) Abrams P, Cardozo L, Wagg A, et al. ed: *INCONTINENCE 6th Edition* : 6th International Consultation on Incontinence, Tokyo, September 2016, 2017.
23) Laycock J, Jerwood D: Pelvic Floor Muscle Assessment: The PERFECT Scheme. *Physiotherapy* 87(12); 631-642, 2001.
24) 井上倫恵：泌尿器科疾患に対する運動療法. 理学療法士のためのウィメンズ・ヘルス運動療法（上杉雅之　編）；141-142, 医歯薬出版, 2017.
25) 今西里佳, 松本香好美：蓄尿症状を伴う脳血管障害患者の排尿活動アセスメント. *WOC Nurs* 3(8); 46-55, 2015.
26) Bernards ATM, Berghmans BCM, Slieker-ten Hove MCP, et al.: Dutch guidelines for physiotherapy in patients with stress urinary incontinence: An update. *Int Urogynecol J Pelvic Floor Dysfunct* 25(2); 171-179, 2014.
27) 厚生労働省大臣官房統計情報部　編：ICF-CY 国際生活機能分類, 財団法人 厚生統計協会, 2010.
28) Stafford R, Ashton-Miller J, Constantinou C, et al.: Pattern of Activation of Pelvic Floor Muscles in Men Differs With Verbal Instructions. *Neurourol Urodyn* 35 ;457-463, 2015.
29) 重田美和：骨盤底機能障害に対する運動療法. 理学療法士のためのウィメンズ・ヘルス運動療法（上杉雅之　編）, 医歯薬出版；211-213, 2017.
30) 日本排尿機能学会夜間頻尿診療ガイドライン作成委員会：夜間頻尿診療ガイドライン, ブラックウェルパブリッシング, 2009.
31) Townsend MK, Curhan GC, Resnick NM, et al.: BMI, waist circumference, and incident urinary incontinence in older women. *Obesity (Silver Spring)* 16(4); 881-886, 2008.
32) Danforth KN, Shah AD, Townsend MK, et al.: Physical activity and urinary incontinence among healthy, older women. *Obstet Gynecol* 109(3); 721-727, 2007.
33) Sapsford RR, Richardson CA, Maher CF, et al.: Pelvic Floor Muscle Activity in Different Sitting Postures in Continent and Incontinent Women. *Arch Phys Med Rehabil* 89(9); 1741-1747, 2008.
34) 田舎中真由美：尿失禁に対する理学療法. 高齢者理学療法学（島田裕之　編）, 医歯薬出版；419-420, 2017.
35) Rao SSC: Current and emerging treatment options for fecal incontinence. *J Clin Gastroenterol* 48(9); 752-764, 2014.

3 尿失禁に対するバイオフィードバック療法

山本綾子

◆バイオフィードバック療法とは

　尿失禁の治療においては，骨盤底筋トレーニング（pelvic floor muscle training：PFMT）がその非侵襲性から第一選択とされている[1]。随意的に尿禁制を保つには，骨盤底筋群を適切な場面で必要な力で収縮させることが必要であるが，骨盤底筋群は収縮を感じにくい筋であるため，適切な筋収縮が得られているかを自身で確認することが難しい。そのため，尿失禁の治療においては，適切な筋収縮を習得することを補完する治療法として，バイオフィードバックを利用するバイオフィードバック療法というものがある。バイオフィードバックとは，「生体に起こる正常あるいは異常な現象を電子工学的装置により視覚信号や聴覚信号に変換してヒトに提示し，ヒトがその信号をうまくコントロールすることにより，随意的操作ができない事象や意識することのできない事象を学習させる技法」[2]と定義されている。女性下部尿路症状を呈する場合に用いられるバイオフィードバック療法は，骨盤底筋群の筋収縮の情報を，腟圧，肛門圧，筋電図，超音波による画像などを用い，音や光や図形という形で患者に提示し，異常となっている生理反応を認知させ，訓練させる方法[2]とされている。バイオフィードバック療法は，『女性下部尿路症状診療ガイドライン』のなかで推奨グレードB「治療法の性質上，大規模なRCTは困難であるが，多数の小規模RCTによる有効性を支持する根拠はある」とされており，骨盤底筋群の収縮を認識できない患者においては積極的に使用していきたい治療法であると考える。腹圧性尿失禁をもつ女性を対象にした研究では，PFMT単独とPFMTに筋電図バイオフィードバック療法を追加して行った際の神経筋における効果の比較では，筋力，咳嗽時の事前収縮，最大随意収縮，持続収縮時間において，PFMT単独で行ったときよりもPFMTに追加された場合のほうが高い効果が得られた[3]ことも報告されている。

◆筋電図バイオフィードバック療法の実際

　筆者らは尿失禁をもつ女性に対し筋電図バイオフィードバックを用いた介入研究を実施しており，ここでは，その流れを概説する。筆者らが実施しているバイオフィードバック療法の流れは，環境の整備，問診，バイオフィードバック評価，結果解釈，治療（バイオフィードバック機器を用いたトレーニング，自主トレーニング，尿漏れに関する教育）である（図1）。この実施手順は，主に書籍『Women's Health in Physical Therapy』におけるPhysical Therapy Management of Pelvic

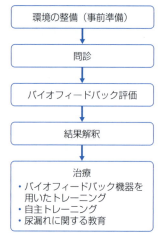

図1 バイオフィードバック療法の流れ

Floor Dysfunctionの項[4]やアメリカにて実際に行われている理学療法士の方法を参考に作成したものである。

◇治療環境の整備

　尿失禁に対するバイオフィードバック療法は，非侵襲的な評価・治療法であるが，リスクを少なくするためにも医師との連携は必須である。医師には，対象者の紹介やバイオフィードバック療法の適応を本人の状況から判断，基礎疾患症状やその変化の把握，緊急時の対応などという役割を担ってもらっている。円滑な協力を得られるよう事前に実施手順を説明するなどの準備をしておく必要がある。また，事前準備として，対象者へのバイオフィードバック療法に関する説明と同意書類や対象者の状況を把握するための自己記入式の問診票（**図2**）の用意が必要である。医師から該当する対象者の紹介を受けるときに，対象者にはあらかじめ問診票に記入してもらうようにする。

◇問診

　対象者に対する初めての問診の際には，前述した自己記入式の問診票をもとに失禁症状を把握する。問診内容は，排尿症状，排便状況，飲水量，妊娠・出産歴，現在の活動レベル，既往歴（手術歴），性生活，服薬状況などを聴取する。2回目以降は，トレーニングチェック表（**図3**）を用いて前回からの変化を把握する。問診を行う環境は，周りを気にしないで話してもらえることが望ましく，話しやすくするために個室でゆったりと落ち着いた場所であることが大切である（**図4**）。失禁状況を数値で評価しておくことも大切であり，国際失禁会議質問票短縮版（International Consultation on Incontinence guestionnaire-short form：ICIQ-SF）などの評価バッテリーを用いる。経時的な変化を数値で示すことにより，対象者の動機づけになり，継続につながる。また，治療者にとっても失禁症状と骨盤底

骨盤底の問題についての問診票（自己記入式）

1. どのような症状でお困りですか？

2. 今，感じられている症状は，いつ起こりましたか？

3. ご自分のことについて
   ご年齢：＿＿＿＿才　ご職業：＿＿＿＿＿＿＿．
   ご結婚： 既婚・未婚　お子様のご年齢：＿＿才，＿＿才，＿＿才
   現在，動きづらいと感じている動作にはどんなものがありますか？
   （例）歩く，椅子からの立ち座り，バランスを必要な動作

   今，お持ちの骨盤底の問題は，どのような活動に影響がありますか？
   ／該当するものすべてにチェックを入れてください
   □ お仕事をするのに影響がある　□ 社会活動への参加に影響がある
   □ 家事に影響がある　□ 車やバスの利用に影響がある

4. 今までにかかった病気について　／該当するものすべてにチェックを入れてください
   □ 心疾患　　□ 高血圧　　□ 脳卒中　　□ ペースメーカーを入れている
   □ 糖尿病　　□ 肺の障害　□ 気管支炎　□ がん
   □ ゴムアレルギー　□ 腰痛　　□ 便秘　　□ 耳が聞こえにくい
   □ 眼が見えにくい　□ その他のアレルギー　□ 関節炎

5. 今まで受けた手術について　／該当するものすべてにチェックを入れてください
   □ 膀胱の手術　　□ 子宮摘出術　　□ ヘルニアの手術　□ 脊椎の手術
   □ 直腸肛門の手術　□ 帝王切開　　□ 痔の手術　　□ その他＿＿＿＿

6. 現在飲んでいるお薬

7. 医師記入欄
   診断名：
   尿失禁のタイプ：□腹圧性　□切迫性　□混合性
   コメント：

   氏名：　　　　　　　　　　　　　　記入日：　　　年　　　月　　　日
   　　　　　　　　　　　　　　　　　ID番号：

図2　自己記入式問診票の例

（文献4を翻訳改変）

筋の改善とを照らし合わせ，原因を考えることができる。

◇バイオフィードバック評価

①評価前準備

　バイオフィードバック機器による評価も個室で行う（**図4**）。筆者らは骨盤底筋群機能の検査に筋電図を計測するバイオフィードバック機器（**図5**）を用いている。尿禁制の機能を知るための計測筋は骨盤底筋群である。さらに腹圧を高めるような代償運動を捉えるためにも同時に2カ所を計測できる機能の付いたものが望ましい。**図5**では，骨盤底筋群の電位から禁制機能を評価し，腹筋の電位から過剰な収縮による腹圧上昇を評価する方法を用いている。骨盤底筋群の電位を計測す

10	□	□	□	□	□	□	□	□	□	□	□	□	□	□	□	□	□	□	□	□	□	□	□	□	□
9	□	□	□	□	□	□	□	□	□	□	□	□	□	□	□	□	□	□	□	□	□	□	□	□	□
8	□	□	□	□	□	□	□	□	□	□	□	□	□	□	□	□	□	□	□	□	□	□	□	□	□
7	□	□	□	□	□	□	□	□	□	□	□	□	□	□	□	□	□	□	□	□	□	□	□	□	□
6	□	□	□	□	□	□	□	□	□	□	□	□	□	□	□	□	□	□	□	□	□	□	□	□	□
5	□	□	□	□	□	□	□	□	□	□	□	□	□	□	□	□	□	□	□	□	□	□	□	□	□
4	□	□	□	□	□	□	□	□	□	□	□	□	□	□	□	□	□	□	□	□	□	□	□	□	□
3	□	□	□	□	□	□	□	□	□	□	□	□	□	□	□	□	□	□	□	□	□	□	□	□	□
2	□	□	□	□	□	□	□	□	□	□	□	□	□	□	□	□	□	□	□	□	□	□	□	□	□
1	□	□	□	□	□	□	□	□	□	□	□	□	□	□	□	□	□	□	□	□	□	□	□	□	□
	土	日	月	火	水	木	金	土	日	月	火	水	木	金	土	日	月	火	水	木	金	土	日	月	火
6月	3	4	5	6	7	8	9	10	11	12	13	14	15	16	17	18	19	20	21	22	23	24	25	26	27
トイレ																										
漏れ	多少無	多少無	多少無	多少無	多少無	多少無	多少無	多少無	多少無	多少無	多少無	多少無	多少無	多少無	多少無	多少無	多少無	多少無	多少無	多少無	多少無	多少無	多少無	多少無	多少無
理由	く物水運	く物水運	く物水運	く物水運	く物水運	く物水運	く物水運	く物水運	く物水運	く物水運	く物水運	く物水運	く物水運	く物水運	く物水運	く物水運	く物水運	く物水運	く物水運	く物水運	く物水運	く物水運	く物水運	く物水運	く物水運
水分	紅コ茶	紅コ茶	紅コ茶	紅コ茶	紅コ茶	紅コ茶	紅コ茶	紅コ茶	紅コ茶	紅コ茶	紅コ茶	紅コ茶	紅コ茶	紅コ茶	紅コ茶	紅コ茶	紅コ茶	紅コ茶	紅コ茶	紅コ茶	紅コ茶	紅コ茶	紅コ茶	紅コ茶	紅コ茶

理由・・・どのような時に漏れが起こりましたか？　く：くしゃみ，物：物を運んだ時，水：水の音を聞いたとき，運：運動した時
水分・・・どのような水分をとりましたか？　紅：紅茶，コ：コーヒー，茶：お茶

図3　トレーニングチェック表の例
上段には実施した骨盤底筋訓練の回数についてチェックボックスを用いて記録する
下段には尿失禁が生じた状況（尿漏れの程度，理由，摂取した水分の種類）を記録する

a. 問診スペース 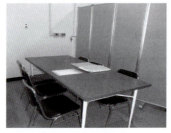　b. 評価スペース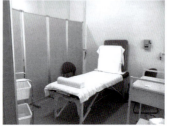

図4　問診・評価環境
問診スペース（a）と評価スペース（b）は分け，いずれも個室スペースとしている。
話しやすい空間を保つよう注意する。

る電極には，腟挿入式プローブ，もしくは皮膚貼付式電極の2種類がある。腹筋群の電位の計測には，皮膚貼付式の表面電極を使用する。骨盤底筋群を収縮させるときの代償運動を確認するために外腹斜筋および内腹斜筋の重層部位[11, 12]とされる位置に腹筋の電極を設置している。プローブと皮膚貼付式電極の設置手順は，まず対象者に排尿を済ませてもらい，その後，対象者にはトイレなどでプローブを腟に挿入してもらう。プローブは，対象者ごとに用意し，直前に石鹸で洗浄したものを用いる。必要に応じて潤滑剤を塗布してから挿入してもらう。その後，セラピストにより腹筋の電極を貼り付ける。

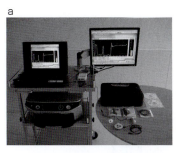
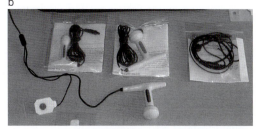
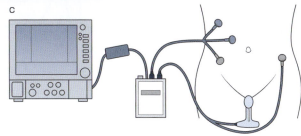

図5 筋電図バイオフィードバックを用いた評価
a：BF機器（Myotrac 3（Thought Technology，カナダ），メディエリアサポート企業組合）
b：表面電極（腟挿入式）
c：表面電極の貼り付け位置

②評価プロトコル

　筋電図検査は，安静時（ベースライン），最大収縮時，10秒間持続的収縮時，20秒間持続的収縮時，安静時の5条件の筋活動を順に記録する。筋電図検査の結果は，コンピュータの画面に波形となって映し出され，この波形によって筋の収縮力や収縮パターンを確認することができる。図6に健常な骨盤底筋群の筋電図波形と確認する評価のポイントを示した。①安静時の活動の大きさは，筋の緊張状態を表している。最大収縮時は，瞬発的な筋の動きを表しており，②波形の立ち上がり時間（収縮速度），③最大活動時の大きさ（筋活動量，筋力），④最大収縮時からの回復時間（収縮後の弛緩）を確認する。合わせて⑤腹筋活動程度も確認する。10秒間持続収縮時，20秒間持続収縮時は，持続的な筋の動きを表している。持続収縮時においても，⑥安静時の活動の大きさ，⑦収縮開始時の活動の大きさ，⑧筋活動の時間的変化，⑨腹筋の筋活動の時間的変化を確認する。いずれの場合も，骨盤底筋群の収縮時に腹筋の筋活動が過剰に生じないことが適切に収縮できていることの目安となる。

　検査の後は，検査の結果をコンピュータ画面上で再生し，前述した評価のポイントに基づいて対象者の筋活動の状況を説明する。その際に問診で得られた尿失禁症状を関連させて説明するようにしている。対象者への説明を行うことは，対象者自身が尿失禁の原因やトレーニングの必要性を理解することや，セラピストが評価から得られる問題を整理すること，対象者に適した治療プログラムの立案につながり，有用である。

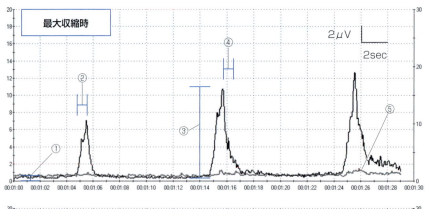

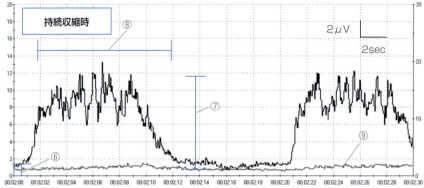

図6 バイオフィードバック評価のポイント

上段：最大収縮時の波形　　　下段：持続収縮時の波形
①安静時の活動の大きさ　　　⑥安静時の活動の大きさ
②波形の立ち上がり時間　　　⑦収縮開始時の活動の大きさ
　（収縮速度）　　　　　　　　（持続筋活動量，力）
③最大活動時の大きさ　　　　⑧筋活動の時間的変化
　（筋活動量，筋力）　　　　　（持続筋活動量，力）
④最大活動時からの回復時間　⑨腹筋の筋活動の時間的変化
　（収縮後の弛緩）
⑤腹筋の活動程度

◇結果の解釈

　結果を解釈し，問題点を検討する過程では，バイオフィードバックを用いた検査結果だけではなく問診から得られた情報も考慮して骨盤底筋群の状態を考えるが，ここでは，バイオフィードバック検査から得られた結果の解釈を説明する。

　まず，安静時の電位は，筋の緊張状態を表している。計測前数日間の対象者の生活において，冠婚葬祭や年次行事，地域行事など精神的緊張が高まる出来事があるときには，電位が高くなる傾向が見受けられる。次に，瞬発的な収縮を必要とする最大収縮時においては，骨盤底筋群に関しては活動量が低いこと，すばやく収縮ができないこと，収縮後の弛緩が遅いということ，腹筋活動では過剰な収縮が生じることが問題となる。そして，持続的な収縮では，骨盤底筋群に関しては活動量が低いこと，収縮開始時の活動を維持できないこと，時間とともに活動が減少すること，腹筋では収縮時間を通して過剰な収縮が生じることや過剰な収

縮が収縮時間の後半に増加することが問題となる。

実例として腹筋の過剰収縮が強かった例を**図7**に示す。症例は，混合性尿失禁を有する73歳の女性である。最大収縮時の骨盤底筋群の値は，収縮力は10μVを少し超える程度であった。閉経後のブラジル女性における骨盤底筋群の平均電位は21.73μVと示されており[5]，随意的に排尿を止める筋力は低下していると考えられた。さらに最大収縮，10秒持続収縮，20秒持続収縮のいずれにおいても腹筋の電位が骨盤底筋群よりも高く，過剰な収縮がみられた。このことから骨盤底筋群を収縮させると同時に腹圧も上昇し，膀胱を圧迫し，腹圧性尿失禁を生じていると推測された。したがって，適切な尿禁制のためには骨盤底筋群を選択的に収縮させられることが必要であると判断した。また，10秒持続収縮時には，骨盤底筋群の値が大きく増減している現象が認められ，持続収縮を安定して行うことが困難であることがわかった。このことより，瞬間的な収縮は可能であるが随意的に一定出力を制御することが困難であり，持続的に尿禁制できないことにつながっていると考えられた。20秒持続収縮においては収縮時間の後半に骨盤底筋群の筋活動が低下する現象が見られており，筋持久力が低下していることも考えられた。

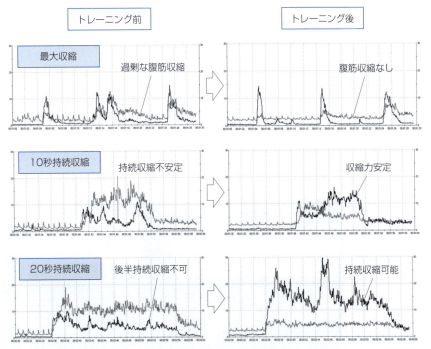

図7 尿失禁をもつ患者が示す筋電図波形の例（腹筋の過剰収縮が強い例）

濃い色の線は骨盤底筋，薄い色の線は腹筋の筋活動を表している。
トレーニング前は，腹筋群の過剰収縮があり，骨盤底筋群を働かせる際に腹筋群が過剰に収縮することにより腹圧が上昇し，骨盤底に負荷がかかり，失禁を生じている。そのために，コンピュータ画面上で腹筋群の筋活動は上げずに骨盤底筋群の筋活動のみを上げるといった方法で骨盤底筋群の選択的収縮練習を行った

◇治療

①バイオフィードバックを用いたPFMT

　バイオフィードバックを用いたPFMTにおいては，評価から導き出した問題点に対して個別トレーニングを行うが，進める手順は骨盤底筋トレーニングで踏まれる手順と同様である．吉川[6]は，①Search：目的とする筋群の探索，②Find→Aware：目的とする筋群の患者自身の体感，③Control：随意的な運動の獲得，④Training：日常における訓練の継続という手順で進めていくと紹介しており，筆者らもこの手順で進めている．バイオフィードバック療法においては，対象者は検査を通して①および②の過程を経験し，さらにトレーニングを通して①〜④を経験することになる．筆者らが実施しているトレーニングは，2週に1回を1セッションとして個別に行っている．トレーニング姿勢は，開始時には両膝立て位の臥位から始めるが，筋活動の改善に合わせて姿勢を立位などの抗重力位に変化させ，骨盤底筋群に対する負荷を増加させるようにする．

　バイオフィードバック療法における基本的なトレーニングパターンは，画面に提示された目標線に自身の筋電図波形を添わせるように収縮する方法である（図8）．筆者らが用いているバイオフィードバック機器では，さらに腹筋の電位が任意の目標ラインを越えると警告音が鳴る仕組みになっており，腹筋を過剰な収縮を抑える練習ができるようになっている．バイオフィードバック機器にはトレーニングパターンが複数内蔵されているものがあり，図9にその例を示す．対象者の収縮能力に適したトレーニングパターンを選択するためには，前述した①Search，②Find→Aware，③Control，④Training，いずれの段階に対象者の能力があるかを把握しておくことが必要である．骨盤底筋群の位置や収縮感覚を体感するときには，自由に収縮できるパターンを用いる（図9a）．収縮感覚は認識で

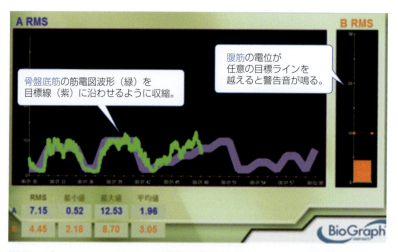

図8　バイオフィードバック機器で基本的なトレーニングパターン
画面に提示された目標線に自身の筋電図波形を添わせるように収縮する．腹筋の電位が任意の目標ラインを越えると警告音が鳴る仕組みになっており，腹筋を過剰な収縮を抑える練習を行う

きるようになってきたが，評価において腹筋の代償的な収縮が生じている場合には，腹筋の電位に着目し，腹筋の電位は抑制したまま，骨盤底筋群のみを収縮させるように指示する（**図9a**）。骨盤底筋群の選択的収縮が得られてきた場合，単調なパターンを用いて随意的な収縮を安定的に行えるように練習する（**図9b**）。さらに瞬発的な収縮（筋力）と持続的な収縮（筋持久力）の両方が行えるように練習する（**図9c**）。骨盤底筋群の筋力を増強する場合には，最大収縮の60〜80％の収縮から開始し，目標値を徐々に上げる。トレーニングパターンとしては，目標線が収縮時間の後半にかけて高くなっている形を用いる（**図9d**）。もしくは，持続収縮の最後に3回程度の強い収縮を行う漸増的骨盤底筋群収縮も推奨されている[7]。筋持久力を増強する場合には，任意の電位以上の収縮を維持可能な収縮時間から徐々に増加させる方法を用いる。持続的に筋を収縮させる場合にも腹筋の電位が上がらないように注意し，収縮中に呼吸もできるようする。呼吸を止めずに収縮できることで，日常生活において活用することのできる尿禁制機能の獲得につながっていく。

②自主トレーニング

　筆者らの介入・評価は，2週に1回であるため，自宅にて個別トレーニングで行

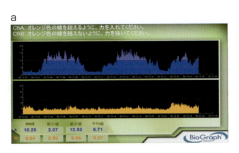
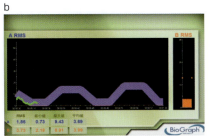
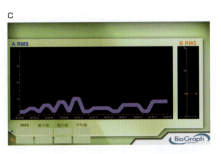
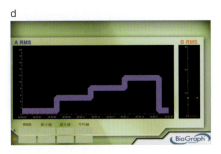

図9　バイオフィードバック機器に内蔵されているトレーニングパターンの例
a：上段は骨盤底筋の収縮を表し，下段は腹筋の収縮を表している。このパターンは，対象者が自由に骨盤底筋を収縮させ，その位置や収縮感覚を体感するときに用いる。また，腹筋の収縮を抑制しながら骨盤底筋を収縮させる練習のときに用いる
b：選択的収縮が得られてきた際に，単調な収縮を繰り返し練習するときに用いる。また，収縮させるときや弛緩させるときの収縮程度を制御するときにも用いる
c：瞬発的な収縮や持続的な収縮が複合した練習のときに用いる
d：筋力増強を目的とする練習のときに用いる

った内容を練習してもらっている。自宅においては自身の収縮程度を確認できないため，個別トレーニングの後半に画面を見ずに骨盤底筋群の収縮を行い，収縮感覚を思い出せるように練習する。自宅ではその収縮感覚を思い出しながらトレーニングを行ってもらうようにしている。また，自主トレーニングの実施確認やセルフモニタリングとして，トレーニングチェック表（図3）を用いている。

③尿漏れに関する教育

　PFMTの継続を促すために，バイオフィードバック療法を用いることに加え，尿漏れに関する教育も同時に行っている。開始時からセッションごとに全6回にわたり資料をもとに説明している。内容は，第1回「骨盤底筋群の解剖」，第2回「尿漏れのしくみ」，第3回「排尿に関わる食生活」，第4回「筋力増強のしくみ」，第5回「呼吸と骨盤底筋群との関連」，第6回「全身運動の重要性」としている。

◆まとめ

　骨盤底筋群は収縮を感じにくい筋である。骨盤底筋群の動きを評価する方法として，欧米の理学療法士の間では経腟触診が多く用いられている。経腟触診は直接筋の動きをとらえられるため，骨盤底筋群の収縮状態を的確に知るには良い方法である。しかし，わが国においては，標準的に理学療法士が経腟触診をすることはないため，収縮を直接確認できない。また，対象者本人も収縮が適切に行われているかを確認できないため，効果的な治療を提供できていない場合があると考えられる。しかしながら，バイオフィードバック機器を用いることによって，筋電図，腟圧などの生体信号を視覚的に確認できるようになる。実際にバイオフィードバック機器を用いたPFMTを行った対象者からは，「自分自身の骨盤底筋がどの程度動いているのか目で確認できるので，とてもわかりやすく動きを修正することが容易である」というコメントをもらっている。また，バイオフィードバック療法を用いることにより，対象者自身が認識していない小さな電位変化を捉えることができる。この小さな変化を患者に伝えることにより対象者の運動継続の動機づけにつながり，より効率的に尿失禁を改善させられる可能性があると考える。『女性下部尿路症状診療ガイドライン』におけるバイオフィードバック療法は推奨グレードBと示されており，わが国の理学療法士の取り巻く状況を鑑みても積極的に実施するべき治療法であると考える。

【文　献】

1) 日本排尿機能学会,女性下部尿路症状診療ガイドライン作成委員会　編：治療2)理学療法. 女性下部尿路症状診療ガイドライン；85-89, リッチヒルメディカル, 2013.
2) 筒井末春：バイオフィードバック療法の適応と課題, 特集；最新・バイオフィードバック療法. 理学療法ジャーナル33(2)；81-86, 1999.
3) Bertotto A, Schvartzman R, Uchôa S, et al.: Effect of electrographic biofeedback as an add-on to pelvic floor muscle exercises on neuromuscular outcomes and quality of life in postmenopausal women with stress urinary incontinence: A randomized controlled trial. *Neurourol Urodyn* 2017 [Epub ahead of print].
4) Carol F: Chapter 7 Physical Therapy Management of Pelvic Floor Dysfunction. Women's Health in Physical Therapy (Iron M, et al. ed); 115-143, Lippincott Williams & Wilkins, 2010.
5) Pereira LC, Botelho S, Marques J, et al.: Electromyographic Pelvic Floor Activity: Is There Impact During The Female Life Cycle?. *Neurourol Urodyn* 35(2); 230-234, 2014.
6) 吉川羊子：骨盤底筋訓練. よくわかって役に立つ排尿障害のすべて；195-202, 永井書店, 2007.
7) Bo K, Berghmans B, Morkved S, et al.: 6. Pelvic floor and exercise science -2.Strength training. Evidence-Based Physical Therapy for the Pelvic Floor Bridging Science and Clinical Practice (Bo K, et al. ed); 119-132, Churchill Livingstone Elsevier, 2007.

4 便失禁に対するバイオフィードバック療法と便排出障害に対するバルーン排出トレーニング

槌野正裕

◆はじめに

「大腸肛門病の専門病院で仕事をしている理学療法士です」という挨拶をすると，ほとんどの人から「理学療法士が肛門科でどのような仕事をしているのですか？」とたずねられる。筆者も入職した当時は何をしたらよいのかわからなかったが，便秘や便失禁を主訴として病院を受診する人の多さに驚いたことを覚えている。

回復期リハビリテーション病棟では，患者の家族から「トイレが自分でできれば連れて帰ります」と言われることが多い。患者が在宅生活を送るためには排泄の自立が重要なポイントであり，入職当時に参加した研修会では「おむつではなく，トイレでの排泄を介助することで日常生活動作（activities for daily living：ADL）能力を向上させましょう」と言われていた。そのため，尿意や便意の訴えがあれば，とりあえずトイレへの移動介助を行い，便座に座ってもらえば排泄（排尿・排便）は勝手にできるだろうと考えていた。しかし，便意を訴えてからトイレへの移動中に失禁する患者，便座に長時間座って息んでいる患者，頻回に便意を訴えるために何度もトイレへの誘導が必要な患者などが存在していた。

排泄障害に関する詳細は関連書籍や他項目を参照してもらい，本稿では便失禁や便排出障害に対する保存的治療について記載する。

◆バイオフィードバック療法

バイオフィードバック（biofeedback：BF）療法は，「生体に起こる正常あるいは異常な現象を電子工学的装置により視覚信号や聴覚信号に変換して人に提示し，人がその信号をうまくコントロールすることにより，随意的な操作ができない事象や意識することのできない事象を学習させる技法」[1]とされている。排便機能障害に対するバイオフィードバック療法は，筋電計や内圧計，バルーンを用いて，図1に示すように骨盤底筋群の収縮や弛緩の学習を促し，過敏な直腸の感覚を鈍化して排出の感覚を促通することである。大腸肛門病センター 高野病院（以下，筆者の施設）では，図2～4に示す機器を用いてバイオフィードバック療法を行っている。

骨盤底筋群は，どのような姿勢になっても収縮や弛緩を自分で直接見ることができない場所にあり，上肢や下肢の筋のように重錘などの抵抗を加えることも困難である。そのため，バイオフィードバック機器を用いて視覚や聴覚，感覚のフィードバックを行うことで，収縮や弛緩の理解を促進する。バイオフィードバッ

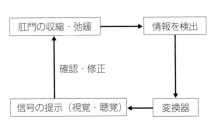

図1 バイオフィードバック療法の仕組み

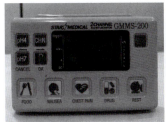

図2 内圧計（ポケットモニター GMMS-200, スターメディカル）

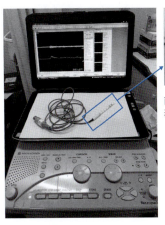

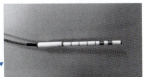

直径5mmのイリジウム製棒型状表面電極（ユニークメディカル製）

図3 筋電計（ニューロパックμ MEB-9100, 日本光電工業）

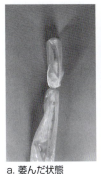

a. 萎んだ状態　b. 膨らんだ状態

図4 手作りバルーン
人体開口部用超音波プローブカバーを利用。bでは50mLの空気を送気している

ク療法は，骨盤底筋トレーニング（pelvic floor muscle training：PFMT）の方法の1つとして存在する。排便の問題に対しては，便失禁と便排出障害の治療の2つにおいてバイオフィードバック療法が行われる。

◆骨盤底筋群について

詳細は成書を参照していただきたいが，筆者がバイオフィードバック療法を行ううえで重要と考えていることを述べる。

理学療法分野における骨盤底筋群に関する研究としては，1997年にSapsfordらが骨盤底筋群を随意的に収縮させると腹横筋や多裂筋の活動が認められ[2]，反対に腹横筋を収縮させると骨盤底筋群の活動が増加する[3]と報告している。また，Hodgesら[4]は，骨盤底筋群は脊椎制御に関与し，体幹の安定性に貢献する作用があることを報告している。つまり，骨盤底筋群は腹横筋と同期して収縮することで体幹を安定させており，わが国でも腰痛治療の方法の1つとして，2000年ごろから取り組まれるようになった。

このことから筆者らは，バイオフィードバック療法を用いてもうまく外肛門括約筋の収縮ができない症例に対しては，腹横筋の収縮を指示することで，外肛門括約筋の収縮を筋電計で視覚的に確認させ，収縮を理解してもらっている。

◆ 便失禁に対するバイオフィードバック療法

『便失禁診療ガイドライン2017年版』では，BF療法はPFMTと同様に便失禁の保存的治療の1つに挙げられているが，推奨度はCとされており，エビデンスレベルにかかわらず，ガイドライン作成委員の意見が完全には一致していない[5]とされている。

筆者の施設で行っている便失禁に対するバイオフィードバック療法は，外肛門括約筋を含めた骨盤底筋群の収縮方法の理解に始まり，収縮力の強化，持続収縮時間の延長と直腸感覚を改善することが目的となる。つまり，筋収縮力と筋持久力の向上と，感覚の改善に取り組んでいる。また，筋力を強化するだけではなく，四肢でも行うような協調性を向上するトレーニングも重要になることから，筋の弛緩の学習も促通する。次項から，バイオフィードバック治療機器を用いた各々の方法を記載する。

◇ 内圧法

患者には左下側臥位で安楽な姿勢をとらせる。次に，内圧計を肛門縁から1～2cm挿入する。肛門を締めるように指示し，圧が最も高まる場所を調整して固定する。

セラピストは「呼吸を止めずにお尻を締めます」と口頭で患者に指示を与え，患者は図5に示すようなモニター上の波形を確認しながら，外肛門括約筋を意識した肛門を締める感覚を学習する。

内圧法では，まず10秒間の軽い収縮を指導し，次に30秒間の持続収縮や10秒間の中強度の収縮へとトレーニングの負荷を上げる。トレーニングの際は，①腹

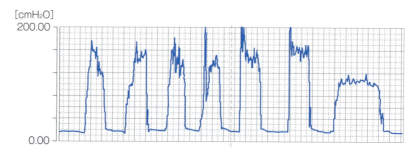

図5　内圧計を用いた収縮・弛緩トレーニングの波形
肛門を締めると圧が上がるため波形が山型になり，弛緩すると圧が下がって波が収まる

圧が高まるように腹筋に力が入っていない，②呼吸を止めていない，③大殿筋の代償運動で肛門を締めていないことを注意して確認しながら実施する。

内圧法では，肛門を締めてからモニターの波形が表示されるまでにタイムラグがあるため，1～2秒の強い収縮と弛緩の反復指導は行っていない。

◇筋電図法
◆トレーニング方法

内圧法と同様に，棒型状筋電計を肛門縁から1～2cm挿入する。患者に肛門を締めるように指示し，外肛門括約筋の活動電位を拾える場所を調整して固定する。トレーニングの方法は内圧法と同様に行うが，外肛門括約筋に限局した収縮を確認することが可能なため，セラピストが腹筋や大殿筋の収縮による代償運動に対して指導しやすいという利点がある。

図6に，患者に連続収縮を指示した際の積分値波形を示す。また，外肛門括約筋の収縮と同時に活動電位の上昇がモニターに表示されるため，図7に示すような1～2秒の強収縮と弛緩のトレーニングの実施に適していると考えている。

しかし，外肛門括約筋の収縮ができない症例もある（図8，9）。このような症例に対しては，「おしっこを我慢するようにしてください」「おしっこを途中で止めるように力を入れてください」と口頭指示の内容を変えている。

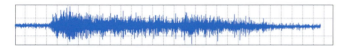

図6 筋電計を用いた持続的な収縮トレーニングの波形
20秒間の連続収縮を指示した際の波形を示している

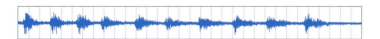

図7 筋電計を用いたクイック収縮と弛緩トレーニングの波形
1～2秒の強い収縮と素早い弛緩を反復する

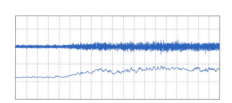

図8 外肛門括約筋の収縮ができない症例の筋電図波形

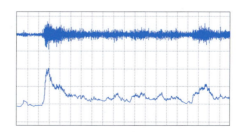

図9 外肛門括約筋の収縮を持続することが困難な症例の筋電図波形

◆ 体幹の姿勢と外肛門括約筋の収縮の関係

　筆者らは，安静時の肛門内圧（静止圧）と最大に肛門を締めたときの肛門収縮圧（随意圧）に関して，運動器疾患の既往歴がない40～60歳代の女性9例（59.0±6.9歳）を対象に，左下側臥位で体幹を前屈させた姿勢と伸展させた姿勢（図10）で肛門内圧の変化を検討した。結果は，すべての対象者で体幹を伸展させた姿勢のほうが，前屈した姿勢よりも静止圧，随意圧ともに高値であった[6]（図11）。

　このことから，適度な腰椎前彎を促すために，可能であれば図12に示すような腹臥位（pappy position）で外肛門括約筋の収縮を指導している。同一人物の左下側臥位とpappy positionで外肛門括約筋を収縮させた際の筋電図波形を図13に示す。1秒間の収縮時筋電位積分値（S）を安静時筋電位積分値（R）で除した値を収縮力（S/R）とすると，左下側臥位のS/R：4.03よりも，pappy positionのS/R：7.77のほうが外肛門括約筋を収縮させやすいことを示している。

　バイオフィードバック療法に関する筆者の施設の過去の研究では，3カ月間のトレーニングにより，21名中15名（71.4％）の患者において，Wexnerスコアの有意な改善が認められた。また，便失禁の症状が改善した群では，内圧法では収縮力に有意な圧の上昇を認めなかったが，筋電図法では収縮力が有意に上昇していた[7]。このことからも，筋電計を用いてバイオフィードバック療法を行うことで，便失禁の改善が期待できると考えている。

◇ バルーン法

　バルーンを用いるトレーニングとしては，直腸肛門の感覚を改善するためのトレーニングと，骨盤底筋群の収縮に対するトレーニングを行っている。バルーンは図4bのように膨らむため，絞っている箇所を肛門縁から1～2cm挿入してトレーニングを行う。

◆ 感覚に対するトレーニング

便意の重要性

　バルーンを用いて感覚を改善するトレーニングを行う際は，内圧法や筋電図法のような視覚によるフィードバックではなく，直腸肛門の感覚へのフィードバックが重要になる。

　まずは，バルーンに少しずつ空気を送気する。バルーンは徐々に膨らみ，一定の大きさになると患者は便意を感じる。

　便意は排便に関して最も重要なポイントの1つである。例えば，鳥類は便を溜めて出すという二相で排便を終える。下に何があろうが関係なく，鳥は便が溜まったから出しただけであり，たまたま真下にいる人間に糞が降ってくることがあるかもしれない。このとき，鳥は便を漏らしたのか？おそらく，誰も便失禁とは認識しない。しかし，人間が鳥類と同じように溜まった便をそのまま排出したら，

4 便失禁に対するバイオフィードバック療法と便排出障害に対するバルーン排出トレーニング

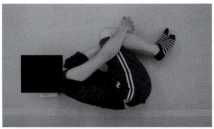

a. 体幹を前屈させた姿勢。丸くなって膝を両上肢で抱え込む

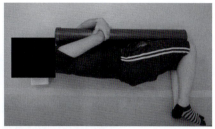

b. 体幹を伸展させた姿勢

図10 前屈姿勢と伸展姿勢

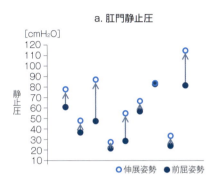

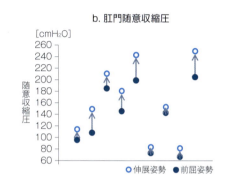

図11 前屈姿勢と伸展姿勢での肛門内圧の変化
肛門静止圧，肛門随意収縮圧ともに，体幹を伸展させた姿勢のほうが圧が高い

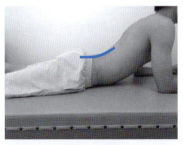

腹臥位で肘をついた姿勢となることで，適度な腰椎の前彎を保持できる

図12 pappy positon

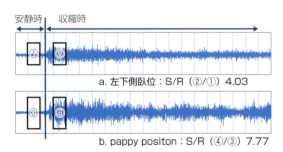

図13 左下側臥位とpappy positionにおける外肛門括約筋収縮時の筋電図波形

261

それは便失禁と認識されるはずである。人間は排便したいという便意を感じた場合，普通は排便してもよい環境であるトイレを探して移動する。移動中に便が出たり，便意がわからずいつの間にか便が出ていたりする場合は，便失禁と認識される。便意を感じてから少なくともトイレに移動するまでは我慢できることが，便失禁を防ぐために重要である。

筆者の施設における感覚トレーニングの実際

筆者の施設では図14に示すバルーンを使用して，生理検査として直腸肛門反射の有無と直腸感覚検査を行っている。

直腸肛門反射は，直腸内に留置したバルーンに一気に送気して拡張させる。そうすると図15に示すように，急に肛門内圧が下降し，しばらくするとバルーン拡張前の圧まで回復する。このとき，内肛門括約筋は反射的に弛緩するが，しばらくすると普段のように収縮して肛門を締める。しかし，バルーンへの送気量を多くすると，圧の下降が大きくなり，内肛門括約筋が弛緩したままの状態になる。

一方，直腸感覚検査は，下部直腸に挿入したバルーンに，徐々に空気を送気する。便意として感じる送気量を感覚閾値（threshold volume），さらに送気して強い便意のために我慢ができない送気量を直腸最大耐容量（maximum tolerable volume）としている。筆者の施設での参考値は，感覚閾値：45±15 mL，最大耐容量：170±30 mLである[8]。

筆者の施設では直腸感覚検査を応用して，直腸肛門の感覚に対するバイオフィードバック療法を行っている。直腸最大耐容量が少なく，直腸肛門の感覚が過敏になっている患者には，バルーンに空気を少しずつ送気し，便意を感じた量よりも少し増やした状態でバルーンを留置し，徐々に便意を鈍化させる。このとき，

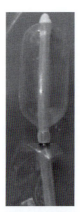

図14 直腸肛門感覚検査用バルーン

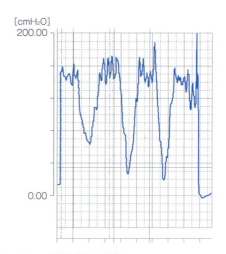

図15 直腸肛門反射
直腸が急速に膨らむときに内肛門括約筋が反射的に弛緩し，圧が低下する

患者にバルーンに入っている空気量をフィードバックすることで，どの程度の大きさかを理解してもらう．反復してトレーニングを行うことで徐々に直腸肛門の感覚が鈍化し，適量まで便意を感じることなく我慢できるように取り組む．反対に，直腸肛門の感覚が鈍く，便意を感じにくい症例には，便意として感じる量ではなく，何か感じる程度の量まで空気を送気してバルーンを拡張させる．空気がどの程度入ったのかを口頭で説明し，実際に膨らんでいるバルーンの大きさを確認してもらう．このように便意を感じるトレーニングを行うことで，知らない間に便が漏れないように取り組んでいる．

◆ 骨盤底筋群に対するトレーニング

内圧計や筋電計を用いた場合は，前述のように収縮した際の強さを視覚的にフィードバックすることで，収縮や弛緩を学習できる．バルーンを用いたフィードバックは，負荷を加えることが困難な骨盤底筋群に対して，重錘などと同じように負荷を加えて筋力強化を行えることがメリットである．つまり，抵抗運動によって筋肥大が期待できる．

具体的な方法

まずトレーニング用のバルーンを肛門から挿入し，便意を感じる程度の空気を送気する．患者には，セラピストがバルーンを引っ張るので，引っ張られていることがわかったら肛門を締めるように説明する．その後，実際に肛門側へバルーンを引っ張り，患者が肛門を締めることができるかを確認し，それから抵抗を加える．筆者は，10秒間の最大収縮と20秒間の休息，30秒間の軽い収縮と30秒間の休息という2つの方法で行っている．骨盤底筋群は遅筋線維が多いため，比較的長い持続収縮のトレーニングを中心に取り組むようにしている．

バルーンの引き込み

バルーンを用いた骨盤底筋群の収縮トレーニングにおける重要な動きの1つとして，骨盤底筋群を収縮するとバルーンを口側へ引き込むような動きが確認される．

患者のなかには，お尻を締めるように指示すると内圧計で肛門内圧の上昇が確認でき，筋電計でも外肛門括約筋の収縮が確認できるようになったにもかかわらず，便失禁の症状が改善しない症例がある．これは，バルーンを肛門側へ押し出しながら骨盤底筋群を収縮させることが原因である．

骨盤底筋群の収縮は本来，恥骨尾骨筋，腸骨尾骨筋，恥骨直腸筋からなる肛門挙筋も協調的に収縮し，肛門を引き込む動きとなる．特に，恥骨直腸筋が緊張（収縮）することで肛門直腸角（anorectal angle：ARA）を形成するため，会陰部を引き上げる動きを伴うことが重要である．

バルーンを外に押し出すように骨盤底筋群を収縮する（協調的な収縮ができない）症例に対しては，バルーンの挙上（引き込み）を指示して収縮方法を促通することが有効である．セラピストがバルーンを肛門側へ引っ張ることで，患者は感

覚的に排出されることを認識するため，反対の動きとして口側へ引き込む動きを理解しやすくなる。

　バルーンを用いたバイオフィードバック療法は通常，左下側臥位で行っているが，筆者の経験では，患者を適度な腰椎前彎が得られるようなpappy positionへ誘導し，バルーンを肛門側へ軽く引っ張りながら「肛門をおへそに近づける（引き込む）ようにお尻を締めます」と口頭指示を与えると，肛門の挙上を理解してもらいやすい。このように，正しい協調的な収縮方法を理解してもらうことも重要である。

◇理学療法士としての視点
◆姿勢の評価の重要性

　筆者は姿勢と直腸肛門機能に関する研究を行い，臨床での治療に応用してきた。前述のように，姿勢を変えると肛門内圧が変化することから，トレーニング時の姿勢を調整している。また，バルーンでのトレーニングでは，引き込む動きを確認することが重要である。

　腰椎の生理的彎曲や仙骨の傾き，肛門内圧や会陰下降距離（会陰部の下垂）の関係についての研究では，腰椎MRIの矢状断像から腰椎前彎角を計測し（**図16**），会陰下降距離（perineal descent：PD，**図17**）と肛門の静止圧，随意収縮圧との関係を検討した。その結果，腰椎前彎角は，静止圧とは正の相関を示し，PDとは負の相関が認められた[9, 10]（**図18**）。つまり，腰椎前彎角の減少に伴い肛門が緩み，会陰部が下垂しやすくなっていた。

　このことから，単純に肛門の締め方の指導をするのではなく，セラピストとして姿勢を評価することが重要であり，筆者は必要な姿勢保持のトレーニング指導も併せて行っている。

◆腹圧が加わる動作での協調的な収縮

　安静時に適切な肛門の収縮ができるようになったら，次の段階として，腹圧が加わる動作の開始前に肛門をしっかり締める協調的な収縮を行える必要がある。

　そのためにはまず，背臥位で肛門を締めるように指示する。次に，片脚を挙上させて腹圧を上昇させる。このときに肛門が緩まないことが重要になる。筋電計を用いると外肛門括約筋が持続的に収縮しているかどうかを確認できるため，効果的にトレーニングを行うことができる。腹圧が加わっていきみながらの収縮にならないように，肛門を引き上げる協調的な収縮が重要である。

　最後の段階では，実際の動作を開始する前に肛門を締めてから動き出すよう指導している。筆者らの研究では，安静臥位からポータブルトイレへ着座した時点で，直腸圧が$21.8±6.9$ cmH$_2$O上昇することを確認している[11]。重力に耐えるための骨盤底筋群の筋収縮力が必要であり，重力に抗して肛門を挙上する協調的な収縮が重要なポイントになる。

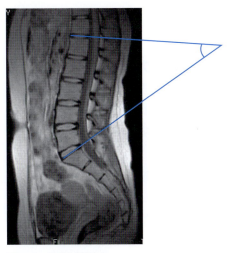

図16 腰椎前彎角

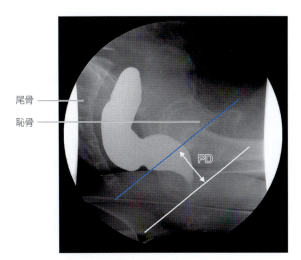

尾骨
恥骨
PD

図17 会陰下降距離(PD)

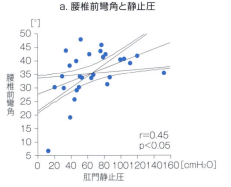

a. 腰椎前彎角と静止圧

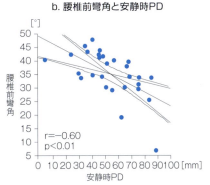

b. 腰椎前彎角と安静時PD

図18 腰椎前彎角と肛門静止圧, 安静時PDの関係

◆排便困難症例に対するバルーン排出トレーニング

　慢性便秘についての詳細は, p.158, Ⅲ章 B-5「便秘」の項目を参照していただきたい。

　慢性便秘は国際的な分類によって, その症状から排便回数減少型と排便困難型に分けられている。各種の検査を行うことで, 大腸通過が遅延しているタイプ, 大腸の通過は正常であるがその他に原因があるタイプ, 機能的に便を排出できないタイプに病態が分類される。

　バルーン排出トレーニングの対象は機能性便排出障害の症例であり, その病態は, 骨盤底筋群の協調運動障害, 腹圧(怒責圧)の低下, 直腸感覚の低下, 直腸の収縮力低下である。近年, 便排出障害に対するバイオフィードバック療法の効果が報告されている[12-14]。ここでは, 排出トレーニングの実際の方法と, 筆者の施設

で取り組んだバルーン排出トレーニングの治療効果について記載する。

◇筆者の施設におけるバルーン排出トレーニング

　筆者の施設のバルーン排出トレーニングでは，まず排便姿勢の評価を行う。多くの症例は，排便時の姿勢をはっきりとは覚えておらず，なんとなく便座に座っているようである。また，便を出せない症例は，いきみが過剰になりやすく，背すじを伸ばした姿勢になることが多い。

　筆者らは，排便の際のよい姿勢として，適度に足を開き，上半身を前傾させた姿勢になることを勧めている。これは，背すじを伸ばした姿勢よりもARAが鈍角になり，恥骨直腸筋が弛緩しやすくなるためである[15, 16]。これにより直腸圧が肛門方向へ直線的に加わるため，排便時の姿勢も含めてバルーン排出トレーニングを行っている。

　初回のトレーニング時に，自主トレーニングを指導する。2～3週間後に2回目のトレーニングを行い，うまくバルーンを排出できるようになっており，普段の排便もスムーズになっていれば終了する。2回目でうまく排出できない症例に対しては，さらに2～3週間後に3回目のトレーニングを実施している。

　筆者らの行ったトレーニングの効果として，バルーン排出トレーニングを行った117例中，93例が改善した（改善率79％）。このうち，便秘の程度を判定するconstipation scoring system（CSS）で治療前後の効果判定を行った16例において，治療前の9.8±3.0点から，治療後は7.0±3.2点へと有意に改善した（点数が高いほど便秘が重度）。特に排便困難感は，治療前の2.3±1.5点から治療後は1.3±1.3点へと改善した。また，便秘症状がQOLへ及ぼす影響として，patient assessment of constipation quality of life（PAC-QOL）questionnaireで評価した19例では，治療前の2.2±1.0から，治療後は1.9±0.9と有意にQOLが向上した[17]。

◇バルーン排出トレーニングの方法の実際

　前述の便失禁に対するBF療法と同様に，左下側臥位をとった患者の肛門にバルーンを挿入し，50 mLの空気を徐々に送気する。セラピストはバルーンを肛門から引き出すように軽く牽引し，患者に「抜けてくるのがわかったら肛門を締めて我慢してください」と指示する。ここで，しっかりと骨盤底筋群を収縮でき，バルーンを口側へ引き込むことができているかを確認する。外肛門括約筋が収縮できても，バルーンを引き込むことができずに押し出すような動きを伴う症例がいるため，必ず一度は収縮方法を確認している。骨盤底筋群をしっかりと収縮できていたら，次は弛緩を指示し，牽引しているセラピストは抵抗がなくなるのを確認する。

　また，腹部では，へその下の下腹部が軽く引き込まれるように収縮することを確認する。

　次に，肛門の力を抜いてバルーンを排出するように指示する。セラピストはこ

のとき，バルーンの抵抗感から肛門がしっかり弛緩していること，下腹部の触診で腹横筋が適度に収縮していることを確認する．これらは機能性便排出障害の病態を確認することにつながり，バルーン排出トレーニングの方法を検討するためにも重要なポイントになる．また，うまく排出できない症例には，便座に着座した状態でバルーンを排出するように誘導する．

◆肛門の弛緩を得にくい症例に対して

排便造影（defecography）検査では，anismus*または骨盤底筋群の弛緩が不十分な症例が確認される（図19）．これらの症例では，怒責時の肛門内圧が直腸内圧よりも高く[16]，いきんだ際にバルーンが口側へ引き込まれたり，肛門が弛緩せずに骨盤底筋群が緊張した状態のままとなり，バルーンを押し出す動きが確認できない．原因としては，恥骨直腸筋が弛緩しなければならないときに収縮し，十分な弛緩が得られていないことが考えられる．

この場合，骨盤底筋群の協調的な収縮と弛緩を学習させる必要があるため，セラピストがバルーンを牽引したときに，患者には最大の収縮を指示して引き抜かれないように我慢させる．10秒程度収縮を保持した後，生理的な反射を利用して弛緩を促す．セラピストの口頭指示で患者にフィードバックを与えることで，骨盤底筋群の適切な収縮と弛緩の学習を促す．

次に，排便造影検査で直腸と肛門の位置関係を確認しておき，バルーンで排出方向を誘導しながら押し出すように指導する．また，体幹を前屈させた姿勢で肛門が弛緩しやすくなる[6]ため，自宅でのトレーニングとして，座位での骨盤の前傾・後傾運動を指導する．図20を実際に患者に見せて，骨盤を軽く前傾させた際に肛門を収縮させ，反対に骨盤を後傾させる際には肛門を弛緩するよう指示する．自宅でトレーニングを行う際は，呼吸を止めずに行うことも併せて指導する．

骨盤底筋群の協調運動が障害されている便排出障害患者に対して，筆者らが取り組んだバルーン排出トレーニングの改善率は85％であった[17]．付け加えておくが，排便の際は多少のいきみが必要となるが，肛門が弛緩していないことに対して過剰にいきんでいる症例もなかには存在する．そのような症例に対しては，まず骨盤底筋群の十分な弛緩を得るような指導を行うが，次の段階では，適度ないきみによる直腸圧の上昇を促すために，腹横筋の収縮方法を指導することも重要であると考えている．

◆腹圧がうまく加わらない症例

便排出障害の症例では，誤った過剰ないきみを繰り返し行っている例が多い．そのような症例を注意深く観察すると，いきんだ際に腹部が膨らんでいることが

＊anismus：骨盤底筋群の奇異収縮

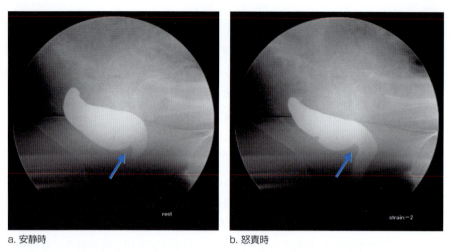

図19 排便造影検査：骨盤底筋群の奇異収縮または弛緩不十分の症例

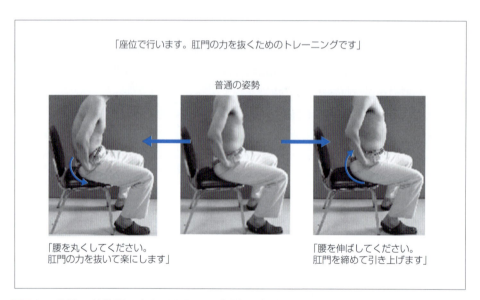

図20 骨盤の前後傾に合わせた肛門の収縮・弛緩トレーニング

確認される．排便を行うためには適度な直腸圧の上昇が必要であるが，直腸圧が上昇しない症例でも，腹部の膨らみが確認される．実際に，腹部を膨らませながらいきんでいた症例では腹横筋が収縮しておらず，内腹斜筋が過剰な収縮を行っていた[18]．

筆者がバルーン排出トレーニングを行う際には，左手で腹部を触診し，右手でバルーンを把持するが，直腸圧が上昇していない症例では，バルーン排出時に腹部の膨らみが簡単に確認できる．特に，図21に示すような直腸腟壁弛緩症

（rectocele）の症例では，腹部の膨らみがたびたび確認される．直腸腟壁弛緩症50例を対象にした筆者らの研究では，72％の症例（36名）に腹横筋の収縮方法を指導したところ，改善率は78％であった[17]．

筆者らは，腹横筋の収縮を学習してもらうために，pappy positionでのdraw-inを指導している（図22）．このとき，へそと恥骨の間の下腹部の収縮を意識してもらう．最初は収縮方法の理解が困難であることから，セラピストは患者の腹部に触れ，徒手的に下腹部を引き上げた状態にする．患者にはその状態を保持するように指示し，通常の呼吸をゆっくりと2回行わせる．1日に10回程度反復して腹横筋の収縮方法を学習してもらい，2〜3週間程度自宅で自主トレーニングに取り組むよう指導する．2回目のバルーン排出トレーニングの際に腹部の動きを確認することで，排便時の直腸圧の上昇がうまく行えているかを確認している．

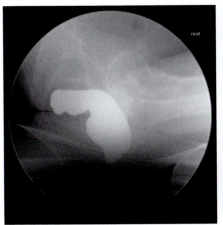

a. 安静時　　b. 怒責時

図21　直腸腟壁弛緩症の症例画像
怒責でいきむと，直腸の腹側に瘤ができる

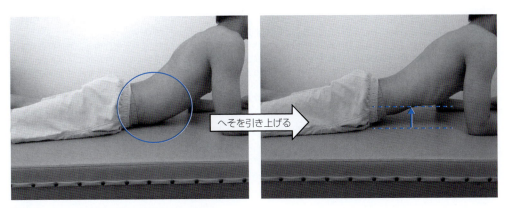

図22　pappy positionでのdraw-in
draw-inを行いながら，呼吸を繰り返して腹横筋の収縮を学習する

◆おわりに

　本稿では，便失禁に対するバイオフィードバック療法と機能性便排出障害に対するバルーン排出トレーニングについて，その方法と治療効果を解説した．直腸肛門機能障害に対する保存的治療では，患部だけをみるのではなく，骨盤を含めた全身のアライメントや筋肉の収縮方法にも着目した治療を行うことが重要であり，運動学的な視点が必要になると感じている．

　本稿が直腸肛門機能障害による排便障害者の治療の一助となれば幸いである．

【文　献】

1) 筒井末春：バイオフィードバック療法の適応と課題．PTジャーナル 33(2)；81-86，1999．
2) Sapsford PR, Hodges PW, Richardson CA: Activation of the abdominal muscles is a normal response to contraction of the pelvic floor muscles. International Continence Society Conference, Japan, abstract, 1997.
3) Sapsford PR, Hodges PW, Richardson CA, et al.: Activation of pubococcygeus during a variety of isometric abdominal exercises. International Continence Society Conference, Japan, abstract, 1997.
4) Hodges PW, Butler JE, McKenzei D, et al.: Contraction of the human diaphragm during postural adjustments. J Physiol 505(Pt 2); 539-548, 1997.
5) 日本大腸肛門病学会 編：便失禁診療ガイドライン2017年版．南江堂，2017．
6) 槌野正裕 ほか：肛門内圧は姿勢によって変化する －矢状面での検討－．理学療法学 40(Suppl 1)；59，2013．
7) 山下佳代，中島みどり，大原明子，ほか：便失禁患者における外肛門括約筋筋電図を使用したバイオフィードバック訓練における評価法の検討．バイオフィードバック研究 33；39-41，2006．
8) 高野正博：検査．大腸肛門機能障害の診断と治療（高野正博 編）；168-170，弘文堂，2011．
9) 槌野正裕，濱邊玲子，山下佳代，ほか：排便障害における骨盤底機能と姿勢に関する研究．理学療法学 34(Suppl 2)；285，2007．
10) 槌野正裕，荒川広宣，石井郁江，ほか：姿勢と会陰下垂に関する研究 －脊椎の彎曲と骨盤底機能に着目して－．大腸肛門病学会誌 62(7)；493，2009．
11) 槌野正裕，荒川広宣，小林道弘，ほか：バルーン排出訓練における直腸圧の検討 －姿勢の違いによる比較－．理学療法学 42(Suppl 1)；102，2015．
12) 味村俊樹：骨盤底筋協調運動障害を呈する便排出障害型便秘症に対する直腸バルーン排出訓練によるバイオフィードバック療法の効果に関する検討．バイオフィードバック研究 38(1)；43-50，2011．
13) 味村俊樹，福留惟行：骨盤底筋協調運動障害を呈する便排出障害型便秘症に対する肛門筋電計と直腸バルーン排出訓練によるバイオフィードバック療法の効果に関する検討．バイオフィードバック研究 39(1)；23-31，2012．
14) 三廼利美，塚田邦夫，吉井 忍，ほか：便排出障害に対するバイオフィードバック療法に関する検討．日本ストーマ・排泄リハビリテーション学会誌 30(2)；11-18，2014．
15) 槌野正裕，荒川広宣，山下佳代，ほか：排便造影検査における排便姿勢と肛門直腸角および疑似便の排出量に関する検討．日本ストーマ・排泄リハビリテーション学会誌 31(2)；23-28，2015．
16) Takano S, Sands DR: Influence of body posture on defecation-a prospective study of "The Thinker" position. Tech Coloproctol 20(2); 117-121, 2016.
17) 槌野正裕，荒川広宣，小林道弘，ほか：骨盤底筋群への理学療法アプローチの考察 －便排出障害に対するバイオフィードバック療法の経験から－．第52回日本理学療法学術大会抄録集；94，2017．
18) 槌野正裕，荒川広宣，山下佳代，ほか：排便時腹圧上昇に必要な筋の考察 －腹横筋の収縮が腹圧にもたらす影響－．理学療法学 36(Suppl 1)；40，2009．

5 行動療法

井上倫恵, 鈴木重行

排泄障害に対する行動療法には，生活指導，膀胱訓練，骨盤底筋トレーニング（pelvic floor muscle training：PFMT）を主とした理学療法，これらの行動療法の統合プログラムなどがある．本稿では，排泄障害に対する行動療法のうち，生活指導および膀胱訓練，統合プログラムについて概説する．

◆ 排泄障害に対する行動療法

◇ 生活指導

排泄障害に対する生活指導としては，体重減少，運動療法，禁煙，食事・アルコール・飲水指導，便秘の治療などが挙げられるが，このうち『過活動膀胱診療ガイドライン』において推奨グレードA（強い根拠があり，行うよう強く勧められる）として紹介されているのは体重減少のみであり，運動療法，禁煙，食事・アルコール・飲水指導，便秘の治療は推奨グレードC1（根拠はないが，行うよう勧められる）として紹介されている（**表1**）[1]．また，『女性下部尿路症状診療ガイドライン』においても推奨グレードA（行うよう強く勧められる）として紹介されているのは減量のみであり，食事指導および膀胱訓練は推奨グレードB（行うよう勧められる），激しい運動・重労働の軽減，禁煙，便秘の治療は推奨グレードC1（行ってもよい）として紹介されている（**表2**）[2]．

表1 過活動膀胱に対する行動療法の推奨グレード

	推奨グレード	
生活指導		
体重減少	A	（強い根拠があり，行うよう強く勧められる）
運動療法	C1	（根拠はないが，行うよう勧められる）
禁煙	C1	
食事・アルコール・飲水指導	C1	
便秘の治療	C1	
膀胱訓練	A	

文献1）より作成

表2 女性下部尿路症状に対する行動療法の推奨グレード

	推奨グレード	
生活指導		
減量	A	（行うよう強く勧められる）
激しい運動，重労働の軽減	C1	（行ってもよい）
禁煙	C1	
食事	B	（行うよう勧められる）
便秘	C1	
膀胱訓練	B	

文献2）より作成

◆ 体重減少

　肥満であることは腹圧性尿失禁，切迫性尿失禁，混合性尿失禁のリスクファクターであると報告されている[3]。問診にて身長と体重，体重変動の有無，体重が増大した時期と尿失禁症状が増悪した時期との関連性などについて聴取し，肥満傾向にある患者については体重を適正化することが必要である。患者に減量によって尿失禁症状の改善が図れる可能性があることを説明したうえで減量の目標を設定する。食事内容や身体活動量などを見直し，変容可能な要因について介入することで減量を目指し，尿失禁症状の軽減を図る。これまでに得られている知見では，肥満女性に食事療法による減量プログラムを行った群は対照群と比較して有意に腹圧性尿失禁，および切迫性尿失禁が減少したことが報告されている[4]。また，肥満女性に対して食事と運動療法で減量を実施した群では対照群と比較して有意に体重が減少し，尿失禁回数が有意に減少したことが報告されている[5]。

◆ 運動療法

　肥満および身体活動量の低下は過活動膀胱のリスクファクターであり[6]，低強度の身体活動は尿失禁のリスクの減少と関連がある[3]。実際に患者に問診すると，尿失禁のために外出が億劫になり身体活動量が低下しているケースが少なくなく，そのような患者に対してはパッドも活用しながら身体活動量を維持・向上できるようにサポートする。肥満女性に運動療法を行うことにより過活動膀胱症状が改善したという報告[7]はあるが，無作為化比較対照試験によるエビデンスはない[1]。また，激しい仕事や重いものを持つ職業が腹圧性尿失禁のリスクになる可能性が示唆されているが，重労働を減らすことが尿失禁の治療になるという報告はない[2]。

◆ 禁煙

　喫煙がより重度の尿失禁のリスクを増大させることが報告されており[3]，患者が喫煙者である場合には喫煙が尿失禁症状に影響を及ぼしている可能性があることを説明する。一方で，禁煙が尿失禁の改善につながるかどうかについて，無作為化比較対照試験によるエビデンスはない[1,2]。

◆ 食事・アルコール・飲水指導

　過活動膀胱患者において過剰な飲水は頻尿および尿意切迫感，尿失禁回数を増悪させ，飲水量を減少させることにより頻尿および尿意切迫感，尿失禁回数が有意に改善したという報告がある[8]。また，腹圧性尿失禁患者においては，飲水量を減少させることにより尿失禁回数および排尿回数が有意に減少したことが報告されている[8]。問診や排尿日誌を用いた24時間尿量の評価に基づき，水分やカフェインの過剰摂取により症状が増悪している可能性がある患者に対しては水分摂取量が適度となるような飲水指導を実施する必要がある。なかには「血液をさらさら

にするために」と過剰に飲水をしており，頻尿や尿失禁を増悪させている場合がある。特に高齢者においては，脱水が脳梗塞の発症因子であるとされているが，過度の飲水が脳梗塞の予防になっているという直接的なエビデンスはなく[9]，飲水後に血液粘稠度の有意な変化は認められなかったと報告されている[10]。水分摂取量の目安として，『夜間頻尿診療ガイドライン』では，24時間尿量を体重で除した値が20～25 mL/kgとなるような水分摂取（60 kgの患者であれば1,200～1,500 mL）を推奨している[11]。脱水に注意し，発汗量や食事に含まれる水分量なども加味したうえで，個々に応じた適切な水分摂取量をアドバイスできるとよい。また，コーヒーや紅茶などのカフェイン類，炭酸飲料などを過剰に摂取しているために尿意切迫感が増悪している場合もある。カフェイン類や炭酸飲料を控えることで尿意切迫感が改善されるか否かを排尿日誌でチェックし，改善がみられる場合には必要に応じてこれらの摂取量を調節するようアドバイスする。夜間頻尿がある場合には，就寝の2時間前までに水分を摂取するようにし，アルコールやカフェイン類などの利尿，覚醒作用のあるものの摂取を控えるようにする。

◆ 便秘の治療

便秘は腹圧性尿失禁や尿意切迫感のリスクになりうること[12]，機能性便秘は中程度から重度の過活動膀胱および切迫性尿失禁と関連があることが明らかになっている[13]。また，明らかなエビデンスは認められないが，便秘は排出障害の原因にもなりうる。便秘および下部尿路症状を有する高齢者に対して便秘の治療を行うことにより頻尿および尿意切迫感が有意に改善し，残尿が有意に減少したという報告はあるが[14]，無作為化比較対照試験によるエビデンスはない。便秘の評価および治療の内容については第Ⅲ章および第Ⅳ章を参照されたい。便秘の改善のための行動療法としては，①規則的な排便習慣の獲得，②食事指導，③排便姿勢の指導などがあげられる。食物を摂取すると胃結腸反射が出現し便意が促されるため，食後は排便しやすい時間帯となる。便意出現時に排便を我慢すると便意が低下してしまうことがあるため，便意を感じたらなるべく排便を我慢せずに済むように，規則的な排便習慣を獲得できるようにする。また，排便と食事内容とは密接にかかわっているため，薬剤による排便コントロールだけでなく食事内容を見直すことも重要である。具体的な食事指導の内容についてはp.336，「Ⅴ章-12 食事指導」を参照されたい。さらに，スムーズな排便のために排便姿勢の指導を行う場合もある。体幹が後傾していると直腸肛門角が小さくなるため便が排出しにくくなる一方で，体幹が前傾していると直腸肛門角が大きくなるため便が排出しやすくなるとされている（**図1**）[15]。また，便座が高く，足底を接地できないような場合には足台を活用する。

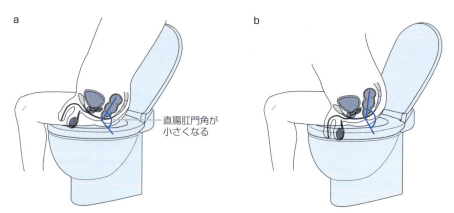

図1 排便姿勢の工夫
aのように体幹後傾位では直腸肛門角が小さくなるため便が排出しにくくなる一方で，bのように前傾位では直腸肛門角が大きくなるため便が排出しやすくなる

文献15)より引用

◇膀胱訓練

　患者の多くは尿失禁を防ぐために早めにトイレにいく習慣が身に付いている場合があり，その結果として膀胱容量が低下している患者には膀胱訓練（bladder training）を指導する必要がある．膀胱訓練とは，徐々に排尿間隔を伸ばしていくことで膀胱容量を増やし蓄尿症状を改善させる方法である．認知機能に問題がなく，ある程度身体機能が保たれている患者が対象となり，残尿の多い患者や慢性尿路感染症がある患者は対象とならない[16]．膀胱トレーニングは副作用がないという利点があり，単独で使用されるほか，薬物療法やPFMTとともに用いることができる．過活動膀胱に対する膀胱訓練は12〜90％の治癒，75％の改善で，副作用もないため『過活動膀胱診療ガイドライン』において推奨グレードA（根拠があり，行うよう強く勧められる）[1]（**表1**），『女性下部尿路症状診療ガイドライン』では推奨グレードB（行うよう勧められる）として紹介されている[2]（**表2**）．

◆膀胱訓練を行う際のポイント

　膀胱訓練を行う際には，排尿日誌などを用いて自身の排尿パターンを把握することが有用である．排尿日誌の詳細についてはp.179を参照されたい．尿意を我慢するときには，①立ち止まり，可能なら座る，②深呼吸をして全身をリラックスさせる，③骨盤底筋群の収縮と弛緩を繰り返す，④足をクロスする，椅子の縁に押し当てて尿道を圧迫する，しゃがんで踵で外陰部を圧迫する（holding posuture）[17]などの対応策を行い，尿意を落ち着けるようにする．このような尿意をコントロールするテクニックはurgency suppression techniquesとよばれており[18]，2時間を目標に排尿間隔を延長していく．尿意切迫感により尿意が高まっているときに焦ってトイレに向かうと，かえって切迫性尿失禁が生じやすくなってしまう．これは，焦って動くことにより腹圧がかかり膀胱の知覚が亢進するためであり，

トイレを目にするということも視覚的なトリガーとなり得る[18]。尿意切迫感を感じたときには焦って動かず，前述の対応策により尿意が落ち着いたところでトイレに向かうようにする。

◆ 定時排尿，習慣排尿法，排尿促進法

　排尿日誌で蓄尿量が200 mLを超え，排尿間隔が2時間を超えたあたりから尿失禁が起こっていることがわかれば，時間をみて2時間おきに排尿を促すことで尿失禁を予防することができる。このように膀胱容量を超えない一定の時間（通常2〜4時間おき）で排尿させることを定時排尿（timed voiding）とよぶ。また，患者の排尿パターンに合わせて失禁が生じる前に予防的にトイレに行くスケジュールを作る方法は習慣排尿法（habit training）とよばれている。さらに，同じ時間帯に失禁が認められる場合や，認知症などのために尿意をうまく伝えられないケースの場合には，介護者や医療従事者が排尿の機会を作り，排尿を促す方法もある。このような方法は排尿促進法（prompted voiding）とよばれている。施設入所者を対象とした無作為化比較対照試験では，排尿促進法，飲水指導，運動などを組み合わせて実施した群では対照群と比較して尿失禁は有意に改善したが，便失禁は改善しなかった[19]。広義の膀胱訓練は，定時排尿，習慣排尿法，排尿促進法と合わせて計画療法ともよばれている[1,2]。

◇ 行動療法統合プログラム

　医療従事者による行動療法統合プログラムは，膀胱訓練とPFMT，生活指導などを組み合わせた包括的な行動療法プログラムを指す。臨床においては，個々の行動療法を単独で行うことは少なく，こうした包括的な行動療法を行うことが多い。

　無治療と行動療法統合プログラムの比較では，高齢女性の頻尿および尿失禁の予防に有効であったとの報告がある[20]。また，α_1遮断薬使用後の出口部閉塞がない男性過活動膀胱患者において行動療法統合プログラムと抗コリン薬による薬物療法との治療効果を比較したところ，行動療法統合プログラムは薬物療法と同等の治療効果を有したことが報告されている（MOTIVE試験）[21]。女性過活動膀胱患者を対象とした検討においては，行動療法統合プログラムは抗コリン薬による薬物療法よりも有効性が持続したことが報告されている[22]。さらに，PFMT単独，膀胱訓練単独，行動療法統合プログラム，抗コリン薬による薬物療法を1年間フォローアップし比較した検討では，すべての群で切迫性尿失禁，生活の質（quality of life：QOL），1日のパッド数に有意な改善が認められ，行動療法統合プログラム群において有効性が高かったと報告されている[23]。

◆ 症例紹介

◆ 現病歴

70歳代女性。頻尿を主訴に泌尿器科を受診。27年前にステイミー手術の手術歴のある患者である。3年前に左股関節人工骨頭置換術を施行したころより切迫性尿失禁が出現し，徐々に症状が増悪した。泌尿器科医師より抗コリン薬が処方されるも効果不十分のため，医師の指示のもと行動療法を指導した。

◆ 理学療法評価

初期評価時には昼間排尿回数は11回，夜間排尿回数は2回であり昼間および夜間頻尿を認め，1日に数回の尿意切迫感および切迫性尿失禁を呈していた。特に夜間頻尿のために就寝後3時間ほどで起きてしまうことに困窮しており，患者本人の希望は「夜間5時間寝られるようになりたい，排尿をコントロールできるようになりたい」というものであった。水分摂取量について問診したところ，口渇があるため常にお茶を持ち歩き，白湯，麦茶，コーヒーなどを1日に合計2L以上摂取しており，特に就寝直前に多量に飲水する傾向が認められた。また，骨盤底機能について評価したところ，収縮方法が誤っており怒責してしまうなど，コントロールが不良であった。

◆ 理学療法介入

行動療法として，①水分摂取量が過多にならないように調整すること，②就寝の2時間前までに水分を摂取するようにすること，③カフェイン類の過剰摂取を控えること，④膀胱訓練にて排尿間隔を延長すること，⑤正しい骨盤底筋群の収縮方法の練習，などの指導を行った。指導後1カ月目において，カフェイン摂取量を減らし，就寝前の水分摂取のタイミングを工夫することにより，夜間排尿回数が1〜2回に減少し5時間就寝できる日が出現した。3カ月目において，排尿を我慢する方法が体得でき5時間就寝できる日が増加した。6カ月目において，昼間排尿回数が9回，夜間排尿回数が1回になり，切迫性尿失禁が消失した。

◆ 考案

頻尿や尿失禁を呈する患者のなかには，この症例のように過剰な水分摂取やカフェイン類の摂取により症状が増悪しているものが少なくない。このようなケースに対して水分摂取量の適正化を行わずに膀胱訓練を実施した場合，かえって尿失禁症状を増悪してしまう可能性がある。過剰な水分摂取やカフェイン類の摂取をしている患者に関しては，膀胱訓練を実施する前段階として水分摂取量を適正化することが必要である。医師による薬物療法などの治療に加え，リハビリスタッフや看護師などのメディカルスタッフが変容可能な因子について包括的に介入していくことで，さらなる症状の改善が図れる可能性がある。

◆おわりに

　排泄障害に対する種々の行動療法は副作用もなく，まず試みられるべき治療方法の1つである．多職種が連携し，評価の結果に基づき，個々に応じて包括的な介入を行っていくことが必要である．

【文　献】

1) 日本排尿機能学会 過活動膀胱診療ガイドライン作成委員会　編：過活動膀胱診療ガイドライン第2版，123-136，リッチヒルメディカル，2015．
2) 日本排尿機能学会 女性下部尿路症状診療ガイドライン作成委員会　編：女性下部尿路診療ガイドライン第1版，82-100，リッチヒルメディカル，2013．
3) Hannestad YS, Rortveit G, Daltveit AK, et al.: Are smoking and other lifestyle factors associated with female urinary incontinence? The Norwegian EPINCONT Study. *BJOG* 110(3); 247-254, 2003.
4) Subak LL, Whitcomb E, Shen H, et al.: Weight loss: a novel and effective treatment for urinary incontinence. *J Urol* 174(1);190-195, 2005.
5) Subak LL, Wing R, West DS, et al.: Weight loss to treat urinary incontinence in overweight and obese women. *N Engl J Med* 360(5); 481-490, 2009.
6) McGrother CW, Donaldson MM, Thompson J, et al.: Etiology of overactive bladder: a diet and lifestyle model for diabetes and obesity in older women. *Neurourol Urodyn* 31(4); 487-495, 2012.
7) Ko IG, Lim MH, Choi PB, et al.: Effect of Long-term exercise on voiding functions in obese elderly women. *Int Neurourol J* 17(3); 130-138, 2013.
8) Swithinbank L, Hashim H, Abrams P: The effect of fluid intake on urinary symptoms in women. *J Urol* 174(1); 187-189, 2005.
9) 岡村菊夫，鷲見幸彦，遠藤英俊，ほか：水分を多く摂取することで，脳梗塞や心筋梗塞を予防できるか？　システマティックレビュー．日本老年医学会雑誌 42(5)；557-563，2005．
10) Sugaya K, Nishijima S, Oda M, et al.: Change of blood viscosity and urinary frequency by high water intake. *Int J Urol* 14(5); 470-472, 2007.
11) 日本排尿機能学会 夜間頻尿診療ガイドライン作成委員会　編：夜間頻尿診療ガイドライン第1版，49-59，Blackwell Publishing，2009．
12) Alling Møller L, Lose G, Jørgensen T: Risk factors for lower urinary tract symptoms in women 40 to 60 years of age. *Obstet Gynecol* 96(3); 446-451, 2000.
13) Maeda T, Tomita M, Nakazawa A, et al.: Female functional constipation is associated with overactive bladder symptoms and urinary incontinence. *Biomed Res Int* 2017: 2138073, 2017.
14) Charach G, Greenstein A, Rabinovich P, et al.: Alleviating constipation in the elderly improves lower urinary tract symptoms. *Gerontology* 47(2); 72-76, 2001.
15) 荒木靖三：排便機能障害にかかる理学療法の実際．排泄リハビリテーション　理論と実際（穴澤貞夫 ほか 編），310-312，中山書店，2009．
16) 曽根淳史：膀胱訓練と排尿誘導．排泄リハビリテーション　理論と実際（穴澤貞夫 ほか 編），319-320，中山書店，2009．
17) Kondo A, Kato K, Takita T, et al.: Holding postures characteristic of unstable bladder. *J Urol* 134(4); 702-704, 1985.
18) Burgio KL: Update on behavioral and physical therapies for incontinence and overactive bladder: the role of pelvic floor muscle training. *Curr Urol Rep* 14; 457-464, 2013.
19) Schnelle JF, Leung FW, Rao SS, et al.: A controlled trial of an intervention to improve urinary and fecal incontinence and constipation. *J Am Geriatr Soc* 58(8); 1504-1511, 2010.
20) Diokno AC, Sampselle CM, Herzog AR, et al.: Prevention of urinary incontinence by behavioral modification program: a randomized, controlled trial among older women in the community. *J Urol* 171(1); 1165-1171, 2004.
21) Burgio KL, Goode PS, Johnson TM, et al.: Behavioral versus drug treatment for overactive bladder in men: the Male Overactive Bladder Treatment in Veterans (MOTIVE) Trial. *J Am Geriatr Soc* 59(12); 2209-2216, 2011.
22) Kafri R, Langer R, Dvir Z, et al.: Rehabilitation vs drug therapy for urge urinary incontinence: short-term outcome. *Int Urogynecol J Pelvic Floor Dysfunct* 18(4): 407-411, 2007.
23) Kafri R, Deutscher D, Shames J, et al.: Randomized trial of a comparison of rehabilitation or drug therapy for urgency urinary incontinence: 1-year follow-up. *Int Urogynecol J* 24(7); 1181-1189, 2013.

Ⅴ章 排泄障害に対するリハビリテーション

6 尿失禁に対する電気刺激療法

松田陽介

◆ はじめに

　尿失禁とは自分の意思とは関係なく尿が漏れてしまう状態で，社会的，衛生的に支障が生じる蓄尿障害である。腹圧時の不随意な尿失禁を腹圧性尿失禁（stress urinary incontinence：SUI），尿意切迫感を伴った不随意な尿失禁を切迫性尿失禁（urgency urinary incontinence：UUI），SUIとUUI両方の症状を有するものを混合性尿失禁（mixed urinary incontinence：MUI）としている。SUIは女性の下部尿路症状として，UUIは過活動膀胱（overactive bladder：OAB）に伴う症状として，日常診療で多くみられる。

　神経変調療法は，神経系を調整して機能を回復させ，生活の質を向上させる治療法とされる。泌尿器科領域では，膀胱・尿道を支配する末梢神経を刺激し，膀胱・尿道機能の調整を図ることを目的としている[1]。本稿では，電気的刺激による神経変調療法について解説する。これには治療的電気刺激（therapeutic electrical stimulation：TES）と干渉低周波療法（interferential low frequency therapy：IF）のほか，仙骨神経刺激療法（sacral neuromodulation：SNM），経皮的脛骨神経刺激（percutaneous tibial nerve stimulation：PTNS）があり，日本国内ではウロマスター®（日本メディックス，図1）を使用するIFが保険適用となっている。SNMは2016年9月にInterStim®Ⅱ（Medtronic社，図2）が薬事承認され，2017年9月に保険適用となった。神経変調療法の治療手技の特徴を表1にまとめた。

　尿失禁に対する神経変調療法の有効性は治療手技によって差があり，UUIまたはUUIが優位なMUIに対する治療効果が期待でき[1-4]，行動療法および薬物治療を12週間以上継続しても抵抗性であったり，併存疾患や有害事象のために治療を継続できない難治性OAB患者を主な治療対象としている[1]。

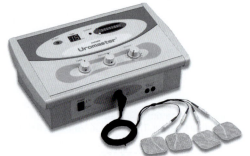

（画像提供：メディカル・タスクフォース）

図1 干渉低周波治療器：ウロマスター®

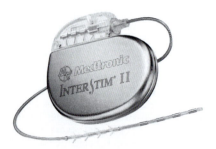

（Medtronic社の許可を得てSNMオンライントレーニングサイトより転載）

図2 植込み型刺激装置：InterStim®Ⅱ

表1 神経変調療法の手技の特徴

神経変調療法の種類	利 点	欠 点
骨盤底電気刺激(ES)	・家庭でも治療が可能 ・毎日治療可能 ・理学療法との併用で効果が高まる可能性	・治療部位(皮膚や腟,肛門)の刺激や痛み ・衛生面の問題(腟,肛門刺激時)
干渉低周波(IF)	・皮膚の刺激や痛みがなく深部を刺激可能	通院治療が必要
磁気刺激療法(MS)	・皮膚の刺激や痛みがなく,刺激強度を強くできる ・着衣のまま刺激可能	通院治療が必要
仙骨神経刺激(SNM)	・常時刺激 ・治療効果が確立している	・手術操作が必要 ・有害事象が比較的多い ・ジアテルミー治療,MRI撮影の制限
経皮的脛骨神経刺激(PTNS)	SNMより低侵襲	・通院治療が必要 ・治療の都度,針電極の穿刺が必要

(文献27より一部改変引用)

◆神経変調療法の作用機序

　実験動物の後肢や会陰部への機械的刺激・電気刺激は膀胱機能に影響を及ぼすが,Satoら[5,6)]は膀胱の状態に応じてこれらの刺激が排尿筋を収縮または排尿反射を抑制することを報告している。

　神経変調療法の作用機序を理解するためには,排尿反射回路の理解が有用である。**図3**に,蓄尿と排尿に関与する神経回路を示す[7)]。尿禁制を保つためには,副交感神経(骨盤神経)遠心性線維の活動抑制に加えて,交感神経(下腹神経)を介した膀胱排尿筋の弛緩と内尿道括約筋の収縮,体性神経(陰部神経)を介した外尿道括約筋の収縮が重要である。

　神経変調療法の各手技の刺激部位を**図4**に示す[7)]。脛骨神経(L4-S3腰仙骨神経叢由来)や陰部神経(S2-S4由来),仙骨神経を介して電気刺激が仙髄に伝達される。脊髄損傷で高位中枢との連絡が完全に遮断された患者では治療効果が減弱することから,supraspinal levelでの作用も推測されている[8)]。正確な作用部位は明らかではないが,動物実験において陰部神経刺激による排尿反射抑制作用に交感神経の関与は否定的で[9)],spinal levelで[11,12)]複数の神経伝達物質を介した複雑な機構からなると推測されている[11-17)]。一方,脛骨神経刺激はオピオイド受容体を介した比較的単純な機構により作用が発現すると考えられている[18,19)]。仙骨神経電気刺激モデルでは,両側下腹神経,陰部神経の切断後も排尿反射抑制作用が維持されることが示されている[8)]。

　これらの知見より,spinal intactな条件では,spinal levelでの求心性入力の抑制や骨盤神経遠心線維への出力の抑制が,主な作用機序と推測される。

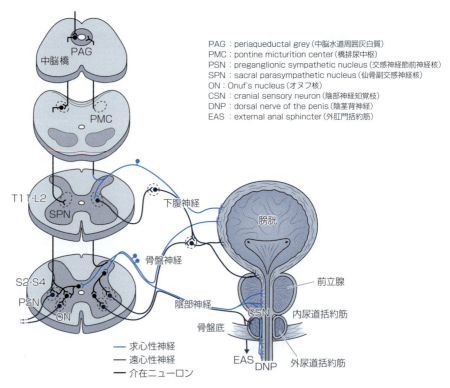

図3 排尿反射回路

(文献7より引用)

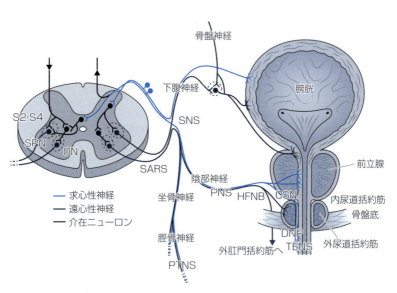

図4 神経変調療法の解剖学的刺激部位

SARS：sacral anterior root stimulation（仙骨神経前根刺激）
SNS：sacral nerve stimulation（仙骨神経刺激）　　PNS：pudendal nerve stimulation（陰部神経刺激）
PTNS：percutaneous tibial nerve stimulation（経皮的脛骨神経刺激）
TENS：transcutaneous electrical nerve stimulation（経皮的電気的神経刺激）
HFNB：high frequency nerve block（高周波神経ブロック）

(文献7より引用)

◆ 電気刺激療法（ES）

　リハビリテーションの分野では，痙縮の減弱や筋力増強目的でTESが，鎮痛目的でTENSが行われており[20]，慢性期脊髄損傷患者の膀胱直腸障害に対しても用いられることがある[21]。刺激部位は，陰茎背部，陰核のほかに，脛骨神経や大腿四頭筋，第3仙椎孔の上部などがある[1]。

　刺激条件として，筋収縮が生じにくい20 Hz以下（5〜20 Hz）がよいとされ，低周波数では刺激痛が強くなるため10〜20 Hz程度の周波数を使用し，刺激強度は患者が耐えられる程度の最大出力で行うと効果的である[1]。

　ESでは30〜50％の患者で非刺激時の治療効果の持ち越しがみられる[22]。ESは随意的に骨盤底筋群を収縮させられない患者にも有効で，骨盤底筋群の収縮による排尿筋収縮抑制の強化が期待できる[22]。理学療法とES，TENSの併用療法の有効性が，多発性硬化症の神経因性排尿筋過活動に対して報告されている[23-25]。

◆ 干渉低周波療法（IF）

　IFはUUIに対しては排尿筋過活動を抑制し，SUIに対しては骨盤底筋の収縮性を高めるとされる。UUI，SUIに対する有効性は，ともに治癒30〜50％，改善60〜70％と報告されている[26]。

　IFは，皮膚電気抵抗の小さい4,000 Hz前後の異なる2種の中周波電流を体内で交差するように表面電極から加え，それらの位相差による干渉波を体内に発生させ，骨盤底筋群を収縮させたり陰部神経を刺激することで下部尿路症状を改善させると考えられている[22,26,27]（図5）。一般に，低い周波数（〜100 Hz）は筋収縮を起こしやすいが皮膚抵抗値が大きく，通電時に痛みを伴う。一方で，高い周波数（1,000 Hz以上）は皮膚抵抗値が小さく通電時の痛みは少ないものの，筋収縮を起こさない（図6）。中周波電流と干渉電流の低周波成分の利用は，通電時の痛みが少なく，筋収縮を生じやすい利点がある[22]。

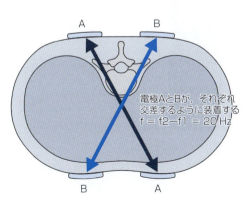

図5　体内での干渉低周波の発生

わが国では，ウロマスター®（日本メディックス，図1）が神経因性膀胱，不安定膀胱，神経性頻尿ならびに腹圧性尿失禁に伴う頻尿・尿意切迫感および尿失禁の改善を目的として認可されており（J070-2 干渉低周波による膀胱等刺激法），1回20分を目安に3週間に6回を限度として，それ以降は2週間に1回を限度として算定可能である。

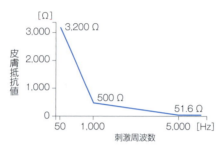

図6 干渉低周波治療における刺激周波数と皮膚抵抗値の関係

◆仙骨神経刺激療法（SNM）

InterStim® II（Medtronic社，図2）を用いたSNMは，一側のS3神経孔にリードを留置し，体内植込み型の刺激機械で連続的に神経刺激を行う手技である（図7）。

標準的な刺激条件の設定は14 Hz，パルス幅210 μsで，刺激装置植込み後にも出力などの調整が可能である。刺激対象は陰部神経叢で，外肛門・尿道括約筋や骨盤底筋群の運動，直腸・膀胱の知覚に関与すると考えられている。

InterStim® IIは，国内では便失禁に対して数百症例の治療実績がある。現在の術式は2 stage implant方式をとっており，まずリード植込み術（stage 1）を行い，有効性のある患者に刺激装置植込み術（stage 2）を実施する。

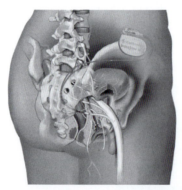

(Medtronic社の許可を得てSNMオンライントレーニングサイトより転載)

図7 InterStim® IIを用いた仙骨神経刺激
手術的にS3仙骨孔に留置したリードを介して，植込み型刺激装置によりS3神経根を持続的に刺激する

◇OABに対するSNMの効果

OABに対する標準的治療(抗コリン薬)とSNMの有効性を比較した無作為化前向き他施設共同試験[28]では，切迫性尿失禁に対する治療成功率は71％(完全禁制は39％)，頻尿に対する治療成功率は61％で，いずれもSNMが上回る結果であった。van Kerrebroeckら[29]によるレビューでも，治療成功率が60～77％と報告されている。

しかし，手術的に体内に人工物を留置するため，治療にかかわる有害事象が多く，van Kerrebroeckら[30]は5年間に器材または治療に関連した有害事象がそれぞれ15.8％，63.8％の患者に生じ，手術的介入を要する有害事象が39.5％の患者にみられたと報告している。その内訳として，意図しない刺激の変化，植込み部の疼痛，植込み部の感染が多く報告されている。国内での便失禁に対する治療報告[31]では，21名の患者にのべ13件(61.9％)の有害事象が報告されており，欧米と同様に植込み部の疼痛(23.8％)，植込み部の感染(9.5％)が多く報告されている。

近年の多施設前向き試験[32]では，SNMの治療成功率は12ヵ月で85％，切迫性尿失禁に対する治療成功率は79％(完全禁制37％)，頻尿に対する治療成功率が70％で，有害事象は意図しない刺激の変化(12％)，植込み部の疼痛(7％)，植込み部の感染(3％)であった。

SNMの治療効果を予測する因子として，年齢，症状の期間，併存疾患などについて報告されているが議論の余地があり[33-37]，尿流動態検査による予測は困難で[36,38]，試験刺激で有効性を確認できた患者に植込みを行うよう推奨されている[39]。

SNMは機能的尿閉にも有効である[40,41]。Fowler's syndromeに伴う排尿障害は尿道括約筋機能亢進に起因すると推測されているが，SNMは尿道からの異常な求心性シグナルを遮断し，排尿反射の抑制を改善させることが示唆されている[42]。

◆経皮的脛骨神経刺激療法(PTNS)

PTNSは，細径の針電極と表面電極を使用し，内果近傍で片側の後脛骨神経を刺激する治療法である。穿刺部位は鍼灸におけるSP6(Sanyinjiao)にあたり，膀胱機能障害に対する治療効果が報告されている[43,44]。SP6の電気刺激が，膀胱侵害刺激の伝達を遮断することが動物実験で報告されている[45]。

PTNSはわが国では未承認であり，導入も未定である。PTNSの治療効果はOABの標準的治療と同等で[46]，治療効果の持ち越し効果が示されている[47]。

◆今後の展望

陰部神経刺激は，SNMが無効であったOAB患者に対して有効性が期待される[48-51]。一方で，より高い周波数(20～50 Hz)での刺激は膀胱収縮を生じる[52-56]。

選択的な求心性線維の刺激は，遠心性線維の刺激に伴う括約筋収縮を避け，効率的な排尿をもたらす可能性がある[57-59]。

また，仙骨神経や陰部神経へ高周波（kHz）を加えて尿道括約筋を抑制する高周波神経ブロックも，効率的な排尿に有効かもしれない[60-61]。

作用機序の解明や刺激方法の洗練は，神経変調療法の治療対象を広げる可能性がある。

◆おわりに

尿失禁に対する神経変調療法の治療手技として，国内ではIFとSNMが保険治療可能である。OABに伴うUUI，頻尿がよい治療対象と考えられるが，IFはSUIにも有効性が報告されている。

【文 献】

1) 日本排尿機能学会 過活動膀胱診療ガイドライン作成委員会 編：過活動膀胱診療ガイドライン 第2版，リッチヒルメディカル，2015.
2) Bettez M, Tu le M, Carlson K, et al.: 2012 update: guidelines for adult urinary incontinence collaborative consensus document for the Canadian Urological Association. *Can Urol Assoc J* 6(5); 354-363, 2012.
3) Gormley EA, Lightner DJ, Faraday M, et al.: Diagnosis and treatment of overactive bladder (non-neurogenic) in adults: AUA/SUFU guideline amendment. *J Urol* 193 (5); 1572-1580, 2015.
4) Wood LN, Anger JT: Urinary incontinence in women. *BMJ* 349; g4531, 2014.
5) Sato A, Sato Y, Schmidt RF: Reflex bladder activity induced by electrical stimulation of hind limb somatic afferents in the cat. *J Auton Nerv Syst* 1(3); 229-241, 1980.
6) Sato A, Sato Y, Sugimoto H, et al.: Reflex changes in the urinary bladder after mechanical and thermal stimulation of the skin at various segmental levels in cats. *Neuroscience* 2(1); 111-117, 1977.
7) McGee MJ, Amundsen CL, Grill WM: Electrical stimulation for the treatment of lower urinary tract dysfunction after spinal cord injury. *J Spinal Cord Med* 38(2); 135-146, 2015.
8) Schurch B, Reilly I, Reitz A, et al.: Electrophysiological recordings during the peripheral nerve evaluation (PNE) test in complete spinal cord injury patients. *World J Urol* 20(6); 319-322, 2003.
9) Woock JP, Yoo PB, Grill WM: Mechanisms of reflex bladder activation by pudendal afferents. *Am J Physiol Regul Integr Comp Physiol* 300(2); R398-R407, 2011.
10) Xiao Z, Rogers MJ, Shen B, et al.: Somatic modulation of spinal reflex bladder activity mediated by nociceptive bladder afferent nerve fibers in cats. *Am J Physiol Renal Physiol* 307(6); F673-F679, 2014.
11) McGee MJ, Danziger ZC, Bamford JA, et al.: A spinal GABAergic mechanism is necessary for bladder inhibition by pudendal afferent stimulation. *Am J Physiol Renal Physiol* 307(8); F921-F930, 2014.
12) Chen ML, Shen B, Wang J, et al.: Influence of naloxone on inhibitory pudendal-to-bladder reflex in cats. *Exp Neurol* 224(1); 282-291, 2010.
13) Larson JA, Ogagan PD, Chen G, et al.: Involvement of metabotropic glutamate receptor 5 in pudendal inhibition of nociceptive bladder activity in cats. *J Physiol* 589(Pt 23); 5833-5843, 2011.
14) Mally AD, Matsuta Y, Zhang F, et al.: Role of opioid and metabotropic glutamate 5 receptors in pudendal inhibition of bladder overactivity in cats. *J Urol* 189(4); 1574-1579, 2013.
15) Matsuta Y, Schwen Z, Mally AD, et al.: Effect of methysergide on pudendal inhibition of

micturition reflex in cats. *Exp Neurol* 247; 250-258, 2013.
16) Schwen Z, Matsuta Y, Shen B, et al.: Involvement of 5-HT$_3$ receptors in pudendal inhibition of bladder overactivity in cats. *Am J Physiol Renal Physiol* 305(5); F663-F671, 2013.
17) Reese J, Xiao Z, Schwen Z, et al.: Effects of duloxetine and WAY100635 on pudendal inhibition of bladder overactivity in cats. *J Pharmacol Exp Ther* 349(3); 402-407, 2014.
18) Tai C, Larson JA, Ogagan PD, et al.: Differential role of opioid receptors in tibial nerve inhibition of nociceptive and nonnociceptive bladder reflexes in cats. *Am J Physiol Renal Physiol* 302(9); F1090-F1097, 2012.
19) Matsuta Y, Mally AD, Zhang F, et al.: Contribution of opioid and metabotropic glutamate receptor mechanisms to inhibition of bladder overactivity by tibial nerve stimulation. *Am J Physiol Regul Integr Comp Physiol* 305(2); R126-R133, 2013.
20) 渡部幸司, 長岡正範：リハビリテーションにおける電気刺激療法の展望. 順天堂医学 56(1); 29-36, 2010.
21) ガイドライン特別委員会 理学療法診療ガイドライン部会 編：理学療法診療ガイドライン 第1版, 477-519, 日本理学療法士学会, 2011.
22) 山西友典, 水野智弥, 中西公司, ほか：過活動膀胱の治療 2) Neuromodulation. 臨泌 61(8); 603-609, 2007.
23) McClurg D, Ashe RG, Lowe-Strong AS: Neuromuscular electrical stimulation and the treatment of lower urinary tract dysfunction in multiple sclerosis-a double blind, placebo controlled, randomised clinical trial. *Neurourol Urodyn* 27(3); 231-237, 2008.
24) Gaspard L, Tombal B, Opsomer RJ, et al.: Kinésithérapie et symptômes du bas appareil urinaire chez des patients atteints de la sclérose en plaques: étude controlee randomisée. *Prog Urol* 24(11); 697-707, 2014.
25) Lúcio A, D'ancona CA, Perissinotto MC, et al.: Pelvic floor muscle training with and without electrical stimulation in the treatment of lower urinary tract symptoms in women with multiple sclerosis. *J Wound Ostomy Continence Nurs* 43(4); 414-419, 2016.
26) Yamanishi T, Kamai T, Yoshida K: Neuromodulation for the treatment of urinary incontinence. *Int J Urol* 15(8); 665-672, 2008.
27) Yamanishi T, Kaga, K, Fuse M, et al.: Neuromodulation for the treatment of lower urinary tract symptoms. *Low Urin Tract Symptoms* 7(3); 121-132, 2015.
28) Siegel S, Noblett K, Mangel J, et al.: Results of a prospective, randomized, multicenter study evaluating sacral neuromodulation with InterStim therapy compared to standard medical therapy at 6-months in subjects with mild symptoms of overactive bladder. *Neurourol Urodyn* 34(3); 224-30, 2014.
29) van Kerrebroeck PE, Marcelissen TA: Sacral neuromodulation for lower urinary tract dysfunction. *World J Urol* 30(4); 445-450, 2012.
30) van Kerrebroeck PE, van Voskuilen AC, Heesakkers JP, et al.: Results of sacral neuromodulation therapy for urinary voiding dysfunction: outcomes of a prospective, worldwide clinical study. *J Urol* 178(5); 2029-2034, 2007.
31) 山名哲郎, 高尾良彦, 吉岡和彦, ほか：便失禁に対する仙骨刺激療法 前向き他施設共同研究. 日本大腸肛門病会誌 67(6); 371-379, 2014.
32) Noblett K, Siegel S, Mangel J, et al.: Results of a prospective, multicenter study evaluating quality of life, safety, and efficacy of sacral neuromodulation at twelve months in subjects with symptoms of overactive bladder. *Neurourol Urodyn* 35(2); 246-251, 2016.
33) Scheepens WA, Jongen MM, Nieman FH, et al.: Predictive factors for sacral neuromodulation in chronic lower urinary tract dysfunction. *Urology* 60(4); 598-602, 2002.
34) Amndsen CL, Romero AA, Jamison MG, et al.: Sacral neuromodulation for intractable urge incontinence: are there factors associated with cure? *Urology* 66(4); 746-750, 2005.
35) Sherman ND, Jamison MG, Webster GD, et al.: Sacral neuromodulation for the treatment of refractory urinary urge incontinence after stress incontinence surgery. *Am J Obstet Gynecol* 193(6); 2083-2087, 2005.
36) Starkman JS, Wolter CE, Scarpero HM, et al.: Management of refractory urinary urge incontinence following urogynecological surgery with sacral neuromodulation. *Neurourol Urodyn* 26(1); 29-35, 2007.
37) Marcelissen TA, Leong RK, Nieman FH, et al.: Psychological and psychiatric factors as predictors for success in sacral neuromodulation treatment. *BJU Int* 108(11); 1834-1838, 2011.
38) South MMT, Romero AA, Jamison MG, et al.: Detrusor overactivity does not predict

39) outcome of sacral neuromodulation test stimulation. *Int Urogynecol J Pelvic Floor Dysfunct* 18(12); 1395-1398, 2007.
39) 日本泌尿器科学会・日本大腸肛門病学会 仙骨神経刺激装置適正使用基準作成委員会 編：植込み型排尿・排便機能制御用スティミュレーター（仙骨神経刺激装置）に関する適正使用基準，4，2017.
40) Swinn MJ, Kitchen ND, Goodwin RJ, et al.: Sacral neuromodulation for women with Fowler's syndrome. *Eur Urol* 38(4); 439-443, 2000.
41) Peeters K, Sahai A, De Ridder D, et al.: Long-term follow-up of sacral neuromodulation for lower urinary tract dysfunction. *BJU Int* 113(5); 789-794, 2014.
42) Kavia R, Dasgupta R, Critchley H, et al.: A functional magnetic resonance imaging study of the effect of sacral neuromodulation on brain responses in women with Fowler's syndrome. *BJU Int* 105(3); 366-72, 2010.
43) Chang PL: Urodynamic studies in acupuncture for women with frequency, urgency and dysuria. *J Urol* 140(3); 563-566, 1998.
44) McGuire EJ, Zhang SC, Horwinski ER, et al.: Treatment of motor and sensory detrusor instability by electrical stimulation. *J Urol* 129(1); 78-79, 1983.
45) Chang CJ, Huang ST, Hsu K, et al.: Electroacupuncture decreases c-fos expression in the spinal cord induced by noxious stimulation of the rat bladder. *J Urol* 160(6 Pt 1); 2274-2279, 1998.
46) Peters KM, Macdiarmid SA, Wooldridge LS, et al.: Randomized trial of percutaneous tibial nerve stimulation versus extended-release tolterodine: results from the overactive bladder innovative therapy trial. *J Urol* 182(3); 1055-1061, 2009.
47) Peters KM, Carrico DJ, Wooldridge LS, et al.: Percutaneous tibial nerve stimulation for the long-term treatment of overactive bladder: 3-year results of the STEP study. *J Urol* 189(6); 2194-2201, 2013.
48) Peters KM, Feber KM, Bennett RC: Sacral versus pudendal nerve stimulation for voiding dysfunction: a prospective, single blinded, randomized, crossover trial. *Neurourol Urodyn* 24(7); 643-647, 2005.
49) Mashni JW Jr, Peters KM: Potential use of pudendal nerve stimulation for voiding dysfunction. *Curr Bladder Dysfunct Rep* 5(4); 177-182, 2010.
50) Sherman ND, Amundsen CL: Current and future techniques of neuromodulation for bladder dysfunction. *Curr Urol Rep* 8(6); 448-454, 2007.
51) Peters KM, Killinger KA, Boguslawski BM, et al.: Chronic pudendal neuromodulation: Expanding available treatment options for refractory urologic symptoms. *Neurourol Urodyn* 29(7); 1267-1271, 2010.
52) Tai C, Wang J, Wang X, et al.: Bladder inhibition or voiding induced by pudendal nerve stimulation in chronic spinal cord injured cats. *Neurourol Urodyn* 26(4); 570-577, 2007.
53) Boggs JW, Wenzel BJ, Gustafson KJ, et al.: Frequency-dependent selection of reflexes by pudendal afferents in the cat. *J Physiol* 577(Pt 1); 115-126, 2006.
54) Peng CW, Chen JJ, Cheng CL, et al.: Role of pudendal afferents in voiding efficiency in the rat. *Am J Physiol Regul Integr Comp Physiol* 294(2); R660-R672, 2008.
55) Peng CW, Chen JJ, Cheng CL, et al.: Improved bladder emptying in urinary retention by electrical stimulation of pudendal afferents. *J Neural Eng* 5(2); 144-154, 2008.
56) Yoo PB, Klein SM, Grafstein NH, et al.: Pudendal nerve stimulation evokes reflex bladder contractions in persons with chronic spinal cord injury. *Neurourol Urodyn* 26(7); 1020-1023, 2007.
57) Woock JP, Yoo PB, Grill WM: Activation and inhibition of the micturition reflex by penile afferents in the cat. *Am J Physiol Regul Integr Comp Physiol* 294(6); R1880-R1889, 2008.
58) Yoo PB, Woock JP, Grill WM: Bladder activation by selective stimulation of pudendal nerve afferents in the cat. *Exp Neurol* 212(1); 218-225, 2008.
59) McGee MJ, Grill WM: Selective co-stimulation of pudendal afferents enhances bladder activation and improves voiding efficiency. *Neurourol Urodyn* 33(8); 1272-1278, 2014.
60) Boger A, Bhadra N, Gustafson KJ: Bladder voiding by combined high frequency electrical pudendal nerve block and sacral root stimulation. *Neurourol Urodyn* 27(5); 435-439, 2008.
61) Shaker HS, Tu LM, Robin S, et al.: Reduction of bladder outlet resistance by selective sacral root stimulation using high-frequency blockade in dogs: an acute study. *J Urol* 160(3 Pt 1); 901-907, 1998.

7 便失禁に対する電気刺激療法

勝野秀稔

◆仙骨神経刺激療法

◇概要

仙骨神経刺激療法(sacral neuromodulation：SNM)は，2017年2月に発刊された『便失禁診療ガイドライン2017年版』における外科的療法のなかで唯一，推奨度A(高いエビデンスレベルに基づき，ガイドライン作成委員の意見が一致している)の治療法であり，ステートメントでは「仙骨神経刺激療法は低侵襲で，可逆的な外科治療で便失禁に対して有用である」と記述されている[1]。

SNMは，欧米では尿失禁や便秘も治療適応となっているが，わが国での適応はこれまで2014年4月に収載された便失禁に限られていた。しかし，2017年9月より過活動膀胱も保険収載され，今後広く臨床に普及する可能性がある新しい治療法である。本ガイドラインの便失禁に対する外科治療のアルゴリズム(p.137，Ⅲ章B-2「便失禁」，図2参照)によると，便失禁患者のうち高度脊髄障害を除き，括約筋断裂の有無にかかわらずSNMが第一選択となりうる。

1982年に米国のTanagoがSNMの尿失禁に対する有効性を初めて報告し[2]，1995年にドイツのMatzelが便失禁に対する植込みを初めて報告した[3]という歴史的な経緯がある。わが国では便失禁に対する新しい治療法であるが，欧州連合27カ国や米国などですでに便失禁に対する治療機器として認可されており，骨盤底機能障害全体では，全世界で約25万例(2017年6月時点)にSNMが施行されている。

◇SNMの手術

SNMの手術手技は2段階に分かれている(図1)。1回目の手術で電気刺激リードを留置して約2週間の試験刺激期間で効果を判定し，2回目の手術で有効症例に対しては神経刺激装置を植込み，無効症例では電気刺激リードを抜去する。

試験刺激期間で有効症例を選別できる点と，無効症例でもリード抜去によって症状を悪化させることなく元の状態に戻れる可逆性が，SNMの長所である。一方

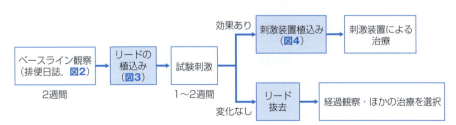

図1 仙骨神経刺激療法の流れ

で，頭部以外のMRI検査が禁忌であること，2回の入院が必要になること，体内に異物を留置することへの抵抗感などが短所として挙げられる。実臨床では，例えば整形外科で腰痛などの併存疾患を経過観察しているといった症例もあることから，今後の機器の改良によって，すべてのMRI検査が可能になることが期待される。

排便症状記録表

お名前＿＿＿＿＿＿＿＿＿＿

下表に主治医が推奨する日数分の症状を記録してください。1列につき1回の排便エピソードを記入してください。エピソードがなかった日につきましても，その旨を記入してください。漏れが起こらなかった場合も，切迫度を記入してください。

日	時刻	切迫度1～5（5が最高）	漏れの有無 あり/なし	「あり」の場合，漏便の量：少・中・多	日	時刻	切迫度1～5（5が最高）	漏れの有無 あり/なし	「あり」の場合，漏便の量：少・中・多
1	9：00 am	5	あり	多					

図2　排便日誌

排便日誌記録によりベースラインを観察し，治療の適性を検討する

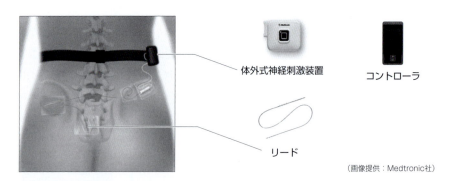

（画像提供：Medtronic社）

図3　リードの植込み

適性患者には仙骨孔にリードを挿入し，体外式神経刺激装置を用いて試験刺激を実施する

なお，SNMを施行する医師はSNM講習会の受講が義務付けられており，SNMはその医師が所属する一定の基準を満たした医療施設で実施されている。

◆ ステージ1：試験刺激

全身麻酔下で腹臥位の状態で行う。電気刺激によって，Bellowsとよばれる肛門周囲の反応や母趾の屈曲運動を確認する必要があるため，同部を観察できるようにしておく。

放射線のCアームを仙骨の正面像と側面像が得られるように配置し，S3の仙骨孔へ裂孔針を挿入する（図5）。複数回穿刺を試み，挿入角度や深さなどの微調整を行って，最適な反応が得られる部位を選択する。透視下で同部位に4極刺激電極リード（Medtronic社製）を留置する。その後，感染予防目的で皮下を経由して反対側の皮膚へ延長リードを誘導し，体外式刺激装置に接続する。

術後は激しい運動や入浴は控え，排便日誌をつけて約2週間の排便と失禁の状態を観察する。

◆ ステージ2：刺激装置の植え込み

手術前に試験刺激期間の評価を行い，刺激装置の植込みを行うかリードを抜去するか，治療方針を患者とともに決定する。

植込みは局所麻酔下で，腹臥位で実施する。延長リードを抜去して植込み型の刺激装置（InterStim® II，Medtronic社製）を接続し，殿部の皮下脂肪下に植込んで創を閉じる（図4）。

術後は創周囲を注意深く観察し，感染のないことを確認する。

◇ SNMのエビデンス

◆ 高い成功率と良好な長期結果

わが国で保険収載に先立って実施された多施設共同研究[4]では，22例に試験刺激を行い，植込み術を21例（95%）に施行した。その結果，6カ月後の成功例（便失禁回数が50%以上減少した症例，以下同様）は18例（86%）で，完全禁制も4例（19%）で得られた。米国で行われた臨床試験[5]では，133例に試験刺激を施行して120例（90%）に刺激装置が植込まれた。その結果，1年後に評価可能であった106例における成功例は88例（83%）で，43例（41%）では完全禁制が得られ，便失禁特異的QOLも有意に改善していた。この臨床試験での植込み後5年以上経過した76例を検討したところ，成功率89%と長期成績も良好で，完全禁制も36%で維持されていた[6]。

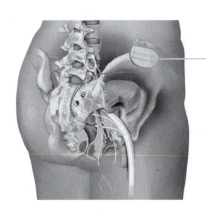

刺激装置
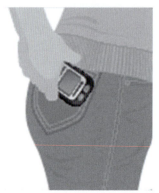

患者用プログラマ

医師用プログラマ

(画像提供：Medtronic社)

図4　刺激装置植え込み
試験刺激期間において便失禁の改善が見られた患者のみに刺激装置を植込む。刺激装置は，プログラマを用いて体外から設定・変更が可能

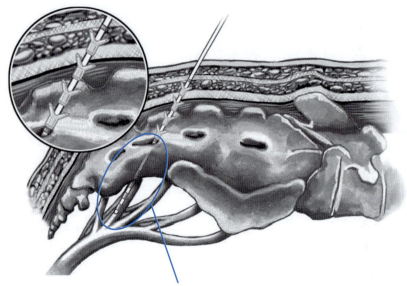

第3仙骨孔を通過し，神経に近接した4極刺激電極リード

(画像提供：Medtronic社)

図5　リード挿入位置

◆便失禁の原因別治療成績

　便失禁の原因別に治療成績を比較すると，肛門括約筋損傷を認めない特発性便失禁で成功率75％と良好な成績が報告されているが[7]，括約筋損傷があっても，損傷を認めない症例と同等の結果が得られるとする報告もある[8]。また，直腸癌術後の便失禁に対するSNMの効果に関するシステマティックレビュー[9]では，43例に試験刺激を施行して34例（79％）に刺激装置が植込まれ，32例（74％）の症状が改善しており，その他の原因と同等の効果が得られた。そのほかに，直腸脱術

後[10]，クローン病術後[11]，潰瘍性大腸炎術後[12]の便失禁に対する有効性も報告されている。すなわち，便失禁の原因によってSNMの適応を決定するのではなく，保存的療法が無効で，試験刺激を安全に施行することが可能なすべての症例に適応がある。

◆ 有害事象・併用禁忌

有害事象に関しては，植込み部の疼痛が約25％と最も多く，次いで植込み部の感染が約10％であった[4,5]。米国臨床試験[5]では，刺激装置の修正が6％，交換が7％，摘出が11％の症例で行われたが，そのほかの有害事象の多くは，保存的治療，プログラムの調整，経過観察で対応可能であった。

併用禁忌に関しては，前述の頭部以外のMRI検査のほかに，超短波治療器やマイクロ波治療器による温熱療法（ジアテルミー）は，電極植込み部位の発熱により組織損傷や刺激装置破損の危険性があるため禁忌とされている。

◆ 作用機序

SNMの正確な作用機序は不明であるが，仙骨神経叢の電気刺激により，陰部神経を介した肛門括約筋・肛門挙筋の収縮や，骨盤神経叢を介した大腸肛門の知覚および自律神経への関与だけではなく，脊髄を介した中枢神経への作用など，多因子的な作用があると考えられている[13]。

◆ 肛門括約筋形成術との比較

2017年現在，肛門括約筋断裂に対する括約筋形成術とSNMの無作為化比較試験の報告はないため，どちらの治療を先行するかは議論の余地がある。括約筋断裂のない91例と平均105°の括約筋断裂を有する54例に対してSNMを行った研究[14]では，術後12カ月における便失禁スコアは同等の結果であった。また，120°までの括約筋断裂を有する21例と断裂のない32例に対するSNMの前向き試験[8]でも，12カ月の観察期間では，便失禁スコアおよびQOLスコアとも同等の結果であった。括約筋断裂症例に対するSNMのシステマティックレビュー[15]では，便失禁スコアは16.5から3.8に低下しているが，前述の前向き試験を除く9編の論文は後向き研究であり，エビデンスレベルが低いという問題がある。

一方，括約筋断裂に対する括約筋形成術の長期成績は，術後5年で10〜46％の有効率に留まっている[16,17]。評価方法が一定でないため，括約筋形成術とSNMの成績を単純に比較することは困難である。しかし，括約筋形成術160例の長期成績（中央値9年3カ月）に関して，便失禁回数が50％以上減少した症例（SNMで有効と判断される症例）の割合は60％という報告があり，これはSNMの長期成績と比較しても遜色ない結果であった[18]。

◆ まとめ

　SNMのメリットの1つは，肛門括約筋そのものを形態的に変化させることなく，試験刺激で効果がなければリードを抜去することで元の状態に戻りうるという可逆性である。一方，デメリットとしては，頭部以外のMRI検査が禁忌である点や温熱療法（ジアテルミー）が受けられない点などが挙げられる。

　肛門括約筋形成術とSNMそれぞれの治療成績や特性を考慮して治療法を決定すべきである。

◆脛骨神経刺激療法

　脛骨神経刺激療法（tibial nerve stimulation：TNS）は，脛骨神経を電気刺激することで便失禁を改善する治療法で，SNMよりも低侵襲で有害事象も少ないが，2017年現在ではその有効性のエビデンスレベルは低い。

　手技としては，針電極を刺入する方法（percutaneous TNS：PTNS）と，電極パッドを皮膚に貼付する方法（transcutaneous TNS：TTNS）がある。PTNS[19]およびTTNS[20]の無作為化比較試験では，実刺激群とコントロール刺激群間に有意な便失禁改善は認めず，本療法の有効性は証明されなかった。

　このように，最適な刺激条件や手技が明確にされておらず，2017年現在で専用の医療機器が存在しない点や治療法として保険収載されていないことなどから，臨床研究の枠内で実施されるべき保存的治療である。

◆肛門管電気刺激療法

　肛門管電気刺激療法は，肛門管内に刺激電極を挿入し，肛門管を電気刺激することで便失禁を改善する保存的治療である。

　本療法は便失禁の治療としてその有効性の評価が定まっておらず，システマティックレビュー[21]でも，便失禁の改善に効果があるかもしれないが信頼できる結論を出すにはデータが不十分であるとされている。わが国で行われた家庭用低周波治療器を刺激装置に用いた127例の検討[22]では有効率67％と報告されているが，無作為化比較試験では実刺激とコントロール刺激間に有意な便失禁改善は認められなかった[23]。

　どのような病態の患者が適応になるかが明確ではなく，わが国では専用の医療機器が存在せず，治療法として保険収載されていないため，臨床研究の枠内で実施されるべき保存的治療である。

【文 献】

1) 日本大腸肛門病学会 編：便失禁診療ガイドライン2017年版，南江堂，2017.
2) Tanagho EA, Schmidt RA: Bladder pacemaker: scientific basis and clinical future. *Urology* 20(6); 614-619, 1982.
3) Matzel KE, Stadelmaier U, Hohenfellner M, et al.: Electrical stimulation of sacral spinal nerves for treatment of faecal incontinence. *Lancet* 346(8983); 1124-1127, 1995.
4) 山名哲郎，高尾良彦，吉岡和彦，ほか：便失禁に対する仙骨神経刺激療法 前向き多施設共同研究．日本大腸肛門病学会雑誌 67(6); 371-379, 2014.
5) Wexner SD, Coller JA, Devroede G, et al.: Sacral nerve stimulation for fecal incontinence: results of a 120-patient prospective multicenter study. *Ann Surg* 251(3); 441-449, 2010.
6) Hull T, Giese C, Wexner SD, et al.: Long-term durability of sacral nerve stimulation therapy for chronic fecal incontinence. *Dis Colon Rectum* 56(2); 234-245, 2013.
7) Duelund-Jakobsen J, van Wunnik B, Buntzen S, et al.: Functional results and patient satisfaction with sacral nerve stimulation for idiopathic faecal incontinence. *Colorectal Dis* 14(6); 753-759, 2012.
8) Chan MK, Tjandra JJ: Sacral nerve stimulation for fecal incontinence: external anal sphincter defect vs. intact anal sphincter. *Dis Colon Rectum* 51(7); 1015-1024, 2008.
9) Ramage L, Qiu S, Kontovounisios C, et al.: A systematic review of sacral nerve stimulation for low anterior resection syndrome. *Colorectal Dis* 17(9); 762-771, 2015.
10) Robert-Yap J, Zufferey G, Rosen H, et al.: Sacral nerve modulation in the treatment of fecal incontinence following repair of rectal prolapse. *Dis Colon Rectum* 53(4); 428-431, 2010.
11) Vitton V, Gigout J, Grimaud JC, et al.: Sacral nerve stimulation can improve continence in patients with Crohn's disease with internal and external anal sphincter disruption. *Dis Colon Rectum* 51(6); 924-927, 2008.
12) Meurette G, Duchalais E, Lehur PA : Surgical approaches to fecal incontinence in the adult. *J Visc Surg* 151(1); 29-39, 2014.
13) Gourcerol G, Vitton V, Leroi AM, et al.: How sacral nerve stimulation works in patients with faecal incontinence. *Colorectal Dis* 13(8); 203-211, 2011.
14) Johnson E, Carlsen E, Steen TB, et al.: Short- and long-term results of secondary anterior sphincteroplasty in 33 patients with obstetric injury. *Acta Obstet Gynecol Scand* 89(11); 1466-1472, 2010.
15) Ratto C, Litta F, Parello A, et al.: Sacral nerve stimulation in faecal incontinence associated with an anal sphincter lesion: a systematic review. *Colorectal Dis* 14(6); 297-304, 2012.
16) Paquette IM, Varma MG, Kaiser AM, et al.: The American Society of Colon and Rectal Surgeons' Clinical Practice Guideline for the Treatment of Fecal Incontinence. *Dis Colon Rectum* 58(7); 623-636, 2015.
17) Altomare DF, De Fazio M, Giuliani RT, et al.: Sphincteroplasty for fecal incontinence in the era of sacral nerve modulation. *World J Gastroenterol* 16(42); 5267-5271, 2010.
18) Oom DM, Gosselink MP, Schouten WR: Anterior sphincteroplasty for fecal incontinence: a single center experience in the era of sacral neuromodulation. *Dis Colon Rectum* 52(10); 1681-1687, 2009.
19) Knowles CH, Horrocks EJ, Bremner SA, et al.: Percutaneous tibial nerve stimulation versus sham electrical stimulation for the treatment of faecal incontinence in adults (CONFIDeNT): a double-blind, multicentre, pragmatic, parallel-group, randomised controlled trial. *Lancet* 386(10004); 1640-1648, 2015.
20) Leroi AM, Siproudhis L, Etienney I, et al.: Transcutaneous electrical tibial nerve stimulation in the treatment of fecal incontinence: a randomized trial (CONSORT 1a). *Am J Gastroenterol* 107(12); 1888-1896, 2012.
21) Hosker G, Cody JD, Norton CC: Electrical stimulation for faecal incontinence in adults. *Cochrane Database Syst Rev*; CD001310, 2007.
22) 安部達也，佐藤ゆりか，鉢呂芳一，ほか：便失禁に対する肛門管電気刺激療法の検討．日本大腸肛門病会誌 64(7); 449-454, 2011.
23) Norton C, Gibbs A, Kamm MA: Randomized, controlled trial of anal electrical stimulation for fecal incontinence. *Dis Colon Rectum* 49(2); 190-196, 2006.

8 磁気刺激療法

山西友典，加賀勘家，加賀麻祐子，布施美樹，石塚　満

◆はじめに

　2014年に『過活動膀胱診療ガイドライン 第2版』が発刊されたが，初期診療のアルゴリズムでは，行動療法（生活指導，膀胱トレーニング，骨盤底筋訓練）と薬物療法（抗コリン薬と$β_3$アドレナリン受容体作動薬）を行うことが推奨されている。これらの初期治療で改善しない場合に，神経変調療法（neuromodulation）という，電気や磁気を用いた治療法が推奨されている。

　神経変調療法とは，膀胱・尿道機能を支配する末梢神経を種々の方法で刺激し，神経機能変調により膀胱・尿道機能の調整を図る治療法と定義される。排尿機能障害に対する神経変調療法には，骨盤底電気刺激療法，干渉低周波療法，磁気刺激療法，体内植込み式の仙骨神経電気刺激法など種々のものがある[1-3]（表1）。これらの刺激療法は主に蓄尿障害に適応され，過活動膀胱（切迫性尿失禁），腹圧性尿失禁の両者に効果があるが，刺激条件が異なる。わが国では，干渉低周波療法と磁気刺激療法が保険適用となっている。

　磁気刺激療法は，Barkerらによって開発された刺激療法で，刺激原理は電気刺激と同じである。その非侵襲性（後述）から，はじめは末梢神経や中枢神経（脳，脊髄）に対する，神経刺激（誘発電位など）による診断法として用いられていた。泌尿器科領域でも，脳や腰仙椎を刺激して，筋電図で尿道括約筋の電位を確認するなどの報告がなされていたが[4]，近年になって尿失禁の治療に用いられるようになった。磁気刺激療法は非侵襲的で，着衣のまま治療することができる。

　本稿では，下部尿路機能障害（特に蓄尿障害）に対する磁気刺激療法について，その作用機序，無作為化比較試験の成績を中心とした治療成績および長期効果について述べる。

表1　蓄尿障害に用いる神経変調療法の特徴

	利　点	欠　点
骨盤底電気刺激療法	ポータブルな機械のため，家庭で毎日使用可	皮膚や腟，肛門の刺激や痛み
干渉低周波療法 （保険適用）	皮膚や腟，肛門の刺激がなく，深部を刺激	機械は比較的小さいが，通院が必要（週1〜2回）
磁気刺激療法 （保険適用）	・非侵襲的（刺激痛がない） ・刺激強度を強くできる ・着衣のまま刺激可能	・装置が大がかり ・通院が必要（保険では，週2回，6週まで，年2回まで使用可能）
仙骨神経電気刺激療法 （尿失禁に保険適用あり）	常時刺激，難治例に効果は確立	植込み手術（侵襲的）が必要

8 磁気刺激療法

◆ 磁気刺激療法の原理

蓄尿障害の治療に使用する磁場は，パルス磁場である．磁気刺激療法は，ファラデーの電磁誘導の法則に基づいて磁場を発生させ，それにより生じた渦電流で，目的とする神経，筋を刺激する（図1）．

コイルに電流を流すと，コイルの軸に沿って磁場が生じる．磁場の方向は「右手（右ねじ）の法則」[*1]で得られる．磁場の性質として，磁場の変化速度に比例して電場が誘導される．コイルを生体表面に当てて変動磁場を与えると，生体内部に電流が誘起され，この電流が筋や神経を刺激する．磁気刺激は皮膚や骨などを通過して深部に刺激が到達するため，電気刺激のような皮膚の刺激や痛みがない．また，皮膚や骨の抵抗のために刺激強度が減弱することがなく，非侵襲的な刺激法といえる[1-8]．

さらに，コイルの性状や大きさを変えることで，目的とする神経や筋を選択的に刺激することが可能である．例えば，コイルを円形に巻くほうが，らせん状よりもより焦点が狭くなり，8の字（またはバタフライ）状はほかの巻き方よりも焦点が集中する[1-4]．なお，磁場の大きさはnIA[*2]の関係にあるので，コイルの径を大きくするとより深部（コイルから離れた距離）への刺激が得られる．

前述のように，磁気刺激療法は皮膚の刺激痛を伴わず，また着衣のまま治療で

V章 排泄障害に対するリハビリテーション

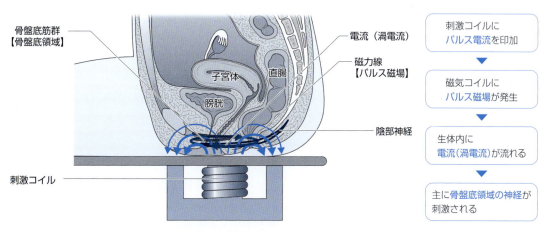

図1 磁気刺激療法の原理
体表面上のコイルにパルス電流を流すと，変動磁場が生じ，磁場の変動速度に比例した電場が生体内に誘導される．この誘導電場により，変動磁場を打ち消す方向に，生体内で渦電流が生じる．この渦電流が神経や筋を刺激する．これは電流刺激であり，電気刺激と同じである

---

*1 右手（右ねじ）の法則：右手を握って，示指〜小指の指先を電流の流れる方向に向ける．その状態で親指を立てると，親指の指先の方向が磁場の方向と一致する．
*2 nIA：n＝コイルの巻き数，I＝電流，A＝面積

きる非侵襲的な治療法である．しかし，磁場を発生させるにはやや大がかりな装置が必要なため，医療機関に週1〜2回通院して治療を行う必要がある．磁場が発生するため，ペースメーカーなどの電気的生命維持装置やインプラントの使用者，重篤な心疾患患者などには禁忌または医師の判断が必要となる．クレジットカードや携帯電話なども破損のおそれがあるため，一定の距離に離しておく必要がある．

◆下部尿路機能障害に対する電気・磁気刺激療法のメカニズム

これまでの尿失禁に対する神経変調療法は，まず電気刺激療法が行われるようになり，種々の治療法に対する有効性が多数報告されてきた．そのメカニズムも解明されてきており，腹圧性尿失禁に対する効果は骨盤底筋群の収縮性を増強させることでもたらされ，切迫性尿失禁に対する効果は排尿反射の抑制によるものと考えられている．

◇過活動膀胱（切迫性尿失禁）に対する磁気刺激療法の効果のメカニズム

主に仙髄領域への求心路刺激が，骨盤神経（副交感神経）の遠心性線維の抑制反射，あるいは下腹神経（交感神経）刺激による排尿筋の収縮抑制を起こすためと考えられている．

排尿筋収縮抑制の刺激条件は，筋収縮が起こりにくくなる20 Hz以下がよいとされるが，5 Hzのような低周波数では刺激痛が強くなるため，一般に10〜20 Hz程度の周波数が効果的と報告されている．耐えうる最大刺激で，1日2回程度の実施が効果的とされているが，確実に有効な条件が規定されているわけではない．骨盤底電気・磁気刺激療法は，20〜30分の刺激を1日2回行うのみで効果が持続するため，非刺激時にも持ち越し効果（carry over effect）がみられることになる．また，刺激終了後も数カ月〜数年間効果が持続すると報告されている[1,2]．

◇腹圧性尿失禁に対する効果のメカニズム

腹圧性尿失禁に対しては，骨盤底筋の収縮性を高める効果と，骨盤底筋訓練の補助的効果が報告されている．

腹圧性尿失禁に対する電気刺激療法の刺激条件は，一般に20〜50 Hzで最も有効な収縮が得られると報告されている．通常は，筋疲労の予防のためにon-offのduty cycleを用いた間欠的な刺激法を用いる[1,2]．

◆尿失禁に対する磁気刺激療法の効果

前述のように，磁気刺激療法の刺激原理は，電気刺激と同じであるが，従来の磁気刺激装置ではコイルに電流が流れると熱が発生するため，電気刺激と同様に

持続刺激を行うことは困難であった。

　近年では技術が進み，高い周波数で連続刺激が可能な装置が開発され，尿失禁治療への応用が可能となった[5]。刺激の標的は，仙髄根神経または骨盤底（椅子式の刺激装置）である。

◇排尿筋過活動に対する仙髄根磁気刺激法

　磁気刺激療法ではコイルの性状や大きさを変えることで磁場の焦点や深達度を決定できるため，目的とする神経や筋をmappingして決めることが可能である。しかし，熱の発生の問題があり，持続刺激は困難であった。Sheriffら[9]は，7例の脊髄損傷男性患者に対し，単刺激を反復的に加える方法（20パルス/秒×5秒間）で仙髄前根に磁気刺激を行うことで，排尿筋過活動（detrusor overactivity：DO）に対する膀胱収縮の抑制効果があることを報告した。MacFarleneら[10]も同様の方法で特発性DOの抑制を報告したが，両者の研究とも90秒程度の急性抑制効果のみであった。Fujishiroら[11,12]は，腹圧性尿失禁，過活動膀胱患者に5秒/分の反復刺激を30分間実施する方法で，尿流動態検査による急性効果を確認した。さらに，二重盲検試験で刺激1週間後の効果を比較検討した結果，sham装置と比較して有意な症状の改善を報告した。

　尿失禁の治療法としては，仙骨孔に磁気コイルを長時間固定して刺激することは困難であるため，現在では椅子型の刺激装置で骨盤底の連続刺激を行う方法が主流になっている。

◇椅子型の刺激装置による連続磁気刺激装置

　仙髄根刺激では目的とする神経を的確に刺激するには技術を要するため，電気刺激法と同様に末梢の骨盤底を刺激するほうが容易であり，患者本人が刺激部位（肛門周囲を中心の目安とする）を決定できる。近年，高い周波数で連続刺激が可能な装置が開発され，尿失禁治療が可能となっている（**図2**）。市販されている磁気刺激装置は，日本光電社製のNICO Wave™（TMU-1100）と，NEOTONUS社製のExtracorporeal Magnetic Innervation（ExMI）[13]があるが，わが国で現在保険適用となっている装置は前者のみである。

◆磁気刺激療法の蓄尿障害に対する効果

　椅子型の刺激装置の有効性は，腹圧性尿失禁の治癒，有効率はそれぞれ29〜53%，86〜94%であり，切迫性尿失禁（過活動膀胱）ではそれぞれ20〜25%，50〜85%と報告されている。前述のように，切迫性尿失禁と腹圧性尿失禁で刺激条件が異なるため，その条件を確認して治療する必要がある。なお現在，保険適用のある日本光電社製の刺激装置は過活動膀胱のみの適応のため，10Hzの出力しか使用できない。

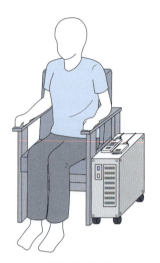
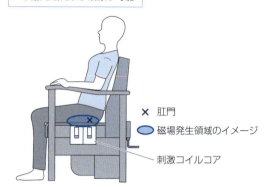

図2 磁気刺激装置のイメージ図

　筆者らは，イヌを用いた動物実験で，連続磁気刺激装置を用いて陰部神経を刺激することにより，DOの抑制および尿道括約筋の収縮が認められることを証明した[6]。また，正常ボランティアを対象に，連続磁気刺激装置とsham装置との比較試験を行い，連続磁気刺激による尿道内圧の上昇を証明した[7]。

　臨床的には，Gallowayら[13]が，83例の腹圧性尿失禁に対して20分の刺激で週2回，6週間治療し，3カ月後に評価（50例）した研究がある。結果としては，失禁なし34％，1日1回パッド使用32％，1日1回以上パッド使用34％で，パッドの使用回数は2.5から1.3枚に，失禁回数は3.3から1.7回に，pad testでは20 gから15 gに改善したが，腹圧下尿漏出時圧に有意な変化はなかったと報告されている。筆者らも，連続磁気刺激装置の尿失禁に対する効果を報告したが[8]，腹圧性尿失禁に対しては治癒が29％，50％以上の尿失禁改善が27％の症例にみられ，過活動膀胱に対しては，治癒25％，改善50％であった。また，Yokoyamaら[14]は，前立腺全摘出術後の尿失禁患者36名を，電気刺激群，磁気刺激群，骨盤底筋訓練のみのコントロール群の3群（12例ずつ）に分け，その効果を比較検討した。その結果，術後のカテーテル抜去直後には各群の24時間失禁量がそれぞれ684 g，698 g，664 gであったものが，1カ月後には72 g，83 g，175 g（電気刺激群とコントロール群間に有意差あり），2カ月後にはそれぞれ54 g，18 g，92 g（磁気刺激群とコントロール群間に有意差あり）であった。しかし，6カ月後にはすべての群で失禁量は10 g未満であった。

◆ sham装置を用いた二重盲検試験

　Suzukiら[15]は，切迫性尿失禁の患者を対象に，連続磁気刺激装置と骨盤底筋訓練の併用の効果について，sham装置を用いた二重盲検クロスオーバー試験で検討した。患者をactive（A）群とsham（S）群に分け，週1回の治療を10週間行い，4

週間のwash out後に群を入れ替えて治療を行った。その結果，連続磁気刺激装置を用いた治療の後に，尿失禁とQOL改善度，最大膀胱容量の有意な改善がみられた。

わが国における連続磁気刺激装置に対する保険適用を検討するための臨床治験として，尿失禁を伴う女性過活動膀胱患者を対象とした大規模無作為化比較試験「高頻度連続磁気刺激装置とsham刺激との群間単盲検比較試験」が行われている。その結果，連続磁気刺激装置は，sham刺激に対して1週間当たりの平均尿失禁回数の変化量（主要評価項目），1回平均排尿量の変化量，尿意切迫感回数，IPSS-QOLスコア（副次評価項目）における優越性があることが証明された[3]（図3）。

これにより，2014年に保険適用となった。対象は尿失禁を伴う成人女性の過活動膀胱患者で，尿失禁治療薬を12週間以上服用しても症状改善がみられない，あるいは副作用等のために尿失禁治療薬が使用できない患者となっている。また，施設基準として「5年以上の泌尿器科の経験または5年以上の産婦人科の経験を有する常勤の医師が併せて2名以上配置されていること」とされている。治療回数は「1週間に2回まで，6週間を限度とし算定できる。ただし，6週間を一連とし，1年間に2回までを限度とする」となっている。

◆ 持ち越し効果と長期持続効果

磁気刺激療法は通常，1回20〜30分の刺激を週1〜2回行うことで効果が持続する。これを持ち越し効果（carry over effect）という。また，治療終了後も効果が持続する長期持続効果が報告されている。

Gallowayら[13]は，6週間の刺激後3カ月間の効果を検討し，良好な効果を報告している。Almeidaら[16]は，91例の尿失禁女性〔腹圧性：36例（39.5％），混合性：

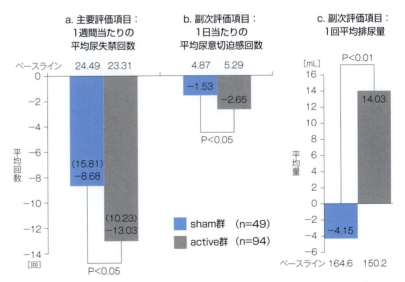

図3 難治性過活動膀胱に対する磁気刺激療法のsham治療との比較試験の結果

（文献3より引用）

46例（50.5％），切迫性：9例（10％）］に対して磁気刺激療法を行った結果，治療直後に34例（全例の37％）の失禁が消失したが，3カ月後には34例中の47％，6カ月後に61.7％，12カ月後には94％の患者に再発が認められたと報告している。また，Yokoyamaら[17]は，磁気刺激の結果，切迫性尿失禁患者20例では25％が治癒，60％に改善がみられたが24週間後には47％が再発し，腹圧性尿失禁患者17例では刺激後52％が治癒，41％が改善したが24週間後には18％に再発がみられたと報告している。

　筆者らの経験でも，磁気刺激治療の中止後に再発する症例が認められたが，再度治療を行うことで，また改善するようであった。

◆ おわりに

　磁気刺激療法は，原理的には電気刺激療法と同様であるが，非侵襲的で着衣のままで行える画期的な治療法である。電気刺激よりも強い刺激を加えられるため，短期的効果は磁気刺激のほうがよい。ただし，ポータブル式の電気刺激療法は家庭で毎日行うことができるが，磁気刺激療法は装置が大掛りなため通院が必要で，週に1～2回が限度となっている。両者の特徴を理解し，治療法を選択する必要がある。

　磁気刺激療法は2014年に保険適用となったが，施設基準や薬剤抵抗性の女性切迫性尿失禁に限るなどの限定があること，保険点数に比べて機械が高価で大掛かりな装置が必要になるといった問題があり，あまり普及していないのが現状である。

【文　献】

1) Yamanishi T, Kamai T, Yoshida K: Neuromodulation for the treatment of urinary incontinence. *Int J Urol* 15(8); 665-672, 2008.
2) Yamanishi T, Kaga K, Fuse M, et al.: Neuromodulation for the treatment of lower urinary tract symptoms. *Low Urin Tract Symptoms* 7(3); 121-132, 2015.
3) Yamanishi T, Homma Y, Nishizawa O, et al.: Multicenter, randomized, sham-controlled study on the efficacy of magnetic stimulation for women with urgency urinary incontinence. *Int J Urol* 21(4); 395-400, 2014.
4) Eardley I, Nagendran K, Kirby RS, et al.: A new technique for assessing the efferent innervation of the human striated urethral sphincter. *J Urol* 144(4); 948-951, 1990.
5) Ishikawa N, Suda S, Sasaki T, Yamanishi T, et al.: Development of non-invasive treatment system for urinary incontinence using functional continuous magnetic stimulation (FMCS). *Med Biol Eng Comput* 36; 704-710, 1998.
6) Yamanishi T, Yasuda K, Sakakibara R, et al.: Induction of urethral closure and inhibition of bladder contraction by continuous magnetic stimulation. *Neurourol Urodyn* 18(5); 505-510, 1999.
7) Yamanishi T, Yasuda K, Suda S: Effect of functional continuous magnetic stimulation on urethral closure in healthy volunteers. *Urology* 54(4); 652-655, 1999.
8) Yamanishi T, Yasuda K , Suda S, et al.: Effect of functional continuous magnetic stimulation for urinary incontinence. *J Urol* 163(2); 456-459, 2000.
9) Sheriff MKM, Shah PJR, Fowler C, et al.: Neuromodulation of detrusor hyper-reflexia by functional magnetic stimulation of the sacral roots. *Br J Urol* 78(1); 39-46, 1996.
10) McFarlene JP, Foley SJ, De Winter P, et al.: Acute suppression of idiopathic detrusor

instability with magnetic stimulation of the sacral nerve roots. *Br J Urol* 80(5); 734-741, 1997.
11) Fujishiro T, Enomoto H, Ugawa Y, et al.: Magnetic stimulation of the sacral roots for the treatment of stress incontinence: an investigational study and placebo controlled trial. *J Urol* 164(4); 1277-1279, 2000.
12) Fujishiro T, Takahashi S, Enomoto H, et al.: Magnetic stimulation of the sacral roots for the treatment of urinary frequency and urge incontinence: an investigational study and placebo controlled trial. *J Urol* 168(3); 1036-1039, 2002.
13) Galloway NTM., El-Galley RES, Sand PK, et al.: Extracorporeal magnetic innervation therapy for stress urinary incontinence. *Urology* 53(6); 1108-1111, 1999.
14) Yokoyama T, Nishiguchi J, Watanabe T, et al.: Comparative study of effects of extracorporeal magnetic innervation versus electrical stimulation for urinary incontinence after radical prostatectomy. *Urology* 63(2); 264-267, 2004.
15) Suzuki T, Yasuda K, Yamanishi T, et al.: Randomized, double-blind, sham-controlled evaluation of the effect of functional continuous magnetic stimulation in patients with urgency incontinence. *Neurourol Urodynam* 26(6); 767-772, 2007.
16) Almeida FG, Bruschini H, Srougi M: Urodynamic and clinical evaluation of 91 patients with urinary incontinence treated with perineal magnetic stimulation: 1-year followup. *J Urol* 171(4); 1571-1574, 2004.
17) Yokoyama T, Fujita O, Nishiguchi J, et al.: Extracorporeal magnetic innervation treatment for urinary incontinence. *Int J Urol* 11(8); 602-606, 2004.

9 トイレ動作

岩井　歩

◆ トイレ動作とは

　トイレ動作とは「排泄」という生理現象を伴って行われ，健常成人であれば1日に5〜7回程度を毎日行っている。骨折や脳血管疾患などの傷病や加齢などで精神・身体機能が低下すると，トイレ動作を円滑に行うことが困難になることが多い。これにより，衛生面の不快さを伴うだけではなく，人としての尊厳が侵害される。介護の場面では，介護者・被介護者双方にとって，身体的負担だけではなく大きな精神的負担にもなりうる。

　また，トイレ動作と一口に言っても，尿・便の排泄動作を行うための一連の身辺動作を指しており，その動作には起居・移動・更衣など複合的な要素が含まれている（**表1**）。「トイレ動作が自立している」ということは，各動作が単独で可能なだけではなく，一連の動作を順序よく円滑に実施できるということであり，本人の能力のほか，衣服の形状や動線の距離，動線上の段差の有無など，環境に影響を受けることも少なくない。したがって，トイレ動作の自立に向けては，1つひとつの動作を獲得するための身体機能の評価・治療とともに，安全に動作を進めるための精神機能の評価・治療，円滑に動作を進めるための環境づくりや衣服の工夫などの検討が必要である。

表1　トイレ動作の要素

①尿意・便意を感じる	⑪（水を流す：洋式）
②起き上がり，立ち上がる（移乗する）	⑫立ち上がる（移乗する）
③トイレ（排泄場所）が認識できる	⑬下衣を上げ，衣服を整える
④トイレ（排泄場所）まで移動する	⑭手を洗い，拭く
⑤ドアを開けトイレに入り，ドアを閉める	⑮ドアを開けトイレから出て，ドアを閉める
⑥（便座の蓋を上げる：洋式）	⑯部屋に戻る
⑦下衣を下ろす	
⑧便器に座る（しゃがむ：和式）	
⑨用を足す（いきむなど）	
⑩陰部清拭	

◆ 評価

　トイレ動作を自立に導くためには，**表1**に示した一連の動作の可否を確実かつ適切に評価し，各能力の底上げを図るとともに，底上げでは困難な動作があれば適切な代替手段を検討する必要がある。そのための評価は，理学療法士・作業療法士にとっては日常的に行っているものであろう。

具体的には，関節可動域，筋力，バランス機能，歩行（移動）能力，立位・座位保持能力，十分な上肢機能などの身体機能，適切な場所を認識して危険を認知・回避でき，適切に手順を遂行できるといった認知・高次脳機能（**表2**）である。

また，自宅などでの動作自立が必要な場合は特に，どういった環境で排泄動作を行う（行わざるを得ない）のか，もしくはどういった環境であれば安全に動作が可能なのかなど，環境面や着衣，排泄用具などの評価・選定も重要な検討項目である。

表2 トイレ動作にかかわると考えられる認知・高次脳機能の評価法

項　目	評価法	概　要
認知面	Hasegawa's Dementia Scale for Revised (HDS-R, 改訂長谷川式簡易知能評価スケール)	認知症の簡易検査。30点満点，20点以下で認知症疑い
	Mini Mental State Examination (MMSE, 精神状態短時間検査)	認知症の簡易検査。HDS-Rと比べ，言語的・図形的能力評価が入る。30点満点，24点以上で正常，20点未満で中等度の知能低下，10点未満で高度の知能低下
	Frontal Assessment Battery at Bedside (FAB, 前頭葉機能検査)	18点満点，15点以下で平均以下とされる。8歳以上で満点を取ることができるといわれている
	Kohs Block Design Test (コース立方体組み合わせテスト)	IQの評価。模様の付いた立方体を組み合わせて，新たな模様を作るテスト
視空間認知	Behavioural Inattention Test (BIT, 行動性無視検査)	視空間認知の評価。通常評価は146点満点，131点以下で空間無視＋，132点以上でも下位項目で減点があれば無視の存在が疑わしい
	Visual Perception Test for Agnosia (VPTA, 標準高次視知覚検査改訂版)	視知覚障害を包括的にとらえる検査
注意機能	Trail Making Test (TMT)	注意機能の持続と選択，視覚的探索や視覚運動協調性などの要素を確認するための検査
	Clinical Assessment for Attention (CAT, 標準注意検査法)	視覚的・聴覚的刺激に対する注意機能の全般的検査法
遂行機能	Behavioural Assessment of the Dysexecutive Syndrome (BADS, 遂行機能障害症候群の行動評価)	前頭葉症状の中核となる遂行機能障害をさまざまな行動面に対し，系統的・包括的にとらえられる検査

◆治療・動作練習

普段のADL動作練習と同様に，機能的治療ももちろん重要であり，筋力や関節可動域，バランス機能など個別機能の底上げが必要である。そのうえで，個々の具体的な動作練習を行うことが大切である。

トイレ動作練習も，始めは手順や環境をできるだけ単純・簡素化し，フェーズごとに分解した練習が必要な場合がある。最終的には実際に動作を行う環境，もしくはできるだけ近づけた環境で練習を行い，環境設定や手順が適切か，また介助が必要なのであれば何をどの程度介助すれば自立支援につながるのかなどを評価し，環境を整える。また，身体機能や筋力の改善に伴って，支えたり引き上げたりする介助量を減らすように調整することで，さらに機能の改善を促すこともできる。

病棟などの生活場面では，全体をとおしてトイレ動作を行うことになるが，介助の方法や程度を適時評価し，リハビリテーションの現場でできるようになった「できるADL」を生活場面に反映させ，「しているADL」にしていくことが重要である。患者にかかわるチーム内で動作や介助の方法を統一し，繰り返し動作を行うことで，患者の混乱を避け，動作の上達を促すことができる。

次項から，想定されるトイレ動作の評価や動作練習のポイントについて，片麻痺患者をモデルに検討する。

◇寝返り～起き上がり（右片麻痺）

◆ 自立

右片麻痺者の寝返りから起き上がりまでの一連の動作を**図1**に示す。また，自立に向けたポイントを以下に示す。

- 病棟のベッドは幅が狭く，マットレスが柔らかいことが多いため，ベッド上での移動が難しい。**図1**①の段階でスペース確保が難しければ，**図1**②のように寝返った後に上肢を動かせるようスペース確保を行ってもよい。また，プラットホーム上などの広く硬い床面において，on elbowやon handで前後左右に移動することで，体幹・四肢帯の強化，バランス練習を行うとともに，硬いマッ

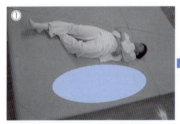
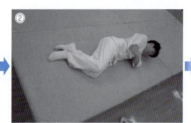
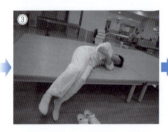
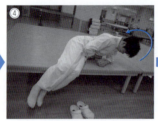
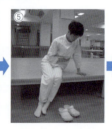
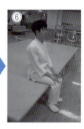

図1　寝返りから起き上がりまでの一連の動作：右片麻痺の例

①準備…ベッド上，身体の左側にスペースを作り，右上肢を左上肢で腹部の上に引き寄せる。右下肢を左下肢ですくうように引っ掛け，膝を曲げる
②寝返る…左上肢で右上肢と体幹を左側に向け，左下肢は①の状態で右下肢を引っ掛けたまま，さらに膝を曲げて左へ膝を倒す
③起き上がりの準備…左下肢で右下肢を引っ掛けたまま，股関節屈曲と膝関節伸展を行い，ベッドから下腿を下ろす。必要に応じて，殿部をベッドの端に引き出す
④起き上がる1（on elbowに）…肩関節を屈曲・外転し，肘でベッドを押すようにしつつ，タイミングを合わせて体幹を屈曲し，頭部を前上方へ持ち上げる
⑤起き上がる2（on elbowからon handへ）…重心を肘→前腕→手部へと移動させるようにベッドを押しながら，体幹を右側へ起こしていく
⑥座位へ…床に足底をつき，姿勢を整える

トレスへの変更やL字柵の利用など，環境整備も検討したい。
- 実際の治療場面では図1③の姿勢から図1④のon elbowの姿勢になることが難しいケースを多く経験する．特に片麻痺では，体幹を起こそうとして伸展パターンが増強し，後方へ倒れてしまうことも見受けられる．体幹の筋力強化とともに，上肢の使い方や頭部を上前方に移動させるよう，方向を明確にすることで，動作がうまくいくケースもある．
- 座位の安定には，座面の高さや硬さが影響する．リーチングや体幹筋の強化などの練習だけではなく，ベッド（座面）の高さやマットレスの種類などにも注意を払いたい．

◆ 介助

右片麻痺者に対する寝返りから起き上がりまでの介助法を図2に示す．また，自立に向けたポイントを以下に示す．
- 前項「自立」で述べたポイントも参照してほしい．
- 介助量を減らして自立に近づけるため，時間が許すのであれば，できる限り前

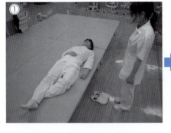 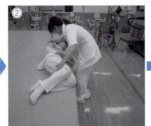 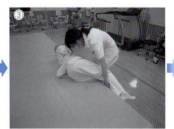

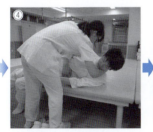 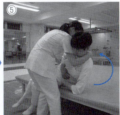 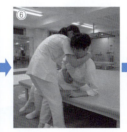 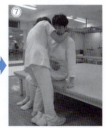

図2 寝返りから起き上がりまでの介助法：右片麻痺の例

①準備…患者は，右上肢を左上肢で腹部の上に引き寄せる．右下肢を左下肢ですくうように引っ掛け，膝を屈曲する．介助者は必要に応じて口頭指示や動作の援助を行う
②寝返る…介助者は体幹上部と臀～大腿部を支えながら寝返りを助ける
③起き上がりの準備…介助者は，患者の体幹上部と膝裏を支えながら，下腿をベッドから下ろす．必要に応じて殿部をベッドの端に引き出す
④起き上がる準備…介助者は，患者の肩甲帯を下から支えるように右腕を入れ換える．頭部が不安定な患者の場合には，上腕で頭部を支えられるようにするとよい
⑤起き上がる1…患者は肩関節を屈曲・外転し，肘でベッドを押すようにしつつ，タイミングを合わせて体幹を屈曲し，頭部を前上方へ持ち上げる．介助者は患者の上体を支えながら，患者の右側前方に引き上げる
⑥起き上がる1（on elbowに）…患者は支持している肘を後方へ下げ，前腕や手部で体を支えられるようにする．介助者は，患者が上肢を動かしやすいように支える
⑦起き上がる2（on elbowからon handへ）…重心を肘→前腕→手部へと移動させるようにベッドを押しながら，体幹を右側へ起こしていく．介助者は動作を妨げないようにしながら，体幹を起こすのを手伝う

項「自立」の例に沿って自ら動作できるような支援を行うよう心掛ける。
- ベッドの高さは，患者自身の座位安定のためには，患者の足底が床につき，立位など次の動作につなげやすい高さとするのがよい．介助量が多いケースでは，介助者が介助を行いやすい高さとしてもよいが，患者の座位が不安定になる可能性があるため，座位になった後の介助に注意が必要である．

◇立ち上がり（右片麻痺）

◆自立
右片麻痺者の立ち上がり動作を図3に示す．また，自立に向けたポイントを以下に示す．

- 立ち上がりでは，歩行よりも大腿四頭筋や腰背部の筋力が必要となる．下肢伸筋や体幹の筋力強化，立位でのバランス機能強化が必要である．
- 手すりなどの支持具を引っ張ってしまうケースも多いが，手すりを引っ張って立位を保つ習慣は，歩行動作に移行する際に杖や歩行器の使用の妨げになりやすいため避けたい．前方に椅子などを置き，手掌を全面接地して重心を前下方に移動させ，手掌で押しながら殿部を持ち上げる練習を行うことで，立ち上がりがスムーズになることもある．
- 座位が安定しているケースでは，自主トレーニングとしてプラットホーム上で左右への「いざり」動作を行うことも，筋力やバランス機能のよいトレーニングになる．

◆介助
介助者は各フェーズで何が不足しているのかを適切に評価し，口頭指示や援助を行う．

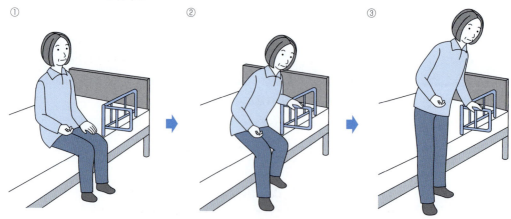

図3　立ち上がり動作：右片麻痺の例
①準備…足底を床につけ，足は肩幅程度に開く
②重心を前方に…手すりなどを把持し，お辞儀をするように上体を前下方へ移動させ，重心を膝より前方へ移動させる
③立ち上がる…手すりを下方へ押さえながら膝を伸ばし，立ち上がる

◇移動：自立に向けた検討事項

各患者の状況に応じて，歩行補助具や車椅子など適切な道具の選定を行う必要がある．その際には，前述のように手すりや段差などの環境面への配慮や，危険を察知して回避できるかどうかといった高次脳機能障害・認知症などの評価（表2）が必要である．

また，日中は移動してトイレで排泄するが，夜間はポータブルトイレを使用するなど，本人・家族の生活パターンや排泄回数に応じた対応も検討したい．

◇移乗：ベッド〜車椅子（右片麻痺）

◆自立

右片麻痺者のベッドから車椅子への移乗動作を図4に示す．また，自立に向けたポイントを以下に示す．

- ブレーキのかけ忘れなどがないよう，適宜セッティングや張り紙などで注意喚起をするなど，環境整備も重要な手掛かりとなる．
- 勢いよく腰かけると車椅子が動いて転倒する危険がある．着座時には勢いを抑えるよう習慣づけたい．

◆介助

右片麻痺者のベッドから車椅子への移乗の介助法を図5に示す．

座位や立位を保つ際，ベッドや手すりなどの支持具を押してしまい，姿勢が保てないケースがある．その場合，図5に示すように非麻痺側に置いた車椅子に移乗することは難しい．この場合，介助は必要であるが，麻痺側に車椅子を置いて移るように環境設定をすると，移乗しやすくなることもある．また，手すりではなく患者が介助者につかまって動作を行うと，介助者が重心のコントロールを行いやすくなることもある．

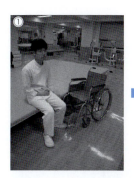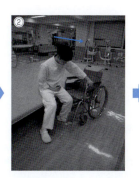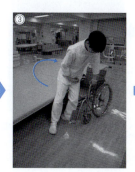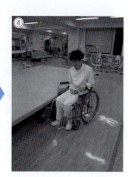

図4　ベッドから車椅子への移乗動作：右片麻痺の例
①準備…車椅子を非麻痺側に寄せる
②重心移動…非麻痺側の手で，座ったときに非麻痺側に来るアームレストをつかみ，お辞儀をするように重心を前方に移す
③立ち上がり〜方向転換…立ち上がり，殿部を回すように方向を変える
④着座…足の位置を整え，ゆっくりと腰掛ける

◇移乗：車椅子〜トイレ〜車椅子（左片麻痺）

左片麻痺者の車椅子からトイレへの移乗動作を図6に，トイレから車椅子への移乗の介助法を図7に示す．

◇下衣の上げ下ろし

下衣の上げ下ろしを立位で行うには，立位が可能なだけではなく，上肢の機能や立位でのバランス，特にやや屈んだ中間位の姿勢にスムーズに移行して保てる能力が必要である．立位で床の物を拾う練習や，スクワットなどの下肢筋力強化を行うのもよい．

着衣の工夫としては，ベルトタイプの下衣ではなく片手でも操作しやすいウエストゴムの下衣を使用したり，パンツタイプのおむつを使用することなどが挙げられる．

図8に下衣の上げ下ろしの様子を示す．a，bとも，壁や手すりにもたれながら上げ下ろしをしているが，aは手すりに手を通している．手すりに手を通すことで，

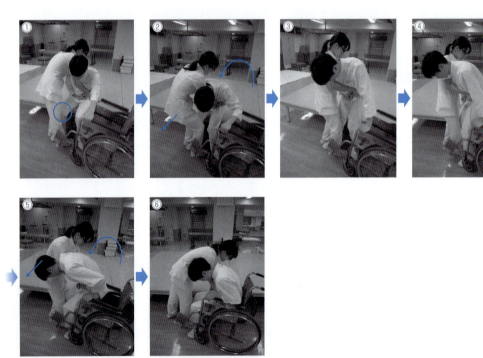

図5　ベッドから車椅子への移乗の介助法：右片麻痺の例

①準備…車椅子を非麻痺側に寄せ，車椅子に移った後の足の配置を考慮し，患者の足の位置を整える．介助者は麻痺側の下肢を補助できるよう患者の膝の位置を固定し，殿部を引き上げるために患者のズボンのベルトや介助用ベルトを把持する
②〜③殿部の引き上げ…患者は，お辞儀をするように前方に重心を移動させて立ち上がる．介助者は患者の動きを妨げないように，自分が下がるようにして重心移動を介助しながら殿部を引き上げる
④方向転換…介助者は患者の麻痺側の膝を支え，患者は非麻痺側の足を踏みかえる．殿部を車椅子に向ける
⑤着座準備…患者はお辞儀をするように屈み，いったん重心を前方に移動する．介助者は患者の動きを妨げないように注意しつつ，自分が下がるようにして重心移動を介助しながら殿部を下げる際の勢いを弱める
⑥着座…ゆっくりと腰掛ける

9 トイレ動作

壁や手すりにもたれるだけよりも体が安定し，下衣の操作を行いやすい場合もある。既にある周囲の環境をうまく利用することも必要である。ただ，患者の体幹機能によっては手すりが邪魔になることもあるので，適切に評価することが必要である。

また，立位での動作が危険な場合は，着座したまま片側ずつ殿部を持ち上げ，

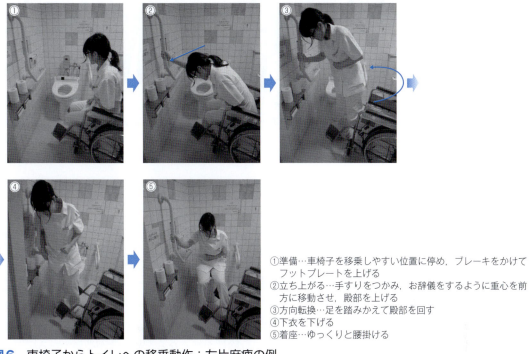

①準備…車椅子を移乗しやすい位置に停め，ブレーキをかけてフットプレートを上げる
②立ち上がる…手すりをつかみ，お辞儀をするように重心を前方に移動させ，殿部を上げる
③方向転換…足を踏みかえて殿部を回す
④下衣を下げる
⑤着座…ゆっくりと腰掛ける

図6 車椅子からトイレへの移乗動作：左片麻痺の例

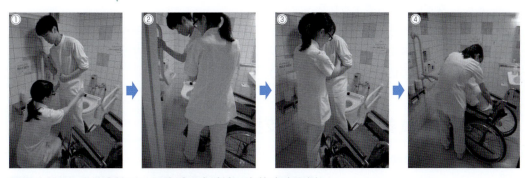

図7 トイレから車椅子への移乗の介助法：左片麻痺の例
①患者は立ち上がり，介助者が下衣を上げる
②方向転換の準備…座位になったときの足の位置を考慮し，麻痺側下肢を1歩出す。介助者は，必要に応じて振り出しの介助をする
③方向転換…殿部を回す
④着座…ゆっくりと車椅子に腰掛ける

持ち上げた側の下衣を少しずつずらす方法もある。

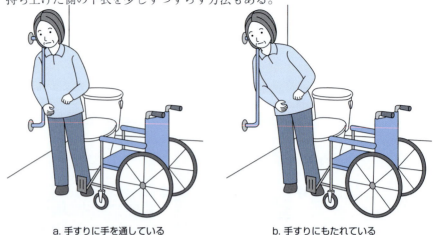

a. 手すりに手を通している　　　　b. 手すりにもたれている

図8 下衣の上げ下ろし

◆環境面の配慮について

　トイレで排泄する際は，便座に腰掛けた際の非麻痺側に手すりがあることが望ましいが，病棟の環境によっては麻痺側にしか手すりがない場合もあると思われる。患者の身体能力にもよるが，方向転換の際には非麻痺側の手すりや車椅子のアームレストを支えにして，後ろ回りで向きを換える。

　多くの場合，手すりの位置が低いため，膝関節をしっかりと伸展して殿部を高く保持することが難しく，転倒の危険性が高くなるため注意が必要である。

　下衣の上げ下ろしは，麻痺側の機能がよければ麻痺側の壁にもたれて行うことも可能かもしれない。介助者が必要な場合には，介助者の肩を支えに立位を保つなどの方法も考えられる。

　在宅や病棟で環境を変更する際には，配管の問題で非麻痺側に壁がなく，壁付の手すりを設置できないこともある。その場合には，天井と床につっぱる形式の手すりの使用も検討できる（図9）。

◆虚弱高齢者の排尿自立支援

◇排泄動作で体力改善

　虚弱高齢者でなくても尿意（便意）の有無は重要であるが，臥位では尿意を感じにくくなったり，排泄そのものが困難になったりするケースもある。まずは，尿意の有無を評価し，尿意がない場合には排尿日誌を基に時間誘導や排泄しやすい姿勢をとるなど，ソフト面での環境支援を行いたい。

　ただし，体力が低下している虚弱高齢者にとって，離床の保持はかなりの負担

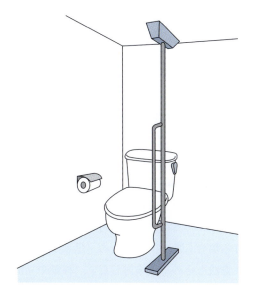

図9 つっぱり型の手すりの例

を強いることになる。端座位や車椅子乗車などで座位を保持したり，無理のない肢位での筋力強化などから全般的な体力強化を図り，順次，立位や基本動作練習を実施していきたい。

　座位保持が困難であっても上肢機能が保たれていれば，男性であれば尿瓶などの集尿器を使うことで排尿自立への一助とすることができる。また，手すりなどを使用すれば座位保持が可能で，立位動作も安定していれば，ベッドサイドでのポータブルトイレの使用を検討したい。

　トイレ動作に介助が必要だとしても，冒頭で述べたように排泄動作は日々何度も繰り返す動作であるため，できる限り本人の能力を補うという視点でかかわることで，毎回の動作を筋力強化運動として体力の改善を図ることができる。ただし，排泄前に時間をかけすぎないよう注意したい。

◇ベッドからの移動

　ベッドから離れてトイレを使用する場合には，何らかの方法で移動する必要がある。移動手段の確立のための適切な歩行補助具の選定や環境調整，監視の必要性の評価は，トイレ動作の自立支援にとって不可欠である。

　例えば，杖歩行は不安定であっても，歩行車であれば安全に移動できるかもしれない。車椅子の移乗や駆動が可能であっても，トイレやベッドサイドで車椅子の位置をうまくセッティングできない場合には，床にテープなどでマーキングすることも一助になる。また，ブレーキのかけ忘れやフットプレートの上げ忘れがある場合には，壁や手すりへの張り紙で注意喚起できることもある。認知症などでトイレの位置がわからなくなるケースには，壁や柱の目に入る位置に一定の印

（折り紙や造花などでもよい）を付けたり，テープなどで床に印を付けたりすることで，移動が自立することもある。

認知症だからといって排泄自立が困難なわけではなく，ある程度禁制が保たれており，歩行補助具を適切に使用できるなど，危険回避を環境整備などで援助できるのであれば積極的にアプローチを行いたい。

◆ おわりに

　一般的な方法を列記したが，患者の特徴に合わせて動作や環境の工夫を検討してほしい。毎回一連の動作として行うには筋力や持久力が必要となり，頻度によっては過負荷となりうる場合もある。そのため，患者ごとに経過をみながら時間帯や回数にも配慮し，方法もその都度検討したい。移動や立位が絡む動作の自立には，運動機能だけではなく安全を確保できるだけの認知・高次脳機能が保たれていることも重要であり，動作が安定しても見守りが必要になるケースも考えられる。

　トイレ動作は，病棟や自宅などの生活場面で行う動作であり，理学療法士や作業療法士が毎回支援するわけではなく，病棟では看護師が，自宅では家族などが援助を行うことになる。時間誘導や排尿日誌の記載は病棟スタッフの手がなくては不可能であり，動作の支援（介助）は誰もが安全に少ない負担で行える方法でなければ病棟生活のなかですら定着はしない。機能改善のためのアプローチと，実際に行って安全な動作は必ずしも一致しないことを理解して介入することが大切であり，何を目標にするのかを明確にしておきたい。病棟スタッフと十分にコミュニケーションをとり，患者にとって安全で負担や不安の少ない介助法を検討することが重要である。

　トイレ動作はそもそも排泄感覚がなければ自立が難しいものではあるが，年だから・病気だから，できない・やらないのではなく，寝食の分離と同様に排泄する場所も分離し，人としての尊厳を保つための援助を工夫しながら，普段から行っていきたい。

【参考文献】
1) 末廣健二：トイレ動作について考える．関西理学療法 8；7-11, 2008.
2) 穴澤貞夫, 後藤百万, 高尾良彦, ほか編：排泄リハビリテーション—理論と臨床, 中山書店, 2009.
3) NPO法人愛知排泄ケア研究会：排泄機能指導士テキスト.

10 排泄用具

渡邉順子

◆はじめに

　ヒトは，3歳前後のトイレットトレーニングによっておむつから解放され，トイレ排泄を獲得する．ヒトはなぜ，おむつが必要だったのか，そして，なぜ，トイレで排泄できるようになるのか．おむつが必要な理由を探り，おむつが不要となるプロセスをたどることが排泄の自立につながる．

　平成28（2016）年4月の診療報酬改定で新たに保険収載された「排尿自立指導料」[1]において，「排尿自立とは，排尿管理方法は問わず，自力で排尿管理が完結できること」[2]と提言され，チーム医療（医師，看護師，理学療法士）による包括的な排尿ケアに対して「排尿自立指導料」が診療報酬として加算されることになった．この新たな排尿自立の概念は，患者の日常生活動作（activities of daily living：ADL）を高めるだけではなく，地域包括ケアにおける介護力の低減化も期待できる．

　排泄の自立すなわち"トイレ排泄"を目指すために，排泄用具を適切に選択し，排泄用具のなかでも日常的に使用頻度の高いおむつ類を使いこなす方略について概説する．

◆排泄用具の選択フローチャート（図1）

　患者のADL評価により，1人でトイレまでの移動が可能か，便座への着座ができるか，脱衣・更衣ができるか（図2），さらに道具はどの程度使用できるかによって，排泄用具を選択し，患者に合った排泄スタイルを決める（表1，2）．

　また，患者本人だけではなく，介護力や介護者の能力に合わせて，排泄ケアが安心・安全にできるものを選択する．

◆おむつの絶対適応

　おむつの絶対適応を，どのようにアセスメントするのか．おむつをしなければならない状況として考えられるのは，体動による生命の危険度が高い手術直後や，症状の憎悪が予測される急性期症状の場合のみであろう．また，慢性期や在宅療養・施設入所の場合では，寝たきり期間が長くて全身の関節拘縮が著しく起き上がりや座位姿勢がとれない，あるいは本人がおむつを強く望んでいる場合などが考えられる．さらには，介護能力の不十分さ，マンパワーの不足，老老介護，独居寝たきりの場合や，トイレに関する施設・設備上の問題（トイレが離れている，1人

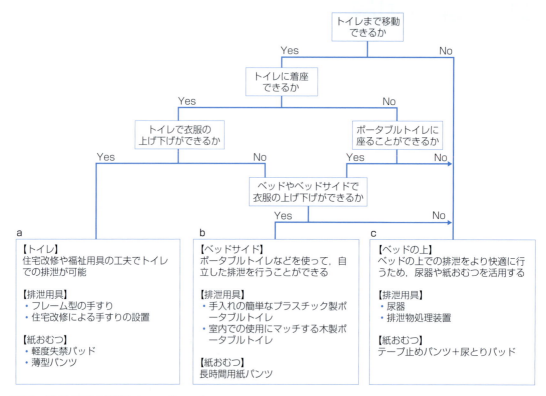

図1　排泄用具の選択フローチャート

a：トイレまで安全に移動し，衣服の着脱ができる場合はトイレでの排泄が可能。排泄をより安全に行うための手すりの設置，楽な排便姿勢を保つための道具などがある。普段の活動で軽度失禁パッドを使ったり，トイレまでの移動中の漏れに備えて薄型パンツを使用したりすると便利である

b：トイレまでの移動が困難または危険な場合，ポータブルトイレなどを用いることで，ベッドサイドで自立した排泄が可能。ポータブルトイレは用途や体格に合わせてさまざまなタイプがある。吸収量の多い長時間用紙パンツを着用することで，夜中に起きることなく朝まで熟睡できる

c：トイレでの排泄が困難でベッドの上で排泄する場合は，福祉用具や紙おむつの活用で快適に過ごすことができる。テープ止め紙パンツとパッドを併用することで，おむつ交換の手間やコストを軽減でき，漏れの防止にも役立つ。排泄物処理装置は尿をおむつや下着の外に排出するため，乾いた状態に保てる

（文献3より一部改変引用）

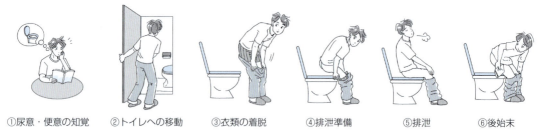

①尿意・便意の知覚　②トイレへの移動　③衣類の着脱　④排泄準備　⑤排泄　⑥後始末

図2　トイレ排泄の行動プロセス

表1　トイレ排泄に必要な基本動作

基本動作＼動作のレベル	よく動かせる ←			→ あまり動かせない
姿勢を変える	立ち上がる	膝立ちになる	起き上がって座る	寝返りをうつ
姿勢を保持する	起きて立つ	立て膝	座位，腰掛け	仰向き，横向き，腹ばい
移動する	歩く，走る，跳び上がる	はう，膝で歩く	床をずって動く，車椅子で移動	転がる，ずる

トイレでの排泄が可能＝トイレで排泄する権利

（文献4より一部改変引用）

でトイレに行けない，トイレの数の不足など）が考えられる（**表3**）。

　寝たきりであっても「尿意」があるなら，おむつに依存しないトイレ排尿の可能性はあるため，トイレに行きたいサイン（**表4**）を見逃さないようにする。トイレに行きたいとき，人はどのような反応を示しているのだろうか。尿意や便意をもよおして，すぐにトイレに行ければいいが，行けない状況のときを想像してほしい。顔は苦痛にゆがみ，そわそわと落ち着かず，両膝と大腿部を密着させ，できるだけ漏れないよう下半身を緊張させる。意志の疎通がうまくとれない患者/利用者の場合は，どのようなサインで排泄の意思を伝えようとするのか，小さなサインを見逃さないことがトイレ排泄につながる。サインが1つでもみられた場合は，おむつをしたままトイレに誘うと，トイレで排泄できる可能性は広がる。

　本当におむつが必要か，そのおむつが適正かを，定期的に見直すことが重要となる。最終的におむつが必要と判断する際には，患者本人の機能的な状況から用いる場合と，介護者の状況や生活環境からやむを得ず必要となる場合がある。

　おむつは，ADLの変化や介護/支援状況によって使用する種類が異なる。また，便秘や便失禁などの排便障害を伴う場合は，排便時間・排便量・便性状・排出方法・使用中の薬剤などを把握し，定期的におむつの見直しをするよう心がける。

　しかし，急性期を除いて，これらの要因が1つに限局される場合，おむつに移行するのは性急であろう。いくつかの要因が複合して，その困難さは助長される。反面，1つでもなんらかの「強み」があるのなら，おむつの着用を考え直す余地がある。排尿アセスメントにより患者の排尿機能，すなわち蓄尿・排尿・残尿を正しく把握する。より正確に下部尿路機能障害について評価するには，「排尿チェック票」「排尿日誌」と「残尿測定」を必ず活用したい。

◆おむつ選択のアルゴリズム

　図3に，おむつの選択基準を示す。これは，在宅の一般介護者から介護・看護

表2 ADLレベルと排泄能力に適した排泄関連用具

ADLレベル \ 排泄能力	尿意，便意がない，またはコントロールできない	尿意，便意がある，コントロールできる
寝たきりレベル（主にベッド上臥位で排泄）	【排泄動作全介助，部分介助】 ・貼付式採便パウチ ・コンドーム式集尿器（臥位用） ・重力利用男性用集尿器（装着使用式） ・シート型紙おむつ ・テープ型紙おむつ ・布式おむつ ・男性用尿吸収パッド（袋型） ・陰部洗浄器 ・陰部洗浄シャワー ・重力利用男性用集尿器 ・温水洗浄式ポータブルトイレ	【排泄動作自立，部分介助，全介助】 ・手持ち型自動吸引式集尿器 ・腰上げしない便尿器 ・差し込み式便器 ・逆流防止弁付き女性用・男性用しびん ・温水洗浄式ポータブルトイレ ・重力利用男性用集尿器
座位レベル（座位で排泄，移乗椅子でトイレで排泄，ポータブルトイレ・車椅子ほかで排泄）	【排泄動作自立，部分介助または介助】 ・吸収パッド装着型自動吸引式集尿器 ・間欠式洗腸器（肛門に温水注入して排便誘導） ・コンドーム式集尿器 ・筒型男性用装着式集尿器 ・パンツ固定型男性用装着式集尿器 ・間欠式バルンカテーテル ・パンツ式紙おむつ ・使い捨て式尿吸収パッド ・尿吸収パッド固定用ネットパンツ ・重力利用男性用集尿器 ・男性用尿吸収パッド（ポケット型：尿を固めるポリマー入り，巻き付け型） ・尿吸収パッド付き女性用・男性用下着 ・トイレキャリー	【排泄動作自立または部分介助】 ・手持ち型自動吸引式集尿器 ・重力利用男性用集尿器 ・逆流防止弁付き女性用・男性用しびん ・温水洗浄式ポータブルトイレ ・ベッドサイド用ポータブルトイレ ・女性用採尿器 ・座位用女性用採尿器 ・トイレキャリー
立位レベル・歩行レベル（トイレで排泄）	【排泄動作自立または部分介助】 ・コンドーム式集尿器 ・筒型男性用装着式集尿器 ・パンツ固定型男性用装着式集尿器 ・パンツ式紙おむつ ・使い捨て式尿吸収パッド ・尿吸収パッド固定用ネットパンツ ・男性用尿吸収パッド（ポケット型：尿を固めるポリマー入り，巻き付け型） ・尿吸収パッド付き女性用・男性用下着	【排泄動作自立または部分介助】 ・軽量型ポータブルトイレ ・補高便座（ソフト型） ・昇降式便座 ・自助具　立位対応女性用採尿器

（文献5より一部改変引用）

表3 おむつを選択する要因

患者本人の機能的な要因	・寝たきり期間が長い ・全身の関節拘縮が著しい ・1人で起き上がれない ・座位姿勢がとれない	・本人がおむつを強く望んでいる ・1人でトイレに行くのが危険 ・トイレがわからない
介護者と生活環境にかかわる要因	・介護能力が不十分 ・マンパワーが不足 ・老老介護 ・独居	・トイレが狭い（車椅子，杖が使いづらい） ・トイレが離れている ・トイレの数が不足している

表4 トイレに行きたいサイン

- おむつをはずそうとする
- 便をいじる（弄便）
- 陰部をいじる
- トイレ周囲を徘徊する
- 看護／介護者のそばから離れない
- 不穏／興奮行動がある
- トイレ誘導で1度でも成功したことがある
- 起床時のトイレ誘導で成功したことがある
- 食後のトイレ誘導で成功したことがある
- 入浴中に排便がみられたことがある
- 脱衣したがる
- 大声を発する
- 衣服の脱ぎ着に時間がかかりすぎる
- 厳しい表情になる
- いつも同じ言葉を口走る
- トイレがわからない
- 便器の使い方がわからない
- 不眠である
- 暴力を振るうことがある
- 異食をする
- おむつを交換するときに下半身を隠そうとする
- ナースコールを頻繁に鳴らす
- トイレに何度も行きたがる

（文献6より引用）

専門職までが使用できることを念頭に置き，簡単でわかりやすく使いやすいことに配慮して作成された．おむつ使用者は身体的因子・環境因子が複雑に関与することが多く，おむつ使用者すべてを網羅できる基準作成は現実的には困難であるため，60～70％程度には有効として設定された基準である．

さらに，厳密な排尿障害との関連性は複雑となり，理論的な関連性は低いと判断されるため，おむつ使用者のADLの状態とおむつ交換間隔の失禁量にて選択基準が設定されている．この基準を参考にすると，適切なおむつのタイプが選択できる．

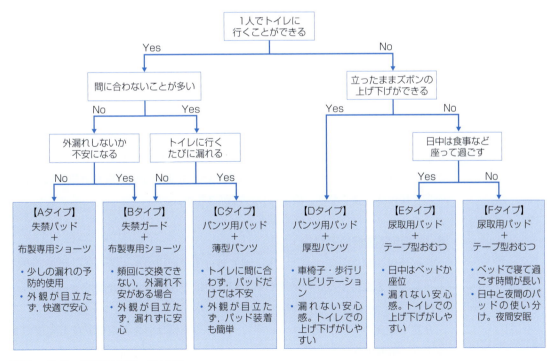

図3 おむつ選択のアルゴリズム

（文献7より一部改変引用）

◆ おむつの適切な使用例

　事例[8]を通して，尿失禁の程度を正しくアセスメントし，活動を拡大させるおむつと尿とりパッドの適切な選択と使用方法について考えたい。

◇事例A：なんとか歩行できるがトイレに間に合わない「機能性尿失禁」と「溢流性尿失禁」の事例

　男性で前立腺肥大症の既往があり，自分で尿を出したいのに出せない。しかし，自覚なく尿が少しずつだらだらと出てしまうのが溢流性尿失禁の典型である。

　溢流性尿失禁では，尿が出にくくなる排尿障害，なかでも「残尿」の評価が重要になる。

◆ 基本情報

　80歳代男性。70歳代の妻と二人暮らし。数年前より前立腺肥大あり。

　脳梗塞による右片麻痺があり，右下肢痛および運動障害が進行し，ベッドで寝たり起きたりの生活をしている。排泄は妻の介助により，トイレまでなんとか歩行可能。脱衣はゆっくりであるが，健側（左手）を使ってできるため自分で排泄していた。しかし，動作に時間がかかるようになり，尿意があってからトイレまで間に合わず漏らしてしまうことが多くなってきた（機能性尿失禁）。夜間は，5～6回尿意にて覚醒している。

　おむつ交換時に側臥位になると，だらだらと尿失禁がみられ，頻回なおむつ交換が必要となった（溢流性尿失禁）。夜間の尿量も多く，また，便秘気味のため下剤のコントロールが安定せず，下痢と便秘を繰り返す。

　テープ式おむつと陰茎に尿とりパッドを使用しており，日中のおむつ交換は訪問看護師もしくはヘルパーが行い，夜間は妻が行う。最近，妻は膝関節痛と腰痛が悪化し，ときおり，夫のおむつ交換ができない。本人は尿が出ることはわかるが妻に遠慮しており，パットが尿で濡れていても訴えない。殿部と陰部に発赤・発疹・瘙痒感が強くなり，陰茎にびらんができた。

◆ 排尿用具選択のアセスメント

　機能性尿失禁の典型である。本人の意識は明瞭で尿意もあるため，できるだけトイレ排泄を維持する。片麻痺があるが日中はなんとか一部介助でトイレ排泄が可能なため，尿とりパッドのみ，もしくはパンツタイプのおむつを使用する。

　介護する妻の負担が軽減するように，おむつ交換はできるだけ立位と座位でするように指導する。

　夜間は尿意による覚醒が頻回にあるため，熟睡感も得られず，意識不明瞭となり尿失禁を助長していると考えられる。夜間の頻尿については排尿日誌により再

アセスメントし，その原因を探ると同時に，当面は日中よりも尿の吸収量が多い尿とりパッドに替えて，フィット感に優れた尿漏れが少ないパンツタイプのおむつと併用する。

特に，少しずつ尿が漏れている状況を，尿の排出は良いと判断するのは早計である。尿意があって排尿したときの1日（昼夜）の尿回数と各尿量，そして失禁回数と失禁尿量が可視化できる排尿日誌を最低1日間記録し，正確なアセスメントを行う。

普通に飲食ができているにもかかわらず，尿回数が多く各尿量が常に少ない場合は「残尿」を測定し，残尿量が100 mL以上あれば，医師に適切な治療について相談する。

◆ 選択のポイント
- 本人の意識が明瞭で尿意も明確にある場合は，本人の意思を最優先に尊重する。
- 本事例の場合は，日中は図3のCタイプとし，夜間はDもしくはEタイプが適切である。
- 排泄操作がしやすいおむつやパッドを，納得できるまで自分で選んでもらう。

排泄はトイレでしたい，できるだけおむつやパッドを使いたくないという本人の気持ちを尊重しつつ，介護者である妻の負担が少ない方法を選択する。インナーとアウターの併用（図4，5，表5），すなわち尿とりパッドの使い分けを中心に，パンツタイプを併用することが得策と考える。また，自宅にいるときは布パンツ

a. 失禁用下着

【吸収布付き失禁パンツ】

ズロースタイプ

三分丈タイプ

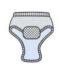
前開きタイプ

パッド吊り下げ構造

b. 使い捨て紙パンツ

c. 通気性のよいネットパンツ

e. テープ止めタイプの使い捨てオムツ

d. 吸収補完力の弱いテープ止めタイプ紙カバー

図4 アウター（外側の下着，おむつ）
アウターは，ADL，排泄場所，利用者の好み・体型から選択する。歩行・立位・座位が可能でトイレまたはポータブルトイレで排泄できる場合は紙パンツを利用できる。主に臥位で過ごし，ベッド上で排泄する場合はテープ止めタイプを用いる

（文献4より一部改変引用）

a. 下着に入れる生理用ナプキン形状の尿とりパッド

5～70cc用

70～170cc用

b. テープ止めタイプなどに入れるパッド
【尿道口から肛門までカバー】

立体ギャザーなし

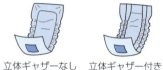
立体ギャザー付き

漏斗状に組み立てる男性用

c. 面積が広いタイプ

フラットタイプ

立体ギャザーのあるフラットタイプ

ひょうたん型フラットタイプ

d. 夜間多尿量や軟便に対処できるタイプ

高いギャザーと両脇にできる溝

中央に成形された大きな凹み

アウターに入れるとたくさんのしわができる

e. 形状・機能に特徴のあるタイプ

ベルトタイプ

後ろが広いひょうたん型男女兼用

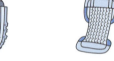
複数のギャザーで肌を守る女性用

三角パック状に成形された男性用

ペニスを入れる穴空タイプ

図5　インナー（下着の内側に入れるパッド）

インナーは，吸収量とパッドの形状といった機能面から選択する．どのようなアウターと一緒に使うのか，利用者の性別，尿量や使用する状況（長時間用，昼用，夜用）などを考慮する

（文献4より一部改変引用）

と尿とりパッドの併用とし，通院などの外出時は紙パンツと尿とりパッドの併用にすれば，経済的負担も軽くなる．

男性用の尿とりパッド

　ペニスがすっぽり包まれるように，じょうご型に組み立てるもので，隙間ができないためフラットタイプより漏れにくい．また，ペニスの根元からの漏れはフィットギャザーで防げる．着け外しも簡単であるため，片麻痺のある本人はもとより介護者は楽である．

　ただし，形状が立体的なため固定力が弱い．寝ているときはよいが，起き上がったときや安定しない歩行時に，ずれたりはずれたりする可能性がある．アウターのパンツは締め付けすぎない程度のフィット力があるものを選ぶ．

　尿漏れをおそれてフラットタイプを重ねたり，尿の吸収量が多い厚手のパンツをはくと，股間がおむつの山となり，立ったり座ったりする際にずれたり，よれたりしやすく，歩行しにくくなる．また，おむつ交換がわずらわしくなり，かえって尿失禁を助長する．

しっかりガードできる薄型パンツ

トイレ排泄の意思は明確で，なんとか歩行は可能であるが，夜間の排尿回数が多い．そのため，できるだけ着脱が違和感なくスムーズにでき，尿とりパッドを併用しても体動に伴う尿漏れが防げることから，薄型パンツを用いる．薄型パンツの特徴として，股間の吸収体が上層と下層に分かれるため，上層吸収体に吸収された尿はV折れ（谷型）のまま股間に貯まらず，フィットアップギャザーによって下層吸収体が持ち上げられてW折れ（山型）となりフィット感が高まる構造になっている．尿とりパッドとの併用時には上層吸収体が伸縮するスタビライザー（持ち上げ）効果により，尿道口に密着させることができる．

表5 インナーの吸収量とアウターとの併用

用途	症状・吸収量[mL]	セルフケア商品（自分で交換できる）		介護商品（介助で交換する）	
	アウターによる分類	布パンツ用	失禁布パンツ用	紙パンツ用	テープ止め用
軽い尿漏れ用	軽度・中度：5〜170	←軽い尿漏れ用ライナー→			
	高度：200〜300	←　　パンツタイプ　　→			
昼用	少量：200〜250				←→
	中量：300		←　　　　　　→		←→
夜用	多量：300〜500		←　　→		←→
	超多量：800		←　　　　　　　　　　→		

（文献4より一部改変引用）

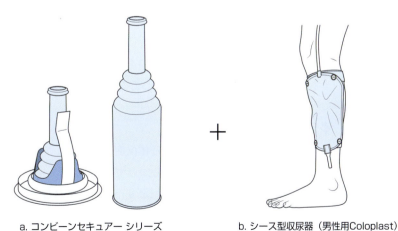

a. コンビーンセキュアー シリーズ
- 医療用具に使用されている素材の可塑性エラストマーを採用
- ラテックスフリーなので安心して使用が可能
- 伸縮性に優れ，白色半透明で皮膚の観察が容易

b. シース型収尿器（男性用Coloplast）

図6 収尿用具（男性用）

ただし，尿とりパッドとパンツタイプのおむつを併用すると，経済的負担は無視できない。また，尿とりパッドやパンツタイプだとしても，紙のおむつをはくことは男性にとって抵抗があり，違和感は強い。可能な限りトイレ排泄を維持させることを重点的にケアするが，介護する妻の身体的限界を考慮すると，昼間は布製の失禁パンツとし，夜間のみ尿とりパッドとパンツタイプのおむつを併用することがよい。

◇事例B：夜間のおむつ交換をできるだけ避けたい寝たきりの事例
◆基本情報
80歳代女性。骨粗鬆症があり，3カ月前に転倒で右大腿骨頸部骨折を受傷し，緊急入院。3年前に左大腿骨頸部骨折を受傷している。術後の全身状態は良好であるが，再骨折予防のため大腿部にプロテクターを装着し，終日臥床安静となる。

軽度の認知症があり尿意は不明のため，おむつと尿とりパッドを併用している。老人性掻痒症があるためか，特におむつと皮膚が密着している部位をかきむしったり，パッドやテープ式おむつが外れていたりすることが多くなってきた。

退院後は独居に戻るため，より安全な排泄スタイルを入院中に獲得しておきたい。

◆排尿用具選択のアセスメント
終日臥床安静であり，自力での体位変換は不能なため，全介助が前提となる。骨粗鬆症と2度目の大腿骨頸部骨折であり，ベッドからの転落防止は重視したい。大腿部にプロテクターを装着したまま臥床安静が続くと，股関節の可動域制限が助長され，パッドやおむつの脱着は困難をきたす。パッドの吸収量が多いもの，テープ式紙おむつの固定力が優れているもの，特に側臥位時の漏れが少ないものが条件となる。

また，尿便の除去で股関節を十分に広げられないため，陰部洗浄がしっかりできるようにシートタイプの紙おむつを防水シーツ替わりに敷いておくと，漏れによるシーツの汚染防止にもなり安心である。

◆選択のポイント
- 当面は1日のおむつ交換による体位変換が少なくて済むように，吸収量が多く横漏れしないテープ型の紙おむつとする。
- 老人性掻痒症の原因として，尿とりパッドと紙おむつの併用による「蒸れ」も考えられるため，併用は夜間のみとする。
- 股関節の可動域制限により体位が限局されるため，漏れ対策と陰部洗浄・清拭がしやすいようシートタイプの紙おむつを敷く。
- テープ式おむつは着け外しが容易である反面，外されやすい。フィット力のあるネットタイプのパンツをアウターに替えてみる。

排尿パターンを正確に把握したうえで，吸収量に合わせたものを使用しないとコストは高くなる。また，吸収体が高機能になったとはいえ，皮膚に密着している時間が長くなれば，皮膚の違和感は少なからず生じる。下着感覚で使用できる自然素材でできた布製パッドとの併用も考慮する。

伸縮性があっても，テープ式紙おむつは着け外しが容易なため，外されやすい。股間・鼠径部が2種類のギャザーによって横漏れを防ぐとはいっても，隙間ができやすいため尿便の横漏れ対策の追加は必要であろう。

◆ おむつとポジショニング

ヒトの正常な排泄ポジションは，排便時は「しゃがむ」または「腰掛けた」姿勢であり，男性の排尿時は立位である。このポジションメカニズムの不具合が，さらなる排泄障害をもたらし，うまく腹圧がかけられないために頻尿や頻便を繰り返すこともある。

座位では腹部臓器が下垂することで自然に腹圧が上昇するが，これは仰臥位では期待できず，むしろ内臓が胸郭のほうへ押し上げられるため，腹圧は減少している可能性が高い。頻尿で頻便，いわゆる垂れ流し状態だった寝たきりの人が，座位排泄を促すと大量に排出することができたという報告もある。排泄時の姿勢を正常なポジションにするだけで，おむつを回避できる可能性は高い。

◆ おむつのメカニズム

おむつの素材や形状が皮膚への刺激となり，皮膚障害を誘発することも少なくない。

おむつは，さまざまな素材で構成されているが（図7），選択時には「吸収能力」だけにとらわれがちである。おむつのギャザー部分に使われている「防水材」が患

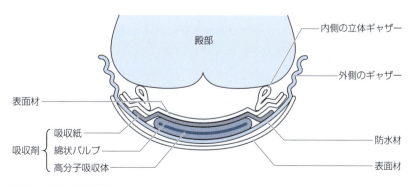

図7　おむつの構造

（文献9より一部改変引用）

者の皮膚に適さないこともあるため，患者の皮膚をよく観察して，合わない場合は素材の異なる別のおむつへの変更も検討する。

おむつは患者の体格や排尿状態に見合ったものを選び，尿や便がおむつから漏れる場合は，身体とおむつに隙間がないように装着する。おむつの基本的な使用サイズは，テープ型はヒップ（最大腰回り）サイズで，パンツ型はウエスト（へそ回り）サイズを基本にする。

経済的理由や介護負担軽減のために，おむつとパッドが併用されていることが多いが，おむつ類を重ねると患者の活動を抑制し，おむつ交換が不便かつ不経済になるため，避けるようにする（図8）。

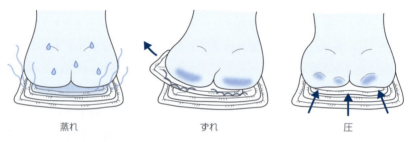

　　　蒸れ　　　　　　ずれ　　　　　　圧

図8 おむつを重ねることによる悪影響

（文献10より一部改変引用）

◆コンチネンスケア用品の国際評価基準

吸収量に合わせたおむつを使用しないとコストが高くなるため，昼間用と夜間用を使い分けることが合理的である。また，吸収体が高機能になり大量の尿を吸収できるとはいえ，皮膚に密着している時間が長くなれば，失禁関連皮膚炎（incontinence-associated dermatitis：IAD）は少なからず生じる。

コンチネンスケア用品の国際評価基準（ISO15621）では，次のように提唱している。
①コンチネンスケアを管理する際に，使用製品を価格だけで評価して選択しない。
②コンチネンスケアはパッド費用だけではなく，トータルコストで評価する。
③利用者が製品とそのケアに満足していることが，パッド選択の最も重要なポイントである。
④使用する製品を選ぶ際には，実際の利用者の状況や使用したときに与える影響を考慮する。
⑤使用テストやラボテスト（商品試験）は，できるだけ文書化された基準に基づいて行われるべきである。
⑥利用者によって，ニーズもパッドも異なるため，豊富な選択肢が必要である。

◆ 失禁関連皮膚炎（IAD）[11]

　IADとは，尿または便への曝露に起因する皮膚損傷を表し，患者に多大な不快感を生じさせ，治療は困難で時間を要し，高額の費用が生じるものをいう。尿便失禁の患者に認められる刺激性接触皮膚炎の一種であるIADが，世界中で健康上の大きな問題となっており，褥瘡を発生させる危険因子であることが広く認められている。

　なかでも，吸収装置または失禁物封じ込め装置（incontinence containment device）は，皮膚表面の湿気を維持することで水分過剰状態を悪化させる可能性があり，特にそれらの装置にプラスチック製の裏当てが使用されている場合は顕著となると報告されている。

　IADの発症を未然に防ぐことは，排泄管理の基本といえる。

◆ おわりに

　排泄用具は日々進化し，改良が進んでいる。しかし，いくら進化した高品質・高機能な排泄用具が使えても，トイレ排泄を目指すことが排泄ケアの基本である。細やかな排泄状態の把握とアセスメントを熟考し，トイレ排泄の可能性を追求していきたい。

【文 献】

1) 厚生労働省：平成28年度診療報酬改定 下部尿路機能障害を有する患者に対するケアの評価．(http://www.mhlw.go.jp/file/06-Seisakujouhou-12400000-Hokenkyoku/0000115983.pdf，2017年9月時点)
2) 日本創傷・オストミー・失禁管理学会 編：「排泄自立指導料」に関する手引き，照林社，2016.
3) 排泄の選び方フローチャート（ダイキチレントオール HP http://fukushiyogu.daikichi-rentall.co.jp/_img/pdf/02_sale_haisetsu.pdf).
4) ユニ・チャーム：排泄ケアナビ，(http://www.carenavi.jp/，2017年9月時点)
5) テクノエイド協会：排泄の支援．福祉用具アセスメント・マニュアル 選び方と使い方，テクノエイド協会，2012.
6) 渡邉順子：排尿自立を支援する手段 4 おむつからの脱皮．Q&Aでわかる！ 排尿自立のポイント90（愛知県排泄ケア研究会 編）：150-177，メディカ出版，2004.
7) 岡村菊夫 ほか：排泄ケアガイドラインの作成 －排泄用具の使用・選択基準の作成，平成16～18年度 厚生労働省科学研究費／長寿科学総合研究事業報告書，2008.
8) 渡邉順子：おむつの適応と排尿ケア．Modern Physician 37(12)，新興医学出版社，2017.
9) 渡邉順子：おむつによる排尿ケアの基本，WOC Nursing 4(1)，医学出版，2016.
10) TENA：製品情報 TENAの5つの特徴，(http://www.tena.co.jp/professionals/products-pavilion/features/，2017年9月時点)
11) ベストプラクティスを目指したエビデンス・ギャップへの対応（国際IAD専門家委員会議事録），Wounds International (http://multimedia.3m.com/mws/media/14117830/hpm-707-a-iad-bestpractice-document.pdf)，2015.

V章 排泄障害に対するリハビリテーション

11 清潔間欠自己導尿

田中純子

◆ 清潔間欠自己導尿とは

　清潔間欠自己導尿（clean intermittent catheterization：CIC）とは，尿閉や排尿困難など，膀胱内の尿を排出できない場合に，患者または家族が尿道口からカテーテルを挿入し，間欠的に尿を排出する方法である．尿検査や尿閉解除を目的に実施する無菌的導尿とは，目的や方法が異なる．

　CICの最大の目的は，上部尿路（腎臓・尿管）の保護である．膀胱内に大量の残尿があると膀胱は高圧になり，膀胱尿管逆流現象（膀胱に溜まった尿が再び尿管さらには腎臓に逆戻りする現象）が生じるリスクがある．さらに，膀胱内の細菌尿が腎臓に逆流すると，急性腎盂腎炎などの尿路感染症が引き起こされる．また，継続的な高圧膀胱は水腎症や腎機能低下の要因になる．同時に，大量の残尿は膀胱壁を過伸展させ血流障害を招く．血流障害が続くと，膀胱の感染防御機構が減弱し，細菌感染のリスクが高まる．間欠的に導尿を行うことにより，膀胱は常に低圧に保たれ，重篤な尿路感染症や水腎症，腎機能低下のリスクを最小限に留めることが可能である．また，CICによって蓄尿と排尿を繰り返すことにより，一時的に低下した膀胱の収縮力が取り戻され，自然排尿が可能になるケースもある．CICは，膀胱の機能を取り戻すリハビリテーションの役割を担っているといっても過言ではない．

　CICのもう1つの重要な目的は，患者および家族のquality of life（QOL）の向上である．患者は，CICの手技を獲得することにより，尿道カテーテルの留置から解放される．自由に外出ができ，就学や就業，旅行も可能になる．しかしそのためには，患者自身がいつでもどこでも導尿を実施できる技術や判断力を習得する必要がある．筆者らは，患者の身体能力や生活状況，介護状況などの情報を適宜アセスメントし，暮らしのなかで無理なく継続できるCICの方法を患者とともに構築し続けていかなくてはならない．

◇ CICの適応

　尿閉や膀胱内に大量の残尿がある場合にCICの適応が考慮される．尿排出障害をきたす疾患には，前立腺肥大症などの下部尿路閉塞，糖尿病性末梢神経障害や脊髄疾患，骨盤内臓器の術後などに生じる膀胱の収縮力低下や排尿時（膀胱収縮時）に外尿道括約筋が収縮する排尿筋括約筋協調不全などの神経因性膀胱が挙げられる．

　CICでは，原則的に患者自身が導尿を行う．そのため，カテーテルを把持する

ための手指の巧緻性，下肢の開脚制限，認知機能などをアセスメントしたうえで，CICの適応を考慮する。患者の年齢や役割，生活の状況，家族の支援体制，自宅や職場，学校などの患者を取り巻く環境，経済的状況，患者や家族のCICに対する思いなどを総合的に評価し，どのような排尿管理方法が，患者や家族のQOL向上を導くかを熟考することが求められる。

◇CICの方法

CICの具体的な方法を図1，必要物品を図2に示す。1人でトイレへの移動が困難な場合，就寝後や介護者の不在時の導尿を自室で行うことも考えられるが，トイレへの移動が可能な場合は，トイレで導尿を行うことを想定して指導する。トイレでは，導尿を実施する前に石鹸を用いて流水で手を洗う。手洗いが困難な場合は，清浄綿などで手指を拭く。導尿用カテーテルを準備し，衣類を下げ，尿道口またはカテーテルに潤滑剤を塗布して，尿道口からカテーテルを挿入する。膀胱内の尿排出が終わったら，静かにカテーテルを抜く。再利用型のカテーテルを使用している場合は，カテーテルを流水で洗浄後，消毒液の入ったケースに戻す。使い捨て型のカテーテルを使用している場合は，カテーテルを破棄する。最後に身支度を整え，使用したカテーテルの後始末をする。

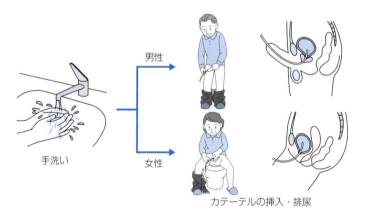

図1 CICの実際

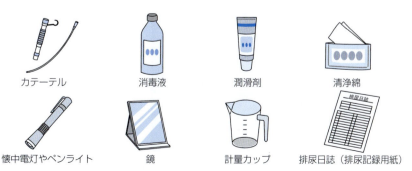

図2 CICの必要物品

◆ 患者指導のポイント

◇ トイレへの移動

　暮らしのなかでCICを継続していくためには，自宅だけでなく，学校や職場，外出先でも，トイレに移動することができる身体機能が重要になる。トイレでCICを行えることが，自由に外出や旅行などを可能にし，患者の暮らしを豊かにする。そのため，床上や浴室でCICを行わなければならない場合もあるが，原則的にはトイレでCICを行えるようになることを目標にする。病院内でCICの指導を行う際には，処置室やベッド上ではなく，トイレで指導を行うことが望ましい。

◇ 衣類の着脱

　CICを行うには，ズボンや下着の着脱ができなければならない。手指の巧緻性が低い場合は，着脱しやすい衣類や下着の使用を勧める。同時に，トイレ内で衣類を着脱することができるよう訓練を行っていくことが必要である。

◇ 導尿姿勢の保持

　男女問わず，立位でも座位でもCICを行うことは可能である。患者の身体機能を的確にアセスメントし，安定した姿勢で無理なくCICができるよう支援する。肥満体型の女性の場合は，座位になるとカテーテルを尿道口に導入しにくいことがある。また，和式トイレでCICを行う場合，屈んだ姿勢を維持するのが困難な症例が多いため，女性であっても立位で行うCICの方法を指導することがある。その場合は，女性用の短い導尿カテーテル（13〜15 cm）ではなく，男性用の長いカテーテル（28〜33 cm）を用いることで，便器に尿排出しやすくなる。また，起立性低血圧がある場合などは，立位のまま下方を向いてCICを行うと，導尿後に頭部挙上に伴い血圧低下をきたすことがある。転倒リスクが予測される場合には，座位でCICを実施することが望ましい。車椅子から便器に移乗することなくCICを行うことも可能である。その場合は，導尿用カテーテルに延長チューブが接続されたカテーテルを使用すると便利である（図3）。

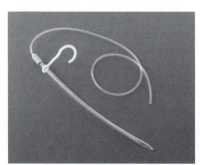

(画像提供：富士システムズ)

図3 セルフカテ®（EX型）（富士システムズ）

転倒や腰痛を引き起こすことなくCICが実施できるように，個々の身体能力に適した導尿姿勢を考慮すること，安定した導尿姿勢を保持するための筋力強化を実施していくことが重要になる。

◇カテーテル挿入の指導方法

男性患者にカテーテルの挿入方法を指導する場合，尿道を真っすぐに伸ばすイメージで，陰茎を上方に向けて引っ張りながら，ゆっくりカテーテルを挿入していく。カテーテルが，球部尿道と前立腺部を通る際に抵抗を感じるため，深呼吸をして身体の力を抜いてから，さらにカテーテルを挿入していくようアドバイスする。ただし，前立腺部から出血をしたり，尿道損傷を引き起こしたりする可能性もあるため，無理にカテーテルを挿入してはならない（図4）。

女性患者にカテーテルの挿入方法を指導する場合，正しく尿道口にカテーテルを挿入するために，尿道口と腟の違いが体得できるよう導くことが必要である。最初に，腟に患者自身の指を挿入してもらい，腟の位置を理解してもらう。次に，指導者が尿道口にカテーテルを挿入し，患者にカテーテルが挿入された尿道口を指で触ってもらい，腟と尿道口の位置の違いを理解できるように繰り返し指導する。尿道口の位置を，患者が指で触って理解できることにより，鏡を用いることなく容易にカテーテルを尿道口に挿入できるようになる（図5）。

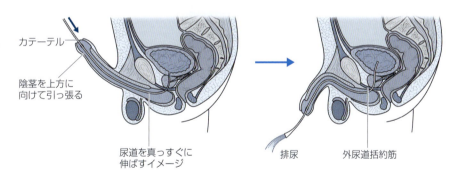

図4 男性のカテーテル挿入の指導方法

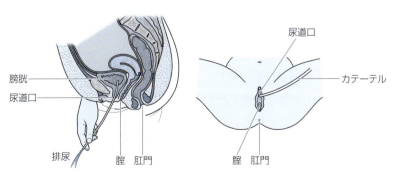

図5 女性のカテーテル挿入の指導方法

◇カテーテルの洗浄と保管

　再利用型カテーテルを使用する場合には，カテーテルの洗浄と消毒液の交換が必要になる。導尿後のカテーテルは，流水でカテーテルの外側と内側を洗い流す。カテーテルを保管するケース内（外筒）に入った消毒液は，1日1回新しいものと交換する。使い捨て型のカテーテルは，原則的に1回導尿したら廃棄する。退院後は，外来診療時に，次回の受診時までに必要になるカテーテルを提供する。再利用型カテーテルは消毒液の入っていない状態で患者に手渡すため，使用する30分〜1時間前には消毒液に浸しておく必要がある。消毒液は，塩化ベンザルコニウムや塩化ベンゼトニウムを0.05〜0.1％に希釈したものを使用する。昨今では，潤滑剤のグリセリンに塩化ベンザルコニウムを添加してある製品も使用されている（図6）。なお，カテーテルは，常温で直射日光が当たらない場所に多めに保管しておくことが望ましい。自宅だけでなく，職場や学校，自家用車内など，数カ所に分けて保管しておき，いつでも必要なときにCICができるよう備えておくとよい。

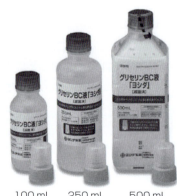

100 mL　　250 mL　　500 mL

（画像提供：吉田製薬）

図6　グリセリンBC液［ヨシダ］（吉田製薬）

◇CICの実施回数と時間設定

　正確な尿意が認められる場合には，尿意に応じてCICを実施することが可能である。尿意が不明瞭な場合や不正確な場合は，CICの実施時刻を設定し，計画的にCICを実施する。自然排尿が可能な場合には，まず排尿を試み，排尿後に残尿をCICによって排出する。自然排尿が困難な場合は，下腹部を圧迫したり，無理に力んだりせず，CICを行うことが望ましい。腹部圧迫による無理な排尿は，腎臓尿管逆流現象を誘発し，水腎症を引き起こすリスクがある。膀胱壁が肥厚し伸縮性の低い高圧膀胱（低コンプライアンス膀胱）の場合は，個々の膀胱容量に応じた1回導尿量を設定し，1日排尿量を1回導尿量で割った回数を設定する。低圧膀胱の場合は，1回導尿量が300 mL以下になるようにCICの時間と回数を設定する。いずれの場合も排尿日誌を用い，導尿時間と1回導尿量の記載をしながら患者の生活スケジュールを考慮し，無理なく継続できるスケジュールを構築していく。

◇経済的な配慮

　CICについて医療機関に相談をしながら，導尿用カテーテルなどの支給を受けるには，在宅自己導尿指導管理料の支払いが必要になる。再利用型カテーテルや消毒液，潤滑剤は，在宅自己導尿指導管理料（1,800点）に含まれるが，使い捨て型カテーテルや間欠式バルーンカテーテルを使用する場合は，特殊カテーテル加算（600点または960点）の支払いが必要となる（**表1**）。患者の自己負担額は，医療保険の自己負担割合や使用するカテーテルの種類によって異なる。患者の経済的な状況を考慮し，無理なく継続していけるように使用するカテーテルを選択することも必要になる（**表1**）。

表1　CICの費用

	自己負担額		
	1割	2割	3割
在宅自己導尿指導管理料　1,800点 再利用型カテーテル・消毒液などの支給が含まれる	1,800円	3,600円	5,400円
特殊カテーテル加算① 親水性コーティングなし600点	＋600円	＋1,200円	＋1,800円
特殊カテーテル加算② 親水性コーティングあり960点	＋960円	＋1,920円	＋2,880円
特殊カテーテル加算③ 間欠式バルーンカテーテル600点	＋600円	＋1,200円	＋1,800円

※指導管理料および特殊カテーテル加算は月1回の算定
　特殊カテーテル加算は，使い捨て型カテーテルや間欠式バルーンカテーテルを使用する場合に，いずれか1項目のみ加算する。

◆CIC指導の実際

　CICは，在宅で患者自身が継続的に実施していかなくてはならない排尿管理方法である。個々の患者の年代や基礎疾患，合併症，ADL，職業や社会的役割などによっても，そのかかわりは大きく異なる。ここでは，臨床でよく出会う症例を紹介する。

◇症例1：就寝後のCICによって睡眠不足に悩まされた夜間多尿のケース

　76歳男性。急性腎盂腎炎を発症して入院した。糖尿病性神経因性膀胱により，残尿が1,200 mLあり，溢流性尿失禁が生じていた。認知機能，手指の機能などには問題が認められず，CICが導入された。

◆ 排尿日誌①（**表2**）

　就寝後の導尿量が多く，夜間多尿と診断された。夜間のCICにより睡眠不足になり，日中の活動性が低下した。そのため，間欠式バルーンカテーテルを使用し，

夜間のみ尿道カテーテルを留置することになった（**図7**）。日中は尿量が少ないため，導尿回数を減らすことにした。

間欠式バルーンカテーテル®は，夜間多尿の症例だけでなく，バスや飛行機などに乗って旅行をする場合など，長時間CICが実施できないことが予測される場合にも使用できる。高齢者など介護者がCICを担っている症例では，介護者の体調が優れないときや外出時になどにも利用することができる便利な排尿用具の1つである（特殊カテーテル③）。

表2　症例1の排尿日誌①

	時間	排尿量	導尿量	尿意	備考
1	6：20	120	450	有	起床　尿失禁あり
2	10：00	0	120	無	
3	14：00	0	60	無	
4	18：00	0	40	無	夕食
5	21：00	0	60	無	就寝
6	1：00	100	420	有	尿失禁あり
7	4：00	80	380	有	尿失禁あり
合計	7回	300 mL	1,530 mL		

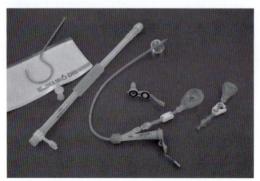

（画像提供：DIBインターナショナル）

図7　間欠式バルーンカテーテル（DIBインターナショナル）

◆ 排尿日誌②（**表3**）

夜間のみ尿道カテーテルを留置して睡眠時間を確保し，日中の導尿は2回にした。夜間と早朝の尿失禁が消失し，患者は，日中も安心して自由に外出することができるようになった。

表3 症例1の排尿日誌②

	時間	排尿量	導尿量	尿意	備考
1	6：30		960	無	起床　蓄尿袋の尿を廃棄　カテーテルを抜去
2	12：30	0	120	無	昼食
3	18：30	0	140	無	入浴
4	21：00	0	90	無	就寝　カテーテルを挿入
合計	3回※	300mL	1,310 mL		

※導尿2回と間欠式バルーンカテーテルの留置が1回

◇症例2：職場でのCICに悩むケース

　42歳女性。子宮癌のため広汎子宮全摘除術が施行された。術後，尿道カテーテルを抜去したところ，尿意が不明瞭で，自然排尿が認められなかったため，CICの導入が提案された。しかし患者は「退院したら仕事をしなくちゃいけないんですが，導尿の道具を持って，職場のトイレに行くのは気が引けます。」と，ため息をつきながら訴えた。そこで，職場や外出先でも人目を気にせずに持ち歩けるカテーテルを紹介した。カテーテルは，全長15 cm（カテーテル12.5 cm）のコンパクトサイズで，一見すると導尿用カテーテルには見えないこともあり，患者も「これなら会社にも持っていけますね。」と笑顔を取り戻し，CICの手技習得にも意欲的に取り組めるようになった。

　図9に示したカテーテルは再利用型カテーテルだが，職場や外出先では使い捨て型を使用することも可能である。コンパクトサイズな使い捨て型カテーテルを図10に示す。

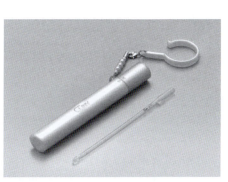

図9 ピュールキャス®（クリエートメディック）
※再利用型カテーテル
（画像提供：クリエートメディック）

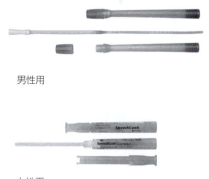

男性用

女性用

図10 スピーディカテ コンパクト®（コロプラスト）
※使い捨て型カテーテル　親水性コーティングあり（特殊カテーテル②）
（画像提供：コロプラスト）

◇症例3：前立腺肥大症のためカテーテル挿入が困難なケース

63歳男性。前立腺肥大症による尿閉を繰り返し，そのたびに救急外来で導尿を行っていた。残尿も常に300 mL以上あり医師に手術を勧められたが，仕事の都合で手術を受けられるのは6カ月後だという。そこで患者と話し合い，手術までの期間CICを導入することになった。患者の理解力に問題はなかったが，前立腺肥大症のため，なかなかカテーテルの挿入ができなかった。そこで，患者や医師と話し合い，カテーテルの先が細く硬い材質でできているチーマン型カテーテルの使用を試みることになった。患者はチーマン型カテーテルを使用するようになり，スムーズにCICができるようになった（**図11**）。

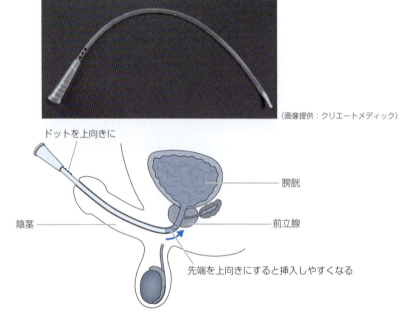

図11 チーマン型カテーテル（クリエートメディック）

◆CICの継続的支援

CICは，日々の暮らしのなかで繰り返される排泄行為である。そのため，苦痛なく簡単，かつ短時間で済ますことができなければならない。またその時々の体調や仕事，学業などに支障をきたすことがないように，患者とともにさまざまな出来事が生じる暮らしのなかで，どうしたらCICを継続していけるかについて話し合いながら支援し続けていくことが重要になる。長くCICを継続していると，体調などの変化に伴い，一時的に尿道カテーテルを留置することになる場合もある。CICを継続することが目的ではなく，患者や家族のQOLの維持，または向上が排尿管理の目的であることを忘れてはならない。CICは，あくまでも尿排出のための1つの手段であり，それが最良であると断言することはできない。個々の

患者や家族の状況に適した排尿管理を継続していけるよう，常に患者や家族に寄り添い支援し続ける姿勢が大切である．

【参考文献】
1) 田中純子，萩原綾子　編著："すぐにわかる！使える！自己導尿指導 BOOK"，メディカ出版，2012.
2) Lapides J, et al.: Clean intermittent self-catheterization in the treatment of urinary tract disease. J Urol 107(3); 458-461, 1972.
3) Lapides J, et al.: Further observations on self-catheterization. J Urol 116(2); 169-171, 1976.
4) 後藤百万：今日からケアが変わる排尿管理の技術．泌尿器ケア冬季増刊（後藤百万　監），メディカ出版，2010.

12 食事指導

中野かおる，髙橋知子，角田明良，清水幸子

◆ はじめに

　排便機能障害に対して，食事指導が行われていない医療機関も多い。排便機能障害は生活の質（quality of life：QOL）に大きく影響する症状であるが，食事指導が排便機能障害にどの程度の効果があり，どのような方法が適しているのかを示した知見は少ない。

　亀田京橋クリニック（以下，筆者の施設）では便失禁や便秘の患者に対する食事指導を行っており，ここではその具体的な指導内容を紹介する。

◆ 適度な便性状の維持

◇ 食物繊維摂取量の評価：おつうじ日誌

　排便に大きな影響を与える栄養素として，食物繊維が挙げられる。食物繊維は，糖質，蛋白質，脂質，ビタミン，ミネラルに続く第6の栄養素としても知られており，植物性食品である穀物，芋類，豆類，野菜，きのこ類，海藻類，果物，種実類，一部の調味料に含まれている。

　食物繊維は便の材料になり，糞便量と食物繊維摂取量には正の相関関係がある[1]。食物繊維には不溶性食物繊維と水溶性食物繊維があるが，不溶性食物繊維は胃や腸で水分を吸って膨らみ，便のかさを増やしながら，便をまとまりやすくする。水溶性食物繊維はその粘性から，便を軟らかくすることが期待されている。

　筆者の施設では患者の食物繊維摂取量に注目して食事指導を行っている。患者には，「おつうじ日誌」という記録用紙に，1週間の食事，便性状，排便回数などを記録してもらう（図1）。飲食したすべての食事内容を秤量記録法，目安記録法で記入してもらい，管理栄養士が『日本食品標準成分表2015年版（七訂）』『コレステロール・食物繊維早わかり』『毎日の食事のカロリーガイド改訂版』などを参考に食物繊維摂取量を計算し，便性状の改善に合わせた食事のアドバイスを行っている。

◆ 食物繊維を多く含む食品

　不溶性食物繊維には，米やパンなどの穀物に多いセルロース，切り干し大根など野菜を刻んで干すと増えるリグニンなどがあり，ごぼう・ブロッコリー・かぼちゃ・キャベツなどの野菜，豆類，きのこ類に豊富に含まれている。水溶性食物繊維にはジャムの製造に欠かせないペクチン質，海藻類独特のぬめり成分であるアルギン酸やフコイダンなどがあり，柑橘類やりんごなどの果物，葉物の野菜，

海藻類，芋類などに多く含まれている（**表1**）。

つまり食物繊維は，献立でいうと主食と副菜に使われる食品に多く含まれている。エネルギー源となる主食には穀物が使われており，同時に食物繊維の摂取源にもなっている。副菜には主に野菜，きのこ類，海藻類が使われており，ビタミン，ミネラル，食物繊維の摂取源になっている。なお，主菜は蛋白源になっている（**図2**）。

PNo. ☆食物せんい量☆ ☆食事のアドバイス☆ 担当栄養士（ ）

氏名 （ ）日間合計 g

生年月日 1日あたり平均 g

1日の目標 20 g ☆印は栄養士が記入します

日付(曜日)	月 日( )				月 日( )				月 日( )				月 日( )			
起床時間	:				:				:				:			
食事について 朝食 時間	:	☆ 食物せんい g			:	☆ 食物せんい g			:	☆ 食物せんい g			:	☆ 食物せんい g		
朝食 内容																
昼食 時間	:	☆ 食物せんい g			:	☆ 食物せんい g			:	☆ 食物せんい g			:	☆ 食物せんい g		
昼食 内容																
夕食 時間	:	☆ 食物せんい g			:	☆ 食物せんい g			:	☆ 食物せんい g			:	☆ 食物せんい g		
夕食 内容																
間食 時間	:	☆ 食物せんい g			:	☆ 食物せんい g			:	☆ 食物せんい g			:	☆ 食物せんい g		
間食 内容																
☆食物せんい1日合計	g				g				g				g			
就寝時間	:				:				:				:			
使用したおつうじの薬と量																
おつうじについて	時間	性状	便もれ	残便感	時間	性状	便もれ	残便感	時間	性状	便もれ	残便感	時間	性状	便もれ	残便感
1回目	:		有・無	有・無	:		有・無	有・無	:		有・無	有・無	:		有・無	有・無
2回目	:		有・無	有・無	:		有・無	有・無	:		有・無	有・無	:		有・無	有・無
3回目	:		有・無	有・無	:		有・無	有・無	:		有・無	有・無	:		有・無	有・無
4回目	:		有・無	有・無	:		有・無	有・無	:		有・無	有・無	:		有・無	有・無
5回目	:		有・無	有・無	:		有・無	有・無	:		有・無	有・無	:		有・無	有・無

図1 おつうじ日誌

表1 食物繊維の種類

	名 称	多く含む食品
不溶性食物繊維	セルロース	野菜，穀類，豆類，小麦ふすま
	ヘミセルロース	穀類，豆類，小麦ふすま
	ペクチン質	にんじん，かぼちゃ
	リグニン	ココア，小麦ふすま，大根，豆類
	イヌリン	ごぼう
	キチン	エビやカニの殻
水溶性食物繊維	ペクチン質	柑橘類，りんご
	グアーガム	グアー豆
	マンナン	こんにゃくいも
	アルギン酸，ラミナリン，フコイダン	海藻

（文献17より引用）

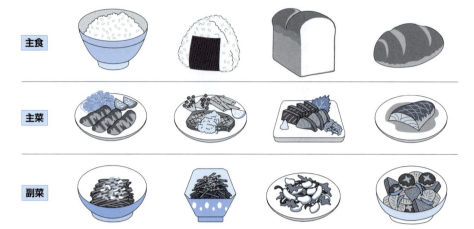

図2 献立のイメージ

◆ 日本人の食物繊維摂取状況

厚生労働省の「日本人の食事摂取基準（2015年版）」[2]によると、食物繊維摂取目標量は成人男性20g/日以上、成人女性18g/日以上である。しかし、「平成27年国民健康・栄養調査報告書」[3]によると、日本人全体の食物繊維平均摂取量は14.5g/日（不溶性食物繊維：10.6g/日、水溶性食物繊維：3.4g/日）であった。また、平均摂取量14.5g中の食品の内訳は、穀類：3.0g（21%）、野菜：5.4g（38%）で合計約60%であり、この2つが主な摂取源であることがわかる（図3）。

◇ 便性状が軟らかいときの指導

軟便でまとまりが悪い場合、排便回数が多くなり、便失禁が起きやすくなる。主に軟便が漏れる失禁に対しては、便性状を軟化させる作用をもつカフェイン、柑橘系の果物、脂肪分や油分の多い食事、香辛料の多い食品、アルコールなどを控えるよう指導する[4]（図4）。これらを控えることで便がまとまり、急な大腸の蠕動運動も防ぐことができるため、特に切迫性便失禁には効果的である。

また、食物繊維摂取量が増加すると便性状が固形化し、便失禁が減少することが知られている[5-7]。便性状の固形化によって、1日に何回も排便がある患者では回数を減らすことができる。

軟便になりやすい患者の食事記録から、実際の食事内容を詳しくみてみると、脂っこい料理と多量の飲酒の組み合わせ、カレーライスやカツ丼など単品の食事、主食を摂らずに果物やヨーグルト、スムージーのみの食事、生野菜や野菜ジュース、コーヒーの過剰摂取などが見受けられる。

筆者の施設では、「おつうじ日誌」に書かれた食事と排便の記録をみて軟便を誘発させる食品の摂取がないかを確認し、そのような食品が適正量を超えていれば減らすよう指導し、食物繊維摂取量が足りなければ主食や副菜を増やすよう指導している。

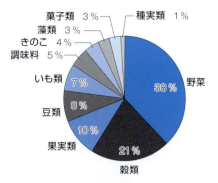

図3 日本人の食物繊維平均摂取量14.5gの内訳(男女1歳以上)

(文献3より引用)

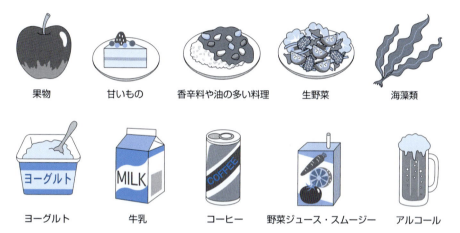

図4 便が軟らかいときに控えたい食品

◇便性状が硬いときの指導

　便が硬すぎて宿便になると，漏出性便失禁が起きやすくなる。また，食事量の過少が便秘の原因になっていることがあるので，特に朝食は欠食せずに，十分な食事量を確保するよう指導する[8]。ただし，患者によっては不溶性食物繊維の摂り過ぎで便が硬くなっていることもあり，食物繊維の摂取が有効でない場合は，むしろやめたり減らしたりすることで便秘が軽減することもある[9-11]。

　筆者の施設では，「おつうじ日誌」の食事と排便の記録から，欠食などで食事量が足りない場合は，1日3食にして米飯を中心に可能な限り主食・主菜・副菜を揃えることを促している。「平成27年 国民健康・栄養調査報告書」[3]によると，朝食の欠食率は20歳代，30歳代の1人世帯では約35％となっている。欠食により食事量自体が不足しやすいので，朝食には手軽に食べられるおにぎりやサンドイッチ，シリアルなどを勧めている。不規則な食べ方をしている患者や夕食が遅くなる患者には，主食と主菜・副菜とを分けて摂る分食などの方法も提案している。また，不溶性食物繊維に偏っている場合には，いったん控えてみるよう指導している(**図**

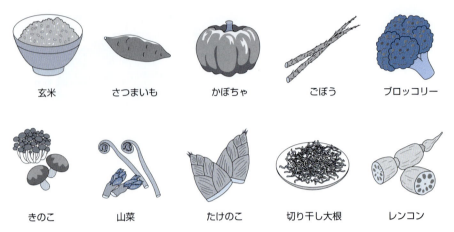

図5 便が硬いときに控えたい食品

5)。

◇便通に対して理想的な食事

まずは1日3食とし，一汁三菜の食事で効率よく食物繊維を摂取することを指導する。一汁三菜とは室町時代の本膳料理を起源とする言葉で，現代では主食・汁物・主菜・副菜2品で構成された料理のことを指す（図6）。

◆ 主食：米飯

主食として米飯を摂取すると，不溶性食物繊維と水溶性食物繊維の特性を併せもつとされるレジスタントスターチ（難消化性でんぷん）が摂取できる。レジスタントスターチは腸内細菌叢に良好な影響を及ぼすでんぷん成分であり，生理的な意味合いを含めて「健常人の小腸腔内で消化吸収されずに大腸に達するでんぷんおよびでんぷんの部分分解物の総称」と定義されている。レジスタントスターチは，小腸で消化酵素が作用せずに消化抵抗性を示す点で，食物繊維と類似した働きが期待されている。また，レジスタントスターチは調理後の冷却によりさらに増加するため，おにぎりや弁当の冷や飯はレジスタントスターチの摂取に有効といえる[12]。米飯は，便性状が軟らかい場合にも硬い場合にも適した主食である。下痢を助長する傾向はみられず，便通や便性状に良好な影響を与える食品として挙げられる[13]。

◆ 副菜

野菜などの副菜は，煮る，炒める，ゆでる，蒸すなどの調理方法で火を通すと，生食よりも多く摂取できる。野菜を摂取する際は，根菜など土の中で育つものと，葉物など土の上で育つものを組み合わせることで，不溶性食物繊維と水溶性食物繊維のバランスが整いやすくなる。

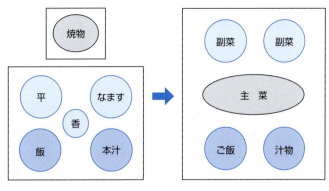

図6 一汁三菜の料理

　家庭食が困難な場合は調理済み食を使用して，おひたし，きんぴら，ひじきの煮物，煮豆など，小鉢の副菜を追加するよう指導している。弁当を購入する場合は幕の内スタイルの副菜が多めのものがよいが，少ないときはごぼうサラダ，海藻サラダ，野菜類の胡麻和え，豚汁やなめこ汁などのインスタント味噌汁を追加するのもよい。外食の場合も一汁三菜に近いものを選ぶことをお勧めする。

　何か1つの食材にこだわるよりも全体的なバランスを重視し，便性状をみながら適した食品を足したり引いたりして献立を組むよう指導する。

◆ 症例紹介

◇ 便の固形化により切迫性便失禁が改善した症例

◆ 基本情報

・67歳女性，切迫性便失禁を主訴に受診。
・初診時：ブリストルスケール（p.125，Ⅲ章 B-1，**表1**参照）…4，排便回数…1日3〜4回，fecal incontinence severity index[14]（FISI，p.194，Ⅳ章 B-1，**表2**参照）スコア…23

◆ 食事記録

　食事指導前の食物繊維摂取量は20.4 g/日で，日本人の食事摂取基準は満たしていた。しかし，食物繊維の摂取源は主に野菜と果物と菓子類であり，米飯・餅など米加工品の摂取量は96.0 g/日でおにぎり1個程度と少なく，牛乳・乳製品の摂取量は260.0 g/日（日本人全体の平均摂取量は132.1 g/日），軟便を誘発させる食品は1日9品程度と多めの摂取傾向がみられた。

◆ 食事指導

　米飯は1日2膳に増やすこと，牛乳・ヨーグルトはチーズに代えること，便が軟らかいときにとりすぎ注意の食品を示し，1カ月程度改善に取り組むよう説明した。

◆ 結果

　食事指導1カ月経過後の食事では，食物繊維摂取量は23.6 g/日，米飯・餅など米加工品の摂取量は236.0 g/日に増え，牛乳・乳製品の摂取量は78.6 g/日，軟便を誘発させる食品は1日5品程度に減少した。
　排便状態はブリストルスケールが3～4と軽度に硬化し，排便回数は1日2～3回に減少，FISIスコアは0となり，便失禁は改善した。

◇ 頻回の排便と軟便による漏出性便失禁が改善した症例

◆ 基本情報

・79歳女性，漏出性便失禁を主訴に受診。
・初診時：ブリストルスケール…5，排便回数…1日7回，FISIスコア…18

◆ 食事記録

　食事指導前の食物繊維摂取量は18.3 g/日で，日本人の食事摂取基準は満たしていた。しかし，果物の摂取量が509.1 g/日（日本人全体の平均摂取量は107.6 g/日），牛乳・乳製品の摂取量が321.4 g/日，軟便を誘発させる食品は1日10品程度と，多量摂取の傾向がみられた。

◆ 食事指導

　果物の適正量は片手に乗る程度（150 g程度または80 kcal程度）であること，牛乳・乳製品を控えること，便が軟らかいときにとりすぎ注意の食品を示し，1カ月程度改善に取り組むよう説明した。

◆ 結果

　食事指導1カ月経過後の食事では，食物繊維摂取量は13.7 g/日と減少したものの，果物の摂取量は216.4 g/日，牛乳・乳製品の摂取量は271.4 g/日と改善し，軟便を誘発させる食品は1日7品程度に減少した。
　排便状態はブリストルスケールが4と固形化し，排便回数は1日2回に減少，FISIスコアは0になり，便失禁は改善した。

◇ 硬い便による漏出性便失禁が改善した症例

◆ 基本情報

・56歳女性，ブリストルスケール2～3の硬めの便による漏出性便失禁を主訴に

受診。
・初診時：排便回数…1日2回，FISIスコア…21

◆ 食事記録
　食事指導前の食物繊維摂取量は18.7 g/日で，日本人の食事摂取基準は満たしていた。しかし，米飯・餅など米加工品の摂取量は143.0 g/日と茶碗1膳弱であり，食物繊維の摂取源は根菜やきのこ類，果物に偏っていた。

◆ 食事指導
　米飯を1日2膳に増やすこと，果物の適正量は片手に乗る程度であること，便が硬いときにとりすぎ注意の食品を示し，1カ月程度改善に取り組むよう説明した。

◆ 結果
　食事指導1カ月経過後の食事では，食物繊維摂取量は19.1 g/日，米飯・餅など米加工品の摂取量は229.0 g/日に増え，ブリストルスケールは4，排便回数は1日1回，FISIスコアは12になり，漏出性便失禁は改善傾向であった。

◇ 便秘が改善した症例

◆ 基本情報
・39歳女性，一人暮らし，便秘を主訴に受診。
・ブリストルスケールは1～2と硬く，下剤内服により下痢を起こしていた。

◆ 食事記録
　食事指導前の食物繊維摂取量は21.5 g/日で，日本人の食事摂取基準は満たしていた。しかし，米飯・餅など米加工品の摂取量は142.9 g/日と茶碗1膳弱であり，食物繊維の摂取源は干し芋とグラノーラ，菓子類に偏っていた。

◆ 食事指導
　不溶性食物繊維が多すぎることを説明し，控えることを提案した。さらに，米飯は1日2膳に増やすこと，根菜よりも葉物の野菜を増やすこと，菓子類を控えることを指導した。

◆ 結果
　食事指導後は米飯を増やし，干し芋の摂取をやめたことで下剤内服をやめても毎日排便できるようになり，ブリストルスケールは4に安定した。

◆ 新しい食事療法

◇ 低FODMAP食

　過敏性腸症候群（irritable bowel syndrome：IBS）の新しい食事療法として，低FODMAP食が注目されている[15, 16]。FODMAPとは，発酵性（fermentable），オリゴ糖類（oligosaccharides），二糖類（disaccharides），単糖類（monosaccharides），ポリオール類（and polyols）の頭文字をとった言葉であり，乳糖，果糖，フルクタン，ガラクタン（オリゴ糖），糖アルコール，ポリオールを多く含む食品を指す。

　これらの糖類は小腸内で消化吸収されにくく，大腸へ流入し，大腸内で発酵が促進されてガスを産生する。さらに，浸透圧が上がることで腸管内腔に水分を引き付ける。その結果，腸管に伸展刺激が加わって痛みを感じ，腸管内の水分過剰による下痢や軟便を引き起こす[15]。

　すなわち低FODMAP食とは，高乳糖含有食の牛乳やヨーグルト，高果糖含有食の果物やはちみつ，高フルクタン含有食の小麦やたまねぎ，高ガラクタン含有食のひよこ豆やレンズ豆，高ポリオール含有食のカリフラワーやマッシュルームなどの摂取を控える食事療法である[16]。

◆ 低FODMAP食の排便機能障害患者への活用

　低FODMAP食は，軟便を伴う便失禁患者や，腹部膨満感ならびにガス産生による不快感を有する患者にも応用が可能と推測される。糖類が多い食品のなかで，わが国の主食である米飯は高FODMAPではないため，パン類や麺類などの小麦製品よりも，積極的に患者に勧めてもよいと思われる。

◆ おわりに

　本稿では筆者の施設で行っている食事指導を紹介したが，排便機能障害に対して特別な食事を指導するというよりは，規則正しいバランスのとれた食生活を送ることが推奨される。また，それにより生活習慣病の予防にもつながる。

　わが国の四季に合わせた食文化を大切にしながら，調理や食事を楽しむことを提案したい。

【文 献】

1) 印南 敏：排便・便性改善効果．食物繊維 基礎と応用 第3版（日本食物繊維学会 監），142-150，第一出版，2008．
2) 厚生労働省：日本人の食事摂取基準（2015年版），2014．(http://www.mhlw.go.jp/file/05-Shingikai-10901000-Kenkoukyoku-Soumuka/0000114399.pdf，2017年8月時点)
3) 厚生労働省：平成27年 国民健康・栄養調査，2017．(http://www.mhlw.go.jp/bunya/kenkou/eiyou/dl/h27-houkoku.pdf，2017年8月時点)
4) Rao SS: Current and emerging treatment options for fecal incontinence; clinical review. *J Clin Gastroenterol* 48(9); 752-764, 2014.
5) Bliss DZ, Savik K, Jung HJ, et al.: Dietary fiber supplementation for fecal incontinence: a randomized clinical trial. *Res Nur Health* 37(5); 367-378, 2014.
6) Bliss DZ, Jung HJ, Savik K, et al.: Supplementation with dietary fiber improves faecal incontinence. *Nurs Res* 50(4); 203-213, 2001.
7) van der Hagen SJ, Soeters PB, Baeten CG, et al.: Conservative treatment of patients with faecal soiling. *Tech Coloproctol* 15(3); 291-295, 2011.
8) 野口球子：消化器疾患 便秘．栄養食事療法必携 第3版（中村丁次 編著），52-55，医歯薬出版，2005．
9) 中路重之，壇上和真：食物繊維の生理作用 がん以外の腸疾患と食物繊維の関係 便秘．食物繊維 基礎と応用 第3版（日本食物繊維学会 監），156-158，第一出版，2008．
10) Ho K-S, Tan CYM, Mohd Daud MA, et al.: Stopping or reducing dietary fiber intake reduces constipation and its associated symptoms. *WJG* 18(33); 4593-4596, 2012.
11) Müller-Lissner SA, Kamm MA, Scarpignato C, et al.: Myths and misconceptions about chronic constipation. *Am J Gastroenterol* 100(1); 232-242, 2005.
12) 早川享志：食物繊維の種類と化学 植物ガム質と粘質物 レジスタントスターチ．食物繊維 基礎と応用 第3版（日本食物繊維学会 監），51-54，第一出版，2008．
13) 戸館雅大，棟方昭博，村上秀樹，ほか：便通・便の性状と食生活との関連性に関する検討．体力・栄養・免疫学雑誌 12(1)；44-55，2002．
14) Rockwood TH, Church JM, Fleshman JW, et al.: Patient and surgeon ranking of the severity of symptoms associated with fecal incontinence: the fecal incontinence severity index. *Dis Colon Rectum* 42(12); 1525-32, 1999.
15) 金子 宏，飯田章人，春日井邦夫：IBSの食事指導，生活習慣改善．診断と治療 103(8)；1053-1057，2015．
16) 金澤 素，福士 審：過敏性腸症候群に対する新しい食事療法 低FODMAPダイエットを中心として．分子消化器病 12(12)；152-158，2015．
17) 真田宏夫：食物繊維の種類と化学 食物繊維の分類．食物繊維 基礎と応用 第3版（日本食物繊維学会 監），35，第一出版，2008．

13 外来における排泄リハビリテーション

重田美和

◆はじめに

　筆者の施設は女性専門の外来クリニック（女性泌尿器科）で，腹圧性尿失禁（stress urinary incontinence：SUI），切迫性尿失禁（urge urinary incontinence：UUI），混合性尿失禁（mix urinary incontinence：MUI），過活動膀胱（overactive bladder：OAB），頻尿，骨盤臓器脱（pelvic organ prolapse：POP），間質性膀胱炎，骨盤痛症候群，外陰痛症候群，女性性機能障害などを主な治療対象としている．筆者の施設の骨盤底リハビリテーション部は上記症状・症候の骨盤底機能障害を主な対象としており，理学療法士常勤1名，非常勤1名，看護師1名の体制で医師の指示のもとマンツーマンで実施している．

　今回は筆者の施設の骨盤底リハビリテーション部の外来における排泄リハビリテーションについて，実際の症例を挙げて介入方法などを紹介する．

◆筆者の施設での骨盤底リハビリテーションの流れ

　新患はまず初診予約専用コールセンターに電話をして医師診察の予約を取り診察を受ける．医師によって骨盤底リハビリテーションが必要と判断された対象者は，説明書（図1）に従って医師からその必要性と概要が説明される．対象者の同

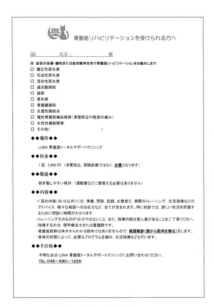

図1 医師が渡す説明書

意が得られればその旨を医師が電子カルテに記載し骨盤底リハビリテーションに対する指示が出る。

骨盤底リハビリテーション部門は個室で，プライバシーの守られた空間で行われている（図2）。問診から始め，骨盤底リハビリテーションの必要性と実施内容の説明，骨盤底の構造説明を行い，評価，介入，ホームプログラムの作成と生活指導を行い，次の予約へと繋げている（図3）。1回の介入時間は30分で，自費5,400円（税込）の設定である。

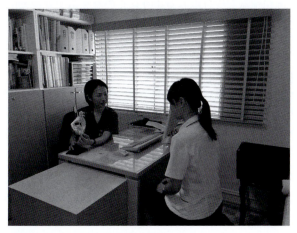

図2 プライバシーの守られた環境

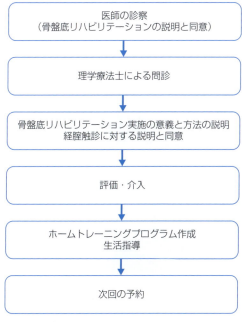

図3 骨盤底リハビリテーションの流れ

◆医師との連携について

　薬物治療のない者やリングを使用していないPOPなど初診以降医師の診察が必要のない対象者は，骨盤底リハビリテーションのみで来院する場合も多い。しかし，対象者に新たな医学的問題が発生した場合や，薬物治療を併用して骨盤底リハビリテーションを実施したほうがよいと考えられた場合，リングを併用したほうがよいと考えられた場合などは医師に報告し，診察を受けてもらう。緊急性がない場合は，医師が情報を受け取れるようにその旨を電子カルテに記載し供覧できるようにしている。

◆外来における骨盤底リハビリテーションの実際

◇環境の配慮，信頼関係の構築と対象者への教育

　問診時から対象者の羞恥心やプライバシーに十分に配慮し，対象者が安心して話しやすい環境（個室や会話が漏れない区切られた空間）を設定することが大事である（図2）。

　他施設で排泄障害を軽視され，医療者への不信感や不満を抱いて筆者の施設に辿り着くケースは少なくない。対象者の主訴に十分に耳を傾け，一緒に取り組む態度で信頼関係を構築し，リハビリテーションに前向きになるよう促していく。また，骨盤底機能障害および排泄障害が起きている理由や，なぜリハビリテーションが必要であるのかなどの介入意義を模型（図4）などを使用して十分に説明し，対象者への教育を初めに行っておくことが重要である。また筆者の施設では経腟触診[*1]を伴

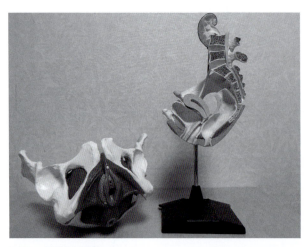

図4　骨盤底模型

[*1] 腟から指を挿入し，骨盤底筋群の評価と治療を行う。産婦人科医および泌尿器科医，助産師が行う「内診」とは区別している。

うリハビリテーションである旨を医師の説明に加え理学療法士がさらに説明を重ね，対象者からの同意を得た旨を電子カルテに記載している。原則として妊婦は対象としていないが，本人が強くリハビリテーションを希望された場合には経腟触診は行わず介入している。

◇問診

　特に初診時は問診に十分時間をかけている。筆者の施設では初診時に問診票一式（一般情報，SUI症状，尿意切迫症状，社会的な不都合，排便症状，骨盤痛，QOL，OABSS（overactive bladder symptom score），骨盤底困窮度質問票）を記入してもらい，医師が電子カルテに記載している。これらをチェックしながら，不足の情報や，具体的な問題点・症状，困窮度，HOPEなどを対象者の言葉で直接聴取するようにしている。直接聴取することでその対象者の話し方，理解力，会話応答の反応スピード，心理状態等々，紙面の問診からはわからない隠れた情報が得られることが多々ある。

　以下，カルテに記載する主な内容を列挙する。

◆一般情報
- 身長，体重（体重の増減の有無），BMI（body mass index）
- 既往歴（特に排泄障害を惹起するような骨盤内手術や神経因性膀胱の原因となる疾患，アレルギーや喘息の有無など）
- 出産経験（回数，分娩方法と状況，器械分娩の有無など），出生児体重
- 月経の有無，月経周期
- 排便状況（便秘の有無など）
- 職業（症状を惹起または増悪させるような要素はないか）
- 家族構成
- 生活スタイル
- 趣味
- 対象者のHOPE（主観的要望。例：漏れずにランニングできるようになりたい）

◆下部尿路症状
- 主訴
- 日常生活における困窮度（どのような場面でどのように困るのか）
- 発症時期
- 現病歴（どのような症状が，どのように経過してきたか）
- 失禁の有無，失禁量，失禁回数，尿意切迫感の有無，パッドの大きさと1日の交換枚数
- 排尿回数（日中，夜間）

- トイレの行き方（事前排尿の習慣はないか？筆者は"いっとこうトイレ"とよんでいる）
- 腹圧排尿の有無（しぼり出していないか？）
  → 尿失禁，頻尿，残尿感，尿意切迫感のある者の多くは，膀胱の中を空にしようとしてしぼり出して排尿しているケースが多い。
- 水分摂取量と摂取内容
  → 1日の水分摂取量は適切か？
  → カフェイン飲料を過剰に摂取していないか？

◆ 骨盤臓器脱

（上記に加えて）
- 発症時期と原因が疑われる動作，習慣（例：便秘で怒責をかけ続けた。ガーデニングで重い物を持った）
- どのようなときにどのように下垂感あるいは違和感があるか，下垂感の程度
- 失禁合併の有無
- 排尿困難あるいは排尿困難感の有無
- 出血の有無（粘膜が下着と擦れて出血する場合がある）
- 日常生活で骨盤臓器脱を誘発あるいは増悪させるような動作，習慣はないか

◇ 評価

◆ 排泄障害に対する問診票

必要に応じて下記のなかから選択して適宜使用する。

主要下部尿路症状質問票（core lower urinary tract symptom：CLASS），自覚的な尿失禁の症状・QOL質問票であるICIQ-SF（International Consultation on Incontinence questionnaire-short form）日本語版，過活動膀胱の診断にも用いることができるOABSS，排尿障害の症状質問票として活用できる国際前立腺症状スコア（international prostate symptom score：IPSS）がある。また，尿失禁に特異的なQOL質問票であるIIQ（incontinence impact questionnaire），I-QOL（incontinence quality of life instrument），キング健康質問票（King's health questionnaire: KHQ）がある（問診票についての詳細はp.174,「Ⅳ章 A-1 質問票」を参照）。

◆ パッドテスト

検査方法には24時間パッドテストと60分間パッドテストがある。24時間パッドテストは対象者の日常生活活動を反映した失禁量を測定することができるため，筆者は24時間パッドテストを3日間以上実施してもらい来院時に報告してもらう場合が多い（パッドテストの詳細はp.184,「Ⅳ章-A-3. パッドテスト」を参照）。

13 外来における排泄リハビリテーション

◆ 排尿日誌

　1回の排尿量，1日の排尿回数，1日の排尿量，水分摂取時間，水分摂取量，水分摂取内容（緑茶，コーヒー，白湯など），尿意切迫感の有無，失禁時間を記録してもらう。筆者の施設で使用している記録用紙とその記入例を**図5**に示す。詳細はp.179,「Ⅳ章 A-2排尿日誌」の項に譲るが，特に水分摂取の記録では「何を」「どれぐらい」摂取しているか詳しく記録してもらうようにしている。例えば白湯を500 mL摂取した場合とコーヒーなどのカフェイン含有飲料を500 mL摂取した場合では，膀胱に対する刺激や利尿作用が違うためである。排尿記録を見て問診することにより対象者の生活習慣や問題点が明らかとなり，これに基づいて生活指導や行動療法を指導している。対象者のこれまでどおりの生活での2日間と，指導に従って改善させた場合の2日間の排尿記録をしてもらうことにより改善すべき点を自覚できるようになる場合が多い。また，膀胱トレーニングを指導するうえでも大いに役立つ。

◆ 外陰部の評価

　わが国の理学療法士にとって外陰部を直接視診，触診することはハードルが高いかもしれないが，これにより得られる情報は多く非常に重要な部分である。

- 外陰部皮膚の色，炎症の有無，発赤の有無，乾燥の有無
- 大陰唇，小陰唇の形状，脂肪のつき方，尿道の向き，尿道の開大，尿道過可動の有無
- 帯下の有無と量，性状

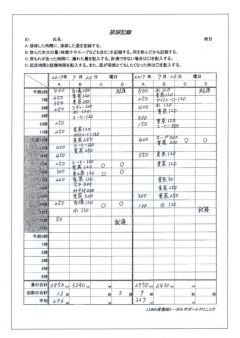

図5　排尿日誌（多飲多尿の例）

- 臭い
- 会陰体の状態（会陰裂傷痕，程度，部位，範囲，瘢痕化，会陰体の下垂程度）
- 尿生殖裂孔，腟口の開き具合
- 腟萎縮の有無，程度
- POPの有無，程度
- リングが挿入されている場合は整復の状態やリングの安定性

◆ 骨盤底の評価

①外陰部触診による評価

外陰部（体表）からの触診により尿生殖三角部で骨盤底筋群（pelvic floor muscles：PFM）の第1層，肛門三角部（図6）で肛門挙筋が評価できる。坐骨肛門窩（図7）に第2〜4指を頭側に向かって垂直に入れ，肛門挙筋を収縮させたときに頭側に引き込まれる程度を評価する（図8）。このとき，引き込み（elevation）の可否や正しい収縮ができずに怒責をかけて押し出す方向になっていないか，肛門挙筋によるelevationではなく外肛門括約筋のみの収縮になっていないかなどを評価する。また，elevationの程度，何秒収縮保持ができるか，収縮・弛緩のタイミングは合うかなども評価する。

②経腟触診による評価

PFMの評価にはさまざまな手法があるが（詳細はp.233，「Ⅴ章-2 骨盤底筋トレーニング」〜p.256，「Ⅴ章-4 便失禁に対するバイオフィードバック療法と便排出障害に対するバルーン排出訓練」参照），筆者の施設では主に徒手による評価と介入を行っている。徒手筋力評価には，0〜5までの6段階評価のOxford grading scale[1]を使用し，収縮が2つの段階の中間にあるときは，（＋），（−）を用いて標記している（図9）。また，power（最大筋力），endurance（収縮持続時間），repetition（収縮持続時間の反復回数），fast twitch（10秒間中の瞬発収縮の反復回数），elevation（挙上，引き込み），co-ordination（共同収縮），timing（収縮・弛緩

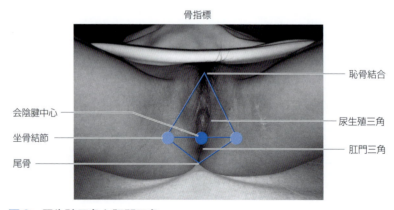

図6　尿生殖三角と肛門三角

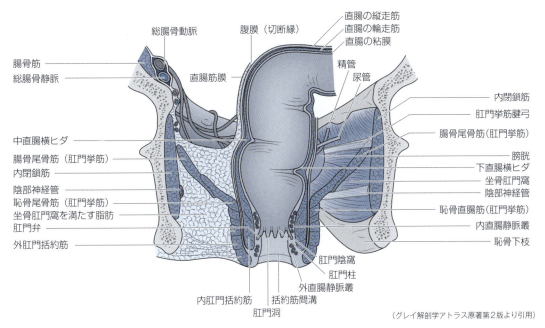

図7 坐骨肛門窩

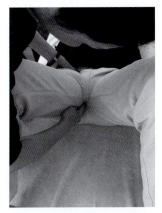

図8 坐骨肛門窩からの肛門挙筋触診と腹横筋の触診

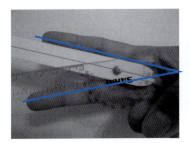

新指外転可動域の1/2

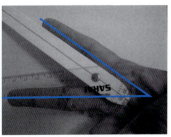

指外転最大可動域

図9 経腟触診（縦指外転時）
第2指と第3指を腟内で外転させ，（＋），（－）を判定する．
例）PFMを収縮させたとき，抵抗をかけて最大外転の1/2以下になれば4⁻，1/2以上であれば3⁺と判定する

のタイミング）を評価するPERFECT scheme[2]を用いている．

例）Oxford grading scaleで最大筋力が3，この筋力で5秒持続可能でこれを6回反復可能，瞬発収縮は5回可能な場合，3/5/6//5 と表記する．elevation, co-ordination, timingに関しては，客観的な表現で記録する．

◆ 腹部の評価

腹部の状態は骨盤底機能に影響する．季肋部や横隔膜，腹壁に柔軟性や可動性

がない場合，骨盤底機能も不良な場合が多い。また，腹直筋離開があるケースでは，骨盤底機能のみならず体幹・骨盤帯の安定化機構や骨盤帯痛にもかかわる場合がある。ウロギネコロジーを受診した患者を対象とした調査によると，52％に腹直筋離開が認められ，そのうち66％の女性に骨盤底機能障害（SUI，POP，便失禁）があったとの報告もある[3]。

- 季肋部，横隔膜，腹壁の硬さ
- 便の貯留またはガスの貯留
- 腹直筋離開（図10）の有無
- 腹筋群の張力，筋緊張，筋短縮の有無

◆腰椎・骨盤帯・股関節周囲の評価
- 腰椎：腰椎の屈曲・伸展・側屈・回旋，骨盤前傾・後傾・回旋の可動性をチェックする。
- 恥骨結合：左右の恥骨上枝の上縁を触診し，恥骨結合の水平面および前額面での凹凸がないか，恥骨痛の有無などをチェックする。
- 仙腸関節：疼痛誘発テストを行い[4]，疼痛や関節の不安定性をチェックする。
- 股関節：全方向の可動域と，制限があれば何が制限因子となっているかを評価する。
- 下肢伸展挙上テスト（active straight leg raise test：ASLR）[5]で，骨盤帯の疼痛，骨盤輪の不安定性，力の伝達不良を評価する。

◇介入

介入は個人の身体機能と活動能力に合わせて段階的に遂行する（図11）。実際の介入例を下記に紹介する。

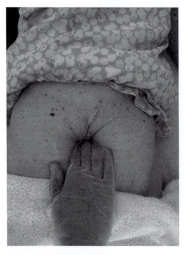

図10　腹直筋離開

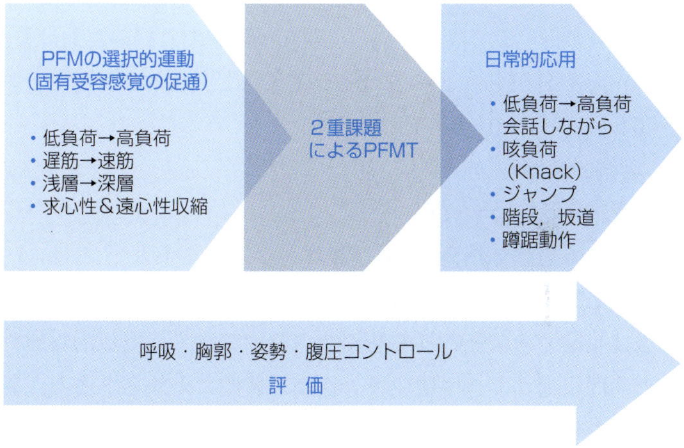

図11 段階的な骨盤底リハビリテーション

PFMの選択的運動（固有受容感覚の促通）
- 低負荷→高負荷
- 遅筋→速筋
- 浅層→深層
- 求心性＆遠心性収縮

2重課題によるPFMT

日常的応用
- 低負荷→高負荷 会話しながら
- 咳負荷（Knack）
- ジャンプ
- 階段，坂道
- 蹲踞動作

呼吸・胸郭・姿勢・腹圧コントロール
評価

◆症例紹介

◇症例1：産後のSUI

◆基本情報
38歳女性，産後8カ月
身長：157 cm，体重：65 kg（妊娠前：50 kg），BMI：26.4 kg/m^2
診断名：腹圧性尿失禁　薬物治療：なし
出産経験：経腟分娩（吸引分娩）1回，出生児体重：3,850 g
既往歴：喘息

◆現病歴
8カ月前に第一子を出産。妊娠中より腹圧性尿失禁が出現，出産後増悪している。20歳代より喘息があり，現在は咳，くしゃみ，歩行，子供の抱っこ時などに漏れる。また，出産後から子供を抱っこして歩くときなどにふらつくことがある。

◆評価
1. 問診

尿が漏れない日はなく，50 mL対応の失禁パッドを1日3〜4枚使用する。喘息があり咳が頻繁に出る。また，妊娠前から便秘症で排便時に怒責（いきみ）をかける習慣がある。妊娠で体重が18 kg増加し，現在は妊娠前よりも15 kg多い（BMI 26.4 kg/m^2）。漏れが気になって外出を控えてしまい，また，育児ストレスでやけ食いをしてしまう。産後から体が安定しない感覚があり，特に子供を抱っこして歩くとふらつくことがある。軽度恥骨痛がある。骨盤ベルトを使うと少し安定するので助産院で渡されたものを出産直後から使用しているが，使い方を詳しく習

っておらず自己流で巻いている．現在授乳中で月経の再開はまだである．
- demand（HOPE）：漏れをなくして子供と積極的に外出したい
- ICIQ-SF：4-4-10 合計18/21点

2. 客観的評価
理学療法評価

①骨盤底：会陰体損傷＋（会陰裂傷および縫合あり），Oxford grading scale: 2^+，PERFECT scheme：2/3/3/3，浅層はなんとか収縮できるが引き込みはできない．深層は収縮できず肛門括約筋優位の収縮である．擬似的な咳をさせると，腹横筋との共同収縮ができず腹圧が骨盤底に著明にかかる．また，収縮と弛緩のタイミングがやや遅れる．

②腹壁：腹直筋離開＋（臍下2横指），腹横筋の筋緊張は低下，腹部脂肪層が厚い

③胸郭・呼吸：胸式呼吸優位だが胸郭の左右可動性（拡張）低下（椎間関節，肋椎関節，肋横突関節ともに自動および他動運動で可動性低下），横隔膜の可動性低下（季肋部stiffness）

④骨盤帯：軽度恥骨痛あり．恥骨離開はない．

⑤姿勢：臥位および椅子座位（授乳姿勢）で頸部屈曲，胸椎後弯，腰椎後弯，骨盤後傾位

　子供の抱っこ：抱っこ紐を使用し，下腹部に子供を乗せるような形で抱っこしている

⑥その他：片脚立位は左右とも不安定で維持困難，ASLRは左右ともに挙上はなんとかできるものの，胸郭の挙上，腰椎および骨盤の回旋が起こり，体幹を安定できない．恥骨痛も軽度出現する．しかし，恥骨結合部で両側から圧迫を加え，腹横筋，PFMの緊張を介助すると下肢挙上時の努力感が軽減し，体幹も安定する．

⑦24時間パッドテスト：5日間の平均110 g/日

◆ クリニカルリーズニング
問診，客観的評価から推測できること

1. 妊娠前から喘息による咳と便秘による怒責でもともとPFMに負荷をかけ脆弱化させる要素があった
2. 過重児出産と会陰体損傷（器械分娩）によってPFMへのダメージを受けた
3. 妊娠中の腹部膨大に伴って腹直筋離開が惹起され腹筋群（特に腹横筋）が伸張された
4. 上記3に伴い体幹−骨盤帯の不安定性と恥骨痛が出現し，腹圧コントロールも不良となった
5. 産後の体重増加（精神的ストレスによる過食と活動量低下）によりPFMへの負荷を加速させている
6. 授乳中および月経再開していないことによるホルモンの影響（プロラクチン分

泌，エストロゲンの減少[*2]）
7. 授乳姿勢など不良姿勢（体幹前面短縮位と骨盤後傾位）による胸郭，横隔膜可動性制限による骨盤底活動の抑制
8. SUIを有すること，育児による精神的ストレス
9. 生活活動範囲の狭小化。精神的ストレスで過食になり，これがまた体重増加となりSUIを悪化させてしまうという悪循環に陥っている

◆ NEEDS

　骨盤底機能回復によりSUIを軽減，体幹機能回復により歩行の安定性を向上させ外出の機会を増やす。これによって精神的ストレス軽減を図り活動・参加範囲を広げる。

◆ 目標設定

　咳，くしゃみ，子供抱っこ時の尿失禁の軽減，歩行の安定化

◆ プログラム内容

1. 胸式呼吸による胸郭可動性向上
2. 腹式呼吸とモビライゼーション手技による横隔膜のリリース
3. 呼気を利用して腹横筋の選択的収縮の学習
4. 腹横筋共同収縮でのPFMT（pelvic floor muscles training），腟前壁収縮，elevation，深部収縮を中心に
5. ASLRで体幹-骨盤帯の連結システム安定化（図12）

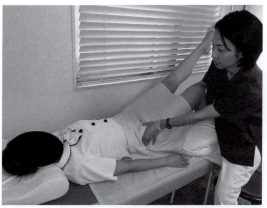

図12 ASLRでの腹横筋とPFMの共同収縮トレーニング
腹圧をコントロールし，力の伝達が上手くできているか？

[*2] エストロゲンの減少がLUTSを引き起こすメカニズムとして，膀胱，尿道，腟の血流量や代謝活性の減少，神経伝達物質に対する反応性低下などが推測されている[6, 7]。

6. knack（腹圧負荷がかかるときのPFMを使うコツ）の練習
7. 姿勢指導（子供の抱っこの仕方，荷物持ち上げ時の姿勢，排便姿勢など）
8. 骨盤ベルトの正しい巻き方指導
9. ダイエット指導
   → 体重がSUIと相関し，減量により尿失禁が減少する[8]ことの教育と，食事指導（便秘に対しても），体重記録

◆ ホームプログラム

下部胸郭を側方へ広げるような胸式呼吸，横隔膜の動きをイメージした腹式呼吸，腹横筋の自己触診によるPFMT（図13）に加え，授乳時，抱っこ時など良姿勢を意識してもらった。

産後は子供の世話が中心の生活になるため時間的な制約もあり，ホームプログラムを実施する十分な時間を確保するのは難しい場合が多い。対象者の精神的ストレスにならない程度にリハビリテーションを進めるよう留意した。

◆ 経過，治療後の再評価

骨盤底リハビリテーション開始3カ月（実施回数4回）後からSUI量は軽減し，24時間パッドテスト20g以下，ICIQ-SF 3-2-5 合計10/21点，PERFECT scheme 3-/3/5//5へと改善した。体幹の安定性が向上したことに伴い恥骨痛も軽減し，子供を抱っこしてもふらつくことがなくなり骨盤ベルトを使用しなくても外出できるようになった。産後11カ月が経過し，子供の離乳食も開始されて授乳回数も減ってきたことから，エストロゲン減少による影響が軽減してきたことも一要因と考えられた。

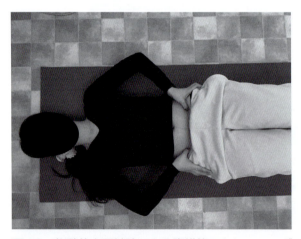

図13　仰臥位自己触診による腹横筋のトレーニング

◇症例2：切迫性尿失禁

◆ 基本情報
75歳女性，身長：153 cm，体重：50 kg，BMI：21.4 Kg/m²，出産経験：なし
主訴：10年来の尿意切迫感，頻尿，切迫性尿失禁（UUI）
診断名：過活動膀胱（OAB）
薬物治療：ベタニス錠50 mg，1錠朝食後

◆ 現病歴
　40歳代のころから頻尿気味で，トイレを見ては頻繁に行く習慣があった。10年前から玄関の前，トイレの前などで尿意切迫感が生じ，UUIが出現するようになった。何件か泌尿器科を受診し薬物治療が行われるも著効せず，ドクターショッピングを繰り返してきた。

◆ 既往歴
　70歳～逆流性食道炎

◆ 評価
1．問診
　外出先から帰って家の玄関の鍵を開けようとするときやトイレのドアを開けた瞬間に，急な尿意を催し我慢ができずに漏れてしまう。失禁量は少量であるが，ズボンまで濡らしたことも数回ある。漏れるのが嫌で尿意がなくても事前にトイレに行ってしまう習慣がある。また，膀胱に尿を残したくないという思いから腹圧をかけ搾り出すように排尿している。医師から薬物が処方されているが，副作用で口渇が出現し，便秘も増悪したため自己判断で飲んでいない。漏れが心配で，おむつに80 mL失禁用パッドを重ねて使用している。
- demand（HOPE）：完全にUUIをなくしてバス旅行に行きたい。
- OABSS：2-0-4-3

2．客観的評価
残尿：なし（医師サイドの検査より）
排尿日誌（4日間，2月の記録）：排尿回数13/14/11/17（夜間なし）
　　　　　　　　　　　　　　　排尿量(mL) 2,155/2,390/1,960/3,145
　　　　　　　　　　　　　　　1回排尿量(mL) 165/170/178/185
　　　　　　　　　　　　　　　水分摂取量2,250/2,410/2,120/2,800→うちコーヒー3杯，緑茶6杯

UUI回数/日：2/2/1/2
24時間パッドテスト：31g

理学療法評価

① 骨盤底：やや尿道脱＋，腟前壁下垂＋，腟萎縮＋
　　　　　PFMは全体的に柔軟性，伸張性なく，elevationはできない
　　　　　PERFECT scheme：3-/3/3//5
② 腹壁：腹直筋の短縮とtightnessあり
③ 胸郭・呼吸：上部，下部胸郭ともに拡張減少，浅い胸式呼吸で腹式呼吸はできない
④ 関節：肩関節屈曲制限，股関節伸展，外転，外旋制限
⑤ 姿勢：胸椎屈曲変形＋，体幹前傾，骨盤後傾著明
　　　　　脊柱側弯＋（胸椎右凸＞腰椎左凸），腰椎前弯減少，体幹左短縮（**図14**）

◆ クリニカルリーズニング

　問診，客観的評価から推測できること

1. 排尿記録より多飲多尿およびカフェイン含有飲料を多く摂取している
　→この対象者の体重から考えると必要な水分摂取量は1,000〜1,250 mL（水分摂取の目安は20〜25 mL/kg[9]）
2. 1回排尿量は平均200 mL以下で，事前排尿の習慣がある
3. 不適切な排尿方法（腹圧排尿）によりいきみをかけやすい習慣がある
4. 上記3により尿道脱および腟前壁下垂の誘発，尿意を我慢するつもりが圧をかけてしまう，PFM収縮の鈍麻（収縮させて我慢する習慣がないので固有受容感覚が鈍麻してしまう）
5. 脊柱側弯，胸椎屈曲変形，腰椎前弯減少による体幹アライメント不良，PFM tightnessにより骨盤底機能を十分に発揮できない

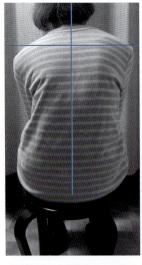
指導前

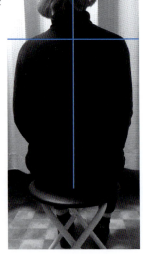
指導後

図14 指導前と指導後の姿勢（症例2）

6. UUIへの精神的不安（これが腹圧排尿にもつながっている）
7. 活動，参加の狭小化（バス旅行に行きたいが行けない）

◆ NEEDS
　脊柱側弯と体幹アライメントを整え，PFM筋力発揮しやすくするための柔軟性向上。飲水，行動パターンの修正。

◆ 目標設定
　飲水量を1,500 mL以下，排尿回数は8回以下を目指す。

◆ プログラム内容
1. 飲水および食事指導（警戒食品やカフェイン飲料摂取の仕方[10, 11]）
2. 行動療法（事前排尿の中止，腹圧排尿の中止，膀胱トレーニング）
3. 尿意切迫時の対応方法指導（意識をそらす，いったんその場で立ち止まるなど）
4. 胸郭のモビライゼーションと呼吸による可動域拡大
5. 脊柱側弯に対する体幹ストレッチング，骨盤中間位の学習
6. PFMのリリース，ストレッチング，リラクゼーション
7. PFM筋力強化（elevationの促通）
8. 排便時の姿勢といきみ方指導

◆ 経過，治療後の再評価
　飲水指導と膀胱トレーニングにより平均排尿量1,500 mL，排尿回数8回，1回排尿量188 mLに改善した。
　構築学的に変形している脊柱側弯は残るが，良姿勢を意識できるようになり体幹短縮位の改善とともにPFM機能も向上（柔軟性が向上し筋出力が発揮しやすくなった）し，PERFECT scheme: 3 + /5/5//5へ改善が認められた。OABSSは2-0-4-3（初期）→1-0-4-2（中間）→0-0-2-0（最終）へ改善した。便秘も改善傾向にあり，排便時に過剰な怒責をかけなくても排便可能となった。

◇ 症例3：骨盤臓器脱による排出障害
◆ 基本情報
68歳女性，身長：155 cm，体重：60 kg，BMI：25 kg/m²，出産経験：経腟分娩3回（第1子3,100 g，第2子3,560 g，第3子3,620 g）
診断名：骨盤臓器脱（POP）（膀胱瘤Ⅱ度）による排出障害
既往歴：2年前に腰部脊柱管狭窄症手術，53歳子宮筋腫で子宮全摘

◆ 現病歴

　2年前の腰部脊柱管狭窄症術後，硬性コルセットを半年間着用していた．この頃から下垂感出現，徐々に下垂感が悪化し，夜間就寝時と起床直後は尿勢あるが，夕方になると排尿困難が悪化するようになった．現在は就寝時以外軟性コルセットを使用している．下垂感と排尿困難に対して筆者の施設の診察でリングを挿入されたが，リングを挿入すると軽度SUIがあり，はずすと排尿困難となる．リングの自己着脱はできていない．

◆ 評価

1．問診

　現在腰痛や下肢痛はないが，歩行時不安定な感じがあり習慣的に軟性コルセットを使用している．軟性コルセットの着用は整形外科主治医から指示されているものではなく自己判断で使用している．リング挿入後は排尿困難感消失したが腹圧がかかると少量の尿漏れがある．リングは使用開始したばかりで自己着脱はできない．

- demand（HOPE）：早くリングの装着に慣れて，リング装着時にも尿が漏れないようにしたい．

2．客観的評価

- 残尿150 mL（リング非挿入時）
- POP-Q テスト（医師による検査；POP-Qについての詳細はp.70参照）
  Aa＋1 Ba＋1 C－4
  gh5 pb3 fvl7
  Ap－3 Bp－3 D（－）子宮全摘のため
- ウロフロメトリー検査（リング非挿入時）：最大尿流率14 mL

理学療法評価

①骨盤底：尿生殖裂孔（腟口）は拡大
　　　　　PFMは張力低下しており，リングはやや腟口付近に縦になって挿入されている
　　　　　PERFECT scheme: $2^+/3/3//5$
　　　　　収縮すべきときに収縮，弛緩すべきときに弛緩できないPFMの協調運動の欠如がある
　　　　　PFMの収縮により腟口は2/3程度閉鎖する

②腹壁：腹部脂肪＋，腹直筋，外腹斜筋，内腹斜筋，腹横筋の筋緊張および筋力低下
　　　　PFM収縮時は外腹斜筋を過剰収縮させ，肋骨下部を下制する

③胸郭・呼吸：PFM収縮時に大きく吸気し，逆腹式呼吸となる

④姿勢：腰椎後弯，骨盤後傾著明

⑤その他：軟性コルセットを使用せずとも腰痛や下肢痛は出現しない。ただし，ASLRテストでは，体幹の動揺が著明で，保持困難である

◆ クリニカルリーズニング

問診，客観的評価から推測できること

1. 子宮全摘後で膀胱瘤を発生しやすい状況であったうえに，コルセットで締め付けたことにより腹圧が高まり膀胱瘤を発症した
2. リング挿入前は下垂した膀胱で尿道が圧迫されていたためにSUIは起こらなかった。しかし，リングで膀胱を挙上したことにより隠れていたSUIが出現した[*3]
3. 習慣的に軟性コルセットを着用していたが，これをはずしてもADLに支障となるような疼痛や痺れは出現せず，整形外科主治医から指示されて着用しているものではないことが判明した。コルセットによる腹圧上昇と骨盤底脆弱がPOPとSUIを増悪させていると推察した。
4. コルセットの長期着用が体幹-骨盤帯の不安定性を招き(Core機能不全)，これがさらに下垂感を増悪させるという悪循環を招いていると考えられた。
5. 夜間就寝時や起床直後は排尿困難がないことから，リングの自己着脱は実施したほうがよいと考えられた。

◆ NEEDS

リングの自己着脱管理ができるようにし，リング装着時もSUIが起こらないように骨盤底機能および体幹機能を向上させる。

◆ 目標設定

リングの自己着脱。リング挿入時のSUI軽減。

◆ プログラム内容

1. 多裂筋，腹横筋を中心に体幹深部筋トレーニング
2. 腹横筋とPFMの共同収縮練習（瞬発力および筋持久力トレーニング）
3. 骨盤中間位の学習とその姿勢でのPFMT
4. リング自己着脱法の指導
5. 腰部コルセットからの離脱

◆ 経過，治療後の再評価

腰部コルセットを使用しなくても日常生活を送れるようになり，リング装着時

---

*3 POP患者では腟管のみならず尿道の支持機構も障害され，尿道過可動などSUIの原因となる要素を潜在的に併せもっている場合も少なくない[12]との報告がある。

のSUIは改善した．また，リングを装着していないときの下垂感も軽減し，午前中であればリングを装着しなくても過ごせるようになり排尿困難も軽減してきた．

◆ おわりに

　筆者の施設の実例を挙げてその考え方と介入方法について概要を紹介した．現在わが国では，排泄リハビリテーションを専門とするPT・OTは数える程度しか存在しない．多くの理学療法士，作業療法士は保険が適用となる疾患・症状に対して介入しているが，そこに排泄の問題が併存しているケースも非常に多いということを念頭に置かなければならない．排泄障害に対し理学療法士の観点から身体機能および生活，環境，活動面を個別に評価し適切な介入をすることで，その対象者のQOL向上に貢献できることを日々の臨床で多々目の当たりにしている．しかし，外来における排泄障害の理学療法・作業療法は保険の適用にならず，また，どこに行けば理学療法士，作業療法士に介入してもらえるのかといった情報も少ないのが現状である．排泄リハビリテーション外来に理学療法士，作業療法士が配置されていることが一般的になるようなシステムの構築，および排泄問題を抱える各地の対象者にその情報を提供できる全国的なネットワークづくりなど，今後果たすべき課題は山積している．

【文 献】

1) Frawley HC, Galea MP, Phillips BA, et al.: Reliability of pelvic floor muscle strength assessment using different test positions and tools. Neurourol Urodyn 25; 236-242, 2006.
2) Laycock J, Jerwood D: Pelvic Floor Muscle Assessment: The PERFECT scheme. Physiotherapy 87(12); 631-642, 2001.
3) Spitznagle TM, Leong FC, Van Dillen LR: Prevalence of diastasis recti abdominis in a urogynecological patient population. Int Urogynecol J. Pelvic Floor Dysfunct 18(3); 321-328, 2007.
4) Laslett M, Aprill CN, McDonald B: Diagnosis of Sacroiliac Joint Pain: Validity of individual provocation tests and composites of tests. Man Ther 10(3); 207-218, 2005.
5) Mens JM, Vleeming A, Snijders CJ, et al.: Reliability and Validity of the Active Straight Leg Raise Test in Posterior Pelvic Pain Since Pregnancy. Spine 26(10); 1167-1171, 2001.
6) Iosif CS, Bekassy Z: Prevalence of genito-urinary symptoms in the late menopause. Acta Obstet Gynecol Scand 63(3); 257-260. 1984.
7) Jolleys JV: Reported prevalence of urinary incontinence in women in a general practice. Br Med J 296(6632); 1300-1302,1988.
8) Subak LL, Wing R, West DS, et al.: Weight loss to treat urinary incontinence in overweight and obese woman. N Engl J Med 260(5); 481-490, 2009.
9) 日本排尿機能学会：夜間頻尿診療ガイドライン作成委員会（編）．夜間頻尿診療ガイドライン．ブラックウェルパブリッシング，2009.
10) Creighton SM, Stanton SL: Caffeine: does it affect your bladder? Br J Uro 66(6); 613-614, 1990.
11) Arya LA, Myers DL, Jackson ND: Dietary caffeine intake and the risk for detrusor instability: a case control study. Obstet Gyneclo 96(1); 85-89, 2000.
12) 栗林正人，竹山政美，成本一隆，ほか：骨盤臓器脱患者における下部尿路機能障害と尿流動態検査．臨泌 69(3)；242-248，2015.

V章 排泄障害に対するリハビリテーション

14 在宅における排泄リハビリテーション

阿部信美

◆はじめに

◇在宅における排泄リハビリテーションの考え方

在宅での排泄にかかわる諸問題は，単に下部尿路機能や身体機能面の障害と捉えず，精神面への影響や介護負担，経済面も視野に入れた生活機能全般を包括的に捉える必要がある。

厚生労働省の高齢者リハビリテーション研究会が「高齢者のリハビリテーションのあるべき方向」としてまとめている[1]。その報告では「身体機能に偏ったリハビリテーションの見直し」が求められている。特に在宅利用者からの声として「移動や食事・入浴や排泄などの動作ができるようになりたい」といった具体的な日常生活における生活機能の向上に係る要望の声がまとめられている。それはまさに，身体機能回復に偏ることなく「心身機能」「活動」「参加」の要素である生活全体を包括的に見直してほしいという指摘の声でもある。

精神面への影響として，生活環境の変化により健常時にできていた排泄動作が困難になってくることがある。1人で思うように遂行できなくなるストレス，心理的な負担から意欲の低下へとつながる。特に「シモの世話になる」ことの羞恥心や抵抗感は強く，おむつ隠しなどの行動が認知症の疑いや誤解にも発展しやすい。また介護という立場から生活機能をみた場合，排泄は，加齢や日常生活活動（activities of daily living：ADL）の低下に伴い，同居家族にとってより介護負担増大に直結するADLの1つである[2]。

介護負担軽減や本人の排泄自立・意欲の向上のために導入される排泄関連用具も貸与できるものから購入品まで多くの種類がある。しかし，おむつやパッドにおいては，1日に何枚も必要になり，経済的な負担になるのも事実である。

在宅という住み慣れた環境での生活基盤において，これまでどおりの排泄行為を維持するために，その人らしい生活の実現を取り戻す視点をもって在宅での一般的な排泄リハビリテーションを考えてみたい。

◆排泄機能のアセスメント

◇基本的概念

在宅での排泄機能のアセスメントでは，本人の排泄障害を知ることだけでなく，認知面，身体機能面も含め正常な排泄動作と比較する[3]。同時に環境面での現状を確認する必要がある。環境面には人的環境（介護力），物理的環境（生活環境，ト

イレ環境など)の因子が含まれる。利用者が慣れた場所で，自分が行いやすい方法で排泄を遂行するためにも，他職種による専門的な視点から多面的，総合的なアセスメントが望まれる[4]。

ここでは筆者が行っている在宅での排泄機能のアセスメントの流れから，基本的な考え方や対応の仕方などに焦点を当てて紹介する。

◇排泄機能障害のアセスメントのプロセスと方法

プロセスとしては，問診，観察，検査・記録(日誌など)を行い，これらの検査結果から問題点や課題の分析を行う(**図1**)。

◇問診

問診では，現在どのように排泄を行っているか，利用者，あるいは家族が排泄に対してどんな問題を抱えているか，どうなりたいかを確認する。ときに利用者本人と家族の間で訴えと希望が一致しないこともある。このような場合筆者は，双方の問診の場所や問診時間をずらし，個別の対応を行うことがある。また利用者本人が家族に遠慮し，本当の気持ちを言えないケースもよく見かける。そういう場合は排泄の問題をそのままストレートに尋ねるより，他の話題から自然に引き出せるような工夫も必要であろう。

◇観察

具体的な観察に入る前に，問診で得た家族間での排泄に対する価値観や表情などから家族関係を把握しておくことも大切であろう。そのような背景に配慮しつつ，以下の観察・検査へと進めていくことが望ましい。

まず全身状態を確認した後，排泄動作が可能であれば実際の排泄動作を行ってもらうとよい。トイレまでの動線，トイレ環境などを確認できる。便座に座るまで，壁や扉などのどこに手を置き段差を乗り越えるのか，あるいはどこにつかまって方向転換するのか，など普段の自然な動きを確認することができ，後に述べる生活環境，トイレ環境の整備に役立てることができる。

実際に排尿をしてもらうことが可能なら，トイレの外にいて，排尿の開始や尿

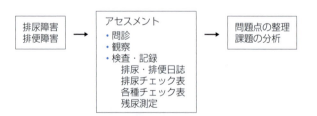

図1 排泄機能障害のアセスメントのプロセス

(文献4より改変)

勢などを音で確認することもできる。音以外にも，尿の色や臭いなど視覚，嗅覚，聴覚といった感覚を使って観察を行う[4]。

排便の場合は，頻度や便の性状，便意の有無などの問診を行い，腹部膨満や下剤使用の有無，頻度を聞いておくとよい[5]。そのうえで，下腹部の触診や聴診などで便が出にくいのか，蓄便が難しいのかの見当が付けられる。飲水量や食事の内容，睡眠時間など生活習慣の見直しから改善につながるケースもみられる。

◇ **検査・記録**

アセスメントのなかでも排尿日誌はぜひ活用したい。ただ，ここで注意したいのは在宅の場合排尿日誌をつけるのは本人あるいは家族が多いため，問診で感じた家族関係などに配慮し，可能な範囲で協力をお願いする。日誌をつけることが負担にならないよう，記入者に合わせた書式や記入内容を検討してもよいであろう。

排尿チェック表（**表1**）は，各質問に答えるだけで，質問ごとの合計点数により

表1 排尿チェック表

日付：＿＿＿＿＿＿＿＿＿＿＿＿＿＿＿＿＿
名前：＿＿＿＿＿＿＿＿＿＿＿＿＿＿＿＿＿

No	項目	○／×	尿失禁のタイプ				尿排出障害
			腹圧性	切迫性	溢流性	機能性	
1	尿意を訴えない（尿意がわからない）	×		−1.3	0.8		
2	咳・くしゃみ・笑うなど腹圧時に尿がもれる	×	2.2				
3	尿がだらだらと常にもれている	×			4.0		2.8
4	パンツをおろすあるいはトイレに行くまでに我慢できずに尿がもれる	○		2.8			
5	排尿の回数が多い（起床から就寝まで：8回以上または夜間：3回以上）	○		1.0			
6	いつもおなかに力をいれて排尿している	×			1.2		
7	排尿途中で尿線が途切れる	○					1.8
8	トイレ以外の場所で排尿をする	○				1.1	
9	排泄用具またはトイレの使い方がわからない	○			2.7		
10	トイレまで歩くことができない	×			1.0	1.2	0.9
11	準備に時間がかかったり尿器をうまく使えない	×				2.2	
12	尿失禁に関心がない，あるいは気づいていない	○				1.9	
13	経腟的分娩の既往がある	×	1.3				
	1〜13の合計点		0	3.8 (2.8+1.0)	2.7	3.0 (1.1+0.9)	1.8
	引き算分		−1.8	−2.1	−3.3	−1.6	−1.4
	最終点		−1.8	1.7	−0.6	1.4	0.4

・各質問に○×で答え，○となった質問ごとの点数を縦に計算する。
・最後にマイナス分と合わせて計算することにより，尿失禁のタイプを診断する。
・0より大きい値の場合が診断「あり」となる。

（文献6より引用）

失禁のタイプを診断することができるものである[6]。専門医による診断がなくても，おおよその排尿障害のタイプを把握できるので正確に対処でき，在宅の現場では非常に有益である。例えば排尿チェック表で溢流性尿失禁の判定結果となった場合，残尿測定が必要になってくる。失禁のタイプがわからず放置してしまうと，このタイプでは腎不全や膀胱結石，尿路感染症も起こりうる[6]。おおよその見当だけでもつけられれば，泌尿器科専門医への早期の受診へとつなげられる。そうした意味でも残尿測定は在宅現場でも欠かせない検査の1つであろう。超音波で膀胱内の尿量を測ることができるリリアム α-200（リリアム大塚，p.182，図3参照）は非浸潤で操作も簡単なうえコンパクトな設計になっているので持ち運びの多い現場では非常に活用しやすい。

その他，各種質問票として代表的なものに，症状とQOLとを兼ねた尿失禁症状・QOL評価質問票（International Consultation on Incontinence questionnaire-short form：ICIQ-SF）や過活動膀胱質問票（overactive bladder symptom score：OABSS），国際前立腺症状スコア（international prostate symptom score：IPSS）などがある。それぞれの失禁タイプや症状に合わせてこれらの質問票を活用し，重症度や改善度などの把握に役立てる。詳細はp.174，「Ⅳ-A-1. 質問票」を参照。

◇問題点の整理と課題分析

それぞれのデータ結果や記録から正常値との比較を行う。基礎疾患による身体機能面，高齢者に多い認知症，心理面あるいは薬剤の影響も含め，総合的に主訴と希望を照らし合わせる。そして何が問題点なのか，排泄障害の原因と対処方法を考える。対処法においては多職種での連携を強みとし，「こうすればできる」というような考え方で解決策を見い出せるとよい。常に生活機能の視点をもってチームで取り組み，他職種の専門的なアドバイスを参考にアプローチの仕方を検討する。

◆生活環境，トイレ環境

◇生活環境，トイレ環境整備の必要性

在宅における排泄自立を考えるうえで，単に身体機能にまつわる排泄機能や排泄動作の対応だけでなく，環境因子である排泄用具の導入や環境整備を考えることも必要である。また利用者本人のみならず，同居する家族もトイレは利用するケースが多い。その場合も家族への配慮を忘れず検討していくことが大切である。用具の選定に当たっては，利用者のプライバシーが保護できるよう，臭気や音などにも配慮する。安全で落ち着いて遠慮なく排泄できる環境を整えていくのが望ましい。

本稿では，実際の対応策など事例を通してそれぞれの環境整備を紹介する。よくみられる手すりの問題や利用者の心理面を尊重した対応策などを紹介する。

◆すでに手すりが付いているマンションのトイレ環境の事例

　最近のマンションや戸建てなど建設当初から手すりがついていることがある。その手すりが利用者にとって必ずしも適合しているとは限らない。例えば，縦型手すりにおいては利用者の身体状況によっては図2①のように手すり上部が頭部に当たってしまうこともある。図2②が実際のトイレ環境で，図2①と同様の状況であった。タオルなどを手すり上部に巻き付け，頭部の保護を行っている。

　また，本ケースでは，ADLは全介助レベル，尿意も不確かであったが，おむつ交換も含めトイレでの排泄に強い希望があった。跳ね上げ式の簡易トイレ手すり（図2）を上げておくことで，固定の手すりより便座と車椅子間の移乗が楽に操作できた。さらに座位保持も不安定であったので図3のように座位保持用具を導入することで座位の安定性と排便姿勢が獲得できた。

①手すり上部が頭部に当たってしまう

②タオルを巻き付けた手すり上部（右）と跳ね上げ式トイレ手すり（左）

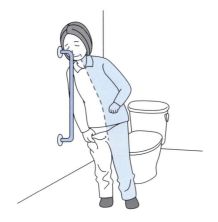
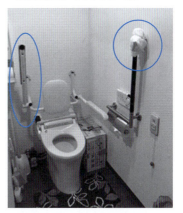

図2　建設当初からトイレについている手すり

（文献7より引用改変）

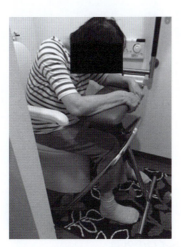

図3　前傾肢位と座位保持の獲得

◆玄関スペースをトイレに改造した事例

　頸部脊柱管狭窄症による不全麻痺で，1人暮らしの男性。退院後しばらくはポータブルトイレを使用していたが，就寝，食事，排泄がすべて同じ部屋で営まれていたことに抵抗があり，広めの玄関を思い切ってトイレに改造した。自室からトイレまでの距離はわずか3～4mほど（図4①）。なんとか伝い歩きで往復できる距離であった。握力も弱く巧緻動作も難しいことから，トイレ入り口は少しの力でも開閉できる半開きのカーテンとし，カーテン上部は磁石で簡単に引き戸のように開け閉めできる（図4②）。玄関という場所ではあったが利用者本人の生活空間を確保できた事例である。

◆和室でのベッド使用

　在宅では和室でのベッド使用もよくみられるケースである。移動が可能な方であれば，起居動作の方法や動線を考えベッドの位置を決めることが多いであろう。和室の場合，畳の上にそのままベッドを設置するときは畳の目にも注意してみるとよい。特に靴下を使用したとき，この畳の目がベッド端座位時の足元と平行になっていると立ち上がり動作では滑りやすく，転倒に結び付きやすい。このケースで対応したのが滑り止めマットである（図5）。滑り止めマットも薄いものであれば段差は生じないが，はがれやすいので両面テープなどで固定する必要がある。

　以上，在宅での生活環境，トイレ環境の事例を紹介した。利用者個々に問題点の違いはみられるが，それぞれの疾患に対しアセスメントを行い，適切な環境整備を行うことで排泄自立に近づけることは可能である。適切な用具と環境整備から介助量の軽減へと発展し，自分で動くことが可能となれば，廃用症候群などの予防へとつながる。そのためにもわれわれが利用者の残存能力の把握，予後予測

①トイレの対面（左）が自室　　②カーテンを開けたところ

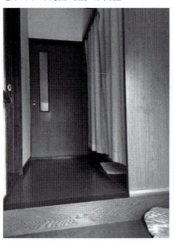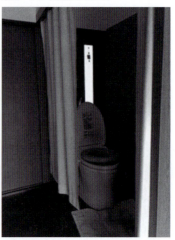

図4　玄関スペースに作られたトイレの外観

を行い，他職種とも検討したうえで環境整備を行い，排泄自立へと導くことが望ましい。

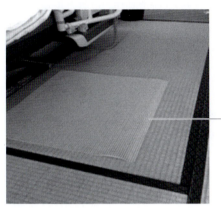

図5　ベッド周辺での対応

◆症例紹介

◇症例①本人と家族の排泄に対する思いの違いからのかかわり

◆基本情報
94歳女性。転倒にて左上腕骨頸部骨折と顆上骨折，既往歴に不安神経症，軽度認知症がある。介護度は要介護4である。キーパーソンは同居している長女。

◆排泄の状況
尿意がはっきりしていることで長女在宅時はトイレへ手引き歩行で誘導し，夜間はポータブルトイレを使用。昼夜ともに介助が必要。長女が昼間不定期に不在になることから，使い捨て式尿失禁パンツ（いわゆるリハパン）とおむつ併用型尿吸収パッドを使用している。

◆本人，介護者の思い
本人は1人でトイレに行きたいと思っている。一方，長女の希望は，再転倒をおそれ排泄自立は望まず，夜間のトイレ介助（2回ほど）だけをなんとかしてほしい，というものであった。

◆アセスメント
排尿日誌では，膀胱容量，1回排尿量，排尿回数など特に膀胱機能には問題はなかったが，トイレ介助の頻度が長女の不在となる前後に集中し，30分おきにトイレ誘導していることもあった。排尿チェック表では，機能性尿失禁と判定。排便に関して，以前に脱肛の既往歴があり少量の便漏れがあった。受診もしてみたが，

積極的な治療は本人も望んでおらずパッドで長期にわたり対応してきたという。

トイレ誘導のタイミングからみて，長女が不在になるという不安や失禁の恐れなど心因性の影響も考慮しつつ，排泄動作の改善と環境面の整備を進めることとした。

◆ 目標

短期目標にポータブルトイレを使用した排泄動作の獲得，長期目標はトイレでの排泄動作における介助量の軽減を挙げた。

◆ 支援経過と対策①

排泄動作改善のために更衣動作や，移動，移乗の練習を中心に行った。ただ，軽度の認知症もあり，ポータブルトイレへ移る手順に苦労した。そこでポータブルトイレに手を置く位置へ番号順のテープを貼り，繰り返し行い習得にまでこぎつけた。

環境面では，起き上がり動作とトイレの動線を考え，ベッドを適切な位置に修正した。またベッドはギャッジアップ15°～20°の状態にしておくことで，起居動作獲得の一助とした。転倒防止としてカーペットの裏側は両面テープで固定し，電気コードもできる限り足元の配線とならないようにした。

ようやくポータブルトイレの移乗が監視レベルへ進んだころ，長女不在時にポータブルトイレの前で転倒。さらにその1週間後，おむつ内の排便を自分で後始末しようとベッド周辺を不潔にして倒れていたとの報告を受けた。続けて起きた失敗に長女は「1人では絶対動かないよう指導してほしい」と強調され，ますますお互いの排泄に対する考え方の相違が深まる事態となった。

◆ 支援経過と対策②

転倒や失禁騒ぎで家族にとっては「失敗」が目につくこととなってしまった。しかし，本人の自らの意思で活動したことは，「ポータブルトイレで排泄をする」という認識が定着し始めているとも解釈できる。長女が再転倒をおそれていたこともあり長期目標をトイレでの排泄からポータブルトイレで安全な排泄へと見直した。長女の動かさないという希望とは真逆ではあったが，排泄という生理現象から，これまでできなかった起居動作が可能となり，オムツ内で排便してしまったことを「問題」としてとらえ，自分で片付けようとした行動はまさに排泄から学んだ正常な行動だと考えられる。しかし長女は「本人のやる気が失せない程度に適当にやってください」と，関心がない状況が続いた。

その約1カ月半後に，夜1人でポータブルトイレで排泄できたと，長女より驚きの報告があった。その後も何度か繰り返し練習を重ねていくうちに，長女の不在

時でも1人でポータブルトイレでの排泄が獲得されていった。長女も気にせず外出が可能となり，夜中のトイレ介助もなくなり，ストレス軽減とともに排泄に対する考え方も変わり始めた。

◆考察

排泄という生理現象が身体機能にも認知面にも幸いよい影響をもたらした1例であった。また排泄にかかわる介助が本人のみならず，同居する家族へも多くのストレスをかけることがわかる事例でもあった。機能性尿失禁では，理学療法士，作業療法士が利用者の身体機能や認知状態を把握するとともに，介護者のQOLも考慮することが重要である。排泄問題を生活全体の見直しとして捉えた，多職種での適切なかかわりが望まれる。

◇症例②多職種のかかわりから施設入所が回避された在宅高齢者
◆基本情報

89歳男性。腰部脊柱管狭窄症，頸椎後縦靱帯骨化症。妻と長男，孫の4人の同居家族。新たに右下肢閉塞性動脈硬化症の診断が加わり，入院し血管拡張術が施行された。退院後，排泄にまつわる問題が強くなり，家族は面倒を見られないことを理由に施設入所を検討し始める。同居家族のほか，他県在住の長女がキーパーソンとなり，父の介護のため隔週で一時滞在する。介護度は要介護3。

◆排泄の状況

入院直後より環境の変化に対し不穏やせん妄が現れ，間もなく尿閉を併発。一時的に尿道留置カテーテル管理となるが，すぐにはずされ排尿コントロールがなされないまま，早々の退院となった。しかし，自宅に帰っても尿漏れの跡や転倒が頻繁となり排泄管理が以前より困難な状況となっていた。排泄用具は入院前から家族の洗濯の手間を省くため，下着代わりとしてリハパンを使用していた。

◆本人，介護者の思い

本人はこのまま自宅（マンション）で住み，トイレで排泄をすることを望んでいた。したがってポータブルトイレの設置も拒否。長女は長男家族と今の生活を続けてもらいたいと願い，そのためにも排泄のことは自分で行ってほしいと望んでいる。しかし長男と孫は施設入所を強く希望し，妻は施設入所も仕方ないという考えであった。

◆アセスメント

尿意はあり，排尿チェック表から機能性尿失禁と判定。排尿日誌は長女に依頼。長女の負担を考慮し昼間の排尿時間と排泄の場所，介助か自力かを記入してもら

った。日誌から，排尿時間で午前5時の起床時と8時に必ずトイレに行くが，すでにおむつ内失禁のことが多かった。全体的にも，おむつ内失禁やトイレ介助は午前中に目立ち，尿漏れはベッド周辺とトイレまでの動線上にみられた。

◆ 目標

短期目標はトイレでの排泄動作を維持する，そのために介護サービス（トイレ誘導）による安全な排泄の獲得とした。長期目標は身の回りのことが自分でできること，在宅生活の維持，とした。

◆ 支援経過と対策①

まず尿漏れの対応を行った。おむつのサイズを確認すると小柄で痩せた体格にLサイズを使用しており，股関節まわりから漏れても仕方のない状況であった。長女におむつのサイズ変更をお願いし，すぐに漏れの問題は落ち着いた。

次に転倒防止と排泄動作を安全に行うために福祉用具の導入を検討した。しかし同居している長男から家族共用場所での設置は反対された。それでも長女の協力で環境整備を整え，トイレまでの間の転倒は減少していった。同時に訪問介護の回数をトイレ誘導に合わせて増やし，トイレでの排泄に向けて強化した。

◆ 支援経過と対策②　多職種連携

朝からトイレ誘導だけの訪問介護が本人には理解できず，「断ってくれ」との訴えが重なる。また同居家族からもゆっくり休めないなどの疲労の声も聞かれ，訪問介護の回数を検討せざるを得ない状況となった。結局，昼間の訪問を中止し，夕刻を入浴サービスに切り替えた。本人も入浴は好んでいたことから，入浴前にトイレ誘導を行うことで夕刻の時間帯の導入は維持された。こうして，何度もケアマネジャーや訪問看護師，訪問介護スタッフなどで時間調整を行い，情報の共有を目的に連絡ノートを作り，その日の身体状況や失禁の状態などを細かに記録した。そのノートは家族（長女）にも見てもらい，久しぶりに帰ってくるときなど，あるいは急きょ長女が自宅へ戻るときなどに，家族との情報交換に役立てられた。

◆ 考察

トイレでの排泄動作はなんとか維持された。家族介護の限界を感じ，介護サービス導入だけで片付くものではない難しい症例であった。1人の利用者の排泄機能や環境は，そこで一緒に生活する家族にもかかわってくる。見えない遠慮や，声にならない不満で本来の生活が送れなくなっては在宅支援とはいえない。そのなかで長女との信頼関係が多職種間で得られ，情報を共有できたことは長女の安心感と排泄支援につながった。また，本人の「トイレに行きたい」という強い思いが「家で過ごしたい」という意思表示として，排泄ケアにかかわったスタッフ全員が理解

し，支援できたことが何より大きいと考える。

◆ その他

　残尿測定が実施できていなかったことは大きな反省点である。当時の筆者らのステーションでは簡便な測定機器がなく，残尿測定には主治医の指示を仰ぎカテーテル挿入での測定方法であった。患者負担やカテーテル挿入時のトラブル，そして何よりわれわれスタッフの残尿測定の重要性が周知されていていなかったことは大きな反省点である。

◆おわりに　今後の課題

　冒頭でも述べたように，排泄を排泄だけの問題としてとらえるのではなく，生活機能全般にわたり，包括的に捉える視点が必要であろう。排泄リハビリテーションにかかわるすべての職種が同じ方向性をもって取り組むことは，排泄自立への達成と家族の喜びに変わる術である。目の前の利用者のおむつあるいはカテーテルが今，本当に必要かと問う力，それを声に出し共有する発信力，適切な実践力は在宅でこそ必要で活かせる場であると考える。

【文　献】

1) 厚生労働省：高齢者の地域におけるリハビリテーションの新たな在り方検討会：高齢者の地域におけるリハビリテーションの新たな在り方検討会報告書　平成25年，2013.
2) 厚生労働省：国民生活基礎調査の概況　統計表　平成25年，2013.
3) 石井賢俊，西村かおる：らくらく排泄ケア－自立を促す排泄用具選びのヒント 7，メディカ出版，2008.
4) 永坂和子：排尿障害のアセスメント．排泄機能指導士養成講座資料，1-2，2013.
5) 熊谷英子：排便機能のアセスメント．排泄リハビリテーション理論と臨床，225-231，中山書店，2009.
6) 愛知排泄ケア研究会：快適な排泄をサポートする排泄ケアマニュアル 8-11，名古屋大学排泄情報センター．2003.
7) 伊藤利之，鎌倉矩子 監：ADLとその周辺　評価・指導・介護の実際；71，医学書院，2016.

V章 排泄障害に対するリハビリテーション

15 地域における排泄リハビリテーション

吉田遊子

◆はじめに

　北九州市は，福岡県北部に位置する政令指定都市で，古くは炭鉱・八幡製鉄所とともに栄えた人口100万人超の都市であった．近年は，若者世代の人口流出も影響し，2017年7月1日現在の人口[1]は95万人と減少傾向にある．さらに，65歳以上の高齢化率[2]は29.6 %（全国平均25.6 %）と，1995年に全国政令指定都市で1位（15.7 %）となって以来，20年以上首位を保持している．また，65歳以上介護保険の認定率は高齢者人口の21.8 %で，そのうち要支援と要介護1が50.9 %を占める．なお，要支援者の53.1 %が居宅で生活を送っている[2]．

　このような高齢化の背景から，北九州市では介護保険が介護予防重視型に転換した2006年を機に，運動器などに対する介護予防事業の立ち上げと併せて，高齢者尿失禁予防事業を立ち上げ，以来10年が経過した．本稿では，北九州市の高齢者尿失禁予防事業における事業内容の変遷と理学療法士のかかわりから，地域における排泄リハビリテーション活動を紹介する．

◆高齢者尿失禁予防事業の立ち上げ

　北九州市保健福祉局（以下，北九州市）は，2006年に泌尿器科医，保健師，福祉用具プランナー，作業療法士などからなる排泄ケアにかかわる検討委員会を立ち上げ，在宅高齢者および医療関係者を対象とした実態調査を実施した．この調査から，排泄障害による在宅高齢者の介護・経済負担，QOLの低下などの実態が明らかになった．この結果に基づき，北九州市は2007年に高齢者尿失禁予防事業を立ち上げた．

　この事業は，排泄ケアに関する相談窓口と，相談者の受け皿としての「女性のための高齢者尿失禁予防教室」などで構成された．排泄ケア相談窓口は，北九州市立介護実習・普及センター「福祉用具プラザ北九州」内に設けられ，排泄相談員が排泄ケアに関する電話相談，おむつや福祉用具などの紹介を行い，必要に応じて，泌尿器科医，作業療法士などへ支援・助言を求める連携体制が構築されている（図1）．

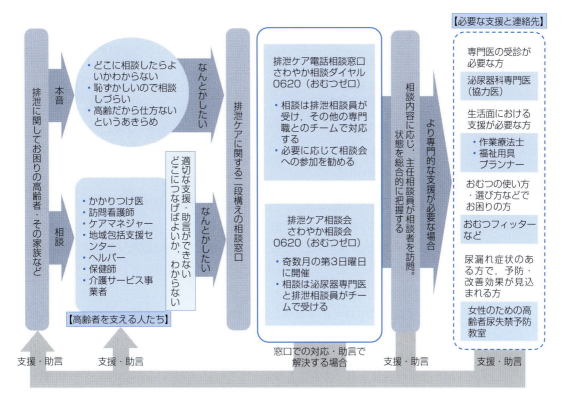

図1 北九州方式の排泄ケア相談の流れ（2007年立ち上げ当初）

（文献3より一部改変引用）

◆「女性のための高齢者尿失禁予防教室」の立ち上げから教室開催まで

◇「女性のための高齢者尿失禁予防教室」の立ち上げ

2006年当時，排尿障害に対して長期間のリハビリテーションプログラムを提供している自治体は，全国的にほとんどなかった。そこで北九州市は，介護予防を目的（**表1**）とした「女性のための高齢者尿失禁予防教室」開催を計画した。教室名は，骨盤底筋を「キューッ」と締めて，尿漏れを「ピッ」と止めるというイメージで，「キューピット教室」とし，参加者に親しみをもってもらえるようイメージキャラクターも作成した（**図2**）。

2007年度内のキューピット教室開催に向けて，教室プログラムの作成，指導者養成が必要となり，北九州市は九州リハビリテーション大学校（現 九州栄養福祉大学：以下，教育機関）にこれを委託し，筆者を含む女性理学療法士3名が，インターリハ株式会社フィジオセンター　田舎中真由美氏（理学療法士）の技術講習を受けた。その後，田舎中氏作成のキューピット教室マニュアル原案を基に，事業の目的および対象者の年齢に応じたプログラムや評価項目などを検討し，「北九州市高齢者尿失禁予防教室実施マニュアル（初版）」[4]（以下，実施マニュアル）を作成した。これを基に，筆者らがモデル教室を開催した。

表1 女性のための尿失禁予防教室
（愛称：キューピット教室）の目的

女性のための「尿失禁予防教室」を実施して，介護予防につなげる。
- 尿失禁に関する基礎知識の習得
- 生活上の自己管理能力を身につける
- 尿失禁予防体操の習得（運動の習慣化）
- 相談場所などの情報提供

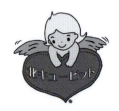

図2 イメージキャラクター「北キューピット」

◇ **実務者研修会開催とキューピット教室開催，実施マニュアルの改訂**

　教育機関の理学療法士は，実施マニュアルを基に，本事業を委託された市内2施設（以下，実施機関）の理学療法士・作業療法士・看護師に8時間の実務者研修を実施した。キューピット教室開催後，教育機関の理学療法士は各教室に出向き，進捗状況の確認や運動指導のサポートを行った。

　初年度の2007年はモデル教室を含む3教室を開催し，翌年には実施機関実務者からの意見も取り入れたうえで，「女性のための尿失禁予防教室実施マニュアル（第2版）」[5]を完成させた。第2版の改訂点は，①キューピット教室の重点対象者を「腹圧性尿失禁症状を呈する高齢女性」から「尿漏れに悩みのある40歳以上の女性（介護サービス利用者を除く）」とした点，②評価および体操指導内容のスリム化の2点であった。なお，対象者の拡大変更を受け，教室名は「女性のための尿失禁予防教室」へ改正した。

　実施マニュアル第2版は，下部尿路障害に関する解剖生理や尿失禁の基礎知識，骨盤底筋トレーニングの指導方法，生活指導および教室の運営方法などから構成し，対象者に渡すホームプログラム用の小冊子（キューピットノート）もサブマニュアルとして作成した（図3）。なお，実施マニュアルは，2013年に再度改訂したが，第3版[6]の改訂点は，①問診内容のスリム化，②パッドテストの導入，③ミニ講座の充実の3点であった。

◇ **教室参加者の募集と教室プログラム**

　教室参加者の募集については，北九州市（当初は保健福祉局障害福祉センター，後に同局健康推進課が所管）が行い，実施機関が電話問診で参加不適条件について確認し，参加者を決定した。

　教室プログラムは3カ月間計8回からなり，1回当たり90～120分の教室は，①体調チェック，②キューピットノートによるホームエクササイズ実施状況などの確認，③ミニ講座，④運動指導，⑤次回までのホームエクササイズ確認などから構成した。なお，初回と7回目に評価を実施，2回目に泌尿器科医による個別相談を設けた。

　ミニ講座は，下部尿路機能に関する基礎知識，腹圧性尿失禁の原因，膀胱トレーニング，尿とりパッド，便秘と食事などに関して配布資料を用いて行った。運

動指導は、ストレッチと骨盤底筋トレーニングからなり、トレーニングを行う体位は、背臥位（側臥位）から座位、立位へと進め、難易度、運動頻度を漸増させていった。なお、骨盤底筋の収縮確認は、理学療法士・作業療法士が適宜、尾骨部からの触診などにより個別に指導した。

評価は、問診、排尿日誌、60分間パッドテスト、身体測定（身長、体重、BMI、腹囲）、QOL評価からなり、QOL評価は国際尿失禁会議QOL質問票（International Consultation on Incontinence questionnaire-short form：ICIQ-SF）を使用した。

◇教室開催時の連携体制

教室開催時の連携体制については、医学的な指導・管理は泌尿器科医が、教室運営に関する指導は教育機関の理学療法士が行い、実施機関の実務者の支援を行った。北九州市は参加者募集と情報交換・事業企画への反映を担った（図4）。

具体的には、実施機関の実務者に対して、泌尿器科医が「下部尿路障害に対する基礎知識」の講義や参加者への対応のアドバイスを行った。また、担当者会議を適

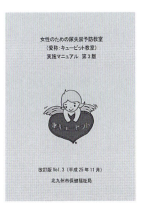
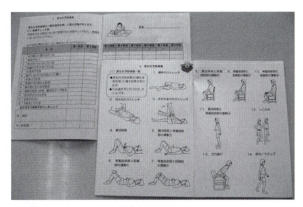

図3　女性のための尿失禁予防教室実施マニュアル（第3版，左）とホームプログラム用の小冊子（キューピットノート，右）

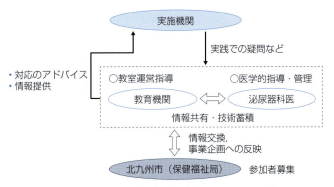

図4　女性のための尿失禁予防教室開催時の連携体制

宜開催し，教室運営における問題点を確認し，教育機関の理学療法士は実施マニュアル改訂に反映させるなどした．さらに，教育機関の理学療法士は，マニュアルの改訂に合わせて，研修会を開催し，運営・技術指導を行うとともに，毎年，教室実施報告書を作成・報告した．

◆教室の実績と教室開催の成果

◇教室の実績

2007～2015年の9年間に22教室が開催され，のべ349名の参加があり，1教室当たりの平均参加者数は15.9名であった．平均年齢は68.8±9.1歳（40～89歳）で，約8割が65歳以上である一方，若年者の参加もあり年齢層が幅広く，運動習得度合に幅があるため対応に工夫が必要であった．さらに，運動器の問題を有する者や，認知症合併者への対応には苦慮したが，実施機関の実務者がリハビリテーション関連職種であることから，個別対応が可能であった．

尿失禁分類による内訳は，腹圧性尿失禁34％，頻尿・ほか（過去に尿漏れ経験あり，夜間頻尿，心因性頻尿，多飲を含む）33％，混合性尿失禁12％，切迫性尿失禁9％，過活動膀胱・ほか（過活動膀胱，神経因性膀胱，ほか）12％と，多様な尿失禁者が混在しており，予防目的の参加者も多かった（図5）．

教室運営は，市内3施設の実施機関が行い（1施設は2008年度のみ参加），教室1回あたりの運営スタッフは，理学療法士，作業療法士，看護師が3～12名で，ローテーション体制で行った．情報交換会では，実務者より「病院業務との調整が大変」との意見が聞かれたが，「下部尿路障害に対するリハビリテーションに対する知識・技術が習得でき，臨床で活用できるようになった」との意見も聞かれた．一方で，運営スタッフ全員が実務者研修会に参加できるわけではなく，指導内容の質的保証が課題であった．

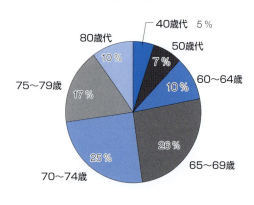
a. 参加者の年齢構成

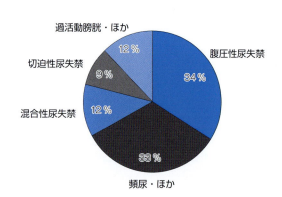
b. 参加者の尿失禁分類

図5 参加者の年齢構成と尿失禁分類

◇教室開催の成果

教室開催の成果[7]としては，2007〜2013年度に開催され，18教室に参加した尿漏れに悩みのある40歳以上の女性303名のうち，有効データ263名(平均年齢68.8±9.0歳)を分析対象として検討した。方法は，尿失禁分類別に，排尿日誌における尿失禁回数，ICIQ-SFによるQOL評価について分析した。その結果，尿失禁回数では腹圧群・混合群・その他群で改善を認め($p<0.05$)，飲水量および1回排尿量の適正化も認めた。さらに，ICIQ-SFはすべての群において有意に改善した。

教室開催の長期成果[8]としては，2008〜2013年度までに教室に参加した227名を対象に，郵送法による質問紙調査を行った。回収数は116名(回収率51.1％)で，回答者の平均年齢は72.4±8.8歳(43〜92歳)，教室参加からの平均経過年数は3±1.6年(0.6〜5.5年)であった。現在「尿漏れがない」あるいは「1週間に1回以下」と回答したのは59名(51％)であり，約半数の参加者は教室の成果が持続していた。また，教室修了後に新規に介護認定を受けた者は14名(6.2％)と，2008〜2012年全国の新規介護保険認定率[9]20.1％に比べ，大きく下回っていた。本教室は尿失禁症状の維持・改善につながり，介護予防に一定の成果があることが確認された。

◆啓発事業

2012年からは，より多くの市民に尿漏れ予防を啓発する目的で，啓発講座やパンフレット配布などの啓発事業が開始された。

「尿もれ予防講座」は，尿漏れ予防に関心のある市民を対象として，北九州市より「特定非営利活動法人CRECネット 排泄ケアを考える会」*(以下，「排泄ケアを考える会」)に委託された事業である。これは，北九州市内7区の市民センターで，泌尿器科医と理学療法士，排泄相談員が講座と個別相談会を行うものである。2012〜2016年の5年間に市内26会場で開催され，554人〔女性490名(88.4％)，男性64名(11.6％)，1会場平均参加者数：21.3名，平均年齢：74.4歳〕の参加があった。なお，講座後のアンケートの「今後，取り組んでみたいこと」として，「骨盤底筋トレーニング」と「膀胱トレーニング」が多数を占め，本講座に理学療法士が関わる意義がうかがえた。

2013年には「尿漏れ予防啓発パンフレット」(図6)を「排泄ケアを考える会」と筆者らが中心となって作成した。これは，下部尿路機能障害の種類と対処方法，代表的な病気，骨盤底筋トレーニング，尿とりパッド，排泄にかかわる北九州市の取り組みの紹介などからなり，市役所・区役所(7区)・地域包括支援センター(24カ所)・市民センター(136館)などで配布されている。

＊ 特定非営利活動法人CRECネット 排泄ケアを考える会：排泄ケアについて関心をもつ者が職種の垣根を越えて協力し，会員相互の専門知識の普及と向上を図ることを目的とし，排泄に苦しむ人々を支援する目的で2008年に発足した会。

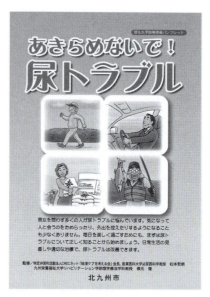

図6 尿漏れ予防啓発パンフレット

　さらに，2015年には「尿もれ予防体験会」を開始した。この背景としては，「高齢者尿失禁予防事業」が他の事業と統合され，「地域リハビリテーション活動支援事業」へ移行され，前述の「女性のための尿失禁予防教室」が2015年度で終了したこと，さらに市民からは「より身近な地域で尿もれ予防体操の指導をしてほしい」との要望があったことにある。この「尿もれ予防体験会」は，おおむね65歳以上の人を5名程度以上含むグループを対象に，1年間15グループを上限に教育機関の理学療法士が出前講座を行っている。内容は，下部尿路機能障害の基礎知識，骨盤底筋体操，膀胱訓練，生活上での工夫，尿とりパッドの紹介などである。

◆おわりに

　北九州市で高齢者尿失禁予防事業が始まった背景として，急速に進む高齢化があったことは前述したが，加えて，リハビリテーション医療の歴史的背景もある。北九州市にはリハ施設（病院，医院，介護保険施設など）およびリハビリテーション専門職が多く，かつ行政においてもリハビリテーション専門職が多く勤務している（2017年現在，7区で計19名）こと，さらに，古くからリハビリテーション専門職が行政の介護予防や介護保険など各種委員会に参画してきたことで，保健・医療・福祉分野の連携が構築しやすい土壌であった。これらにより，地域住民の予防に対する認識が高いことも大きな要因であったといえよう。そして，多職種が連携した排泄リハビリテーション活動が長年継続してこられたのは，「排泄ケアを考える会」が中心となって，他職種に対する理解と共通言語をもつための研修会や懇談会などを実施してきたことも挙げられる。

今後とも行政と多職種が連携して，地域住民に対し，下部尿路機能障害の知識啓発を行い，排泄の自立を通じて介護予防に貢献していくとともに，地域における排泄リハビリテーション活動促進のために，教育機関として理学療法士，作業療法士の教育支援を行っていく必要性を感じている．

【文　献】

1) 北九州市ウェブサイト（http://www.city.kitakyushu.lg.jp/，2017年7月時点）
2) 北九州市保健福祉局：介護認定審査会平準化委員会資料（平成29年5月末），2017.
3) 北九州市高齢者福祉課：北九州方式の排泄ケア相談窓口 〜相談の流れ〜 資料，2007.
4) 橋元　隆，西井久枝 監：北九州市高齢者尿失禁予防教室（愛称：キューピット教室）実施マニュアル 初版，北九州市保健福祉局，2007.
5) 橋元　隆，西井久枝 監：女性のための尿失禁予防教室（愛称：キューピット教室）実施マニュアル 第2版，北九州市保健福祉局，2008.
6) 橋元　隆，西井久枝 監：女性のための尿失禁予防教室（愛称：キューピット教室）実施マニュアル 第3版，北九州市保健福祉局，2013.
7) 吉田遊子，神﨑良子，中藤佳絵，ほか：北九州市における高齢者尿失禁予防事業への関わり 〜理学療法士の立場から〜．日本老年泌尿器科学会誌 28；55，2015.
8) 神﨑良子，吉田遊子，中藤佳絵，ほか：北九州市における「女性のための尿失禁予防教室」参加者の高齢者実態調査について．日本老年泌尿器科学会誌 28；94，2015.
9) 厚生労働省：24年度介護保険事業状況報告（年報）のポイント（www.mhlw.go.jp/topics/kaigo/osirase/jigyo/12/dl/h24_point，2017年9月時点）

V章 排泄障害に対するリハビリテーション

16 排泄リハビリテーションにおける多職種連携

吉川羊子

◆はじめに

　2016年に新設された「排尿自立指導料」は，多職種による包括的排尿ケアに対する初めての診療報酬である．すでに排泄ケアの重要性に着目し，積極的に，そして地道に現場で取り組んできたスタッフにとっては待望のニュースとなったことであろう．

　排尿自立指導料における「排尿ケアチーム」のコアメンバーとして「理学療法士および作業療法士の参加」が定められたことは非常に画期的なことである．排泄機能には後述の「排泄関連動作」も大きく関与する．排泄は非常に日常的な行動で，どのような診療科で療養する症例であっても排泄トラブルに見舞われる可能性がある．しかしながら一方で，あまりに「普通」の動作であるため，従来は他の運動機能ほどには「リハビリテーション」の重要性が論じられていなかったのではないだろうか．

　近年，排泄機能に対するリハビリテーションとしては「産後ケア」などに代表される骨盤底筋トレーニングが注目され，これを専門とする理学療法士も増加しており，活発な研修・研究活動がわが国でも広がりつつある．運動機能の専門家ならではのアプローチが活かせるため，やりがいも多く感じる分野の1つであろう．一方，理学療法士，作業療法士の強みは，単に運動動作機能の獲得だけにはとどまらない．特に排泄機能に関連しては疾患への支援以外に，生活への支援も非常に重要である．排尿ケアチームに理学療法士と作業療法士の参加が必須とされたのはこの点への大きな期待が込められている．より広く，より根源的な排泄ケアへのリハスタッフの取り組み方について多職種連携の視点から考える．

◆包括的排泄ケアでなぜリハスタッフによる介入が重要か

　排尿，排便などの排泄機能は，直接関与する身体機能としては下部尿路や下部消化管があげられるが，これらの機能だけでは適切な排泄は成り立たない．図1に一連の排泄関連動作を挙げた．日常生活においては，これらの動作をスムーズに行うことが重要であり，多くは特に意識せずにこれらの関連動作を行うことが可能であろう．しかしながら，包括的排泄ケアを要する高齢者や障害者など要援護者においては，この一連のプロセスのいずれかにつまづきが起きるため，仮に下部尿路，下部消化管機能が正常であってもスムーズな排泄行動が妨げられるという結果が生じる．多職種による支援が必要なのはこのためである．

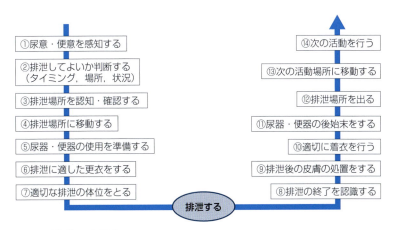

図1 排泄関連動作

◇排泄動作の多様性

　排泄行動は連日，日に数回行う必要があり，排泄する場所，状況も単一ではない。また排泄行動は，適切に行われないことで自身の健康や生活の質も損なう可能性があるが，同時に家族や同僚，ときにまったく見知らぬ人との関係性も損なう可能性もある。これが他の生理機能（呼吸，循環など）や生活行動（食事，整容，休養，保温など）と大きく異なる特徴である。人は幼少期のいわゆるトイレトレーニングに始まり，就学，成人などの社会生活を経て，さまざまな場面での排泄行動を習得する。当初は保育にかかわる保護者から排泄動作を学ぶが，一定の排泄自立となった後も，社会生活を送るなかで個別に排泄の様式（マナー）が社会生活のなかで形作られる。例えば排泄の体位も個々の運動機能のみならず，生育環境で習得した習慣や個々の好みによってさまざまである。なおかつ，排泄の場面を日常的に他人と共有することは極めてまれであるため，その個別性は自身も認識していないことがありうる。排泄障害の評価を行ううえではこれらの点を総合的かつ多角的視点から行う必要があるために多職種の介入が必要となる。

　図1に示す一連の動作において，例えば尿意，便意を感じてトイレに移動する（①〜④までのプロセスの）際に，トイレがどの場所かを認識するための表示（ピクトグラム・絵文字など）の理解1つをとっても，いったん認知機能が失われれば，その時点でトイレを探し当てることができない，という事態となる。もちろん，介助者がトイレへの誘導をし，排泄行動を逐一介助すれば，見かけ上の失敗はないが，排尿自立には至らない。このような脳神経障害の症例であれば，運動機能の問題やトイレ内での更衣や便器使用の動作について理学療法士，作業療法士が評価するが，それ以外に，今後社会生活を送るために必要ななんらかの社会資源を検討するためには，看護職，介護職，あるいはソーシャルワーカーなどを含む多職種によるカンファレンスも必要となる。この場合，下部尿路機能に対する医師のアプローチはほぼ無効といっても過言ではない。

◇筆者の施設における排泄ケアの取り組み

　筆者の施設では2010年より，各病棟に泌尿器科医師と皮膚・排泄ケア認定看護師が回診を行い，排尿障害症例をスタッフより抽出してもらい，ベッドサイドで評価，介入方法の検討をする「排泄ケアラウンド」を開始した．2017年からは新設された排尿自立指導料の算定を開始しているが，それまでは7年間で約800例の排尿障害症例に介入を行った．この「排泄ケアラウンド」では，脳神経疾患，脊髄疾患などのほかに，呼吸器疾患，循環器疾患，消化器疾患などの症例が含まれており，必ずしも神経因性膀胱をきたす基礎疾患ではないにもかかわらず排尿障害が高率に合併した．

　図2はベッドサイドで実際に実施した介入方法である．排尿障害治療薬の適応は少なく，主として行われた介入は間欠導尿ならびに排尿のためのポジショニングの再獲得であった．急性期疾患でトイレまで移動できず，床上排泄を余儀なくされた症例に残尿増加などの尿排出障害が高率に存在する．薬物療法が無効な例も多く，そこで排尿自立のために有効なのは適切なタイミングでの間欠導尿と，トイレでの排尿動作の確立であることが明確となった．

　間欠導尿の詳細はp.326，「Ⅴ章-11　清潔間欠自己導尿」に譲るが，下部尿路機能に対し，尿路感染と膀胱過伸展を回避することで残存する排尿機能を回復させることが期待できる，いわば直接的な「膀胱のリハビリテーション」である．これに加えて，トイレでの排尿が可能なADLであるか？トイレでの排尿姿勢が安定しているか，本人のしやすい排尿姿勢をとれる環境か？（座面の高さ，手すりの位置など）について理学療法士へも評価・介入を依頼したことで，最終的に残尿なく自己にて排尿する能力を再獲得する症例が多数みられた．これらの結果からも，排尿自立指導料算定にかかわる「排尿ケアチーム」に理学療法士，作業療法士が参加することが必須であることは合理的と考える．

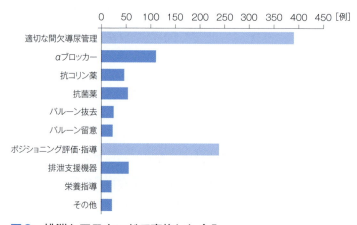

図2　排泄ケアラウンドで実施した介入

◆ リハスタッフが共有すべき排泄ケアスキル
―排尿自立指導から学ぶスキルとは

さて，この「トイレに行って排尿できるように支援する」ために，理学療法士や作業療法士はどのような排泄ケアのスキルを身につけることが求められるのであろうか？

トイレへの移動や，排泄前後の更衣や便器使用のための動作の指導は，本来リハスタッフが日常的に行っている療法の範疇に含まれており，専門性をそのまま活かせば，それほど特殊なリハビリテーションの技法が必要なものではない。しかしながら，従来あまり「排泄ケアにおけるリハビリテーションの重要性」が取り上げられなかったのは，次のような盲点に気付いていなかったからではないだろうか？

すなわち，リハビリテーションを受ける患者あるいは利用者における尿道留置カテーテルやおむつ・パッド類を，リハスタッフが「不要ではないか？」「不適切な使用になっていないか？」を評価することについて現場であまりイニシアチブをとる機会がなかったのではないだろうか？病院や施設では，留置カテーテルの適応やおむつ・パッドの使用方法の決定は主として看護スタッフや介護スタッフによることが多い。ただし，施設によりこれらの職種が必ずしも正しい排泄ケアアセスメントができているとは限らない。排尿自立指導料が新設された1つの理由はこのような背景によるものである。

排尿自立指導料算定の具体的な進め方についてはp.394〜413「Ⅵ章　排尿自立指導」に譲るが，このアプローチの基本的な方針は，尿道留置カテーテルの適応を適切に判断し，絶対的適応症例以外では積極的に，可及的速やかに抜去して評価を行う，というものである。尿道留置カテーテルが漫然と留置されていれば，排尿機能の評価も行えない。また抜去後に，必要であれば間欠導尿の手法で「膀胱機能のリハビリテーション」を行う必要があるが，これの開始は当然遅くなる。何より，運動機能などのリハビリテーションを行うにあたり，尿道留置カテーテルは動作の妨げになり，場合によっては患者自身の意欲も低下させる要因となりうるので，リハビリテーションの立場からカテーテル抜去の要請があってもよいほどである。

◇ 排尿自立指導料算定対象例の評価項目

排尿自立指導料算定対象例の評価には，「排尿自立度」と「下部尿路機能」の各5項目で排尿自立の介入効果が図られる。「排尿自立度」は排泄関連動作における自立度で，これは理学療法士や作業療法士が日常的に評価を行っている項目である。一方「下部尿路機能」の項目は，排尿症状，排尿量，残尿量などの項目で看護スタッフが評価することが一般的には多い。しかしながら，双方の項目をそれぞれに分担して評価するのではなく，各々の職種の視点からこれら2つの自立度につい

て同時に目を配るようにすることが望ましい。

◇排尿管理

図3は筆者の施設で実施した「排泄ケアラウンド」の経過中，下部尿路機能を評価するための「残尿測定」を現場スタッフの判断で積極的に実施するように働きかけてからの筆者の施設での排尿管理の変化である。残尿計測用の簡易超音波機器を各病棟に導入して，スタッフ自ら排尿機能を判断し，必要なリハビリテーションや間欠導尿の方針を立案するように指導を継続したところ，泌尿器科以外の部署での残尿測定が年次ごとに増加した。これは，各病棟のスタッフが，泌尿器科医師の診療を待たずとも，ベッドサイドで自らの判断で残尿をモニターして排尿障害の評価を行うという行動の変容を反映したものである。その結果，筆者の施設での尿道カテーテル留置率は14.1％から11.7％に減少した。

この簡易超音波機器で残尿を測定するというモニタリングは，リハビリテーションの場で血圧や酸素飽和度が計測されるのと同様に簡易的で，かつ有用性に富んだ方法である。リハビリテーション中に排尿介助をする機会があるような症例であれば，排尿後の残尿の多寡と排尿ポジショニングの評価をリハスタッフ自ら行うことも可能となる。一方で頻尿，尿失禁などが認められる症例に対しても，膀胱内の蓄尿量の把握と評価としてこのスキルを実施すれば，看護スタッフとの情報交換，情報共有にも役立ち，排尿自立に向けての介入計画もより緻密に立てやすくなる。

◇尿道カテーテル管理

一方，尿道留置カテーテルは，最初に挿入するか否かの指示は医師が行うが，抜去の時期について，必ずしも厳格に診療計画を立てているとは限らない。急性

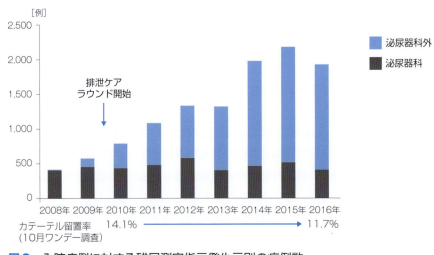

図3 入院症例に対する残尿測定指示発生元別の症例数

期病院からリハビリテーション病院，療養型病床などへの転院，あるいは施設入所の際に，留置理由の不明な尿道留置カテーテルの継続がされている症例はいまだ少なくない。「なぜこの症例に尿道カテーテルが留置されているのか？」という点に問題意識をもつ，ということは，むしろ，病棟業務に追われる看護スタッフよりもリハスタッフのほうが適している場面も多いかもしれない。図4は筆者の施設で毎年行っている「尿道留置カテーテル・ワンデー調査」の2010年〜2016年の推移である。スタッフへの排泄ケアスキルの周知が不十分であった2010年においては，尿道カテーテル留置の理由に，「離床が進まない」や「明確な理由の不明な医師の指示」など，本来，尿道留置カテーテルの絶対的適応とは言えない理由が多くみられている。その後「排泄ケアラウンド」の実施とともに，スタッフが直接排尿障害の評価，介入を実施するように教育や環境整備を行った結果，これらの不適切な適応は減少した。排尿ケアにおけるカテーテル管理は医師の指示を待つのではなく，現場のスタッフが主導で適切に行えることが示されている。

排尿自立指導料は現時点では急性期病院で算定されるものではあるが，その基本的な概念や，排尿ケアチームの役割，現場介入の方法などはどのような現場でも参考にできるものである。「リハビリテーションを実施するこの症例の尿道留置カテーテルは抜去できるのではないか？」という問題提起は理学療法士，作業療法士からも積極的に上がることが，不適切な排尿管理を減じることにつながりうる。排尿ケアのスキル習得の手始めとしても，排尿自立指導料にある「排尿自立度」と「下部尿路機能」についてリハスタッフが看護スタッフと協同して学び，ケアの介入を実践することが勧められる。

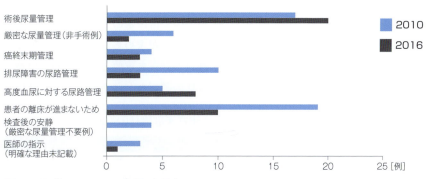

図4　尿道カテーテル留置の理由

◆多職種連携を深めるための学ぶ場をもつ

現在，排尿自立指導料の新設に伴い，関連学会での排泄ケアに関する研修会，講習会は非常に多く開催されるようになった。本指導料を算定する該当施設でなくとも，これを機会に排泄ケアについて学ぶ場が拡大することは非常に好ましい

ことである．看護スタッフに関しては「排尿ケアチーム」の構成スタッフとなるための「所定の研修」が厚生労働省により指定されているが，理学療法士，作業療法士に関しては，現時点では「所定の研修」の指定はないので，実質的には自主的に排泄ケアを学ぶ機会を選択することとなる．将来，排尿自立指導料に関する該当研修が開催となるか否かは別としても，排泄ケアに関する学習の場に理学療法士，作業療法士が参加することにはさまざまな意義がある．これは知識や技術の習得に加えて，プログラムによっては他の職種との情報交換を行うことにより，多職種連携の在り方，方法についても学ぶよい機会でもあるからである．

◇排泄ケアに関与するさまざまな職種

表1に，排泄ケアに関与する職種を一部挙げた．ここでは主として医療機関や療養施設（高齢者，障害者など）において勤務，活動する職種を挙げている．医師，看護スタッフ，理学療法士，作業療法士以外にも，チームとして介入することの有用性が期待できる職種は多い．医学的な側面だけを考慮しても，排尿や排便機能に影響の大きい薬剤，食事などの評価，介入は，本来すべての排泄障害症例にスクリーニングとしてされるべきであろう．また，経口摂取，嚥下機能は，食事形態や内容を決定づけることとなるため，排泄には実は深いつながりがあり，言語聴覚士などとも排泄機能についてのディスカッションがもっと広く行われる必要もあるであろう．

退院調整においては排泄の自立が大きく関与する．他院に転院するのか，施設入所か，在宅療養なのかにより，必要な社会資源を検討するうえでソーシャルワーカーや介護スタッフにおいても排泄ケアへの正しい知識と理解が共通して必要となる．また，特に施設・在宅療養においてリハスタッフは看護スタッフのみではなく，介護スタッフとの連携が密に求められるため，ケアのアプローチの差異をお互いに理解し，尊重することが求められる．また，療養生活を送るうえで排泄ケアを支援する機器・材料の存在も重要となるため，関連のメーカーと直接情報交換をし，より適切な道具の選択などにあたっては，特にリハスタッフが担う

表1　排泄ケアにおけるさまざまな職種の役割

職種	役割
看護師	包括的排泄ケアの計画立案，総合的なマネジメント
理学療法士	排泄関連動作における運動機能の獲得の支援，排泄環境の評価と整備の支援
作業療法士	排泄関連動作における運動機能の獲得の支援，排泄支援機器の選択と使用の支援
言語聴覚士	摂食嚥下機能の評価と経口摂取機能獲得の支援
薬剤師	排泄障害に影響を与える薬剤の評価，服薬指導
栄養士	排泄障害に影響を与える食事内容の検討，水分摂取の管理と指導
ソーシャルワーカー	退院調整における排泄ケア継続のための各種資源のマネジメント
介護職	排泄ケアの日常的な実施について，生活面からの評価と実施の支援
関連機器メーカー	排泄ケア支援に関する機器の提供と開発，情報提供
医師（主治医・専門医）	基礎疾患の療養における排泄ケアの方向性の評価と職種間連携の調整

役割は小さくないものと思われる．

　これら以外にも，各自治体や民間のフォーマル，インフォーマルな社会資源は多数あり，排泄ケアに活用できるものは必ずしも医療・福祉関連の業種とは限らず，教育やメディアなど，一般市民への排泄ケアの情報提供なども含めると，そのかかわる業界も多様となる．

◇排泄ケアに関する主な活動団体

　現在，排泄ケアについて多職種で知識や技術を学び，さらに社会一般にも排泄ケアの重要性を発信，啓発を継続している主な活動団体を表2に示した．各々に組織が認定する資格や等級認定のシステムがあり，段階的に学習ができるように工夫されている．

◆認定NPO愛知排泄ケア研究会，NPO日本コンチネンス協会

　認定NPO愛知排泄ケア研究会では毎月排泄ケアに関する定例勉強会を開催しており，医学・医療・看護あるいはリハビリテーションにとどまらないテーマも広く取り入れつつ，文字通り多職種が参加する研究会となっている．なお，この定例勉強会は作業療法士の生涯教育制度基礎ポイントの付与が認定されている．

　同研究会が定例勉強会とは別に開く「排泄機能指導士養成講座」とNPO日本コンチネンス協会の開く「コンチネンス・セミナー中級」を修了，資格認定を受けた看護スタッフは所定の追加講習を受けると「排尿自立指導料」で定める「排尿ケアチーム」の構成メンバーとして活動することが厚生労働省から認定されている．これらの講座は理学療法士，作業療法士も受講することが可能であり，系統立てて排泄ケアの基本や実践スキルを学ぶためにはよい機会である．

◆NPO快適な排尿をめざす全国ネットの会，むつき庵

　NPO快適な排尿をめざす全国ネットの会では「間歇導尿（CIC）指導認定セミナー」

表2　排泄ケアに関する講習・研修

主催	内容
認定NPO愛知排泄ケア研究会	排泄ケアに関する定例勉強会を毎月開催 毎年「排泄機能指導士」*養成講座を開催，資格認定 http://www.m-haisetsu.info/haisetsu/
NPO日本コンチネンス協会	コンチネンス・セミナー（初級～上級）*を開催 コンチネンスアドバイザーの養成，資格認定 http://www.jcas.or.jp/
NPO快適な排尿をめざす全国ネットの会	排尿管理研究会など，各種講演会を開催 間歇導尿（CIC）指導認定セミナー（初級～上級）を開催，資格認定 http://www.hainyo-net.org/
むつき庵	排泄支援機器（おむつ，パッド，収尿器など）全般についての情報提供 おむつフィッター（3級～1級）養成，資格認定 http://mutsukian.com/

*は排尿自立指導料に定める，「排尿ケアチームの看護師に必要な所定の研修」として認定

を開催し，カテーテルによる尿路管理の重要な手法である間欠導尿について，すべての職種が学ぶ場を提供している．現在，間欠導尿は医師，看護師，患者本人とその家族にのみ実施が許されているが，リハスタッフにとっても，より詳細な管理のポイントを知ることは正しい尿路管理を支援するために重要である．特に先天性疾患のある小児や，脳神経・脊椎疾患などを合併する症例において間欠導尿管理を継続するためには，運動機能，作業機能などの評価と支援が重要である．看護スタッフ以外にもリハスタッフのように生活を支援する職種には有用な講座の1つである．

むつき庵では「おむつフィッター」を養成しているが，これは単純に「おむつの効果的な当て方」を学ぶ講座ではなく，排泄ケアの基礎知識に基づいておむつ・パッドを始めとした排泄支援機器を適切に選択，活用するためのスキルを学ぶ場となっている．この養成講座も多職種が参加しており，医療専門職のみならず，排泄支援機器の開発や販売に携わるスタッフなども参加している．級が上がるにつれ，専門的かつ視野の広い排泄支援が学べる講座である．

上記の研究会やセミナーの利点は，知識や技術の習得にとどまらず，幅広い職種からの参加者と直接情報交換し，ネットワークづくりができることでもある．平時活動する職場や地域，あるいは関連学会では触れることが少ない職種との交流は，排泄ケアの多職種連携においては欠かせないものである．

◆おわりに

排泄障害は，下部尿路・下部消化管といった排泄臓器の機能障害以外にも，認知・運動機能，生活環境要因など多様な要因が影響する．医療的な治療で完全にコントロールされがたい障害もあるが，排泄障害がなくなることのみを目標とするのではなく，排泄障害を有していても，なるべく生活に支障をきたさないように総合的に支援することが排泄ケアの目標となる．

リハビリテーションにかかわるスタッフは従来，症例の生活支援を視野に入れた介入がその専門性には備わっており，排泄ケアにおいてもすでにある能力を十分に活かす場面は非常に多い．ぜひ多くの他の職種と直接コミュニケーションをとる機会をもち，排泄ケアの知識，スキルを身につけ実践していっていただきたい．

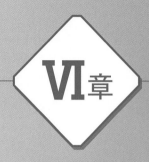

排尿自立指導

VI章 排尿自立指導

1 排尿自立指導：医師の立場から

亀井　潤，藤村哲也

◆ 排尿自立指導料の概要

　下部尿路機能障害や身体機能低下による尿道カテーテル留置は，排尿の自立（排尿管理法は問わず，自力で排尿を完結させること）を損なう。しかし，留置カテーテルは専門的知識と技術に基づいた適切な排尿ケアによって離脱できる可能性がある。

　そこで，平成28（2016）年度の診療報酬改定において，入院患者に対して，病棟看護師と専門的知識を有した排尿ケアチームが連携して包括的な排尿ケアを実施した際に，排尿自立指導料を算定することが可能になった（週1回200点，最大6回まで）[1]。

◇ 算定条件と排尿ケアチームの構成

　排尿自立指導料を算定するためには，排尿ケアに関する専門知識を有した多職種からなる「排尿ケアチーム」の設立が必要である。排尿ケアチームは，医師（3年以上の勤務経験を有する泌尿器科医師，または排尿ケアにかかわる研修を修了した医師），所定の研修を修了した専任看護師，専任理学療法士／作業療法士がたずさわる必要がある。

　2017（平成29）年時点では，排尿ケアにかかわる研修とは，医師の場合は日本慢性期医療協会が主催する「排尿機能回復のための治療とケア講座」が該当する。また，看護師については，日本看護協会，日本創傷・オストミー・失禁管理学会，日本老年泌尿器科学会，日本排尿機能学会，日本慢性期医療協会が主催するいずれかの研修・講習会を受講する必要がある，あるいは特定非営利活動法人 日本コンチネンス協会が行っている「コンチネンス中級セミナー」および特定非営利活動法人 愛知排泄ケア研究会が行っている「排泄機能指導士養成講座」は，それぞれ「コンチネンス中級セミナー」と併せて「コンチネンス中級セミナー追加研修」を修了した場合，および「排泄機能指導士養成講座」と併せて「下部尿路機能障害の排尿自立支援指導講習」を修了した場合には，排尿自立指導料にある所定の研修とみなされることになる（詳細は各協会・学会のウェブサイトを参照していただきたい）。

　排尿ケアチームは，病棟看護師が抽出した対象患者について収集された下部尿路機能評価のための情報（排尿日誌，残尿測定など）を評価する。そのうえで包括的排尿ケア計画を策定し，病棟看護師が直接的な指導・援助を行い，適切なリハビリテーションを行った場合に，排尿自立指導料が算定できる[1]。

◇対象患者

算定対象となる患者は，①尿道カテーテル抜去後に下部尿路機能障害の症状を有する者，②尿道カテーテル留置中の患者であって抜去後に下部尿路機能障害を生じると見込まれる者，のいずれかである。②については，既往歴や排尿習慣，入院後の治療経過から，抜去後に尿閉・排尿困難や尿失禁が出現するか否かを予測して判断する。

病棟看護師は，尿道カテーテル留置中の患者のなかから，対象となる患者を正確に抽出することが重要である。本技術の対象患者は，医学的にはカテーテル抜去が可能な患者に限定される。すなわち，厳密な尿量測定が必要な患者（重傷者，術後患者など）や，尿による汚染を防ぐために局所管理が必要な患者（陰部周囲の手術など）などは，尿道カテーテル留置の絶対的な適応とみなし，対象外となる[2]（図1）。

◇包括的排尿ケア

排尿ケアチームは，収集された下部尿路機能評価のための情報（排尿日誌，残尿量など）を基に，下部尿路機能障害に加えて排尿自立度の評価を行う。排尿自立度と下部尿路機能がともに「異常なし」ではない場合は，問題点について包括的排尿ケアを立案する（図2）。

包括的排尿ケアは，看護計画，リハビリテーション，薬物療法，泌尿器科によ

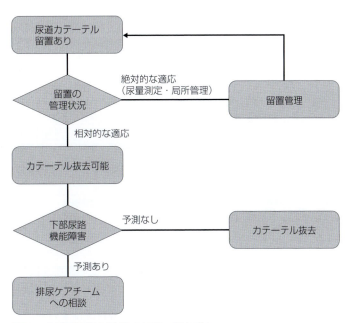

図1　対象患者の抽出のアルゴリズム
対象患者の抽出は病棟看護師が行う

（文献2より許可を得て引用）

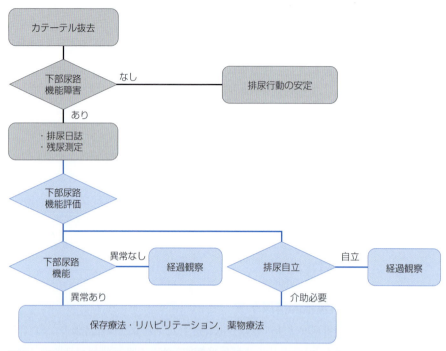

図2 下部尿路機能障害の評価と包括的排尿ケアのアルゴリズム
　■は病棟看護師が，■は排尿ケアチームと病棟看護師が行う

（文献2より許可を得て引用）

表1 包括的排尿ケアのマトリックス

留意する項目			計画の内容
看護計画	排尿自立		排尿用具の工夫，排尿しやすい姿勢の工夫，衣類の工夫，トイレ環境の工夫，移動・排尿意欲への支援，寝具の素材の工夫
	下部尿路機能	頻尿・尿失禁	生活指導，膀胱トレーニング，骨盤底筋トレーニング
		尿閉/排尿困難	間欠導尿，自己導尿/間欠式バルーンカテーテル
		尿意の問題	排尿誘導，超音波補助下排尿誘導法
リハビリテーション			運動機能訓練，動作に合わせた補助用具の選択，環境整備
薬物療法			排尿機能へ影響を与える薬剤の検討，適切な薬剤の選択と処方
泌尿器科による精査・治療			画像検査，尿流動態検査

（文献2より許可を得て引用改変）

る精査・治療によって構成される（**表1**）。各要素の概要を次項に示す。

　策定された包括的排尿ケア計画は，排尿ケアチームと病棟看護師が共同して実施する。定期的に排尿自立と下部尿路機能の再評価を行い，包括的排尿ケアの有効性を検討し，改善しない場合は泌尿器科で詳しい下部尿路機能検査を行い，治療を再検討する[2]。

◆ 看護計画

排尿自立

　排泄に関連する動作能力の障害によって自己で排尿管理を完結できない場合に，環境調節や排尿行動の介助を行う。具体的には，ポータブルトイレや収尿器の設置，排尿しやすい姿勢や衣類の工夫，トイレに近い居室やトイレまでの経路の障壁の除去，移動・排尿意欲への支援などが挙げられる。

下部尿路機能

　下部尿路機能のケアは，尿失禁，尿閉／排尿困難，尿意のケアに大別される。

　尿失禁のケアには，多尿の患者に対する飲水制限などの生活指導や，切迫性尿失禁のある患者に対する膀胱トレーニング，腹圧性尿失禁または切迫性尿失禁のある患者に対する骨盤底筋トレーニングの指導がある。

　尿閉／排尿困難のケアには，残尿量が多い場合の間欠導尿の実施や，自己導尿指導，夜間帯だけ留置する間欠式バルーンカテーテルの導入の考慮が挙げられる。

　尿意に問題がありトイレで排尿できない場合には，一定時間ごとに排尿誘導を行い，トイレで排尿を促す尿意のケアが有効である。

◆ リハビリテーション

　排尿動作には，起き上がり，トイレに行き，着衣を下ろし，排泄姿勢をとり，後始末をして，着衣を上げるというさまざまな行為が含まれる。これらを自力で遂行できるように，理学療法士・作業療法士が，運動療法や動作に合わせた補助用具の選択をする。

◆ 薬物療法

　医師は，下部尿路機能障害の病態に合わせて適切な薬物治療を選択し，排尿に影響を与える他の薬剤が使用されていないかも評価する。排尿機能に影響する可能性がある薬剤が使用されている場合は，薬剤の変更や休止の可否を検討する。

　また，発熱を伴う尿路感染症が認められる場合は，抗菌薬を投与する。

◆ 泌尿器科による精査・治療

　下部尿路機能障害の病態，症状に応じて，尿検査や腹部超音波，膀胱造影などの画像検査，尿流動態検査を適宜検討する。

◆ 東京大学医学部附属病院における排尿自立指導の特徴

◇ 排尿ケアチーム

　東京大学医学部附属病院（以下，筆者の施設）では，排尿自立指導料の施設基準

に基づき排尿ケアチームを設置し，平成28（2016）年6月から排尿自立指導料の算定を開始した。

排尿ケアチームの主な活動として，対象患者ごとに患者評価，ケア計画立案を行い，週1回，対象患者のいる病棟をラウンドしている。また，院内での啓発活動のための講義を3～4カ月ごとに行っている。新規対象患者の情報は，院内の端末の専用フォルダで共有し，発生から数日以内に患者評価とケア計画の立案が行われている。

これに加え，月に2回，チーム全体でのミーティングを行い，算定状況の確認やケアチームの活動の課題点・問題点の共有を行っている。当院の排尿ケアチームミーティングの特徴として，医事課職員も参加している点が挙げられる。これにより，算定上の注事項や月ごとの各病棟の算定件数をスムーズに把握できる利点がある。

◇対象患者の選定と実際の運用

筆者の施設は1,217床（一般：1,163床，精神：54床）からなる急性期病院である。病床数・診療科が多いため，院内には多様な背景をもった多数の対象患者がいることが予想されるが，その規模ゆえにすべての病棟で導入時に十分な周知を図ることは現実的に困難であった。そこで，全病棟を排尿自立指導の対象としたが，特に泌尿器科，大腸・肛門外科，整形外科，女性外科，神経内科の5診療科の病棟で重点的に導入を進めた。これらの病棟は下部尿路機能障害と関連が強い手術患者が多いため，対象患者が多く，排尿ケアの重要性に対して主治医，病棟看護師の理解が得られやすい点が導入に適していたと考える。しかし，病院の規模や形態，各診療科の特性によって，導入しやすい病棟・診療科は多様であると考えられる。そのため，現実的には，それぞれの病院に適した対象を選別して導入することが望ましい。

◆介入回数・算定件数

筆者の施設では，導入初年度の平成28年度は6月から3月までの10カ月間で465人の患者に介入し，合計500件の算定を行った〔男性：294人（67.9±10.9歳），女性：171人（59.8歳±18.7歳）〕。ほとんどの患者で算定回数は2回以下で，4回以上算定した患者はいなかった（**図3**）。これは，筆者の施設が急性期病院のため，1カ月以内に退院・転院する患者が多かったためと考えられる。しかし，排尿ケアチームがもっと早期に介入できていたら介入回数が増えた可能性がある症例もあり，今後の推移を見守りたい。

診療科別の算定件数の割合を**図4**に示す。泌尿器科が320件（64％）と最も多かった。これは，当科では前立腺全摘除術などの下部尿路機能障害をきたしうる手術件数が多いことや，病棟看護師が以前から排尿ケアの重要性を理解しているた

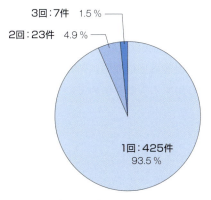

図3 筆者の施設における平成28年度の排尿ケアチームの介入回数の割合

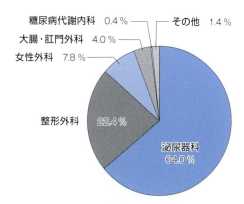

図4 筆者の施設における平成28年度の排尿自立指導料の診療科別算定件数の割合

めに対象患者の抽出がスムーズだったことが要因と考えられる。一方，病院の規模が大きいためか，病棟・診療科ごとに排尿自立指導料の認知度に差が大きく，実際に介入した患者数よりも多くの対象患者がいたと推測される病棟もある。より多くの病棟に，排尿ケアの重要性を広め，病院全体に理解を求めていくことが，今後の課題となるだろう。

◇ **マニュアルの作成と院内研修**

　排尿自立指導料の施設基準のなかに，排尿ケアに関するマニュアルを作成し院内に配布することと，院内研修を実施することが記載されている。

　そこで筆者の施設では，対象患者抽出のためのスクリーニング方法や，実際のコンサルト方法，排尿日誌，残尿測定のつけ方などを記載したマニュアル（目次例，**表2**）を作成した。このマニュアルは，院内職員専用ホームページから全職員が閲覧できるようにしている。

　また，院内研修として，平成28年度は排尿ケアチームが排尿自立指導料の導入についての説明会や下部尿路機能障害の基礎知識の講義を行い，排尿自立指導の

表2 筆者の施設における院内排尿自立指導マニュアルの目次例

```
1. 排尿ケアチームについて
2. 対象患者
3. コンサルト方法（電子カルテ，定期ラウンド）
4. 診療計画書，記録の書き方
5. 排尿日誌/残尿測定のつけ方

〔参照用資料〕
  評価項目
  計画の例
  薬物療法
  包括的排尿ケア
```

概念や排尿ケアの重要性の周知を図った。新しい入職者に理解してもらうために，2年目となる平成29年度も，排尿ケアの基本的な講義は定期的に行う予定である。また同時に，腹部エコーの使い方や下部尿路機能障害の機序に踏み込んだ内容の講義も予定しており，昨年度より排泄ケアに対する理解を深めていくことを目指している。

◆ 今後の課題

　質の高い排尿自立指導を行うためには，排尿ケアに対する病棟看護師の意識の向上だけではなく，排尿ケアチームが立案するケア計画の質の向上が重要である。他施設の事例ではあるが，各病棟に排尿ケアリンクナースを置くことや，排尿ケアチームに薬剤師や感染管理看護師を参加させる取り組みも報告されている[3]。これらの工夫が，排尿自立指導の質の向上にどのように寄与するかについて，今後のさらなる報告が期待される。

　排尿自立指導によって期待されるアウトカムには，カテーテル留置の日数や患者数の減少，カテーテル関連尿路感染の発生数の減少，患者のQOLの向上などが想定されている。しかし，実際に包括的排尿ケアがこれらのアウトカムを改善したエビデンスは確立されていない。そのため，排尿自立指導の導入前後で，これら指標がどのように変化したかを今後明らかにしていく必要がある。

　さらに，包括的排尿ケアは急性期を脱した患者にとっていっそう重要度が増すが，現時点では地域包括病棟や回復期リハビリテーション病棟では算定できない。排尿自立指導に対するエビデンスを早期に確立し，これらの形態の病院にも指導料の適用が広がることを期待したい。

【文　献】

1) 厚生労働省：平成28年度診療報酬改定説明会 資料等について 平成28年度診療報酬改定説明（医科）その6．(http://www.mhlw.go.jp/file/06-Seisakujouhou-12400000-Hokenkyoku/0000115983.pdf)
2) 日本創傷・オストミー・失禁管理学会 編：平成28年度診療報酬改定「排尿自立指導料」に関する手引き．照林社，2016．
3) 小川 依：排尿ケアチームにおける薬剤師の役割および排尿自立支援にもたらす効果の検討．第30回日本老年泌尿器科学会抄録集，96，2017．

2 排尿自立指導：看護師の立場から

小柳礼恵

◆ はじめに

　平成28（2016）年4月より排尿自立指導料の算定が開始となった。平成28年度診療報酬改定における基本的視点は，
①地域包括ケアシステムの推進と医療機能の分化・強化，連携に関する視点
②患者にとって安心・安全で納得できる効果的・効率的で質が高い医療を実現する視点
③重点的な対応が求められる医療分野を充実する視点
④効率化・適正化を通じて制度の持続可能性を高める視点
の4つである。
　東京大学医学部附属病院（以下，筆者の施設）では，同年3月より算定を開始するための体制作りに取りかかった。排泄を自立させるためのケアは通常の看護ケア内に含まれており，特別なケアという意識はなかった。しかし，診療科や部署の特性により，治療やケアの統一はされていない。そのような通常のケアの統一をすることにより，患者に同じ水準のケアを提供でき，早期に尿道カテーテルが抜去される。その結果，患者の日常生活自立度が高くなり，寝たきりが予防でき，関連して褥瘡発生，失禁関連皮膚障害（incontinence associated dermatitis：IAD），尿路感染率の低下が期待される。すなわち，「自立・生きるための尊厳」につながる。そのためには，排尿ケアチームとして多職種でかかわることが必須である。
　本稿では，排尿ケアチームとして活動するうえで整えるべき体制と活動，さらに活動のうえで考慮すべき点と今後の課題について述べる。

◆ 体制作りと活動

　排尿自立指導料の算定には，排尿に関するケアにかかわる専門的な知識を有した多職種（医師，看護師，理学療法士など）からなる「チーム」の設置が必要であることから，メンバーの決定から着手した。
　メンバーは，排尿に関する専門的な知識を有した多職種（医師，看護師，理学療法士または作業療法士，図1）であり，そのなかで看護師はコーディネータ的な役割となる。新設診療報酬の算定を開始する際は，算定上の留意点や院内における算定の手順を整えることが重要である。そのため筆者の施設では，医事課職員もメンバーとなり，体制を整えた。
　また，排尿自立指導料の特徴として，病棟看護師との連携が必須となってくる。

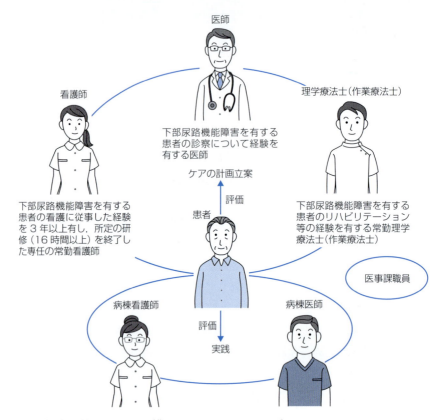

図1 筆者の施設における排尿ケアチームのメンバー

そのため，可能であれば病棟リンクナースを設置すると連携がスムーズになるが，筆者の施設ではシステムの構築過程において管理者の視点が必要であると考え，病棟管理者を窓口としてシステムを構築した．病棟との連携を行ううえでの看護師の役割について，次項から述べる．

◇ **排尿自立指導マニュアルの作成**

『「排尿自立指導料」に関する手引き』（以下，「手引き」）と厚生労働省の排尿自立指導料の概要によると，下部尿路機能障害を有する患者に対して，病棟でのケアや多職種チームの介入による下部尿路機能の回復のための包括的排尿ケアを評価し，手順を作成し，ステップを経たケアを進める必要がある（**図2**）．

排尿自立指導料では，尿道カテーテル留置患者のすべてがアセスメントの対象になるとされている．筆者の施設は特定機能病院でもあり，急性期患者が多く，短い在院日数のなかで統一したケアを提供するためには，効果的に患者を抽出する必要がある．そこで，対象者が多い病棟から開始し，範囲を拡大する方法をとった．

まず，骨盤内手術件数が多い泌尿器科，大腸・肛門外科，女性外科，神経因性の尿路機能障害リスクが高い整形外科，神経内科を算定病棟とした．特徴として，

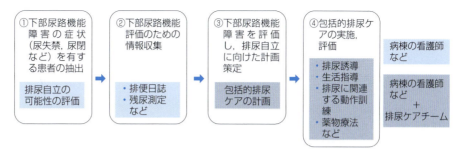

図2 排尿自立指導の概要

(文献1より引用)

外科系ではクリニカルパスなどで術後から尿道カテーテル抜去までのスケジュールが一定しているため,抽出から介入まで管理がしやすい利点がある。慢性期の患者が多い病棟では,年齢,疾患,尿道カテーテル再挿入の既往の有無を核にし,看護計画立案の際に評価日を設定し,定期的に介入する方法がよいと思われる。

筆者の施設のマニュアルの記載事項は,①排尿自立指導料について,②対象患者と選定方法,③コンサルト方法,④診療計画書の記載方法,⑤下部尿路機能障害の評価方法,⑥残尿測定方法,⑦骨盤底筋トレーニングと評価について,であり,マニュアルの内容が周知さるように講習会を実施している。なお,このマニュアルは,日本創傷・オストミー・失禁管理学会の編集による『「排尿自立指導料」に関する手引き』を参考にした。

◇コンサルト手順の作成

コンサルト手順を整えるには,病棟で実施するべきこととチームでかかわる部分とを明確にすると同時に,診療報酬を算定するために必要な記録物(カルテ記録,診療計画書記録,排尿記録など)を作成する担当者と,病棟において対象患者を抽出し,どの時点でチームが介入し診療計画書を作成するか,明確にする必要がある。

筆者の施設でのコンサルト方法を**図3**に示す。算定を開始する際には,患者の抽出基準を決定することが,体制を安定させる鍵になると思われる。

筆者の施設での対象は急性期患者であるため,術後の患者と高齢者を対象とした抽出方法を作成した。対象患者のなかから「下部尿路機能障害の症状を有する患者」を抽出し,病棟スタッフで共有し,排尿ケアチームにコンサルトする。

コンサルト後は,排尿ケアチームがアセスメントと計画を立案し,実際のケアは病棟スタッフが実施する(**図4**)。その後は定期的に排尿ケアチームがアセスメントし,尿道カテーテルの抜去,尿道カテーテルの再挿入を予防するケアを行っている。

◇排尿自立指導に関する診療の計画書の作成

排尿自立指導を進めるにあたり,必要な患者の状態をアセスメントし,治療,

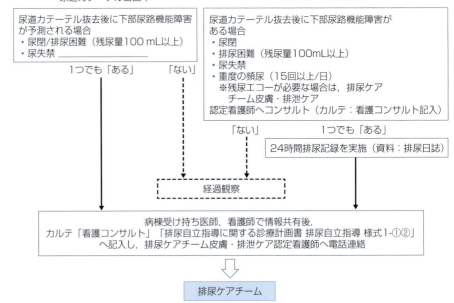

図3 排尿ケアチームへのコンサルト方法のフロー

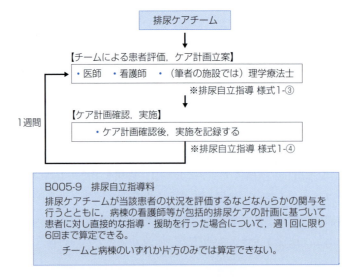

図4 排尿ケアチームへのコンサルト依頼後のフロー

看護，リハビリテーションの計画を立案する。また，その計画を実施し評価をするために，「排尿自立指導に関する診療の計画書」(**図5**) が必要であり，最終的に診療報酬を算定するにあたり作成する。次に記入の手順を説明する。

まず病棟が，「①下部尿路機能障害を有する患者の抽出」「②下部尿路機能評価のための情報収集」の欄を記載する。②では，排尿記録を作成して患者に記載してもらい，記録へ残す。また，その際，残尿を測定して残尿量を記載する。排尿記録は，診療計画書と排尿状態に関するカルテ上に残すようにする。

残尿測定は，カテーテルによる導尿，膀胱用超音波画像診断装置による測定，2Dエコーによる測定を行う。それぞれに利点・欠点があるが，2Dエコーでは実際の膀胱内の尿が可視化でき，残尿の存在を明らかにしやすいといった利点がある。

排尿ケアチームでは，「③-1下部尿路機能障害の評価」「③-2排尿自立に向けた計画策定」の欄を記載する。下部尿路機能障害の評価を実施する際には，「手引き」の項目の解釈を参考にして評価する。

入院中に「患者抽出→情報収集→評価→計画立案→評価」を行い，診療報酬を算定しなくてはならないため，評価の時期を確実に設定しないと，算定できずに患者が退院することもある。そのため，スケジュール管理は重要である。

また，ケア計画は「手引き」を参考にし，個別性を考慮したケア内容を立案することにより，質の高いケアが提供できる。

排尿自立指導に関する診療の計画書

氏名　　　殿　男　女　病棟　　　記入看護師　　　計画作成日　・　・
年齢　　歳　尿道カテーテル留置日　・　・　　主疾患
留置の管理状況　1．絶対的な適応（尿量測定・局所管理）　2．相対的な適応
※留置の管理状況が「2．相対的な適応」であった場合のみ、以下のアセスメントを行う。

①下部尿路機能障害の症状を有する患者の抽出
〈尿道カテーテル抜去後に下部尿路機能障害が予想される場合〉

尿閉/排尿困難（残尿量100ml以上）	ある　ない	「ある」が1つ以上の場合、排尿ケアチームに相談する
尿失禁	ある　ない	

〈尿道カテーテル抜去後に下部尿路機能障害がある場合〉

尿道カテーテル抜去日　・　・		「ある」が1つ以上の場合、排尿日誌と残尿量測定後に、排尿ケアチームに相談する
尿閉	ある　ない	②下部尿路機能評価のための情報収集
排尿困難（残尿量100ml以上）	ある　ない	排尿日誌記録日　・　・
尿失禁	ある　ない	残尿量　　ml
重度の頻尿（15回以上/日）	ある　ない	

③-1.下部尿路機能障害の評価
〈排尿ケアチーム（　　　　）による評価〉　日付　・　・

スコア		0	1	2
排尿自立度	移乗・移動	自立	一部介助	ほとんど介助
	トイレ動作	自立	一部介助	ほとんど介助
	収尿器の使用	なし/自己管理	一部介助	ほとんど介助
	パッド・おむつの使用	なし/自己管理	一部介助	ほとんど介助
	カテーテルの使用	なし/自己導尿	導尿（要介助）	尿道留置カテーテル
下部尿路機能	尿意の自覚	あり	一部なし	ほとんどなし
	尿失禁	なし	一部失禁	ほとんど失禁
	24時間排尿回数（　/日）	～7回	8～14回	15回～
	平均1回排尿量（　ml）	200ml～	100～199ml	～99ml
	残尿量（　ml）	～49ml	50～199ml	200ml～
排尿自立度（　）点 ＋ 下部尿路機能（　）点 ＝ 合計（　）点				

③-2.排尿自立に向けた計画策定
〈排尿ケアアセスメント〉

〈包括的排尿ケア計画〉

	項目	計画
看護計画	排尿自立	
	下部尿路機能	
リハビリテーション		
薬物療法		
泌尿器科による精査・治療		

日本創傷・オストミー・失禁管理学会、日本老年泌尿器科学会、日本泌尿器科学会、日本排尿機能学会の共同作成

（文献1より許可を得て転載）

図5　診療計画書

以上のように，体制を整え，各施設にあった連携方法を作成することで，より多くの患者へよりよい排尿ケアを提供することができると思われる。

◆活動するうえで考慮すべき点と課題

　新規に排尿自立指導料の診療報酬算定を進める際には，病棟と排尿ケアチームをつなぐリンクナースが必要となる。しかし，体制を整えるうえでまず鍵となるのは看護管理者だと思われる。

　筆者の施設では，看護の質指標にも含まれる「尿道カテーテル留置患者数」「尿路感染率」などを管理している看護師長への働きかけを行った。準備期間から算定までが短期間であったため，病棟の患者特性に合った体制を整え，算定病棟を増やす方向で取り組みを開始した。

◇病棟と排尿ケアチームの連携

　病棟と連携する新体制を構築する際には，看護管理者への働きかけが重要である。診療報酬を算定することで患者にどのような利点があるのか，関連して経営管理や病棟運営にどのような利点があるのかを説明した。

　尿道カテーテル留置期間や尿路感染率は日本看護協会のDiNQL[*]の指標ともなっているため，自らの看護を評価する際にも役立つ項目である。目標管理の評価項目ともなるため，管理者には興味深い項目でもある。

　また，医師側としては，今まで診療科独自で行っていた尿路感染に関する抗生剤使用や尿道カテーテル管理について統一した方法でかかわることが可能となるため，診療科の運営や病院経営について意味のある体制であることを伝えた。

　1つの診療報酬にさまざまな利点があると伝え，今後は算定病棟を拡大していくことが課題である。

◇活動評価と課題の抽出

　排尿ケアチームの活動前後を比較することで，活動の効果を評価することができる。そのためには，施設内でどのようにデータを蓄積するか，システムの構築が期待される。

【文　献】
1) 日本創傷・オストミー・失禁管理学会 編:「排尿自立指導料」に関する手引き，21，照林社，2016.

---

[*] https://www.nurse.or.jp/nursing/practice/database/dinql/index.htmlを参照。

3 排尿自立指導：理学療法士の立場から

松永明子

◆はじめに

 平成28（2016）年度の診療報酬改定で排尿自立指導料の算定が認められ，排尿ケアに対する関心がこれまでにないほどに高まっている。排尿ケアチームの構成要員として突然指名を受けた理学療法士は，その波をどう受け止めているだろう。

 日本理学療法士学会の一部門であり，骨盤底機能障害の予防や管理にかかわる領域を担うウィメンズヘルス・メンズヘルス理学療法部門の登録会員数は1,548名（2016年7月現在），日本理学療法士協会の会員数が10万人を超えていることから考えると，骨盤底機能に関する理学療法士の関心はまだまだ低いと言わざるをえない。

 本稿では，排尿ケアチームの理学療法士としての活動はどういうものかを，東京大学医学部附属病院（以下，筆者の施設）の排尿ケアチームの創設メンバーとして排尿自立にかかわってきた筆者の経験を踏まえて紹介する。

◆排尿自立指導料届出まで

 筆者の施設では，2016年3月より医事課主導で排尿自立指導料届出に向けての打ち合わせを始めた。この打ち合わせには，医事課職員，泌尿器科医師，皮膚・排泄ケア認定看護師，リハビリテーション部技師長，実務担当理学療法士が毎回参加し，排尿ケアチーム構成メンバーの決定やその活動内容，病棟との連携方法について話し合った。

 筆者の施設には当時，排尿自立指導料保険収載に尽力した2名の医師が在籍しており，筆者の施設での活動計画や院内マニュアルは他施設の参考になるようなものを目指さなければならないという暗黙の了解があった。そこで，より万全を期すために2016年4月の『「排尿自立指導料」に関する手引き』[1]の刊行を待ち，それを参考に院内マニュアルを作成した。

 また，同時に院内独自の規準も策定した。筆者の施設は高度急性期病院であり，病床数1,217床を有する大規模施設である。いきなり全病棟で排尿自立指導料の算定を開始すると，排尿ケアチーム，病棟スタッフのいずれも混乱をきたす可能性があるということで，まずは対象病棟を外科に限り，骨盤内外科手術を受けた者，75歳以上の患者で尿道カテーテル留置期間が1週間以上という下部尿路機能障害ハイリスク患者を対象にするという規準を定めた。この院内規準はチームの活動が軌道に乗るまでの一時的なものだったが，今振り返ると，対象患者を制限する

ことはチームへの負担を軽減するためにも正しい選択だったと思われる。排尿ケアチームの活動はあくまでも通常業務への追加となるため，可能であればチームに参加する理学療法士は複数名であることが望ましい。しかし，現実的には難しいと思われ，チームの活動が過剰な負担にならないような配慮も必要である。

院内マニュアル作成後は，2016年5月に下部尿路機能障害の定義や排尿ケアチームへのコンサルト手順などについての院内職員への説明会を開催し，排尿自立指導料届出も済ませ，6月の算定開始に備えた（**表1**）。

表1 排尿ケアチームの活動経過

スケジュール	活動	具体的な内容
2016年4月～	事務部門との連携	・排尿自立指導料算定準備会議（**図1**） ・診療計画書・マニュアル作成，院内規準の策定
2016年5月～	排尿ケアチームの結成	・コンサルト手順，活動計画の決定 ・対象病棟（外科）へ顔合わせラウンド
	院内勉強会の開催	・排尿自立指導料に関する説明会 ・下部尿路機能に関する勉強会

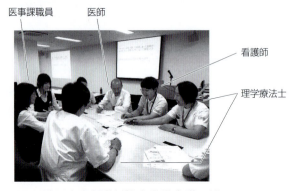

図1 排尿自立指導料算定準備会議の様子

◆排尿ケアチームの活動の実際

◇チーム内理学療法士としての役割

排尿自立指導の診療計画書には「排尿自立度」の項目がある。この排尿自立に必要な動作を患者がどの程度遂行可能かを見極めることが，排尿ケアチームの理学療法士の役割といえる。

患者の排尿にかかわる動作の状況を分析し，問題点を抽出して治療計画を立案することは，日ごろの理学療法業務と変わりはない。「うちの病院にも排尿ケアチームを。」と言われ，運悪くチームのメンバーになってしまったと思っている理学療法士がいたら安心してほしい。

◇病棟スタッフ，主治医との連携

対象患者の排尿自立を妨げている問題点を抽出したら，次にその改善にはどの程度の支援が必要かを考える．環境を整えることで安全性が増したり，介助下での動作を繰り返すことでいずれ自立できそうだと判断すれば，病棟スタッフと協力して環境調整をしたり，介助方法を指導する．

疾患や既往歴，廃用の程度から判断し，より専門的な介入が必要と思われれば，理学療法士の個別療法の対象としてリハビリテーション依頼をするよう主治医に提言する．

排尿自立指導料の算定対象患者であっても，すべてをチーム内理学療法士が担う必要はなく，チームの活動で対応可能なのか，個別療法が必要なのかのスクリーニングが重要である（図2）．

◇骨盤底筋トレーニングのリーフレット作成

筆者の施設でチーム内理学療法士としてたずさわったことの1つに，骨盤底筋トレーニングのリーフレット作成がある．これまで筆者の施設には各診療科で作成したリーフレットがそれぞれあったが，これを機に統一することにした．リーフレットは，骨盤底の解剖や機能の説明，骨盤底筋の収縮方法やトレーニングの頻度などについて，図を多く用いて説明しやすいものになるよう心がけた．リーフレットは男性用と女性用とを準備し，主に泌尿器科や女性外科へ配布し，適宜利用してもらうことになった（図3）．

また，このリーフレット作成後に骨盤底筋トレーニングの指導についての院内

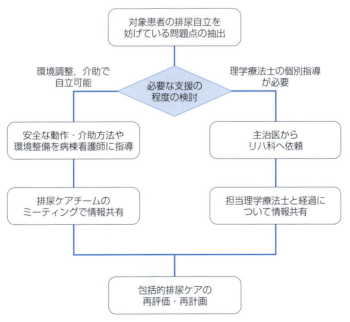

図2 チーム内理学療法士の役割

勉強会を開催した。骨盤底筋トレーニングは尿失禁に対する保存療法として効果が認められているが[2]，骨盤底筋トレーニングが必要なすべての入院患者にチーム内理学療法士が直接かかわれるはずもなく，院内スタッフの知識や技術の向上を図ることも役割の1つと考え，口頭指示のポイントなどを含めた実践的な内容を指導した（図4）。

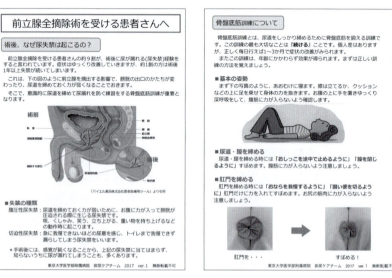

a. 男性用　　　　　　　　　　　　　　　　　b. 女性用

図3 骨盤底筋トレーニングのリーフレットの例

a. 骨盤底筋を収縮させてみよう！

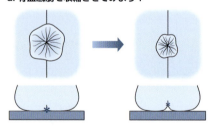

b. 口頭指示のいろいろ

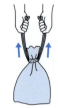
巾着袋の紐を
おへそに向かって引く

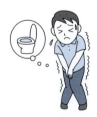
おしっこやおならを
我慢する

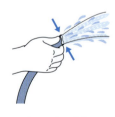
ホースをつまんで
水を止める

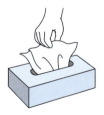
肛門でティッシュを
つまむ

図4 院内勉強会資料

◆高度急性期病院ゆえの問題点

◇外科患者の排尿自立度

排尿自立指導料算定から1年以上が経過し，筆者の施設での排尿ケアチームの活動を振り返る機会があった．そこで明らかになった問題点は，手術目的で入院した外科患者のほとんどは入院前ADLが自立しており，術後の安静度の拡大に伴い順調に離床が進めば，排尿自立度は高いまま維持されることである．つまり，手術の影響による機能障害が少なく，起居動作や歩行能力が保たれているため，理学療法士介入の余地がほぼないということになる．

算定対象病棟を外科に限るという院内規準は，算定開始から半年程度で緩和され，他科からのコンサルトも散見されるようになったが，依然として外科病棟の対象者が多い状態は続いている．これは，外科病棟では対象患者を把握しやすく，コンサルト漏れがないためである．

しかし，外科病棟では早期退院を目指して治療が進められており，手術によっては2週間弱の在院日数となっている．筆者の施設での患者1人当たりの算定回数が，圧倒的に1回が多いことがそれを物語っている（図5）．この状態では，前述のチーム内理学療法士の役割を果たす機会がなく，対象患者数は多く，計画書へのコメント記載などの作業は増える一方で，モチベーションが上がりにくくなっている．

◇地域との連携

筆者の施設への転入院時に，すでに尿道カテーテルが留置されていたが，排尿自立指導により自排尿となった患者がいたとする．もちろん問題なく経過していけば，これほど喜ばしいことはない．しかし，なかには施設に戻った途端に有無を言わさずカテーテルを再挿入されてしまったなど，まだまだ排尿自立への取り

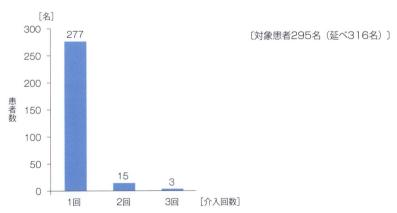

図5 筆者の施設における排尿自立指導の介入回数（2016年6月～12月）

組みに理解が得られないこともあると聞く。反対に，もう少し経過をみたくても，転院先が決まればそれきりで情報が途絶えてしまうこともある。

今後は，転院・退院先とのコミュニケーションの充実を図るとともに，患者のその先の生活を担う地域の医師や看護師への排尿自立に関する情報発信も必要なのではないかと考える。

◆ 今後の課題

◇院内スタッフへの啓発活動

骨盤底筋トレーニングの院内勉強会で，2Dエコーを用いた骨盤底筋体操のバイオフィードバック療法についても紹介した。エコー画像で骨盤底筋の収縮を視覚的に確認できると，骨盤底筋トレーニングの理解をより深め，トレーニングを継続するモチベーションの維持にもつながるからである。すると，日ごろから女性看護師が男性患者の骨盤底筋トレーニングを指導することは難しいと感じていた泌尿器科病棟スタッフから，残尿測定でも使用する2Dエコーで骨盤底筋体操も指導できるのであれば教えてほしいと依頼があった。

尿失禁があっても，パッドの始末が自立できていれば排尿自立度の得点は高くなるが，QOLに対する尿失禁の影響[3, 4]を考えると，排尿自立の成否にかかわらず尿禁制の再獲得は重要といえる。入院中によりよい介入をしたいという病棟スタッフの前向きな姿勢は，排尿自立指導料の導入に伴うスタッフの意識の変化の現れではないかと感じた。

このような変化は，まだ病棟間での差が大きいのも事実である。引き続き，医師や看護師に対して院内勉強会や病棟ラウンドなどで排尿自立指導への理解を促し，カテーテル関連尿路感染発生率の改善（図6）などのエビデンスを蓄積して示していく必要がある。

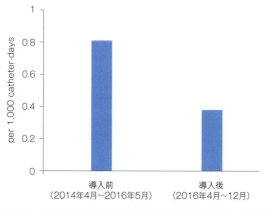

図6 筆者の施設の泌尿器科におけるカテーテル関連尿路感染発生率

◇理学療法士への教育

チーム内理学療法士の役割として求められているのは，排尿周辺動作における機能障害に対する評価能力と述べた．しかし，これからの排尿自立指導の発展を考えると，理学療法士も下部尿路機能障害に対する知識をもっと深める必要があると思われる．

われわれは，脳梗塞，脊髄損傷などの疾患特有の機能障害について，養成校や実習で学んできた．それならば，下部尿路や骨盤底に関する機能障害についても知っているべきではないだろうか．それにより理学療法士としての職域が広がり，患者の生活の自立により深くかかわることが可能となるのであれば，努力を惜しむ理由はないと考える．

【文 献】

1) 日本創傷・オストミー・失禁管理学会 編：「排尿自立指導料」の手引き，照林社，2016.
2) Dumoulin C, Hay-Smith EJ, Mac Habée-Séguin G: Pelvic floor muscle training versus no treatment, or inactive control treatments, for urinary incontinence in women. *Cochrane Database Syst Rev* 14(5); CD005654, 2014.
3) 岡田卓也，松本敬優，増田憲彦，ほか：男性の下部尿路症状が包括的健康関連 QOL に及ぼす影響の検討．日本泌尿器科学会雑誌 106(3)；172-177，2015.
4) 仙波美幸，小松浩子：前立腺全摘除術後がん患者の尿失禁と生活の質の関係．日本がん看護学会誌 30(1)；34-44，2016.

索引

あ
アルコール（摂取制限） ……… 102, 272
安静時静止圧 ………………………… 221
医原性瘻孔 ……………………………… 78

い
移乗 …………………………………… 307
溢流性尿失禁 ………………… 55, 60, 318
溢流性便失禁 ………………………… 134
遺尿症 …………………………………… 52
陰唇癒着症 ……………………………… 87
飲水制限／指導 ………………… 102, 272
陰嚢痛 …………………………………… 54

う
薄型パンツ …………………………… 320
運動（療法） ……………………… 102, 272

え
会陰筋 …………………………………… 30
会陰痛 …………………………………… 54

お
オヌフ核 …………………………… 38, 116
おむつの絶対適応 …………………… 313
おむつの適切な使用例 ……………… 318

か
外陰部痛 ………………………………… 53
外陰部の評価 ………………………… 351
外肛門括約筋 …… 27, 45, 216, 221, 257
ガイドライン情報の共有 …………… 231
過活動膀胱 ……… 4, 37, 58, 102, 108, 233, 271, 296
過活動膀胱質問票 ……………………… 99
過活動膀胱症状スコア ………… 99, 175
ガス失禁 ………………………………… 12
ガスの発生のメカニズム ……………… 44
カテーテル挿入 ……………………… 329
カテーテルの洗浄と保管 …………… 330
過敏性腸症候群 ……………… 132, 161, 344
カフェイン（摂取）制限 ……… 102, 241
下部尿路機能障害 ……………… 2, 54, 396
下部尿路症状 ……… 2, 18, 55, 99, 174, 241, 349
下部尿路症状を起こす可能性のある
　薬剤 …………………………………… 61
下部尿路痛 ……………………………… 53
下部尿路の神経支配 ……………… 38, 116
下部尿路閉塞性疾患 …………………… 98
感覚トレーニング …………………… 262
間欠式バルーンカテーテル ………… 332
間質性膀胱炎症状スコア・問題スコア
　…………………………………………… 176
干渉低周波療法 ………………… 278, 281
漢方薬 ………………………………… 105

き
擬似便 …………………………… 164, 210
機能性尿失禁 ………………… 55, 60, 318
機能性便秘 …………………………… 132
急性下痢 ……………………………… 134
虚弱高齢者の排尿自立支援 ………… 310
禁煙 …………………………………… 272
キング健康質問票 ………………… 63, 99
禁制 ……………………………………… 45
筋電図バイオフィードバック療法
　…………………………………………… 245
筋膜スリング手術 ……………………… 68

く
鎖膀胱尿道造影 ………………………… 64
クリーブランドクリニック便失禁ス
　コア …………………………………… 194

け
経肛門的超音波検査装置 …………… 214
脛骨神経刺激療法 …………………… 292
経腟触診 ……………………………… 352
経腟膀胱腟瘻閉鎖術 …………………… 81
経腟メッシュ手術 ……………………… 75
経尿道的前立腺核出術 ……………… 106
経尿道的前立腺切除術 ……………… 105
経尿道的留置カテーテル …………… 122
経皮的脛骨神経刺激療法 …………… 283
血尿 ……………………………………… 84
下痢 ………………………………… 11, 134

こ
抗アンドロゲン薬 …………………… 104
高カルシウム血症 ……………………… 37
抗コリン薬 …………………… 66, 104, 123
後腟壁縫縮術 …………………………… 74
行動療法 …………………… 64, 102, 271
広汎子宮摘除術 ……………………… 333
肛門形成術 …………………………… 291
肛門管 ………………………………… 215
肛門管電気刺激療法 ………………… 292
肛門挙筋 …………………… 27, 29, 32, 45
肛門三角 ……………………………… 352
肛門失禁 ………………………………… 12
肛門周囲膿瘍 …………………………… 27
肛門部の筋肉群 …………………… 27, 45
肛門部の神経支配 ………………… 28, 45
抗利尿ホルモン ………………………… 37
高齢者尿失禁予防事業 ……………… 376
股関節周囲の評価 …………………… 354
国際失禁会議質問票短縮版 ………… 176
国際生活機能分類 …………………… 238
国際前立腺症状スコア ………… 99, 174
国際尿失禁会議QOL質問表 ……… 379
骨盤隔膜 ………………………………… 30
骨盤臓器脱 …………… 53, 70, 241, 350, 361
骨盤帯の評価 ………………………… 354
骨盤痛 …………………………………… 54
骨盤底筋機能評価 …………………… 237
骨盤底筋群 ……………… 237, 257, 263
骨盤底筋訓練（トレーニング） …… 65, 73, 91, 102, 233, 245, 256, 409
骨盤底の解剖 …………………………… 29
骨盤底の評価 ………………………… 352
骨盤底リハビリテーション ………… 346
コリンエステラーゼ阻害薬 ………… 123
コリン作動薬 ………………………… 123
混合性尿失禁 ………… 51, 55, 59, 278
コンチネンスケア用品の国際評価
　基準 …………………………………… 324

さ
採血 …………………………………… 100
砕石位での診察 ………………………… 61
最大尿道閉鎖圧 ………………………… 90
最大尿流率 …………………………… 189
在宅における排泄リハビリテーション
　…………………………………………… 365
坐骨肛門窩 …………………………… 353
産後 …………………………………… 355
残尿感 …………………………………… 53
残尿検査 ………………………………… 62
残尿測定 …………………… 101, 182, 187

し
磁気刺激療法 …………… 66, 92, 124, 294
子宮摘出術 ……………………………… 75
刺激性下剤 …………………… 167, 205
事前情報収集 ………………………… 234
持続性尿失禁 ……………………… 52, 60
失禁関連皮膚炎 ……………………… 324
質問票の活用 ………………………… 177
自排尿 ………………………………… 122
習慣排尿法 …………………………… 275
収尿用具 ……………………………… 321
術後尿失禁予防 ………………………… 90
主要下部尿路症状スコア …………… 174

消化管 ………………………… 21, 42
小腸通過時間検査 ……………… 224
小腸内圧検査 …………………… 225
生薬 ……………………………… 105
食事（指導） ………… 102, 272, 336
食物繊維を多く含む食品 ……… 336
女性（の）下部尿路 ………… 19, 271
女性の骨盤内蔵 ………………… 29
女性の尿道 ……………………… 19
自律神経過緊張反射 …………… 119
痔瘻 ……………………………… 27
神経因性膀胱 …………………… 108
神経性頻尿 ……………………… 37
神経変調療法 …………… 279, 294
人工尿道括約筋 ………………… 94

す
随意収縮圧 ……………………… 221
ストレステスト ………………… 61

せ
生活指導 …………………… 102, 271
清潔間欠（自己）導尿 …… 106, 118, 122, 326
性交疼痛 ………………………… 53
正常な排便 …………………… 45, 125
生殖器痛 ………………………… 53
脊髄損傷 ……………… 13, 120, 241
切迫性尿失禁 ……… 51, 55, 233, 278, 296, 359
切迫性尿失禁の薬物療法 ……… 66
切迫性便失禁 …………………… 341
セルフモニタリング …………… 206
潜血 ……………………………… 62
仙骨神経刺激療法 …… 129, 282, 287
前腟壁縫縮術 …………………… 74
蠕動運動 ………………………… 42
前立腺症状スコア ……………… 177
前立腺全摘出術後 …………… 89, 234
前立腺肥大症 ………… 4, 7, 97, 103, 174, 334

た
体重減少 ………………………… 272
大腸通過時間検査 ………… 162, 225
大腸通過遅延型便秘症に対する治療
 ………………………………… 165
大腸内圧検査 …………………… 226
ダイテスト ……………………… 79
多職種連携 ………………… 374, 384
多尿 ……………………………… 36

多発性硬化症 …………………… 13
男性尿禁制 ……………………… 89
男性の下部尿路と周辺器官 …… 20
男性の骨盤内蔵 ………………… 29
男性の尿失禁 …………………… 233
男性の尿道 ……………………… 19

ち
チーマン型カテーテル ………… 334
蓄尿 …………………… 38, 50, 117
蓄尿（機能）障害 …………… 3, 294
腟乾燥感 ………………………… 53
腟性尿失禁 …………………… 78, 84
腟プローブ ……………………… 247
腟痛 ……………………………… 54
腟閉鎖術 ………………………… 75
昼間頻尿 ………………………… 50
中部尿道スリング術 …………… 67
超音波検査 ……………………… 63
超音波を用いた残尿測定 ……… 188
腸管壁 …………………………… 24
直腸肛門角 ……………… 47, 164, 211
直腸肛門手術後 ………………… 217
直腸肛門診 ……………………… 162
直腸肛門内圧検査 ……………… 219
直腸周囲の自律神経 …………… 26
直腸腟壁弛緩症 ………………… 268
直腸糞便塞栓 …………………… 134

つ
使い捨て型カテーテル ………… 333

て
低FODMAP食 ………………… 344
定時排尿 ………………………… 275
電気刺激療法 ……… 66, 92, 124, 281

と
トイレ動作 ……………………… 302
トイレに行きたいサイン ……… 317
トイレ排泄の行動プロセス …… 314
トイレへの移動 ………………… 328
導尿姿勢の保持 ………………… 328
糖尿病 …………………………… 37

な
内圧尿流検査 …………… 101, 191
内因性括約筋不全 …………… 57, 90
内肛門括約筋 ………… 27, 45, 215
内視鏡下尿道周囲注入療法 …… 94

に
二分脊椎 …………………… 13, 241
尿意 ………………………… 50, 385

尿管腟瘻 ………………………… 82
尿検査 ……………………… 62, 100
尿失禁 ……… 50, 55, 60, 64, 118, 181, 241, 296
尿失禁に対するPFMT ………… 233
尿失禁に対する電気刺激療法 … 278
尿失禁に対するバイオフィードバック
 療法 …………………………… 246
尿生殖三角 ……………………… 352
尿道カテーテル ……… 86, 106, 388
尿道カルンクル ………………… 85
尿道過可動 ……………………… 57
尿道形成術 ……………………… 106
尿道スリング手術 …………… 83, 93
尿道脱 …………………………… 86
尿道腟瘻 ………………………… 83
尿道痛 …………………………… 53
尿道の構造 ……………………… 19
尿とりパッド …………………… 319
尿閉 ……………………………… 36
尿崩症 …………………………… 37
尿漏れに関する教育 …………… 254
尿流測定 …………………… 101, 189
尿流動態検査 ………… 64, 110, 121
尿路感染 ………………………… 118
認知・高次脳機能 ……………… 303

の
脳血管障害 ……………………… 241
膿尿 ……………………………… 62

は
パーキンソン病 …… 13, 108, 114, 241
バイオフィードバック療法 … 92, 133, 168, 245, 256
排泄関連動作 …………………… 385
排泄ケア相談 …………………… 377
排泄ケアに関する主な活動団体 … 391
排泄用具の選択 ………………… 313
排尿管理 ………………………… 388
排尿記録 …………………… 63, 99
排尿筋過活動 …………… 191, 297
排尿ケアチーム ……………… 397, 402
排尿困難 ………………………… 86
排尿時の神経制御機序 ………… 117
排尿自立指導マニュアルの作成 … 402
排尿自立指導料 …………… 188, 394
排尿制御 ………………………… 111
排尿促進法 ……………………… 275
排尿チェック表 ………………… 367

排尿遅延 52
排尿日誌 179, 332, 351
排尿量の評価 36
排便機能検査外来 220
排便機能障害の種類 9
排便強迫神経症 160
排便困難症例 265
排便姿勢の工夫 274
排便造影検査 163, 208, 267
排便日誌 202, 205
パッドテスト 64, 184, 350
バルーン排出トレーニング
.... 168, 265

ひ
尾骨筋 30
非刺激性下剤 133, 165
ビデオウロダイナミクス 191
皮膚貼付式電極 247
頻尿 37, 86

ふ
腹圧がうまく加わらない症例 ... 267
腹圧性尿失禁 51, 55, 57, 66, 233,
273, 278, 296
腹腔鏡下仙骨腟（子宮）固定術 ... 76
腹式仙骨腟（子宮）固定術 76
腹直筋離開 354
腹部超音波検査 100
腹部の評価 353
振り子運動 42
ブリストル便性状スケール
.... 126, 161, 205
分娩外傷 217

へ
便意 127, 260, 385
便失禁 .... 12, , 14, 127, 194, 233,
241, 234, 258
便性状が硬いとき 339
便性状が軟らかいとき 338
便の形成過程 43
便秘 10, 130, 158, 167, 194, 273

ほ
包括的排尿ケア 395
膀胱鏡 79, 86, 100
膀胱訓練 65, 102, 274
膀胱頸部硬化症 106
膀胱子宮瘻 84
膀胱造影 80, 83, 121
膀胱腟瘻 78

膀胱痛 53
膀胱内圧測定 191
膀胱尿道鏡 83
膀胱尿道造影 101
膀胱の血流障害 18
膀胱の構造 18
膀胱の蓄尿量 18
膀胱容量の減少 37
膀胱瘻留置 106
乏尿 36
ホームプログラム 379
ホスホジエステラーゼ阻害薬 ... 103
ホルミウムレーザー前立腺核出術
.... 105

ま
マノメトリー 220
マルティウス・フラップ 81
慢性下痢 134
慢性腎盂腎炎 37
慢性便秘（症）.................... 159, 165

み
右片麻痺 304

む
無尿 36

も
持ち越し効果 299

や
夜間遺尿（症）........................ 52, 60
夜間多尿 331
夜間頻尿 38, 50

ゆ
ユーセフ症候群 84

よ
腰椎の評価 354

り
リードの植込み 288
リンパ系 26

ろ
瘻孔 78
漏出性便失禁 342
ローマⅣ 132

A
abdominal sacrocolpopexy (ASC)
.... 76
anismus 267
antidiuretic hormone (ADH) 37

B
bladder pain 53

bladder sensation 52
bladder training 65

C
carry over effect 299
clean intermittent
  catheterization (CIC) 118,
326, 331
Cleveland Clinic Florida fecal
  incontinence score (CCFIS)
.... 194
constipation scoring
  system (CSS) 162, 197
continuous urinary incontinence
.... 52
core lower urinary tract
  symptom score (CLSS) 174

D
defecofraphy 208, 267
detrusor overactivity (DO) 191
drip infusion pyelography (DIP)
.... 82
dyspareunia 53

E
eneuresis 52

F
faecal incontinence 127
fecal incontinence quality of life
  scale (FIQL) 196
fecal incontinence severity
  index (FISI) 194
feeling of incomplete emptying
.... 53
fistula 78
functional constipation 132

H
hesitancy 52
hiatal ligament 33
Hinmann症候群 37
holmium laser enucleation of
  prostate (HoLEP) 105

I
incontinence-associated
  dermatitis (IAD) 324
increased daytime frequency
.... 50
interferential low frequency
  therapy (IF) 278

intermittent stream／
  intermittency ······················ 52
international classification of
  functioning disability and
  health (ICF) ························ 238
International Consultation on
  Incontinence questionnaire-
  short form (ICIQ-SF)
  ························· 63, 176, 379
international prostate symptom
  score (IPSS) ············· 63, 99, 174
interstitial cystitis symptomd/
  problem index (ICSI/ICPI) ··· 176
intravenous pyelogram (IVP) ···· 82
intrinsic sphincter
  deficiency (ISD) ············· 57, 90
irritable bowel syndrome (IBS)
  ······································ 132, 344

K
King's health
  questionnaire (KHQ) ······· 63, 99

L
laparoscopic sacrocolpopexy
  (LSC) ···································· 76
lower urinary tract symptoms
  (LUTS) ··············· 2, 18, 55, 174

M
Martius flap ···························· 81
maximal flow rate (MFR) ········ 189
maximal urethral closure
  pressure (MUCP) ···················· 90
mixed urinary
  incontinence (MUI) ···· 51, 55, 278
modified Oxford scale ············ 237

N
National Institute of Health
  chronic prostatitis symptom
  index (NIH-CPSI) ··············· 177
neuromodulation ···················· 294
nocturia ································ 50
nocturnal eneuresis ················ 52

O
obstructed defecation
  symptom (ODS) score ········· 198
overactive bladder
  questionnaire (OAB-q) ········ 99
overactive bladder symptom score
  (OABSS) ··········· 63, 99, 175, 349

overactive bladder (OAB)
  ································ 4, 58, 108
overflow incontinence ·············· 55

P
Parkinson's disease (PD) ······ 108
patient assessment of
  constipation quality of life
  (PAC-QOL) ············ 162, 195, 198
pelvic floor distress
  inventory-20 (PFDI-20) ········ 71
pelvic floor muscle training (PFMT)
  ·················· 65, 73, 91, 233, 245, 256
pelvic organ prolapse (POP) ··· 70
pelvic pain ···························· 54
perineal pain ·························· 54
photoselective vaporization of
  prostate (PVP) ······················ 106
pontine micturition center (PMC)
  ·· 39
post micturition dribble ············· 53
post micturition symptoms ······ 53
pressure-flow study (PFS) ···· 191
prolapse quality of life (P-QOL)
  ·· 71
prolapse/urinary incontinence
  sexual questionnaire IUGA-
  revised (PISQ-IR) ······················ 71

Q
Qmax ···································· 189
Qチップテスト ························ 62

R
rectocele ······························ 269
retrograde pyelography (RP) 82

S
sacral neuromodulation (SNM)
  ·································· 129, 278
scrotal pain ·························· 54
sham装置 ······························ 298
slow stream ·························· 52
storage symptoms ·················· 50
stress urinary incontinence (SUI)
  ·································· 51, 55, 278

T
tension-free vaginal mesh
  (TVM) 手術 ···························· 75
tension-free vaginal tape (TVT)
  手術 ·· 67
terminal dribble ······················ 52

transobturator tape (TOT) 手術
  ·· 67
transrethral enucleation with
  bipolar (TUEB) ···················· 106
transrethral resection of
  prostate (TURP) ·················· 105
Treitz靭帯 ································ 22

U
urethral hypermobility ··········· 57
urethral pain ·························· 53
urge urinary incontinence (UUI)
  ·································· 51, 55
urgency ································ 50
urgency urinary
  incontinence (UUI) ············ 278
urinary incontinence ··············· 50

V
vaginal dryness ······················ 53
vaginal pain ···························· 54
voiding symptoms ·················· 52
vulval pain ································ 53

W
wireless motility capsule (WMC)
  ·· 224

X
X線撮影 ································ 208

Y
Youssef症候群

その他
α_1受容体遮断薬 ············ 103, 123
β_3アドレナリン受容体作動薬 ······ 67
β_3受容体作動薬 ············ 104, 123
5α還元酵素阻害薬 ················ 104

リハスタッフのための
排泄リハビリテーション実践アプローチ

2018年 2月 10日　第1版第1刷発行

■編　集　鈴木重行　すずき　しげゆき
　　　　　井上倫恵　いのうえ　ともえ

■発行者　鳥羽清治

■発行所　株式会社メジカルビュー社
　〒162-0845 東京都新宿区市谷本村町2-30
　電話　03(5228)2050(代表)
　ホームページ http://www.medicalview.co.jp/

　営業部　FAX 03(5228)2059
　　　　　E-mail　eigyo@medicalview.co.jp

　編集部　FAX 03(5228)2062
　　　　　E-mail　ed@medicalview.co.jp

■印刷所　三美印刷株式会社

ISBN 978-4-7583-1908-9　C3047

©MEDICAL VIEW, 2018. Printed in Japan

・本書に掲載された著作物の複写・複製・転載・翻訳・データベースへの取り込みおよび送信（送信可能化権を含む）・上映・譲渡に関する許諾権は，(株)メジカルビュー社が保有しています．

・JCOPY〈(社)出版者著作権管理機構 委託出版物〉
本書の無断複製は著作権法上での例外を除き禁じられています．複製される場合は，そのつど事前に，(社)出版者著作権管理機構（電話 03-3513-6969, FAX 03-3513-6979, e-mail：info@jcopy.or.jp）の許諾を得てください．

・本書をコピー，スキャン，デジタルデータ化するなどの複製を無許諾で行う行為は，著作権法上での限られた例外（「私的使用のための複製」など）を除き禁じられています．大学，病院，企業などにおいて，研究活動，診察を含み業務上使用する目的で上記の行為を行うことは私的使用には該当せず違法です．また私的使用のためであっても，代行業者等の第三者に依頼して上記の行為を行うことは違法となります．